全国高职高专医药院校临床医学专业
"双证书"人才培养"十二五"规划教材

供临床医学、口腔医学、中医学、康复、检验、影像等专业使用

临床综合技能实训指南

主　编　符勤怀　刘齐元

副主编　邓小红　王　宏　季芙红

编　者　（以姓氏笔画为序）

王　宏　广州医科大学卫生职业技术学院

邓小红　重庆三峡医药高等专科学校

向纹熠　重庆三峡医药高等专科学校

刘齐元　陕西能源职业技术学院

张　彤　乌兰察布医学高等专科学校

张　润　青海省第四人民医院

张国英　乌兰察布医学高等专科学校

季芙红　青海卫生职业技术学院

唐永岗　重庆市第五人民医院

黄　伟　广州医科大学卫生职业技术学院

符勤怀　广州医科大学卫生职业技术学院

蒲　刚　重庆三峡中心医院

詹国庆　广州医科大学卫生职业技术学院

U0303175

华中科技大学出版社
http://www.hustp.com
中国·武汉

内 容 简 介

本教材是全国高职高专医药院校临床医学专业"双证书"人才培养"十二五"规划教材。

本教材共分 10 篇 28 章,包含了高职高专临床医学专业从事基层医疗临床诊断与治疗所需的常用基本技能。常用临床技能操作包括目的、要求、步骤及评分标准四部分内容,使教学易于实施并便于考核,在操作过程中充分体现了沟通能力与人文关怀的重要性,并纳入了评分标准。

本教材主要供临床医学、口腔医学、中医学、康复、检验、影像等专业使用。

图书在版编目(CIP)数据

临床综合技能实训指南/符勤怀,刘齐元主编. —武汉:华中科技大学出版社,2013.12 (2022.1重印)
ISBN 978-7-5609-9532-8

Ⅰ.①临… Ⅱ.①符… ②刘… Ⅲ.①临床医学-高等职业教育-教材 Ⅳ.①R4

中国版本图书馆 CIP 数据核字(2013)第 287024 号

临床综合技能实训指南 符勤怀 刘齐元 主编

策划编辑:居　颖
责任编辑:程　芳　熊　彦
封面设计:范翠璇
责任校对:祝　菲
责任监印:周治超
出版发行:华中科技大学出版社(中国·武汉)　　电话:(027)81321913
　　　　　武汉市东湖新技术开发区华工科技园　　邮编:430223
录　　排:华中科技大学惠友文印中心
印　　刷:广东虎彩云印刷有限公司
开　　本:880mm×1230mm　1/16
印　　张:23.5
字　　数:776千字
版　　次:2022年1月第1版第4次印刷
定　　价:68.00元

全国高职高专医药院校临床医学专业"双证书"
人才培养"十二五"规划教材丛书编委会

丛书学术顾问　　文历阳　厉　岩

委员（按姓氏笔画排序）

于景龙　　长春医学高等专科学校

王　健　　山西医科大学汾阳学院

王承明　　荆楚理工学院医学院

甘建一　　海南医学院

艾力·孜瓦　　新疆维吾尔医学专科学校

左天香　　安徽中医药高等专科学校

仵卫民　　陕西能源职业技术学院

李　君　　广州医科大学卫生职业技术学院

李　燕　　哈尔滨医科大学大庆校区

何秀堂　　荆楚理工学院医学院

何建明　　韶关学院医学院

张　敏　　九江学院

张金波　　哈尔滨医科大学大庆校区

凯赛尔·阿不都克热木　　新疆维吾尔医学专科学校

周建军　　重庆三峡医药高等专科学校

董忠生　　郑州铁路职业技术学院

谭　工　　重庆三峡医药高等专科学校

总　序

《国家中长期教育改革和发展规划纲要(2010—2020 年)》中明确指出:发展职业教育是推动经济发展、促进就业、改善民生、解决"三农"问题的重要途径,是缓解劳动力供求结构矛盾的关键环节,必须摆在更加突出的位置;要把提高质量作为重点,以服务为宗旨,以就业为导向,推进教育教学改革;要实行工学结合、校企合作、顶岗实习的人才培养模式;要制定职业学校基本办学标准,加强"双师型"教师队伍和实训基地建设,提升职业教育基础能力;要积极推进学业证书和执业资格证书"双证书"制度,推进职业学校专业课程内容和职业标准相衔接。

临床医学不同于其他学科,它是一门实践科学,必要的理论知识在医疗行为中是必需的,对临床诊疗具有指导意义,但单纯有理论知识而没有或缺乏实践经验是不能够成为一个好医生的。由于医学教育的特殊性,临床医学教学理念应贯彻落实以服务为宗旨,以就业为导向,以能力为本位,以产、学、研结合为基本途径,大力推行"双证书"制度,促进人才培养模式创新,拓宽学生就业面。执业资格证书是表明劳动者具有从事某一职业所必备的学识、技能的证明,国家执业资格证书是现代人就业的通行证,它通过一定的社会职业系统来发展,也必将促进社会职业系统的规范化。实施"双证书"制教学,能够增强学生的实践能力、创新能力和就业能力。学生在获得学业证书的同时,获得相应的执业资格证书,能够增强学生的就业竞争力。鉴于当前的新形势,对高职高专临床医学专业教材的建设提出了更高的要求。但是现有的各种高职高专临床医学专业教材存在着各种问题:本科教材的压缩版,不符合高职高专临床医学专业的教学实际,未能与最新的助理医师执业资格考试大纲衔接,不利于学生考取执业资格证书;教学内容过于陈旧,缺乏创新,未能体现最新的教学理念;版式设计也较呆板,难以引起学生的兴趣等。因此,符合高职高专教学实际的新一轮教材建设迫在眉睫。

为了更好地适应高职高专临床医学专业的教学发展和需求,更好地实施"双证书"制度,突出卫生职业教育的特色,华中科技大学出版社在全国卫生行业职业教育教学指导委员会副主任委员、著名医学教育专家文历阳教授的指导下,在认真、广泛调研的基础上,组织了全国 30 多所高职高专医药院校,遴选教学经验丰富的 200 多位一线教师,共同编写了全国高职高专医药院校临床医学专业"双证书"人才培养"十二五"规划教材。

本套教材力争适应性广、实用性强,符合高职高专学生的认知水平和心理特点,符合社会对临床医学专业人才的需求特点,适应岗位对临床医学专业人才知识、能力和素质的需要。因此,本套教材将体现以下编写特点。

(1) 注重学业证书和助理医师执业资格证书相结合,体现职业教育理念,提升学生的就业竞争力。

(2) 围绕教育部"卓越医师计划",加强对学生实践能力、人文素质和国际化能力的培养。

(3) 基础课教材以"必需、够用"为度,专业课教材突出实用性和针对性,加强临床实训内容,以案例为引导。

(4) 基础课程注重联系后续课程的相关内容,专业课程注重满足执业资格标准和相关工作岗位需求。

(5) 注重体现医学人文教育理念,培养和加强学生核心竞争力。

(6) 注重教材表现形式的新颖性,文字叙述力求通俗易懂,版面编排力求图文并茂、版式灵活,以激发学生的学习兴趣。

(7) 多媒体教学手段辅助。在推出传统纸质教材的同时,立体化开发各类配套出版物,包括多媒体电子教案、与教材配套的实验与实训课教程、学习指导等。

本套教材得到了各学校的大力支持与高度关注,它将为新时期高职高专临床医学专业的课程体系改革作出应有的贡献。我们衷心希望这套教材能在相关课程的教学中发挥积极作用,并得到各位读者的青睐。我们也相信本套教材在使用过程中,通过教学实践的检验和实际问题的解决,能不断得到改进、完善和提高。

全国高职高专医药院校临床医学专业"双证书"人才培养"十二五"规划教材

编写委员会

前 言

本教材是在全国高职高专医药院校临床医学专业"双证书"人才培养"十二五"规划教材丛书编委会指导下,在基于岗位胜任力构建职业技能课程体系研究的基础上编写而成的,旨在为社区、农村等基层医疗机构培养"下得去、用得上、留得住"的实用型医疗卫生人才。

临床医学是一门实践性很强的学科,掌握临床基本技能操作是每位临床医学生及医生的基本要求。当今职业医学教育的一个重要动向是以课程改革为手段,将培养学生必备的岗位胜任力作为医学教育的主要目标。实践证明,对学生进行基于岗位胜任力的职业技能实训,能使学生更好地将理论与实践相结合,提高学生临床技能,更快适应临床学习的特点,为其临床实习打下良好的基础。本教材对高职高专临床医学生走向工作岗位后能很快胜任工作、通过临床执业助理医师资格考试具有很大的帮助。

本教材包含了高职高专临床医学专业从事基层医疗临床诊断与治疗所需的常用基本技能。在内容选取上以国家最新颁布的《临床执业助理医师资格考试大纲》中关于技能考核的要求为依据,并密切结合社区、农村等基层医疗工作岗位的需求。在编写过程中力求做到:①内容简明,注重"实用、够用"原则;②增强师生在教与学过程中的可操作性,常用临床技能操作均包括目的、要求、步骤及评分标准四部分内容,使教学易于实施并便于考核;③在操作过程中充分体现了沟通能力与人文关怀的重要性,并纳入了评分标准,为医学生职业素养的树立及提高奠定了基础。

本教材编委来自全国多所高职高专医药院校,均具有丰富的医学教学及临床实践经验,编委们不辞辛苦,本着严谨负责的态度,查阅了大量参考文献,较高质量地完成了编写工作。在此对所有编委的辛勤工作及其单位领导、各位专家的大力支持与指导表示衷心感谢。

由于编者水平有限,加之时间仓促,书中难免有疏漏和不妥之处,衷心希望各位专家及同行不吝指教,提出宝贵意见。

编 者

目 录

第一篇　病史采集、体格检查和病历书写

第一章　病史采集 /3

第一节　发热 /4

第二节　疼痛 /6

第三节　咳嗽与咳痰 /11

第四节　咯血 /13

第五节　呼吸困难 /15

第六节　心悸 /17

第七节　水肿 /19

第八节　恶心与呕吐 /21

第九节　呕血与便血 /23

第十节　腹泻 /26

第十一节　黄疸 /28

第十二节　消瘦 /30

第十三节　无尿、少尿与多尿 /31

第十四节　血尿 /34

第十五节　惊厥 /36

第十六节　意识障碍 /38

第二章　体格检查 /41

第一节　基本检查方法 /41

第二节　一般检查 /45

第三节　头、颈部检查 /51

第四节　胸部及肺部检查 /55

第五节　心脏检查 /60

第六节　腹部检查 /66

第七节　脊柱、四肢、肛门检查 /72

第八节　神经系统检查 /74

第三章　病历书写 /79

第一节　病历书写的基本要求 /79

第二节　病历书写的内容和格式 /79

第三节　书写住院病历 /85

第二篇　临床常用穿刺术

第四章　胸腔穿刺术 /89

第五章　腹腔穿刺术 /92

第六章　骨髓穿刺术 /95

第七章　腰椎穿刺术 /98

第三篇　临床常用辅助检查

第八章　心电图检查 /103

第一节　心电图基本知识 /103
第二节　正常心电图 /106
第三节　心电图的描记、分析和临床应用 /110
第四节　常见异常心电图 /114

第九章　X 线检查 /130

第一节　X 线基础 /130
第二节　基本病变的 X 线表现及常见疾病的 X 线诊断 /132

第十章　实验室检查 /155

第一节　血液检查 /155
第二节　尿液检查 /159
第三节　粪便检查 /162
第四节　临床常用生化检查 /163
第五节　血气分析 /168
第六节　其他常用检查 /170

第四篇　临床常用急救技术

第十一章　心肺复苏术 /177

第一节　徒手心肺复苏术 /177
第二节　简易呼吸机使用技术及操作规程 /179
第三节　电除颤技术及操作规程 /181

第十二章　鼻导管吸氧术和电动吸痰术 /184

第十三章　洗胃术、气管插管术 /186

第十四章　呼吸机的使用 /189

第五篇　外科基本技能

第十五章　外科无菌技术及手术器械的辨识与使用 /195
第一节　手术区域消毒和铺巾 /195
第二节　洗手、穿无菌手术衣、戴无菌手套 /200
第三节　外科常用器械的辨识与使用 /205

第十六章　手术基本操作技术 /218
第一节　组织切开 /218
第二节　分离 /220
第三节　术中止血 /221
第四节　打结与剪线 /223
第五节　缝合 /232

第十七章　外科常用医疗技术 /240
第一节　换药 /240
第二节　开放性伤口的止血与包扎 /242
第三节　大隐静脉切开术 /248
第四节　石膏绷带和小夹板固定 /251
第五节　脊柱损伤患者的搬运 /256

第六篇　妇产科基本技能

第十八章　产科基本技能 /261
第一节　妊娠中晚期检查法(产科四步触诊法、听胎心法) /261
第二节　骨盆外测量 /262
第三节　正常分娩基本操作(接生过程) /263

第十九章　妇科基本技能 /266
第一节　妇科检查法 /266
第二节　诊断性刮宫术 /267
第三节　宫颈脱落细胞检查 /269
第四节　宫颈活组织检查 /272

第二十章　计划生育常用手术 /274
第一节　宫内节育器放置术 /274
第二节　宫内节育器取出术 /275
第三节　人工流产术(负压吸引术) /276

第七篇　儿科基本技能

第二十一章　儿科基本技能 /281

第一节　小儿体格发育的测量 /281
第二节　婴儿喂养 /287
第三节　预防接种 /288
第四节　新生儿窒息复苏 /291
第五节　温箱、蓝光箱的使用 /295

第八篇　眼耳鼻咽喉科基本技能

第二十二章　眼科检查 /303

第一节　视力、色觉、暗适应和外眼检查 /303
第二节　眼底检查 /306
第三节　眼特殊检查 /309

第二十三章　耳鼻咽喉检查 /313

第一节　耳的检查 /313
第二节　鼻部检查 /315
第三节　咽喉检查 /318

第九篇　病例分析

第二十四章　内科常见病病例分析 /325

第二十五章　外科常见病病例分析 /348

第二十六章　妇产科常见病病例分析 /355

第二十七章　儿科常见病病例分析 /357

第十篇　职业素质

第二十八章　医德医风、沟通能力及人文关怀 /363

第一节　医德医风 /363
第二节　沟通能力 /363
第三节　人文关怀 /364

参考文献 /365

第一篇

病史采集、体格检查和病历书写

第一章 病史采集

病史采集是指医师对患者进行系统的询问,收集患者资料。完整和准确的病史资料对疾病的诊断和处理有重要的影响,询问者与患者之间的关系是否和谐,将关系到患者是否愿意提供病史及配合检查与治疗。掌握病史采集的内容和技巧,对加强医学生及住院医师的临床技能有非常重要的意义。

一、教学目标

(1)掌握病史采集的内容。
(2)掌握病史采集的技巧。

二、实训要点

(一)病史采集的内容

病史采集的内容是指询问者能从交谈中获得的有关疾病的全部资料,包括:现病史、过去史、系统回顾、个人史、家族史。

1. 现病史
(1)起病的情况。
(2)病因及诱因。
(3)主要症状的特点　包括主要症状的部位、性质、持续时间、程度以及影响因素。
(4)病情的发展与演变　疾病发展过程中主要症状的变化情况。
(5)伴随症状　在主要症状基础上出现一系列其他的症状,并注意具有鉴别诊断意义的阴性症状。
(6)诊疗经过　曾到哪里就诊? 诊断、检查及用药的情况如何? 治疗效果又怎样?
(7)起病以来的一般情况　包括营养状况、食欲、睡眠、体重、大小便等情况。

2. 相关病史　既往史、个人史、家族史,有无药物过敏史,女性还要注意月经史、婚育史。

(二)病史采集的技巧

1. 抓住重点内容　病史采集一定要紧扣主诉症状,有顺序、有层次、由简到深地询问问题,然后针对性地询问其具有鉴别意义的相关阳性或阴性症状。如一个腹痛的患者,应围绕着腹痛为重点,询问诱因、起病情况、病程的长短、腹痛的特点及性质、影响腹痛的因素。然后询问伴随症状,特别是具有鉴别意义的阴性症状,如:伴反酸、嗳气,常见于消化性溃疡;伴腹胀、呕吐,常见于肠梗阻;伴呕血、便血,常见于消化道出血。

2. 要围绕病情询问　有些患者,容易偏离主题,医师应巧妙地中断,引导其回到主题上来,但要注意医患之间的沟通技巧。

3. 判断　对采集到的病史资料进行分析、综合判断,提出初步诊断。

4. 避免使用医学术语、暗示性提问　病史采集过程中,要用通俗易懂的语言,避免使用一些患者不懂的医学术语,如"里急后重"、"压榨样疼痛"等;在病史采集过程中,要避免使用暗示性语言或提问,如:"你有柏油样便吗?""你有压榨样疼痛吗?"。

5. 要注意形象、态度　问诊过程中要注意仪表、礼节,交谈时要细心倾听患者讲述,适当时微笑及点头,表示尊重患者,有助于形成和谐的医患关系。

三、考核评分(总分 15 分)

(一)现病史(10 分)

1. 根据主诉及相关鉴别询问(8 分)

2. 诊疗经过(2 分)

(1) 是否到医院看过?做过哪些检查?

(2) 用过何种药物及其他治疗,效果如何?

(二)其他相关病史(3 分)

1. 有否药物过敏史。

2. 既往史、个人史、家族史、月经史、婚育史。

(三)问诊技巧(2 分)

1. 条理性差、不能抓住重点	−0.5 分
2. 没有围绕病情询问	−0.5 分
3. 问诊语言不恰当	−0.5 分
4. 暗示性问诊	−0.5 分

第一节　发　　热

一、教学目标

(1) 掌握发热的知识点。

(2) 掌握发热患者病史采集的内容。

(3) 熟悉发热患者病史采集的技巧。

【概述】

由于致热原的作用使体温调定点上移而引起的调节性体温升高,称为发热。

【常见病因】

发热是由于发热激活物作用于机体,进而导致内生致热原(EP)的产生并通过血-脑屏障直接作用于体温调节中枢,进而导致发热中枢介质的释放,继而引起调定点上升,产热增多,导致发热。常见的发热激活物如下:

1. 外致热原:细菌、病毒、真菌、螺旋体、寄生虫等。

2. 内生致热原:白介素-1(IL-1)、肿瘤坏死因子(TNF)、干扰素(IFN)等。

【临床特点】

(一)发热分度

以口腔温度为标准分为如下几类。

低热:37.3~38 ℃。

中等发热:38.1~39 ℃。

高热:39.1~41 ℃。

超高热:41 ℃以上。

(二)热型

发热患者在不同时间测得的体温数值分别记录在体温单上,将各体温数值点连接成体温曲线,该曲线的不同形态(形状)称为热型。不同的病因所致发热的热型也常不同,临床上常见的热型有以下几种。

1. 稽留热(continued fever):指体温恒定地维持在 39~40 ℃以上的高水平,达数天或数周,24 h 内体温波动范围不超过 1 ℃。常见于大叶性肺炎、斑疹伤寒及伤寒高热期。

2. 弛张热(remittent fever):指体温常在 39 ℃以上,波动幅度大,24 h 内波动范围超过 2 ℃,但都超过正常水平。常见于败血症、风湿热、重症肺结核及化脓性炎症等。

3. 间歇热(intermittent fever):指体温骤升达高峰后持续数小时,又迅速降至正常水平,无热期(间歇期)可持续数小时至数天,如此高热期与无热期反复交替出现。常见于疟疾、急性肾盂肾炎等。

4. 波状热(undulant fever):指体温逐渐上升达 39 ℃或以上,数天后又逐渐下降至正常水平,持续数天后又逐渐升高,如此反复多次。常见于布氏杆菌病。

5. 回归热(recurrent fever):指体温急剧上升至 39 ℃或以上,持续数天后又骤然下降至正常水平,高热期与无热期各持续若干天后规律性交替一次。可见于回归热、霍奇金(Hodgkin)病等。

6. 不规则热(irregular fever):发热的体温曲线无一定规律。可见于结核病、风湿热、支气管肺炎、渗出性胸膜炎等。

不同的发热性疾病各具有相应的热型,根据热型有助于对发热病因进行诊断和鉴别诊断,但必须注意:①抗生素的广泛应用,及时控制了感染,或解热药或糖皮质激素的应用,使某些疾病的特征性热型变得不典型或呈不规则热型;②热型也与个体反应有关,如老年人患休克型肺炎时可仅有低热或无发热,而不具备肺炎的典型热型。

二、实训要点

(一)现病史

1. 发病的时间、季节、诱因等。
2. 发病的情况、病程长短、频率(是否持续)等。
3. 发热的特点　发热程度(发热的分度),有无畏寒、大汗或盗汗。
4. 伴随症状　是否伴咳嗽、咳痰、咯血、胸痛、寒战等,是否伴腹痛、呕吐、黄疸等,是否伴尿频、尿急、尿痛等,是否伴头痛、肌肉痛、关节痛等,是否伴昏迷等。
5. 诊疗经过　曾到哪里就诊?诊断是什么?用过什么药物?特别是对抗生素、退热药、糖皮质激素类药效进行合理评估,效果怎样?
6. 起病以来一般情况　包括营养状况、食欲、睡眠、体重、大小便等情况。

(二)相关病史

患者的职业特点,评估有无药物过敏史、传染病接触史,有无疫源区居住及接触史、手术史、分娩史及家族史等。

三、考核评分(总分 15 分)

简要病史:男性,20 岁,发热伴咳嗽 1 d。

(一)现病史(10 分)

1. 根据主诉及相关鉴别询问(8 分)
(1)体温多少?是否持续发热?有无寒战、畏寒?(2 分)
(2)咳嗽的音色情况。(2 分)
(3)发病诱因及有无咽痛、头痛、打喷嚏、鼻塞、流鼻涕等其他伴随症状。(2 分)
(4)饮食、睡眠、大小便及体重变化等情况。(2 分)

2. 诊疗经过(2 分)
(1)是否到医院看过?做过哪些检查?
(2)用过何种药物及其他治疗,效果如何?

(二)其他相关病史(3 分)

1. 有否药物过敏史。
2. 有否与该病有关的其他病史。

（三）诊断（仅供考官参考，不记分）

急性上呼吸道感染。

（四）问诊技巧（2分）

1. 条理性差、不能抓住重点	−0.5分
2. 没有围绕病情询问	−0.5分
3. 问诊语言不恰当	−0.5分
4. 暗示性问诊	−0.5分

第二节 疼　　痛

I　头　　痛

一、教学目标

（1）掌握头痛的知识点。

（2）掌握头痛患者病史采集的内容。

（3）熟悉头痛患者病史采集的技巧。

【概述】

头痛是指局限于头颅上半部，包括眉弓、耳轮上缘和枕外隆突连线以上部位的疼痛。

【常见病因】

（一）颅脑病变

1. 感染性脑膜炎、脑炎、脑脓肿等。

2. 血管病变：蛛网膜下腔出血、脑出血、脑血栓形成、脑栓塞、高血压脑病、脑供血不足、脑血管畸形、血栓闭塞性脉管炎等。

3. 占位性病变：脑肿瘤、颅内转移癌、颅内白血病浸润、颅内猪囊尾蚴病（囊虫病）或棘球蚴病（包虫病）等。

4. 颅脑外伤：如脑震荡、脑挫伤、硬膜下血肿、颅内血肿、脑外伤后遗症等。

5. 其他：如偏头痛、丛集性头痛、头痛型癫痫。

（二）颅外病变

1. 颅骨疾病：如颅底凹入症、颅骨肿瘤。

2. 颈椎病及其他颈部疾病。

3. 神经痛：如三叉神经、舌咽神经及枕神经痛。

4. 眼、耳、鼻和牙部疾病所致的头痛。

（三）全身性疾病

1. 急性感染：如流行性感冒、伤寒、肺炎等疾病。

2. 心血管疾病：如高血压病、心力衰竭。

3. 中毒：如铅、酒精、一氧化碳、有机磷、药物等中毒。

4. 其他：尿毒症、低血糖、贫血、肺性脑病、系统性红斑狼疮、月经期及绝经期头痛、中暑等。

（四）神经官能症

神经衰弱及癔症性头痛。

【临床特点】

1. 发病情况 急性起病伴发热者常为感染性疾病所致;急剧而持续性的头痛,不伴发热者常提示颅内血管性疾病,如蛛网膜下腔出血;长期反复发作性头痛或搏动性头痛多为血管性头痛;慢性进行性钝痛伴有颅内压增高者应考虑颅内占位性病变;情绪紧张而发病者多为肌紧张性头痛。

2. 头痛部位 偏头痛及丛集性头痛多为单侧,高血压性头痛多在额部或整个头部;颅内深在性病变所致头痛多向病灶同侧放射;全身性疾病所致头痛多为全头部痛;五官科疾病所致头痛多为浅表性,且局限于前额、眼眶或颞部。

3. 头痛的程度与性质 脑膜刺激性头痛如脑膜炎、蛛网膜下腔出血多剧烈、持续;脑肿瘤所致头痛常为轻、中度钝痛;肌紧张性头痛多为紧缩或钳夹样痛。

4. 头痛发生时间与持续时间 颅内占位性病变所致头痛往往清晨加重;鼻窦炎的头痛也常发生于清晨或上午;丛集性头痛则易在夜间发生;女性偏头痛常与月经有关。

5. 加重、减轻或激发头痛的因素 咳嗽、打喷嚏、摇头、俯身可使颅内高压性头痛加剧,平卧能使低颅压性头痛缓解,肌紧张性头痛可因活动按摩颈肌而逐渐缓解。

二、实训要点

(一)现病史

1. 头痛有无诱因、起病缓急、病程长短。

2. 头痛的部位、范围、性质、程度及影响因素等。

3. 伴随症状 有无伴呕吐、发热、头晕、抽搐、视力障碍、感觉运动异常、精神异常、意识障碍等。

4. 诊疗经过 曾到哪里就诊?诊断是什么?用过什么药?效果怎样?

5. 起病以来一般情况 包括营养状况、食欲、睡眠、体重、大小便等情况。

(二)相关病史

1. 患者的职业特点,有无毒性物质接触史,如铅、汞、CO、有机磷等。

2. 有无药物过敏史、传染病接触史、手术史、分娩史及家族史等。

三、考核评分(总分 15 分)

简要病史:女性,55 岁,间歇性头痛 5 年。

(一)现病史(10 分)

1. 根据主诉及相关鉴别询问(8 分)

(1)头晕、头痛的诱因及发作时间。(2 分)

(2)头晕、头痛的性质、程度、部位。(2 分)

(3)伴随症状:恶心、呕吐、发热、耳鸣、视物模糊、心悸等。(2 分)

(4)饮食、睡眠、大小便及体重改变等情况。(2 分)

2. 诊疗经过(2 分)

(1)是否到医院看过?做过哪些检查?

(2)治疗情况如何?

(二)其他相关病史(3 分)

1. 有无高血压病史及家族史。

2. 有无继发性高血压疾病的因素,如肾小球肾炎、嗜铬细胞瘤等。

3. 有无吸烟和饮酒史。

4. 有否药物过敏史。

(三)诊断(仅供考官参考,不记分)

高血压病。

（四）问诊技巧（2分）

1. 条理性差、不能抓住重点　　　　　　　　　　　　　　－0.5分
2. 没有围绕病情询问　　　　　　　　　　　　　　　　　－0.5分
3. 问诊语言不恰当　　　　　　　　　　　　　　　　　　－0.5分
4. 暗示性问诊　　　　　　　　　　　　　　　　　　　　－0.5分

Ⅱ　胸　痛

一、教学目标

（1）掌握胸痛的知识点。
（2）掌握胸痛患者病史采集的内容。
（3）熟悉胸痛患者病史采集的技巧。

【概述】

胸痛原因很多，且胸痛的部位和严重程度，并不一定和病变的部位和严重程度相一致。外伤、炎症、肿瘤及某些理化因素所致组织损伤刺激肋间神经，膈神经，脊神经后根和迷走神经分布在食管、支气管、肺脏、胸膜、心脏及主动脉的神经末梢，均可引起胸痛。

【常见病因】

1. 炎症：皮炎、非化脓性肋软骨炎、带状疱疹、肌炎、流行性肌痛、胸膜炎、心包炎、纵隔炎、食管炎等。
2. 内脏缺血：心绞痛、急性心肌梗死、心肌病、肺梗死等。
3. 肿瘤：原发性肺癌、纵隔肿瘤、骨髓瘤、白血病等的压迫或浸润。
4. 其他原因：自发性气胸、胸主动脉瘤、动脉夹层、过度换气综合征、外伤等。
5. 心脏神经官能症。

【临床特点】

1. 胸痛的部位　胸壁皮肤炎症在罹患处皮肤出现红、肿、热、痛等改变；带状疱疹呈多数小水疱群，沿神经分布，不越过中线，有明显的痛感；流行性肌痛时可出现胸、腹部肌肉剧烈疼痛，可向肩部、颈部放射；非化脓性肌软骨炎多侵犯第1,2肋软骨，患部隆起、疼痛剧烈，但皮肤多无红肿；心绞痛与急性心肌梗死的疼痛常位于胸骨后或心前区；食管疾病、膈疝、纵隔肿瘤的疼痛也位于胸骨后；自发性气胸、急性胸膜炎、肺梗死等常呈患侧的剧烈胸痛。评价胸痛的首要任务是区别是呼吸系统的胸痛还是和其他系统相关的胸痛，这并非容易，疼痛的性质和发生的环境常可用于区分心绞痛或心肌梗死的疼痛；单纯根据病史可能较难辨别间壁动脉瘤所致的疼痛。

2. 胸痛的性质　肋间神经痛呈阵发性的灼痛或刺痛；肌痛则常呈酸痛；骨痛呈酸痛或锥痛；食管炎、膈疝常呈灼痛或灼热感；心绞痛常呈压榨样痛，可伴有窒息感；主动脉瘤侵蚀胸壁时呈锥痛；原发性肺癌、纵隔肿瘤可有胸部闷痛。

3. 影响胸痛的因素　心绞痛常于用力或精神紧张时诱发，呈阵发性，含服硝酸甘油片迅速缓解；心肌梗死常呈持续性剧痛，虽含服硝酸甘油片仍不缓解；心脏神经官能症所致胸痛则常因运动反而好转；胸膜炎、自发性气胸、心包炎的胸痛常因咳嗽或深呼吸而加剧；过度换气综合征则用纸袋回吸呼气后胸痛可缓解。

二、实训要点

（一）现病史

1. 患者年龄，胸痛有无诱因，起病缓急，病程长短等。
2. 胸痛的部位、范围、性质、程度、持续时间及影响因素，有无放射性痛等。
3. 伴随症状　伴咳嗽、咳痰、发热，常见于气管、支气管、肺部疾病；伴呼吸困难，见于大叶性肺炎、气

胸;伴咯血,见于支气管扩张、支气管肺癌、肺栓塞;伴面色苍白、大汗淋漓、血压下降或休克,见于心肌梗死、动脉夹层;伴吞咽困难,见于食管疾病等。

4. 诊疗经过 曾到哪里就诊?诊断是什么?用过什么药?效果怎样?

5. 起病以来一般情况 包括营养状况、食欲、睡眠、体重、大小便等情况。

（二）相关病史

1. 有无高血压病史、结核病史、糖尿病史、药物过敏史及家族史等。

2. 患者个人生活史,有无烟酒嗜好等。

三、考核评分(总分 15 分)

简要病史:男性,65 岁,间歇性左胸疼痛一个半月。

（一）现病史(10 分)

1. 根据主诉及相关病史询问(8 分)

(1) 左胸疼痛的部位(心前区、胸骨后)、疼痛性质、放射部位、每次持续时间、发作频率,发作诱因及缓解因素。(2 分)

(2) 胸痛与呼吸、咳嗽、体位及吞咽的关系。(2 分)

(3) 有无发热、咳嗽、咯血、呼吸困难及头痛、头晕等。(2 分)

(4) 饮食、睡眠、大小便及体重变化等情况。(2 分)

2. 诊疗经过(2 分)

(1) 是否到医院看过?做过哪些检查?

(2) 治疗情况如何?

（二）其他相关病史(3 分)

1. 有无药物过敏史。

2. 有无与该病有关的其他病史:高血压、高血脂、糖尿病史,以及吸烟、饮酒史。

（三）诊断(仅供考官参考,不记分)

冠心病(心绞痛)。

（四）问诊技巧(2 分)

1. 条理性差、不能抓住重点	一0.5 分
2. 没有围绕病情询问	一0.5 分
3. 问诊语言不恰当	一0.5 分
4. 暗示性问诊	一0.5 分

Ⅲ 腹 痛

一、教学目标

(1) 掌握腹痛的知识点。

(2) 掌握腹痛患者病史采集的内容。

(3) 熟悉腹痛患者病史采集的技巧。

【概述】

腹痛(abdominal pain)是指由于各种原因引起的腹腔内外脏器的病变而表现为腹部的疼痛。腹痛可分为急性与慢性两类。

【常见病因】

（一）急性腹痛

1. 腹腔器官急性炎症:急性胃炎、急性肠炎、急性胰腺炎、急性出血性坏死性肠炎、急性胆囊炎等。

2. 空腔脏器阻塞或扩张：肠梗阻、胆道结石、胆道蛔虫症、泌尿系统结石梗阻等。

3. 脏器扭转或破裂：肠扭转、肠绞扎、肠系膜或大网膜扭转、卵巢扭转、肝破裂、异位妊娠破裂等。

4. 腹膜炎症：多由胃肠穿孔引起，少部分为自发性腹膜炎。

5. 腹腔内血管阻塞：缺血性肠病、夹层主动脉瘤等。

6. 腹壁疾病：腹壁挫伤、脓肿及腹壁带状疱疹。

7. 胸腔疾病所致的腹部牵涉性痛：肺炎、慢性阻塞性肺疾病、心绞痛、心肌梗死、急性心包炎、胸膜炎、食管裂孔疝。

8. 全身性疾病所致的腹痛：腹型过敏性紫癜、尿毒症、铅中毒、血卟啉病等。

（二）慢性腹痛

1. 腹腔脏器的慢性炎症：反流性食管炎、慢性胃炎、慢性胆囊炎及胆道感染、慢性胰腺炎、结核性腹膜炎、溃疡性结肠炎、克罗恩病等。

2. 空腔脏器的张力变化：胃肠痉挛或胃肠、胆道运动障碍等。

3. 胃、十二指肠溃疡。

4. 腹腔脏器的扭转或梗阻：肠扭转。

5. 脏器包膜的牵张：实质性器官因病变肿胀，导致包膜张力增加而发生的腹痛，如肝淤血、肝炎、肝脓肿、肝癌等。

6. 中毒与代谢障碍：铅中毒、尿毒症等。

7. 肿瘤压迫及浸润：以恶性肿瘤居多，可能与肿瘤不断长大，并压迫与浸润感觉神经有关。

8. 胃肠神经功能紊乱：胃肠神经官能症。

【临床特点】

1. 疼痛的部位　腹痛的部位常为病变的所在。如：胃痛位于中上腹部；肝胆疾病疼痛位于右上腹；急性阑尾炎疼痛常位于 McBurney 点；小肠绞痛位于脐周；结肠绞痛常位于下腹部；膀胱痛位于耻骨上部；急性下腹部痛也见于急性盆腔炎症。

2. 疼痛的性质与程度　消化性溃疡穿孔常突然发生，呈剧烈的刀割样、烧灼样持续性中上腹痛；胆绞痛、肾绞痛、肠绞痛也相当剧烈，患者常呻吟、辗转不安；剑突下钻顶样痛是胆道蛔虫的特征；持续性广泛性剧烈腹痛见于急性弥漫性腹膜炎。

3. 诱发加剧或缓解疼痛的因素　急性腹膜炎腹痛在静卧时减轻，腹壁加压或改变体位时加重；铅绞痛时患者常喜按；胆绞痛可因脂肪餐而诱发；暴食是急性胃扩张的诱因；暴力作用常是肝、脾破裂的原因；急性出血性坏死性肠炎多与饮食不洁有关。

二、实训要点

（一）现病史

1. 患者年龄、性别、职业的关系　中老年人腹痛，多见于肿瘤、胆囊炎；青壮年腹痛，多见于急性阑尾炎、消化性溃疡；育龄妇女腹痛，多见于宫外孕、卵巢囊肿蒂扭转；长期铅接触史，多见于铅中毒等。

2. 腹痛有无诱因、起病缓急、病程长短等，如暴饮暴食后，常见于胰腺炎；进食油腻食物后腹痛，多见于胆囊炎、胆石症等。

3. 腹痛的部位、范围、性质、程度、持续时间及影响因素，有无牵涉痛等。

4. 伴随症状　伴发热、寒战，常见于急性胆囊炎、肝脓肿、腹腔脓肿等；伴黄疸，常见于肝胆疾病；伴反酸、嗳气，常见于消化性溃疡、胃炎；伴血尿，见于尿路结石；伴休克、贫血，常见于腹腔脏器破裂等。

5. 诊疗经过　曾到哪里就诊？诊断是什么？用过什么药物？效果怎样？

6. 起病以来一般情况　包括营养状况、食欲、睡眠、体重、大小便等情况。

（二）相关病史

1. 有无药物过敏史、传染病史、结核病史、糖尿病史、外伤手术史及家族史等。

2. 患者个人生活史，有无烟酒嗜好等。

三、考核评分(总分15分)

简要病史:女性,25岁,转移性右下腹痛8 h。

(一)现病史(10分)

1. 根据主诉及相关鉴别诊断询问(8分)

(1)腹痛的部位及放射部位,疼痛性质、程度,有无转移性腹痛,疼痛与进食的关系,疼痛的缓解方式。(2分)

(2)腹痛的诱发因素及伴随症状(是否有发热、恶心、呕吐)。(2分)

(3)有无腹泻、便血,有无尿频、尿急、排尿痛等。(2分)

(4)有无类似发作史。(2分)

2. 诊疗经过(2分)

(1)是否到医院看过?

(2)诊疗经过如何?

(二)其他相关病史(3分)

1. 胃肠道病史。

2. 尿道结石病史。

3. 妇科病史。

(三)诊断(仅供考官参考,不记分)

急性阑尾炎。

(四)问诊技巧(2分)

1. 条理性差、不能抓住重点	—0.5分
2. 没有围绕病情询问	—0.5分
3. 问诊语言不恰当	—0.5分
4. 暗示性问诊	—0.5分

第三节　咳嗽与咳痰

一、教学目标

(1)掌握咳嗽、咳痰的知识点。

(2)掌握咳嗽与咳痰患者病史采集的内容。

(3)熟悉咳嗽与咳痰患者病史采集的技巧。

【概述】

咳嗽是人体的一种保护性呼吸反射动作。通过咳嗽反射能有效清除呼吸道内的分泌物或进入气道的异物。但剧烈咳嗽可导致呼吸道出血,如长期、频繁、剧烈咳嗽会影响工作、休息,甚至引起喉痛,音哑和呼吸肌痛,则属病理现象。

痰液由咳嗽而排出。痰的主要来源是气管、支气管腺体和杯状细胞的分泌物。在正常情况下,呼吸道的腺体不断有小量分泌物排出,形成一层薄的黏液层,保持呼吸道的湿润,并能吸附吸入的尘埃、细菌等微生物,借助于柱状上皮纤毛的摆动,将其排向喉头,随咳嗽咳出。

【常见病因】

1. 吸入物:吸入物分为特异性和非特异性两种。前者包括尘螨、花粉、真菌、动物毛屑等;后者包括硫酸、二氧化硫、氯、氨等。职业性咳嗽的特异性吸入物包括甲醛、甲酸、蛋白酶、淀粉酶、蚕丝、动物皮屑或排泄物等。

2. 感染:咳嗽的形成和发作与反复呼吸道感染有关。在咳嗽患者中,可存在有细菌、病毒、支原体等的特异性IgE,如果吸入相应的抗原则可激发咳嗽。在病毒感染后,可直接损害呼吸道上皮,致使呼吸道反应性增高。在乳儿期,呼吸道病毒(尤其是呼吸道合胞病毒)感染后,表现咳嗽症状者也甚多。由于寄生虫引起的咳嗽,在农村仍可见到。

3. 食物:由于饮食关系而引起咳嗽发作的现象在咳嗽患者中常可见到,尤其是婴幼儿容易对食物过敏,但随年龄的增长而逐渐减少。引起过敏最常见的食物是鱼类、虾蟹、蛋类、牛奶等。

4. 气候改变:当气温、气压和(或)空气中离子等改变时可诱发咳嗽,故在寒冷季节或秋冬气候转变时较多发病。

5. 精神因素:患者情绪激动、紧张不安、愤怒等,都会促使咳嗽发作,一般认为它是通过大脑皮层和迷走神经反射或过度换气所致。

6. 运动:有70%～80%的咳嗽患者在剧烈运动后诱发咳嗽,称为运动诱发性咳嗽,或称运动性咳嗽。临床表现有咳嗽、胸闷、气急、喘鸣,听诊可闻及哮鸣音。

7. 咳嗽与药物:有些药物可引起咳嗽发作,如心得安等因阻断β_2-肾上腺素能受体而引起咳嗽。

【临床特点】

1. 咳嗽的性质　咳嗽无痰或痰量极少,称为干性咳嗽。干性咳嗽或刺激性咳嗽常见于急性或慢性咽喉炎、喉癌、急性支气管炎初期、气管受压、支气管异物、支气管肿瘤、胸膜疾病、原发性肺动脉高压以及二尖瓣狭窄等;咳嗽伴有咳痰称为湿性咳嗽,常见于慢性支气管炎、支气管扩张、肺炎、肺脓肿和空洞型肺结核等。

2. 咳嗽的时间与规律　突发性咳嗽常由于吸入刺激性气体或异物、淋巴结或肿瘤压迫气管或支气管分叉处所引起;发作性咳嗽可见于百日咳、支气管内膜结核以及以咳嗽为主要症状的支气管哮喘(变异性哮喘)等;长期慢性咳嗽,多见于慢性支气管炎、支气管扩张、肺脓肿及肺结核;夜间咳嗽常见于左心衰竭和肺结核患者。

3. 咳嗽的音色　指咳嗽声音的特点。①咳嗽声音嘶哑,多为声带的炎症或肿瘤压迫喉返神经所致;②鸡鸣样咳嗽,表现为连续阵发性剧咳伴有高调吸气回声,多见于百日咳、会厌、喉部疾病或气管受压;③金属音咳嗽,常见于因纵隔肿瘤、主动脉瘤或支气管癌直接压迫气管所致的咳嗽;④咳嗽声音低微或无力,见于严重肺气肿、声带麻痹及极度衰弱者。

4. 咳痰的性质　可分成以下几种:①白色泡沫黏液痰:多见于支气管炎和支气管哮喘。②黄色脓样痰:为化脓性感染所致。③铁锈色痰:肺炎双球菌引起的大叶性肺炎的典型特点。④粉红色泡沫痰:肺水肿的特征。⑤果酱样痰:肺吸虫病的典型表现之一。⑥清水样痰伴有"粉皮"样囊壁:肺包囊虫病临床诊断的重要依据。⑦大量脓性泡沫痰:肺脓肿和支气管扩张的典型特点。⑧黑色或灰白色痰:多见于煤尘肺和各种矽肺。

二、实训要点

(一) 现病史

1. 患者年龄、性别　儿童咳嗽,常见于上呼吸道感染、吸入异物;中老年人长期吸烟者咳嗽,常见于慢性支气管炎、慢性阻塞性肺气肿、支气管肺癌等。

2. 咳嗽有无诱因、起病缓急、病程长短等,如:突发性咳嗽,常见于吸入刺激性气体、气管-支气管异物;慢性反复咳嗽,见于慢性支气管炎、慢性阻塞性肺气肿、支气管肺癌等。

3. 咳嗽的音色、程度、持续时间及影响因素等。

4. 咳痰的性状、颜色、量、气味等。

5. 伴随症状　伴发热、胸痛,常见于肺炎、肺脓肿、胸膜炎、脓胸等;伴咯血,见于支气管扩张、肺结核、支气管肺癌;伴大量脓臭痰,见于肺脓肿、支气管扩张;伴呼吸困难,见于气胸、胸腔积液、肺水肿、慢性阻塞性肺气肿等;伴进行性体重下降,见于肺结核、支气管肺癌等。

6. 诊疗经过　曾到哪里就诊?诊断是什么?做过什么检查?用过什么药?效果怎样?

7. 起病以来一般情况　包括营养状况、食欲、睡眠、体温、体重、大小便等情况。

（二）相关病史

1. 患者个人生活史,有无粉尘或过敏原接触史,有无吸烟嗜好等。

2. 有无药物过敏史、慢性支气管炎病史、结核病史、高血压病史、外伤手术史及家族史等。

三、考核评分(总分 15 分)

简要病史:男性,45 岁,反复咳嗽、咳痰 10 年,咳大量脓痰 10 d。

（一）现病史(10 分)

1. 根据主诉及相关鉴别询问(8 分)

(1) 咳嗽的性质,出现的时间与节律,如晨起或体位改变时加重,咳嗽的音色。(2 分)

(2) 痰的性质、颜色,痰量、气味与体位变化的关系。(2 分)

(3) 每次发作诱因,是否伴有发热、胸痛、咯血及呼吸困难等。(2 分)

(4) 饮食、睡眠、大小便、发育及体重变化等情况。(2 分)

2. 诊疗经过(2 分)

(1) 是否到医院看过? 做过哪些检查?

(2) 治疗情况如何?

（二）其他相关病史(3 分)

1. 有无药物过敏史。

2. 既往有无合并其他病史:如麻疹、百日咳、结核病等。

（三）诊断(仅供考官参考,不记分)

支气管扩张。

（四）问诊技巧(2 分)

1. 条理性差,不能抓住重点　　　　　　　　　　　　　－0.5 分

2. 没有围绕病情询问　　　　　　　　　　　　　　　　－0.5 分

3. 问诊语言不恰当　　　　　　　　　　　　　　　　　－0.5 分

4. 暗示性问诊　　　　　　　　　　　　　　　　　　　－0.5 分

第四节　咯　　血

一、教学目标

(1) 掌握咯血的知识点。

(2) 掌握咯血患者病史采集的内容。

(3) 熟悉咯血患者病史采集的技巧。

【概述】

咯血是指喉部、气管、支气管及肺实质出血,血液经咳嗽由口腔咯出的一种症状,是喉及喉部以下呼吸道或肺血管破裂,血液随咳嗽从口腔排出。咯血可分痰中带血、少量咯血(咯血量<100 mL/d)、中等量咯血(咯血量 100～500 mL/d)和大咯血(咯血量>500 mL/d 或一次咯血 300 mL)。痰中带血丝或小血块,多由于黏膜或病灶毛细血管渗透性增高,血液渗出所致;大咯血,可由于呼吸道内小动脉瘤破裂或因肺静脉高压时支气管内静脉曲张破裂所致。

【常见病因】

1. **呼吸系统疾病**:肺结核、支气管扩张、肺癌、肺脓肿、慢性支气管炎、肺炎、肺真菌病、肺阿米巴病、肺吸虫病、肺包虫病、恶性肿瘤肺转移等。

2. 心血管系统疾病:风湿性心脏病二尖瓣狭窄、左心衰竭。

3. 血液病:白血病、血友病、血小板减少性紫癜等。

4. 全身性疾病及其他原因:肺出血型钩端螺旋体病、流行性出血热、系统性红斑狼疮等。

【临床特点】

1. 年龄　青壮年咯血常见于肺结核、支气管扩张、二尖瓣狭窄等;40岁以上有长期吸烟史者,应高度注意支气管肺癌的可能性;儿童慢性咳嗽伴少量咯血与低色素性贫血,须注意特发性含铁血黄素沉着症的可能。

2. 咯血量　咯血量小于100 mL/24 h为小量,咯血量100～500 mL/24 h为中等量,大于500 mL/24 h或一次咯血100～500 mL为大量。大量咯血主要见于空洞型肺结核、支气管扩张和慢性肺脓肿;支气管肺癌少有大咯血,主要表现为痰中带血,呈持续或间断性;慢性支气管炎和支原体肺炎也可出现痰中带血或血性痰,但常伴有剧烈咳嗽。

3. 颜色和性状　因肺结核、支气管扩张、肺脓肿和出血性疾病所致咯血,其颜色为鲜红色;铁锈色血痰可见于典型的肺炎球菌肺炎,也可见于肺吸虫病和肺泡出血;砖红色胶冻样痰见于典型的克雷伯杆菌肺炎;二尖瓣狭窄所致咯血多为暗红色;左心衰竭所致咯血为浆液性粉红色泡沫痰;肺栓塞引起咯血为黏稠暗红色血痰。

二、实训要点

(一)现病史

1. 确定是否咯血　要与呕血鉴别,有无明显病因或前驱症状,出血的颜色及其有无混合物等。

2. 患者年龄、性别　青壮年大咯血,见于肺结核、支气管扩张等;中年间断或持续痰中带血,见于支气管肺癌;中老年咳砖红色胶冻样血痰,见于克雷伯杆菌肺炎。

3. 咯血的起病缓急、程度、病程长短及影响因素等。

4. 咯血的性质、量及持续时间　如咳粉红色泡沫痰,量多,见于急性左心衰竭;大咯血,见于支气管扩张、空洞型肺结核、二尖瓣狭窄;咳砖红色胶冻样血痰,见于克雷伯杆菌肺炎;咳铁锈色痰,见于大叶性肺炎等。

5. 伴随症状　伴发热、胸痛、咳嗽、咳痰,常见于肺炎、肺脓肿、肺结核等;伴刺激性干咳或呛咳、杵状指,见于支气管肺癌;伴大量脓臭痰,见于肺脓肿、支气管扩张;伴呼吸困难,见于肺栓塞、大面积肺实变、充血性心力衰竭等;伴皮肤黏膜出血,见于肺出血型钩端螺旋体病、流行性出血热、血液病等。

6. 诊疗经过　曾到哪里就诊?诊断是什么?做过什么检查?用过什么药?效果怎样?

7. 起病以来一般情况　包括营养状况、食欲、睡眠、体温、体重、大小便等情况。

(二)相关病史

1. 患者个人生活史,有无职业性粉尘接触史,有无结核病接触史,有无吸烟嗜好,吸烟量多少,有无生食海鲜史等。

2. 有无药物过敏史、慢性呼吸系统疾病史、出血性疾病史、心脏病史、外伤手术史及家族史等。

三、考核评分(总分15分)

简要病史:男性,50岁,反复咯血1年,加重伴咳脓痰5 d。

(一)现病史(10分)

1. 根据主诉及相关鉴别询问(8分)

(1)咯血的特征:急、缓情况,咯血的量、颜色。(2分)

(2)痰的性状:气味、颜色、量及体位变化等情况。(2分)

(3)伴随症状:是否发热、咳嗽、胸痛以及发病诱因。(2分)

(4)饮食、睡眠、大小便、营养状况、体重变化等情况。(2分)

2. 诊疗经过(2分)

(1)是否到医院看过?曾经做过哪些检查?

（2）治疗情况如何？

（二）其他相关病史（3分）

1. 药物过敏史。

2. 与该病有关的其他病史：结核病、心脑病，既往有无麻疹、百日咳、支气管哮喘等。

（三）诊断（仅供考官参考，不记分）

支气管扩张症。

（四）问诊技巧（2分）

1. 条理性差、不能抓住重点	—0.5分
2. 没有围绕病情询问	—0.5分
3. 问诊语言不恰当	—0.5分
4. 暗示性问诊	—0.5分

第五节 呼 吸 困 难

一、教学目标

（1）掌握呼吸困难的知识点。

（2）掌握呼吸困难患者病史采集的内容。

（3）熟悉呼吸困难患者病史采集的技巧。

【概述】

呼吸困难是患者主观上感觉空气不足，呼吸费力，客观上患者用力呼吸，重者出现张口呼吸、端坐呼吸、鼻翼扇动、发绀、呼吸肌和辅助呼吸肌均参与呼吸运动，通气增加，呼吸频率、深度与节律都发生改变。

【常见病因】

1. 肺源性呼吸困难

（1）吸气性呼吸困难：喉炎、喉头水肿、气管异物和肿瘤等。

（2）呼气性呼吸困难：支气管哮喘、阻塞性肺病。

（3）混合性呼吸困难：肺炎、肺不张、大量胸腔积液、气胸等。

2. 心源性呼吸困难

（1）左心衰竭：冠心病、高血压性心脏病、心肌炎等。

（2）右心衰竭：肺源性心脏病、心包积液、缩窄性心包炎等。

（3）发绀型先天性心脏病：Fallot四联症。

3. 中毒性呼吸困难

（1）酸中毒：急慢性肾功能衰竭、糖尿病酮症酸中毒。

（2）理化因素中毒：CO中毒、有机磷农药中毒、吗啡中毒等。

4. 血液病性呼吸困难　高铁血红蛋白血症。

5. 神经精神性呼吸困难

（1）颅脑疾病：颅内感染、肿瘤、脑出血。

（2）精神心理疾病：癔症。

【临床特点】

1. 肺源性呼吸困难　是指呼吸系统疾病引起的通气、换气功能障碍，导致缺氧和（或）二氧化碳潴留。

（1）吸气性呼吸困难：特点是吸气费力，重者由于呼吸肌极度用力，胸腔负压增大，吸气时胸骨上窝、锁骨上窝和肋间隙明显凹陷，称"三凹征"，常伴有干咳及高调吸气性喉鸣。发生机制是各种原因引起的喉、气管、大支气管的狭窄与梗阻。

(2)呼气性呼吸困难:特点是呼气费力,呼气时间延长而缓慢,常伴有哮鸣音。发生机制是肺泡弹性减弱和(或)小支气管狭窄与阻塞。

(3)混合性呼吸困难:特点是吸气与呼气均感费力,呼吸频率增快、变浅,常伴有呼吸音减弱或消失,可有病理性呼吸音。发生机制是肺部病变广泛,呼吸面积减少,影响换气功能。

2.心源性呼吸困难　主要由左心衰竭和(或)右心衰竭引起,两者发生机制不同,左心衰竭所致呼吸困难较为严重。

(1)左心衰竭:呼吸困难的特点是活动时出现或加重,休息时减轻或缓解,仰卧加重,坐位减轻。因坐位时下半身回心血量减少,减轻肺淤血的程度;同时坐位时膈位置降低,运动加强,肺活量可增加10%～30%,因此病情较重患者,常被迫采取端坐呼吸体位。发生机制为:①肺淤血使气体弥散功能降低;②肺泡张力增高,刺激牵张感受器,通过迷走神经反射兴奋呼吸中枢;③肺泡弹性减退,扩张与收缩能力降低,肺活量减少;④肺循环压力升高对呼吸中枢的反射性刺激。

(2)右心衰竭:常见的病因为慢性肺源性心脏病,发生机制为:①右心房与上腔静脉压升高,刺激压力感受器反射地兴奋呼吸中枢;②血氧含量减少,酸性代谢产物增多,刺激呼吸中枢;③淤血性肝肿大、腹腔积液和胸腔积液,使呼吸运动受限。

3.中毒性呼吸困难　发生尿毒症、糖尿病酮症酸中毒和肾小管性酸中毒时,血中酸性代谢产物增多,强烈刺激呼吸中枢,出现深而规则的呼吸,可伴有鼾声,称为酸中毒大呼吸(Kussmaul呼吸)。急性感染和急性传染病时,体温升高及毒性代谢产物的影响,刺激呼吸中枢,使呼吸频率增加。某些药物和化学物质中毒如吗啡类、巴比妥类药物、有机磷中毒时,呼吸中枢受抑制,致呼吸变缓慢,可表现呼吸节律异常如Cheyne-Stokes呼吸或Biots呼吸。

4.血源性呼吸困难　重度贫血、高铁血红蛋白血症或硫化血红蛋白血症等,因红细胞携氧量减少,血氧含量降低,致呼吸变快,同时心率加速。大出血或休克时,因缺血与血压下降,刺激呼吸中枢,也可使呼吸加速。

5.神经精神性呼吸困难　重症颅脑疾病如颅脑外伤、脑出血、脑炎、脑膜炎、脑脓肿及脑肿瘤等,呼吸中枢因受增高的颅内压和供血减少的刺激,呼吸变得慢而深,并常伴有呼吸节律的异常,如呼吸遏制、双吸气等。癔病患者由于精神或心理因素的影响可有呼吸困难发作,其特点是呼吸浅表而频数,1 min可达60～100次,并常因通气过度而发生呼吸性碱中毒,出现口周、肢体麻木和手足搐搦。叹息样呼吸患者自诉呼吸困难,但并无呼吸困难的客观表现,偶然出现一次深大吸气,伴有叹息样呼气,在叹息之后自觉轻快,属于神经官能症表现。

二、实训要点

(一)现病史

1.引起呼吸困难的病因或诱因、程度、病程长短及影响因素等。

2.呼吸困难发生的快与慢　起病的缓急,是突发性、缓发性、渐进性还是有明显的时间性等。

3.呼吸困难与活动、体位的关系　如左心衰竭引起的呼吸困难,多于劳累后发作,休息减轻,卧位加重,坐位减轻。

4.呼吸困难的形式　是吸气性呼吸困难还是呼气性呼吸困难。

5.伴随症状　伴发热,常见于肺炎、肺脓肿、肺结核等;伴咳嗽、咳痰,见于慢性支气管炎、慢性阻塞性肺气肿、支气管扩张等;伴一侧胸痛,见于大叶性肺炎、气胸、胸膜炎、肺栓塞等;伴咳粉红色泡沫痰,见于急性左心衰竭;伴意识障碍,见于肺性脑病、休克型肺炎、CO中毒、糖尿病酮症酸中毒等。

6.诊疗经过　曾到哪里就诊?诊断是什么?做过什么检查?用过什么药?效果怎样?

7.起病以来一般情况　包括营养状况、食欲、睡眠、体温、体重、大小便等情况。

(二)相关病史

1.患者个人生活史,有无职业性粉尘接触史,有无结核病接触史,有无吸烟嗜好等。

2. 有无药物过敏史、慢性呼吸系统疾病史、出血性疾病史、心脏病史、糖尿病史、肾脏病史及家族史等。

三、考核评分(总分 15 分)

简要病史:女性,30 岁,发作性呼吸困难伴咳嗽 10 d。

(一)现病史(10 分)

1. 根据主诉及相关鉴别询问(8 分)
(1)诱因及呼吸困难的特点,是否伴有咳痰、咯血、发热等。(3 分)
(2)是否伴有心悸、胸闷、水肿及夜间端坐呼吸等。(3 分)
(3)饮食、睡眠、大小便、发育及体重变化等情况。(2 分)

2. 诊疗经过(2 分)
(1)是否到医院看过?做过哪些检查?
(2)治疗情况如何?

(二)其他相关病史(3 分)

1. 有无药物及其他过敏史。
2. 既往有无类似发作,发作季节及家族史。

(三)诊断(仅供考官参考,不记分)

支气管哮喘。

(四)问诊技巧(2 分)

1. 条理性差、不能抓住重点	-0.5 分
2. 没有围绕病情询问	-0.5 分
3. 问诊语言不恰当	-0.5 分
4. 暗示性问诊	-0.5 分

第六节 心 悸

一、教学目标

(1)掌握心悸的知识点。
(2)掌握心悸患者病史采集的内容。
(3)熟悉心悸患者病史采集的技巧。

【概述】

心悸是指患者自觉心跳快而强,也可有心律失常,并伴有心前区不适感。正常者也可以有心悸。

【常见病因】

1. 生理性　可见于健康人在强烈体力活动或精神过度紧张之时。但也可见于大量吸烟、饮酒、饮浓茶或咖啡,或应用某些药物如麻黄素、咖啡因、氨茶碱等,且常和摄入量多少及个体敏感性有关。

2. 心血管疾病　常见于各种类型的心脏病,如心肌炎、心肌病、心包炎、心律失常及高血压等。

3. 非心血管疾病　常见于贫血、低血糖、大量失血、高热、甲状腺功能亢进症等疾病。

4. 神经因素(自主神经功能紊乱)　最为常见,神经衰弱、更年期综合征、惊恐或过度兴奋均可出现心悸。

【临床特点】

1. 心慌　心率快。

2. 心跳加重感　心率减慢。

二、实训要点

（一）现病史

1. 引起心悸的病因或诱因,持续时间、频率、病程长短及影响因素等,如感染、发热、贫血、运动或情绪激动可诱发或加重心悸;低血糖导致的心悸可在进食后缓解。

2. 心悸与活动、体位的关系。

3. 心悸的性质　应询问发作前心跳快慢情况,如患者自诉心跳不齐,提示期前收缩或房颤。

4. 伴随症状　伴心前区疼痛,常见于心绞痛、急性心肌梗死、心肌炎、心包炎等;伴发热,见于风湿热、心肌炎、心包炎等;伴多汗、怕热、消瘦,见于甲状腺功能亢进;伴呼吸困难,见于急性心肌梗死、心肌炎、心包炎、心力衰竭等;伴晕厥或抽搐,见于心律失常、高度房室传导阻滞、病态窦房结综合征等。

5. 诊疗经过　曾到哪里就诊? 诊断是什么? 做过什么检查? 用过什么药? 效果怎样?

6. 起病以来一般情况　包括营养状况、食欲、睡眠、体温、体重、体力、大小便等情况。

（二）相关病史

1. 患者年龄、职业、个人生活史,有无受精神刺激,有无烟酒、喝浓茶或咖啡嗜好等。

2. 有无药物过敏史、器质性心脏病史、贫血病史、糖尿病史、肾脏病史及家族史等。

三、考核评分（总分 15 分）

简要病史:男性,40 岁,间歇性心悸半年,加重半天。

（一）现病史（10 分）

1. 根据主诉及相关鉴别询问（8 分）

（1）心悸发作的间隔时间和持续时间,发作诱因、发作时脉率和脉律。（2 分）

（2）发作时伴随症状（头晕、心前区疼痛、乏力、呼吸困难等）,是否突发? 如何恢复（如大吸气后憋住,用力呼气或恶心、压眼球等）? 血压如何?（3 分）

（3）本次发作与上述症状有何异同?（1 分）

（4）饮食、大小便、睡眠及体重变化。（2 分）

2. 诊疗经过（2 分）

（1）是否到医院看过? 做过那些检查?

（2）治疗情况如何? 每次如何缓解?

（二）其他相关病史（3 分）

1. 有否药物过敏史。

2. 有否与该病有关的其他病史:高血压、心脏病、甲状腺功能亢进症和精神应激史,吸烟及饮酒情况。

（三）诊断（仅供考官参考,不记分）

阵发性室上性心动过速。

（四）问诊技巧（2 分）

1. 条理性差、不能抓住重点　　　　　　　　　　　　　　-0.5 分

2. 没有围绕病情询问　　　　　　　　　　　　　　　　-0.5 分

3. 问诊语言不恰当　　　　　　　　　　　　　　　　　-0.5 分

4. 暗示性问诊　　　　　　　　　　　　　　　　　　　-0.5 分

第七节 水 肿

一、教学目标

（1）掌握水肿的知识点。

（2）掌握水肿患者病史采集的内容。

（3）熟悉水肿患者病史采集的技巧。

【概述】

水肿是指血管外的组织间隙中有过多的体液积聚。水肿按分布范围可分全身性水肿和局限性水肿。水肿常按其原因而命名，如肾源性水肿、肝源性水肿、心源性水肿、营养性水肿等。可见水肿并非独立疾病，而是疾病的一种重要病理过程或体征。

【常见病因】

1. 全身性水肿

（1）心源性水肿：右心衰竭、缩窄性心包炎。

（2）肾源性水肿：急性肾小球肾炎、慢性肾小球肾炎、肾病综合征、肾盂肾炎、肾功能衰竭期、肾小管病变等。

（3）肝源性水肿：肝硬化、肝坏死、肝癌、急性肝炎等。

（4）营养不良性水肿：低蛋白血症、维生素 B_1 缺乏症。

（5）结缔组织病所致的水肿：常见于红斑狼疮、硬皮病及皮肌炎等。

（6）变态反应性水肿：如血清病等。

（7）内分泌性水肿：抗利尿激素分泌异常综合征、甲状腺功能低下等。

（8）特发性水肿：多见于妇女，往往与月经的周期性有关。

（9）其他：贫血性水肿、妊娠中毒性水肿。

2. 局限性水肿

（1）静脉梗阻性水肿：常见于血栓性静脉炎、下肢静脉曲张等。

（2）淋巴梗阻性水肿：常见于丝虫病的象皮肿、流行性腮腺炎所致胸前水肿等。

（3）炎症性水肿：常见于丹毒、疖肿、蜂窝组织炎等所致的局部水肿。

（4）变态反应性水肿：常见于血管神经性水肿、接触性皮炎等。

【临床特点】

1. 水肿的分布　注意是全身性水肿还是局限性水肿。根据水肿分布的不同可初步提示引起水肿的可能原因。全身性水肿常为对称性，一般以下垂部位最为显著，且多表现在组织松弛的部位，如眼睑、面颊、踝部及阴囊等处。局限性水肿则可发生在身体的任何部位。

2. 水肿的部位特征　晨起时仅表现眼睑或颜面部水肿者常为肾脏病患者；水肿仅限于胸廓以上伴有静脉扩张充盈者，可见于上腔静脉压迫综合征；如水肿仅限于两侧下肢应考虑全身性水肿患者由于站立体位所致；如仅一侧下肢水肿往往为静脉血栓、丝虫病、淋巴管阻塞等所致，常伴有阴囊水肿，由于淋巴管阻塞而引起者水肿部位无指压性，皮肤较厚且较坚韧，称为象皮腿。此外，局限性水肿可发生在身体的任何局部，常见为炎症、创伤及变态反应性疾病所致，常伴有红、肿、热、痛等急性期炎症的特征；变态反应性水肿往往发病急剧，可合并发痒，常有接触史和过敏史。

3. 水肿的指压特性　根据指压可区分为指压性（凹陷性）水肿和非指压性（非凹陷性）水肿两大类。用手指按压水肿部位出现的凹陷，抬手后几秒钟内不消失者称为凹陷性水肿。凹陷性水肿在临床上最常见，而非凹陷性水肿少见，仅见于甲状腺功能低下所致的黏液性水肿及淋巴管阻塞所致的水肿，这些水肿液中含有大量蛋白，因而不表现指压性。

4. 水肿部位的表现　水肿部位由于组织间液增多，因而表现肿胀、皮肤绷紧、弹性降低、组织重量增加。非炎症性水肿还表现水肿部位颜色苍白、温度偏低,在凹陷性水肿的部位皮肤破损处可有组织液溢出。

5. 水肿患者体重的变化　在条件适当控制的情况下多次检测体重,观察体重的增减,是判定患者水肿消长的相当敏感和较有价值的指标,它比临床上通常应用指压观察体表凹陷的程度要敏感得多。

二、实训要点

(一) 现病史

1. 水肿出现的病因或诱因,持续时间、起病急缓、病程长短及影响因素等。

2. 水肿的部位,发生的顺序,与活动、体位的关系如何? 如肾源性水肿首先从疏松组织(眼睑)和低垂部位(足部,卧位则是胸背部和骶尾部)开始;心源性水肿和肝源性水肿多从足部开始;心源性水肿和肾源性水肿受体位影响明显。

3. 水肿是全身性还是局限性? 是否呈对称性、凹陷性及非凹陷性? 发生的时间,是晨起还是晚间为重?

4. 伴随症状　伴有颈静脉怒张,常见于右心功能不全导致的心源性水肿;伴黄疸、蜘蛛痣、肝掌,见于肝硬化导致的肝源性水肿;伴多汗、怕热、消瘦、便秘、腹泻,见于甲状腺功能亢进;伴少尿、血尿,见于肾脏疾病导致的肾源性水肿;伴厌食、消瘦、皮脂减少,见于营养不良性水肿。

5. 诊疗经过　曾到哪里就诊? 诊断是什么? 用过什么药? 效果怎样?

6. 起病以来一般情况　包括营养状况、食欲、睡眠、体温、体重、体力、大小便等情况。

(二) 相关病史

1. 患者年龄、职业,个人生活史,有无疫水接触史,有无烟酒嗜好等。

2. 有无药物过敏史、心脏病史、肝炎及肝硬化病史、内分泌疾病史、结缔组织疾病史及家族史等。

三、考核评分(总分 15 分)

简要病史:男性,13 岁,颜面水肿 5 d。

(一) 现病史(10 分)

1. 根据主诉及相关鉴别询问(8 分)

(1) 颜面部水肿发生时间(晨起时),是否有下肢或全身水肿。(2 分)

(2) 尿的变化,包括尿量及有无血尿等。(2 分)

(3) 发病诱因及有无腰痛、心慌、气短等伴随症状。(2 分)

(4) 饮食、睡眠、大便、体重变化等情况。(2 分)

2. 诊疗经过(2 分)

(1) 是否到医院看过? 做过哪些检查?

(2) 治疗情况如何?

(二) 其他相关病史(3 分)

1. 药物过敏史。

2. 有关其他病史:心、肝、肾、内分泌疾病及咽部疾病史和营养状况。

(三) 诊断(仅供考官参考,不记分)

急性肾小球肾炎。

(四) 问诊技巧(2 分)

1. 条理性差、不能抓住重点	－0.5 分
2. 没有围绕病情询问	－0.5 分
3. 问诊语言不恰当	－0.5 分
4. 暗示性问诊	－0.5 分

第八节 恶心与呕吐

一、教学目标

（1）掌握恶心、呕吐的知识点。

（2）掌握恶心与呕吐患者病史采集的内容。

（3）熟悉恶心与呕吐患者病史采集的技巧。

【概述】

恶心是一种可以引起呕吐冲动的胃内不适感，常为呕吐的前驱感觉，但也可单独出现，主要表现为上腹部的特殊不适、紧迫欲吐感，常伴有头晕、流涎、脉搏缓慢、血压降低等迷走神经兴奋症状。

呕吐是指胃内容物或一部分小肠内容物通过食管逆流出口腔的一种复杂的反射动作，呕吐可将有害物质从胃排出人体而起保护作用，但持久而剧烈的呕吐可引起水、电解质紊乱。

【常见病因】

1. 反射性呕吐

（1）咽刺激：由于咽部受刺激，刺激了舌咽神经而诱发的反射性呕吐，见于牙科医生对患者进行咽检查时、鼻咽炎。

（2）胃、十二指肠疾病：急性胃肠炎、消化性溃疡、幽门梗阻。

（3）肠梗阻。

（4）肝、胆、胰疾病：急性肝炎、急性胆囊炎、急性胰腺炎。

（5）其他：肾结石、输尿管结石、青光眼。

2. 中枢性呕吐

（1）神经系统疾病：脑出血、脑肿瘤、颅内血肿等。

（2）全身性疾病：急慢性肾功能不全、糖尿病酮症酸中毒。

（3）其他：有机磷农药中毒、吗啡中毒、妊娠。

3. 前庭障碍性呕吐 迷路炎、美尼尔病、晕动病。

4. 神经官能性呕吐 呕吐发作和精神刺激有关，嗅到不愉快的气味，听到震耳的噪音或见到厌恶的食物而出现的呕吐，称为条件反射性呕吐。

【临床特点】

1. 呕吐发生的时间 晨间呕吐在育龄女性应考虑早孕反应；有时也见于尿毒症或慢性酒精中毒；有些鼻窦炎因分泌物刺激咽部，也有晨起恶心和干呕；夜间呕吐多见于幽门梗阻。

2. 呕吐的特点 一般呕吐常先有明显恶心，然后出现呕吐。但神经性呕吐可不伴有恶心或仅有轻微恶心，呕吐并不费力；高血压脑病或颅内病变引起颅内压增高时，也常常没有恶心而突然出现喷射状呕吐。

3. 呕吐物的性质 呕吐大量酸性胃液多见于高酸性胃炎、活动期十二指肠溃疡或胃泌素瘤；大量呕吐多见于幽门梗阻或急性胃扩张，一次呕吐可超过 1 000 mL，幽门梗阻的呕吐物含有隔餐或隔夜宿食，有腐酵酸臭气味；呕吐物有大便臭味的可能是低位肠梗阻；呕吐物中含有多量黄色苦味胆汁，多见于频繁剧烈呕吐或十二指肠乳头以下的肠梗阻；呕吐物呈咖啡样或鲜红色，考虑上消化道出血。

4. 伴随症状 伴有腹痛者，首先应考虑急腹症；慢性腹痛可在呕吐之后获得暂时缓解，可能是消化性溃疡、急性胃炎或高位肠梗阻；但在胆囊炎、胆石症、胆道蛔虫病、急性胰脏炎等，呕吐一般不能使腹痛得到缓解；伴有头痛，应考虑高血压脑病、鼻窦炎、青光眼等；伴有眩晕者可能是美尼尔病、迷路炎等。

二、实训要点

（一）现病史

1. 询问恶心、呕吐起病急缓、出现的病因或诱因，如体位、进食、药物、精神因素等，呕吐的时间是晨起还是夜间,持续时间是间歇性还是持续性,病程长短及影响因素等。

2. 呕吐的特点,如喷射状呕吐多见于颅内高压;呕吐与进食的关系,是餐后即呕还是餐后数小时呕,前者见于精神性呕吐,后者见于食物中毒、胃肠梗阻。

3. 呕吐内容物的性质　呕吐物带发酵、腐败气味,见于胃潴留;呕吐物含大量胆汁,提示梗阻在十二指肠乳头平面以下;呕吐物不含胆汁,提示梗阻在十二指肠乳头平面以上;呕吐物带粪臭味,提示梗阻在小肠。

4. 伴随症状　伴大量隔夜宿食,常见于幽门梗阻、胃潴留;伴腹痛、腹泻,见于急性胃肠炎、食物中毒;伴腹痛、肛门停止排便排气,见于肠梗阻;伴右上腹痛、发热、寒战、黄疸,见于胆囊炎、胆石症;育龄妇女呕吐伴停经,且多在晨起呕吐,见于妊娠反应。

5. 诊疗经过　曾到哪里就诊? 诊断是什么? 用过什么药? 效果怎样?

6. 起病以来一般情况　包括营养状况、食欲、睡眠、体温、体重、体力、大小便等情况。

（二）相关病史

1. 患者年龄、职业、个人生活史,有无疫区居住及疫水接触史,有无传染病接触史,有无烟酒嗜好、性病及冶游史等。

2. 有无药物过敏史、心脏病史、脑血管疾病史、肝炎及肝硬化病史、高血压病史、手术外伤史及家族史等。

三、考核评分(总分15分)

简要病史:男性,50岁,反复上腹胀满1月,呕吐隔夜食物2 d。

（一）现病史(10分)

1. 根据主诉及相关鉴别询问(8分)

（1）呕吐时间、次数及其与腹胀的关系,呕吐物的性质、气味和容量。(3分)

（2）诱发因素及伴随症状(是否伴有腹痛、腹泻、发热、黄疸、口渴、尿少、乏力、手足抽搐等)。(3分)

（3）饮食、睡眠、大小便、体重等情况。(2分)

2. 诊疗经过(2分)

（1）是否到基层医院看过?

（2）上消化道钡餐及胃镜检查所见。

（3）内科治疗情况。

（二）其他相关病史(3分)

1. 胃肠道病史。

2. 胆道病史。

3. 手术及外伤史。

4. 药物过敏史及用药史。

（三）诊断(仅供考官参考,不记分)

幽门梗阻。

（四）问诊技巧(2分)

1. 条理性差、不能抓住重点	－0.5分
2. 没有围绕病情询问	－0.5分
3. 问诊语言不恰当	－0.5分
4. 暗示性问诊	－0.5分

第九节 呕血与便血

Ⅰ 呕 血

一、教学目标

(1) 掌握呕血的知识点。

(2) 掌握呕血患者病史采集的内容。

(3) 熟悉呕血患者病史采集的技巧。

【概述】

呕血是由于上消化道(食管、胃、十二指肠、胃空肠吻合术后的空肠、胰腺、胆道)或全身性疾病所致急性上消化道出血,血液通过口排出。在确定呕血之前,必须排除口腔、鼻、咽喉等部位的出血以及咯血。

【常见病因】

1. 消化系统疾病

(1) 食管疾病:食管静脉曲张破裂、食管炎、食管癌、食管异物、食管外伤等。食管静脉曲张破裂出血常最严重;食管异物(如鱼骨)刺穿主动脉可引起致命的出血。

(2) 胃、十二指肠疾病:消化性溃疡、急性糜烂性胃炎、应激性溃疡、胃癌、胃黏膜脱垂症、胃动脉硬化等。出血常以十二指肠球部溃疡较重,应激性溃疡、胃癌与胃动脉硬化的出血也较严重。

(3) 肝、胆道疾病:如肝硬化、食管与胃底静脉曲张破裂、急性出血性胆管炎、壶腹癌等。

(4) 胰腺疾病:胰腺癌。

2. 血液病:白血病、血小板减少性紫癜、血友病、遗传性出血性毛细血管扩张症等。

3. 急性传染病:钩端螺旋体病、流行性出血热、暴发型肝炎等。

4. 其他:尿毒症、血管瘤、抗凝剂治疗过量等。

呕血的病因虽多,但主要的三大病因是:①消化性溃疡;②食管或胃底静脉曲张破裂出血;③急性胃黏膜出血。

【临床特点】

1. 呕血的颜色与量　呕血前常有上腹不适及恶心,随后呕吐出血性胃内容物。呕出血液的颜色,取决于出血部位、出血量的多少及在胃肠内部停留时间的长短。出血量多且在胃内停留时间短者,则血色鲜红或混有凝血块,或为暗红色;当出血量较少或在胃内停留时间长,呕吐物可呈咖啡渣样棕褐色。呕血的同时可形成黑便。成人消化道出血大于 5 mL,可出现大便潜血阳性;出血达 50～70 mL 可发生黑便;上消化道短时间内出血达 250～300 mL,可以引起呕血。

2. 周围循环障碍　出血量不超过 400 mL,循环血容量的减少可很快被肝脾贮血和组织液所补充,并不引起全身症状。出血量超过 400 mL,小于 1000 mL 时,常表现为头晕、乏力、出汗、四肢冷、心慌、脉搏快等表现。若出血量达全身血量的 30%～50%(1500～2500 mL)即可出现急性周围循环衰竭,表现为脉搏频数微弱、血压下降、呼吸急促及休克等。

3. 血液学改变　最初可不明显,随后由于组织液的渗出及输液等情况,血液被稀释,血红蛋白及红细胞可逐渐减少,故出血早期不能仅根据血液学的改变来判断出血量,血红蛋白测定、红细胞计数及红细胞比容只作为估计出血量的参考。

二、实训要点

(一) 现病史

1. 确定是否呕血　与口腔、鼻咽部出血及咯血鉴别。

2. 询问呕血起病急缓、出现的病因或诱因、病程长短及影响因素等。

3. 呕血的颜色、量以及与大便的关系　呕血的颜色有助推测出血的部位和速度,如食管病变出血或出血量大、出血速度快者,颜色多为鲜红色或暗红色;胃病变出血或出血量小、出血速度慢者,颜色多为咖啡色;呕血量可作为估计出血量的参考,但由于有一部分血液滞留于胃肠道,应结合全身表现估计出血量;血液滞留于胃肠道,血红蛋白中的铁被肠道内的硫化物结合,形成硫化铁,经肠道排出,形成黑便。

4. 伴随症状　伴上腹痛,老年人常见于胃癌,中青年常见于消化性溃疡;伴右上腹痛、发热、寒战、黄疸,见于肝胆疾病;伴蜘蛛痣、肝掌、腹腔积液、肝脾肿大,见于肝硬化、肝癌等;伴口渴、头晕、黑矇、冷汗、低体位性低血压,提示血容量不足;伴肠鸣、血便或黑便,提示活动性出血。

5. 诊疗经过　曾到哪里就诊? 诊断是什么? 用过什么药? 效果怎样?

6. 起病以来一般情况　包括营养状况、食欲、睡眠、体温、体重、血压、大小便等情况。

(二) 相关病史

1. 患者年龄、职业,个人生活史,有无疫区居住及疫水接触史,有无传染病接触史,有无烟酒嗜好、性病及冶游史等。

2. 有无药物过敏史、结核病史、肝炎及肝硬化病史、肿瘤病史、消化性溃疡病史、手术外伤史及家族史等。

三、考核评分(总分 15 分)

简要病史:男性,70 岁,腹胀、腹痛、上腹不适 2 月,伴呕血 1 d。

(一) 现病史(10 分)

1. 根据主诉及相关鉴别询问(8 分)

(1) 呕血的颜色、时间、次数,呕血的量,呕血是否与胃液相混。(3 分)

(2) 诱发因素及伴随症状(是否伴有腹痛、腹泻、吞咽困难、全身出血倾向、发热、黄疸)。(2 分)

(3) 是否伴有食欲不振、消瘦、乏力。(1 分)

(4) 睡眠、体重变化,是否有黑便。(2 分)

2. 诊疗经过(2 分)

(1) 是否到医院看过?

(2) 上消化道钡餐及胃镜检查情况。

(3) 内科治疗情况。

(二) 其他相关病史(3 分)

1. 肝、胆、胰病史。

2. 手术及外伤史。

3. 饮酒及用药史。

(三) 诊断(仅供考官参考,不记分)

胃癌并上消化道出血。

(四) 问诊技巧(2 分)

1. 条理性差、不能抓住重点	−0.5 分
2. 没有围绕病情询问	−0.5 分
3. 问诊语言不恰当	−0.5 分
4. 暗示性问诊	−0.5 分

Ⅱ　便　血

一、教学目标

(1) 掌握便血的知识点。

（2）掌握便血患者病史采集的内容。

（3）熟悉便血患者病史采集的技巧。

【概述】

便血是指消化道出血，血液从肛门排出。便血一般见于下消化道出血，特别是结肠与直肠出血，亦可见于上消化道出血。

【常见病因】

（一）上消化道疾病

呕血一般都伴有黑便，便血的颜色取决于出血量的多少、出血速度的快慢。

（二）下消化道疾病

1. 小肠疾病：常见于结核、肠伤寒、急性出血性坏死性肠炎、钩虫病、Crohn 病、小肠肿瘤、空肠憩室炎、溃疡、肠套叠等。

2. 结肠疾病：细菌性痢疾、阿米巴痢疾、血吸虫病、溃疡性结肠炎、结肠憩室炎、肿瘤、息肉、缺血性结肠炎等。

3. 直肠肛管疾病：直肠炎、息肉、肿瘤、痔疮、肛裂等。

4. 其他疾病：败血症、白血病、血小板减少性紫癜、血友病、维生素 C 或维生素 K 缺乏、肝脏疾病、出血热等。

（三）全身性疾病

1. 传染病：伤寒、副伤寒、流行性出血热、钩端螺旋体病、重症肝炎等。

2. 血液病：血友病、腹型过敏性紫癜、胃肠型恶性组织细胞病等。

3. 结缔组织病：结节性多动脉炎、系统性红斑狼疮及类风湿性关节炎累及肠道。

【临床特点】

1. 便血的颜色及性质　便血的颜色取决于消化道出血的部位、出血量与血液在肠道停留的时间。上消化道或高位小肠出血在肠内停留时间较长，红细胞破坏后，血红蛋白中的铁在肠道内与硫化物结合形成硫化铁，故粪便呈黑色，更由于附有黏液而发亮，类似柏油，故又称柏油便。若短时间（4 h）内出血量超过1 000 mL，则大便可呈暗红色，易与下消化道出血混淆；低位小肠或右半结肠出血，一般为暗红色或果酱色。若量少，速度慢，在肠道停留时间较长，大便亦呈黑色，注意不要误诊为上消化道出血；左半结肠出血，若量多，则呈鲜红色；若量少，停留时间长，一般呈暗红色，粪便可全为血液或与粪便混合；血色鲜红不与粪便混合，仅黏附于粪便表面或于排便前后有鲜血滴出或喷射出者，提示为肛门或肛管疾病出血，如痔疮、肛裂或直肠肿瘤引起的出血；阿米巴性痢疾的粪便多为暗红色果酱样的脓血便；急性细菌性痢疾为黏液脓性鲜血便；急性出血性坏死性肠炎可排出洗肉水血样粪便，并有特殊的腥臭味。细致观察血性粪便的颜色、性状及气味等对寻找病因及确立诊断有帮助。

2. 隐血便　少量的消化道出血，无肉眼可见的粪便颜色改变者称为隐血便，隐血便需用隐血试验才能确定。可无自觉症状或仅有贫血。

3. 假血便　食用动物血、猪肝等也可使粪便呈黑色，但大便潜血为阴性；服用铋剂、铁剂、炭粉及中药等药物也可使粪便变黑，一般为灰黑色无光泽，隐血试验阴性；口腔、鼻咽部出血及咯血被咽下也可排黑便，且隐血试验也呈阳性，应排除。

二、实训要点

（一）现病史

1. 确定是否便血　应排除食用动物血、肝脏、铁剂等，排除口腔、鼻咽部出血及咯血被咽下而导致黑便等情况。

2. 询问便血起病急缓、病因或诱因、病程长短及影响因素等。

3. 便血的颜色、量　出血部位距离肛门越近，出血量越大，排出越快，则血便颜色越鲜红；相反，出血部位距离肛门越远，出血量越小，排出越慢，则血便颜色越暗红。如上消化道出血多为柏油样便；便后滴血或喷出,见于痔疮、肛裂、直肠肿瘤等;呈暗红色果酱样脓血便,见于阿米巴痢疾;黏液脓性鲜血便,见于急性细菌性痢疾;洗肉水样血便,见于急性出血性坏死性肠炎。

4. 伴随症状　伴里急后重,见于直肠炎、直肠癌;伴慢性、反复性上腹痛,呈周期性、节律性,常见于消化性溃疡;伴右上腹痛、发热、寒战、黄疸,见于肝、胆疾病;伴全身出血倾向,见于重症肝炎、血液疾病等;伴腹部包块,见于肿瘤、结核等。

5. 诊疗经过　曾到哪里就诊? 诊断是什么? 用过什么药? 效果怎样?

6. 起病以来一般情况　包括营养状况、食欲、睡眠、体温、体重、大小便等情况。

（二）相关病史

1. 有无疫区居住及疫水接触史,有无传染病接触史,有无烟酒嗜好、性病及冶游史等。

2. 有无药物过敏史、腹痛、腹泻、痔疮及肛裂病史,有无结核病史、肝炎及肝硬化病史、肿瘤病史、消化性溃疡病史、手术史及家族史等。

三、考核评分(总分15分)

简要病史:男性,60岁,乏力、消瘦3月,伴便血2周。

（一）现病史（10分）

1. 根据主诉及相关鉴别询问（8分）

(1) 便血的颜色、次数、量,便血是否与粪便相混。（2分）

(2) 诱发因素及伴随症状（是否伴有腹痛、腹泻、里急后重、全身出血倾向、发热、腹部包块）。（2分）

(3) 是否伴有食欲不振、消瘦、乏力,是否有排便习惯改变。（2分）

(4) 睡眠、体重等情况。（2分）

2. 诊疗经过（2分）

(1) 是否到医院看过?

(2) 钡灌肠及结肠镜检查所见。

(3) 内科治疗情况。

（二）其他相关病史（3分）

1. 消化性溃疡病史。

2. 肝、胆病史及用药史。

（三）诊断（仅供考官参考,不记分）

结肠癌并下消化道出血。

（四）问诊技巧（2分）

1. 条理性差、不能抓住重点　　　　　　　　　　-0.5分
2. 没有围绕病情询问　　　　　　　　　　　　-0.5分
3. 问诊语言不恰当　　　　　　　　　　　　　-0.5分
4. 暗示性问诊　　　　　　　　　　　　　　　-0.5分

第十节　腹　　泻

一、教学目标

(1) 掌握腹泻的知识点。

(2) 掌握腹泻患者病史采集的内容。

(3) 熟悉腹泻患者病史采集的技巧。

【概述】

腹泻(diarrhea)是指排便次数增多,粪质稀薄,水分增加,或含未消化食物或脓血、黏液。腹泻常伴有排便急迫感、肛门不适、失禁等症状。腹泻分急性和慢性两类。急性腹泻发病急剧,病程在2～3周之内;慢性腹泻是指病程在两个月以上或间歇期在2～4周内的复发性腹泻。

【常见病因】

1. 急性腹泻:细菌、病毒、原虫等感染,霍乱、食物中毒等。

2. 慢性腹泻:慢性痢疾、溃疡性结肠炎、结肠癌、甲状腺功能亢进、肠易激综合征等。

【临床特点】

1. 起病与病程 急性腹泻病程多不超过3周,其最常见原因是感染。慢性腹泻的病程在2个月以上。

2. 腹泻次数及粪便性质 急性腹泻,每天排便次数可多达10次以上,粪便量多而稀薄。如为细菌感染,则初为水样,后为黏液血便或脓血便。肠阿米巴病的粪便呈暗红色(或果酱样)。慢性腹泻,多数每天排便数次,可为稀便,亦可带黏液、脓血,见于慢性细菌性或肠阿米巴病,但亦可见于炎症性肠病及结肠、直肠癌。粪便中带大量黏液而无病理成分者常见于肠易激综合征。

3. 腹泻与腹痛的关系 急性腹泻常有腹痛,尤以感染性腹泻明显;小肠疾病的腹泻疼痛常在脐周,便后腹痛缓解不明显;结肠疾病则疼痛多在下腹,且便后疼痛常可缓解或减轻;分泌性腹泻往往无明显腹痛。

二、实训要点

(一)现病史

1. 询问腹泻起病急缓、病因或诱因、病程长短等。

2. 询问是否有不洁饮食史等,是否与摄入脂肪餐有关,有无同食者群体性发生腹泻情况,如区域及家庭中发病情况等。

3. 腹泻的次数、性质、大便量及臭味 有助于判断腹泻类型及病变部位,急性腹泻常有不洁饮食史,于进食后24 h内发病,每天排便数次,多呈糊状或水样便;阿米巴痢疾,粪便为暗红色果酱样脓血便,带腥臭味;细菌性痢疾为黏液脓血便;慢性腹泻每天排便次数增多,为稀便,可带黏液、脓血,见于慢性痢疾、结肠癌、直肠癌等。

4. 影响因素 加重或缓解腹泻的因素,如与进食、油腻食物的关系,禁食、抗生素治疗反应等。

5. 伴随症状 伴里急后重,见于直肠炎、直肠癌;伴发热,见于急性感染性腹泻、肠道恶性肿瘤;伴腹部包块、消瘦,见于胃肠道恶性肿瘤、肠结核;伴血便,见于肠道炎症、恶性肿瘤等。

6. 诊疗经过 曾到哪里就诊? 诊断是什么? 做过何检查? 用过什么药? 效果怎样?

7. 起病以来一般情况 包括营养状况、食欲、睡眠、体温、体重、大小便等情况。

(二)相关病史

1. 有无疫区居住及疫水接触史,有无传染病接触史,有无烟酒嗜好、性病及冶游史等。

2. 有无药物过敏史,有无长期应用抗生素史,有无结核病史、胰腺炎病史、肿瘤病史、肝脏疾病病史、手术史及家族史等。

三、考核评分(总分15分)

简要病史:女性,48岁,反复腹泻3年,加重1月。

(一)现病史(10分)

1. 根据主诉及相关鉴别询问(8分)

(1)大便的次数,粪便的颜色、性状、气味等。(2分)

(2)伴随症状(是否有腹痛,腹痛的性质,腹痛与排便的关系,有无发热、盗汗、腹部包块、里急后重)。(2分)

(3)是否伴有食欲不振、消瘦、乏力、贫血,是否有腹泻与便秘交替现象、排便习惯改变。(2分)

（4）睡眠、体重等情况。（2分）

2. 诊疗经过（2分）

（1）是否就诊过？有何诊断及治疗？具体用药情况如何？

（2）结肠镜检查结果。

（二）其他相关病史（3分）

1. 急性细菌性痢疾及其他传染病病史。

2. 手术史及用药史。

3. 食物过敏史。

（三）诊断（仅供考官参考，不记分）

溃疡性结肠炎。

（四）问诊技巧（2分）

1. 条理性差、不能抓住重点	−0.5分
2. 没有围绕病情询问	−0.5分
3. 问诊语言不恰当	−0.5分
4. 暗示性问诊	−0.5分

第十一节　黄　　疸

一、教学目标

（1）掌握黄疸的知识点。

（2）掌握黄疸患者病史采集的内容。

（3）熟悉黄疸患者病史采集的技巧。

【概述】

黄疸（jaundice）是由于胆红素代谢障碍而引起血清内胆红素浓度升高所致。临床上表现为巩膜、黏膜、皮肤及其他组织被染成黄色。当血清总胆红素在 $17.1\sim34.2\ \mu mol/L$，而肉眼看不出黄疸时，称为隐性黄疸或亚临床黄疸；当血清总胆红素浓度超过 $34.2\ \mu mol/L$ 时，临床上即可发现黄疸，也称为显性黄疸。

【常见病因】

1. 溶血性黄疸　凡能引起红细胞大量破坏而产生溶血的疾病，都能引起溶血性黄疸。常见疾病有以下两大类。

（1）先天性溶血性贫血：如地中海贫血、遗传性球形红细胞增多症。

（2）后天性获得性溶血性贫血：如自身免疫性溶血性贫血、遗传性葡萄糖-6-磷酸脱氢酶缺乏（蚕豆病）、异型输血后溶血、新生儿溶血、恶性疟疾、阵发性睡眠性血红蛋白尿等。

2. 肝细胞性黄疸　如病毒性肝炎、中毒性肝炎、肝硬化、原发与继发性肝癌、钩端螺旋体病等各种肝脏疾病，都可因肝细胞发生弥漫损害而引起黄疸。

3. 阻塞性黄疸　根据阻塞的部位可分为肝外胆管阻塞、肝内胆管阻塞两类。

4. 先天性非溶血性黄疸　是指胆红素的代谢有先天性的缺陷，发病多见于婴幼儿和青年，常有家族史。

【临床特点】

1. 黄染　皮肤、黏膜等组织黄染，黄疸加深时，痰、泪液及汗液也被黄染，唾液一般不变色。

2. 尿和粪的色泽改变　如尿黄如茶、粪色加深(阻塞性黄疸粪色呈白陶土色)。

3. 消化道症状　常有腹胀、腹痛、食欲减退、恶心、厌油腻、恶心、呕吐、腹泻或便秘等症状。

4. 胆盐血症　皮肤瘙痒、心动过缓、乏力、精神萎靡和头痛等。

二、实训要点

（一）现病史

1. 确定是否黄疸　应排除球结膜下脂肪、高胡萝卜素血症,仔细检查巩膜有无黄染,尿、粪的颜色变化等。

2. 询问黄疸起病急缓、病因或诱因、病程长短及影响因素等。

3. 黄疸出现的时间及波动情况　有利于鉴别梗阻性与肝细胞性黄疸。

4. 伴随症状　伴发热,见于急性胆管炎、肝脓肿;伴上腹痛、寒战、高热,见于胆道结石、胆道蛔虫、肝脓肿等;伴肝肿大,见于病毒性肝炎、肝癌、肝硬化等;伴脾肿大,见于病毒性肝炎、肝硬化、溶血性贫血等。

5. 诊疗经过　曾到哪里就诊? 诊断是什么? 用过什么药? 效果怎样?

6. 起病以来一般情况　包括营养状况、食欲、睡眠、体温、体重、大小便等情况。

（二）相关病史

1. 有无疫区居住及疫水接触史,有无传染病接触史,有无烟酒嗜好、性病及冶游史等。

2. 有无药物过敏史,有无服用某些肝毒性药物史,有无长期酗酒,肝胆系统疾病史、肿瘤病史、血液病史、手术史及家族史等。

三、考核评分(总分15分)

简要病史:男性,50 岁,巩膜、皮肤黄染 1 个月。

（一）现病史（10分）

1. 根据主诉及相关鉴别询问（8分）

（1）有无肝炎接触史、药物中毒史。（2分）

（2）伴随症状（是否伴有腹痛、腰背痛、发热、腹部包块、腹腔积液情况,是否伴有食欲不振、消瘦、乏力）。（2分）

（3）是否伴有皮肤瘙痒,黄疸的发生发展情况。（2分）

（4）大小便颜色、睡眠、体重等情况。（2分）

2. 诊疗经过（2分）

（1）影像学诊断情况。

（2）是否就诊过? 有何诊断及治疗? 具体用药情况如何?

（二）其他相关病史（3分）

1. 药物过敏史。

2. 肝炎、肝硬化病史、胆道病史。

（三）诊断（仅供考官参考,不记分）

梗阻性黄疸。

（四）问诊技巧（2分）

1. 条理性差、不能抓住重点　　　　　　　　　　　　　　 −0.5 分

2. 没有围绕病情询问　　　　　　　　　　　　　　　　　 −0.5 分

3. 问诊语言不恰当　　　　　　　　　　　　　　　　　　 −0.5 分

4. 暗示性问诊　　　　　　　　　　　　　　　　　　　　 −0.5 分

第十二节 消 瘦

一、教学目标

（1）掌握消瘦的知识点。

（2）掌握消瘦患者病史采集的内容。

（3）熟悉消瘦患者病史采集的技巧。

【概述】

消瘦是由于身体分解代谢增加、消化与吸收功能障碍等因素所致。体重低于标准体重10％以上时为消瘦。消瘦见于各种疾病，几乎所有疾病晚期都有消瘦；非病理性体质性消瘦，常有家族史。

【常见病因】

1.内分泌及代谢性疾病：甲状腺功能亢进及糖尿病，因代谢旺盛、消耗过多而引起体重下降；腺垂体功能减退及肾上腺皮质功能减退也可造成消瘦。

2.消化与吸收障碍：消化系统炎症、肿瘤、溃疡、结核等，都可因消化不良、吸收障碍、慢性消耗等出现营养不良、贫血、消瘦。

3.慢性消耗性疾病：恶性肿瘤、慢性传染性及血液病等。

4.自身免疫性疾病：白塞病、结节性动脉炎、大动脉炎等。

5.药物：甲状腺素、苯丙胺等可促进代谢增强、体重下降；长期使用泻药、减肥药也可导致消瘦。

6.神经性厌食：年轻女性，有强烈以瘦为美的心理，厌食，进食后主动催吐。

【临床特点】

1.单纯性消瘦 包括以下两类。

（1）体质性消瘦 主要为非渐进性消瘦，具有一定的遗传性。

（2）外源性消瘦 通常受饮食、生活习惯及心理等各方面因素的影响。食物摄入量不足、偏食、厌食、漏餐、生活不规律和缺乏锻炼等不良生活习惯，工作压力大，精神紧张，过度疲劳及心理因素等都是导致外源性消瘦的原因。

2.继发性消瘦 由各类疾病所引起的消瘦称为继发性消瘦。胃肠道疾病，如胃炎、胃下垂、胃及十二指肠溃疡；代谢性疾病，如甲状腺功能亢进症、糖尿病；慢性消耗性疾病，如肺结核、肝病等都可能引起消瘦。另外，胆囊切除术等腹腔手术术后也可能导致消瘦。

二、实训要点

（一）现病史

1.询问消瘦的起病急缓、病因或诱因、病程长短及影响因素等。

2.体重减轻程度 如有无衣裤变宽、皮下脂肪减少和皮肤松弛、体重下降具体多少，体重下降的时间快慢。

3.伴随症状 伴食欲亢进、心悸、多汗、怕热、口渴、多饮、多食，见于甲状腺功能亢进、糖尿病；伴食欲减退、怕冷、便秘、性功能低下，见于甲状腺功能减低；伴食欲差、消化不良、进食困难、恶心、呕吐、上腹痛、上消化道出血、便血，见于消化系统疾病、慢性肝病、慢性胰腺疾病等；伴发热、咳嗽、咳痰、咯血、贫血、出血、黄疸，见于慢性消耗性疾病，结核病、恶性肿瘤、血液病等。

4.诊疗经过 曾到哪里就诊？诊断是什么？用过什么药？效果怎样？

5.起病以来一般情况 包括营养状况、食欲、睡眠、体温、体重、大小便等情况。

（二）相关病史

1.有无疫区居住及疫水接触史，有无传染病接触史，有无烟酒嗜好、性病及冶游史等。

2. 有无药物过敏史、服用药物史,有无甲状腺功能亢进、糖尿病、恶性肿瘤、慢性肠胃疾病、血液病史、手术史及家族史等。

三、考核评分(总分15分)

简要病史:女性,31岁,多食、怕热、消瘦伴心悸3周。

(一)现病史(10分)

1. 根据主诉及相关病史询问(8分)

(1)体重下降多少?每日饮食量是多少?比平时增加多少?是否与体力活动增加或妊娠有关?(3分)

(2)心悸发生时间与活动的关系,脉率快慢和是否规整,睡眠时脉率如何。(2分)

(3)发病诱因及有无出汗、怕热、心烦易怒、颈部变粗、手颤、多饮、头痛等伴随症状。(2分)

(4)睡眠、体重、大小便等情况。(1分)

2. 诊疗经过(2分)

(1)是否到医院看过?做过哪些检查?

(2)治疗情况如何?

(二)其他相关病史(3分)

1. 药物过敏史。

2. 与该病有关的病史:结核病、肿瘤病、糖尿病史及月经婚育史、家族史。

(三)诊断(仅供考官参考,不记分)

甲状腺功能亢进症。

(四)问诊技巧(2分)

1. 条理性差、不能抓住重点 　　　　　　　　　　　　　　　　　　　−0.5分

2. 没有围绕病情询问 　　　　　　　　　　　　　　　　　　　　　　−0.5分

3. 问诊语言不恰当 　　　　　　　　　　　　　　　　　　　　　　　−0.5分

4. 暗示性问诊 　　　　　　　　　　　　　　　　　　　　　　　　　−0.5分

第十三节　无尿、少尿与多尿

Ⅰ　无尿、少尿

一、教学目标

(1)掌握无尿、少尿的知识点。

(2)掌握无尿、少尿患者病史采集的内容。

(3)熟悉无尿、少尿患者病史采集的技巧。

【概述】

正常成人尿量为1000～2000 mL/d;尿量<400 mL/d为少尿;尿量<100 mL/d为无尿。

【常见病因】

1. 肾前性:各种原因引起肾血流量减少,肾小球滤过降低(休克、心功能不全、大出血、肾动脉栓塞、烧伤等)。

2. 肾性:肾实质病变所致(急性肾小球肾炎、慢性肾炎急性发作、肾功能衰竭等)。

3. 肾后性:各种原因引起的尿路梗阻(泌尿系统结石、肿瘤压迫、前列腺肥大、尿道狭窄等)。

【临床特点】

1. 肾前性 有引起肾脏灌注不良的疾病,纠正原发病后,肾功能迅速恢复正常。

2. 肾性 ①肾病的表现;②尿常规异常,如出现蛋白尿、血尿、管型尿;③肾小管功能异常,包括浓缩功能,可有肾性糖尿、氨基酸尿;④治疗相对困难,肾功能恢复较慢(1周至数月)。完全无尿较罕见。

3. 肾后性 ①突然完全无尿,可反复发作;②有尿排出者,尿常规可有血尿、白细胞尿,也可大致正常;③有尿路梗阻的形态学改变,但早期可能不明显,易造成误诊;④梗阻解除后,多数患者于两周左右肾功能可恢复正常。

二、实训要点

(一)现病史

1. 询问无尿、少尿的起病急缓、病因或诱因、病程长短及影响因素等。

2. 无尿、少尿的程度 24 h尿量具体是多少。

3. 尿是什么颜色?排尿有无尿频、尿急、尿痛?

4. 伴随症状 伴发热、腰酸痛、尿频、尿急、尿痛,见于急性肾盂肾炎;伴排尿困难,见于前列腺肿大;伴排尿中断,见于尿路结石;伴血尿、蛋白尿、高血压、水肿,见于急性肾炎、急进性肾炎等;伴大量蛋白尿、高血脂、水肿和低蛋白血症,见于肾病综合征;伴心悸、气促、胸闷不能平卧,见于心功能不全。

5. 诊疗经过 曾到哪里就诊?诊断是什么?用过什么药?效果怎样?

6. 起病以来一般情况 包括营养状况、食欲、睡眠、体温、体重、大小便等情况。

(二)相关病史

1. 患者的职业特点,有无毒物接触史,有无传染病接触史,有无烟酒嗜好、性病及冶游史等。

2. 有无药物过敏史、服用药物史,有无肾炎、尿路结石、恶性肿瘤、高血压病、结核病史、手术史及家族史等。

三、考核评分(总分15分)

简要病史:男性,35岁,恶心、呕吐、无尿3 d。

(一)现病史(10分)

1. 根据主诉及相关鉴别询问(8分)

(1) 每日尿量多少(无尿指每日尿量少于100 mL)?每日饮水量多少,是否口渴?(2分)

(2) 有无发热及感染史。(1分)

(3) 是否伴有心功能异常表现及消化系统改变,如:气促、胸闷、头晕、食欲下降、黄疸、腹泻。(2分)

(4) 是否有体液平衡异常及精神、神经系统改变。有无腹胀、心悸、失眠、烦躁、昏迷、出血倾向、BUN、CRE升高,高钾等伴随症状。(2分)

(5) 大便、体重等情况。(1分)

2. 诊疗经过(2分)

(1) 是否到医院看过?做过那些检查?

(2) 治疗情况如何?

(二)其他相关病史(3分)

1. 药物过敏史。

2. 与该病有关的其他病史:慢性肾炎史、外伤史、严重感染、心脏疾病等。

(三)诊断(仅供考官参考,不记分)

急性肾功能衰竭。

(四)问诊技巧(2分)

1. 条理性差、不能抓住重点 　　　　　　　　　　　　　　　　　−0.5分

2. 没有围绕病情询问　　　　　　　　　　　　　　　－0.5分

3. 问诊语言不恰当　　　　　　　　　　　　　　　　－0.5分

4. 暗示性问诊　　　　　　　　　　　　　　　　　　－0.5分

Ⅱ 多 尿

一、教学目标

(1) 掌握多尿的知识点。

(2) 掌握多尿患者病史采集的内容。

(3) 熟悉多尿患者病史采集的技巧。

【概述】

正常成人尿量为 1000～2000 mL/d;尿量＞2500 mL/d 为多尿,尿量＞4000 mL/d 为尿崩。

【常见病因】

1. 生理性:大量饮水、食入含水分较多的食物。

2. 肾源性:肾小管功能不全、慢性间质性肾炎、急性肾功能衰竭多尿期、肾性尿崩症等。

3. 非肾源性:糖尿病、中枢性尿崩症等。

4. 精神因素:神经性多尿等。

5. 药物:如应用利尿剂、脱水剂等。

【临床特点】

1. 脱水引起怠倦无力感、食欲不振、渴求水分、皮肤黏膜干燥。

2. 低血压、高血钠或低血钠、低血钾等。

3. 伴烦渴、多饮见于尿崩症。

4. 伴多饮、多食及消瘦见于糖尿病。

5. 伴高血压、周期性麻痹见于原发性醛固酮增多症。

6. 伴肾病表现见于慢性肾炎、肾盂肾炎等。

二、实训要点

(一) 现病史

1. 询问多尿的起病急缓、病因或诱因、病程长短及影响因素等。

2. 多尿的程度　24 h 具体尿量是多少。

3. 尿是什么颜色? 排尿有无尿频、尿急、尿痛?

4. 伴随症状　伴烦渴、多饮,尿比重低,见于尿崩症;伴多饮、多食、消瘦,见于糖尿病;伴高血压、低血钾和周期性麻痹,见于原发性醛固酮增多症;伴头晕、心慌、心悸、眼眶塌陷,见于脱水。

5. 诊疗经过　曾到哪里就诊? 诊断是什么? 用过什么药? 效果怎样?

6. 起病以来一般情况　包括营养状况、食欲、睡眠、体温、体重、大小便等情况。

(二) 相关病史

1. 患者的职业,有无毒物接触史,有无传染病接触史,有无烟酒嗜好、性病及冶游史等。

2. 有无药物过敏史,有无长期服用某些药物史,有无肾炎、尿路结石、结核病史、恶性肿瘤、中枢神经系统疾病史、手术史及家族史等。

三、考核评分(总分 15 分)

简要病史:男性,15 岁,多尿,烦渴 1 个月。

(一) 现病史(10 分)

1. 根据主诉及相关鉴别询问(8 分)

(1) 每日尿量多少(多尿指每日尿量多于 2500 mL)? 昼夜变化如何? 是持续性多尿还是间歇性多尿? (2分)

(2) 尿量与烦渴、多饮的关系,每日饮水量。(2分)

(3) 有无颅脑外伤等诱发因素,以及有无失眠、心烦、多食、消瘦、低钾、高钙等伴随症状。(2分)

(4) 大便、睡眠、体重等情况。(2分)

2. 诊疗经过(2分)

(1) 是否到医院看过? 做过那些检查?

(2) 治疗情况如何?

(二) 其他相关病史(3分)

1. 药物过敏史。

2. 与该病有关的其他病史:颅内肿瘤或全身肿瘤史,慢性肾脏病史,家族遗传病史。

(三) 诊断(仅供考官参考,不记分)

尿崩症。

(四) 问诊技巧(2分)

1. 条理性差、不能抓住重点　　　　　　　　　　　　　　　　　－0.5分

2. 没有围绕病情询问　　　　　　　　　　　　　　　　　　　　－0.5分

3. 问诊语言不恰当　　　　　　　　　　　　　　　　　　　　　－0.5分

4. 暗示性问诊　　　　　　　　　　　　　　　　　　　　　　　－0.5分

第十四节　血　　尿

一、教学目标

(1) 掌握血尿的知识点。

(2) 掌握血尿患者病史采集的内容。

(3) 熟悉血尿患者病史采集的技巧。

【概述】

血尿是指尿液中红细胞≥3个/HP。轻者仅镜下发现红细胞增多,称为镜下血尿;重者外观呈洗肉水样或含有血凝块,称为肉眼血尿。

【常见病因】

1. 泌尿系统疾病:如各种肾炎(急慢性肾小球肾炎、IgA肾病、遗传性肾炎等),结石(肾、输尿管、膀胱、尿道结石),肾结核、外伤、肿瘤等。

2. 全身性疾病:如出血性疾病、白血病、心力衰竭、败血症等。

3. 理化因素:如磺胺药、汞、铅、环磷酰胺等。

4. 功能性血尿:平时运动量小的,突然加大运动量可再现血尿。

5. 尿路邻近器官疾病:前列腺炎、盆腔炎、盆腔脓肿、阴道炎等。

【临床特点】

1. 尿颜色的改变　血尿的主要表现是尿颜色的改变,除镜下血尿的颜色正常外,肉眼血尿根据出血量多少而呈不同颜色。尿呈淡红色像洗肉水样,提示每升尿含血量超过1 mL,出血严重时尿可呈血液状;肾脏出血时,尿与血混合均匀,尿呈暗红色;膀胱或前列腺出血,尿色鲜红,有时有血凝块。但红色尿不一定是血尿,需仔细辨别。如尿呈暗红色或酱油色,不混浊、无沉淀,镜检无或仅有少量红细胞,见于血红蛋白尿;尿呈棕红色或葡萄酒色,不混浊,镜检无红细胞见于卟啉尿;服用某些药物如大黄、利福平,或进食某些红色蔬菜也可排红色尿,但镜检无红细胞。

2. 分段尿异常　将全程尿分段观察颜色。如尿三杯试验,用三个清洁玻璃杯分别留起始段、中段和终末段尿观察。如起始段血尿提示病变在尿道;终末段血尿提示出血部位在膀胱颈部,三角区或后尿道的前列腺和精囊腺;三段尿均呈血尿即全程血尿,提示血尿来自肾脏或输尿管。

3. 镜下血尿　尿颜色正常,但显微镜检查可确定血尿,并可判断是肾性或肾后性血尿。镜下红细胞大小不一、形态多样为肾小球性血尿,见于肾小球肾炎。因红细胞从肾小球基底膜漏出,通过具有不同渗透梯度的肾小管时,化学和物理作用使红细胞膜受损,血红蛋白溢出而变形。如镜下红细胞形态单一,与外周血近似,为均一型血尿,提示血尿来源于肾后,见于肾盂肾盏、输尿管,膀胱和前列腺病变。

4. 症状性血尿　血尿的同时患者伴有全身或局部症状,而以泌尿系统症状为主。如:伴有肾区钝痛或绞痛提示病变在肾脏;膀胱和尿道病变常有尿频、尿急和排尿困难。

5. 无症状性血尿　部分患者血尿既无泌尿道症状也无全身症状,见于某些疾病的早期,如肾结核、肾癌或膀胱癌早期。

二、实训要点

（一）现病史

1. 确定是否血尿　排除由进食药物或食物引起的红色尿,排除女性在月经期间的假性血尿,是否血尿应通过镜检确诊。

2. 询问血尿的起病急缓、病因或诱因、病程长短及影响因素等。

3. 询问血尿出现在尿过程的哪一段　如起始血尿提示病变在尿道;终末血尿提示病变在膀胱颈、膀胱三角区或后尿道的前列腺;全程血尿提示病变在肾脏或输尿管。

4. 尿的颜色　肉眼血尿根据出血量多少而改变,淡红色如洗肉水样,提示出血大于 1 mL/L;呈暗红色或酱油色,见于血红蛋白尿;呈棕红色或葡萄酒色,见于卟啉尿。

5. 伴随症状　伴肾痛,见于肾或输尿管结石;伴排尿中断,见于尿道或膀胱结石;伴尿流细、排尿困难,见于前列腺炎;伴尿频、尿急、尿痛,见于膀胱炎、尿道炎;伴水肿、高血压、蛋白尿,见于肾小球肾炎。

6. 诊疗经过　曾到哪里就诊? 诊断是什么? 用过什么药? 效果怎样?

7. 起病以来一般情况　包括营养状况、食欲、睡眠、体温、体重、大小便等情况。

（二）相关病史

1. 患者的职业,有无毒物接触史,有无疫区接触或居住史,有无传染病接触史,有无烟酒嗜好、性病及冶游史等。

2. 有无药物过敏史,有无服用某些药物史(如利福平),有无最近行泌尿道器械检查及腰部外伤史,有无肾炎病史、尿路结石、结核病史、恶性肿瘤、手术史及家族史等。

三、考核评分（总分 15 分）

简要病史:男性,30 岁,左侧腰痛伴血尿 3 d。

（一）现病史（10 分）

1. 根据主诉及相关鉴别询问（8 分）

（1）腰痛部位、性质及特点:左、右侧肾区,阵发性锐痛,有无放射性。（2 分）

（2）生活习惯:是否饮水,缺乏活动;是否喜欢含钙饮食。（2 分）

（3）伴随症状:有无发热、水肿,有无尿路刺激症状。（2 分）

（4）起病以来一般情况。（2 分）

2. 诊疗经过（2 分）

（1）是否到医院看过? 做过那些检查? 诊断是什么?

（2）用了什么药治疗? 治疗情况如何?

（二）其他相关病史（3 分）

1. 药物过敏史。

2. 与该病有关的其他病史:既往肾炎史、阑尾炎史、胆囊炎史等。

（三）诊断（仅供考官参考,不记分）

左肾结石。

（四）问诊技巧（2分）

1. 条理性差、不能抓住重点	−0.5分
2. 没有围绕病情询问	−0.5分
3. 问诊语言不恰当	−0.5分
4. 暗示性问诊	−0.5分

第十五节　惊　　厥

一、教学目标

（1）掌握惊厥的知识点。

（2）掌握惊厥患者病史采集的内容。

（3）熟悉惊厥患者病史采集的技巧。

【概述】

惊厥是骨骼肌强直或阵挛性收缩,伴意识障碍,是小儿常见的急症,尤以婴幼儿多见。惊厥的频繁发作或持续状态可危及患儿生命,或可使患儿遗下严重的后遗症,影响小儿的智力发育和健康。

【常见病因】

（一）脑部疾病

1. 颅内感染:各类病毒性脑炎、脑膜炎,脑脓肿,脑结核等。

2. 脑外伤:产伤（脑挫伤、颅内出血、硬膜撕裂）、急性颅脑外伤、硬膜下或硬膜外血肿、外伤后瘢痕等。

3. 肿瘤:原发性脑肿瘤、脑转移瘤。

4. 血管性疾病:脑血管畸形、脑出血、蛛网膜下腔出血、高血压脑病、脑栓塞、脑血栓形成、脑缺氧、脑血管炎、脑动脉硬化症等。

5. 寄生虫病:脑型疟疾、脑血吸虫病、脑包虫病、脑囊虫病等。

6. 脑先天性异常及变性疾病:

（1）先天性脑发育障碍:脑发育不全、脑积水、脑面三叉神经血管瘤。

（2）原因不明的大脑变性:多发性硬化、结节性硬化、核黄疸。

（二）全身性疾病

1. 感染:急性胃肠炎、中毒性肺炎、中毒性痢疾、败血症、百日咳脑病、中耳炎、狂犬病、破伤风等。

2. 中毒:

（1）内源性:尿毒症、肝性脑病。

（2）外源性:有机磷农药、酒精、砷、汞、氯喹、樟脑、阿托品等中毒。

3. 心血管疾病:高血压脑病、Adams-Stokes综合征、直立性低血压、颈动脉窦过敏等。

4. 缺氧:一氧化碳中毒、窒息、肺水肿、休克、溺水、严重贫血等。

5. 风湿病:系统性红斑狼疮、脑血管炎等。

6. 代谢、营养及内分泌疾病:低血糖、蛋白质及氨基酸代谢异常、低钙血症、低镁血症、维生素 B_6 缺乏、水、电解质与酸碱平衡紊乱、尿毒症、糖尿病酮症酸中毒等。

7. 物理性损伤:严重的热射病、日射病、触电等。

【临床特点】

1. 惊厥发作　典型表现是患者突然意识模糊或丧失,全身强直,呼吸暂停,继而四肢发生阵挛性抽搐、呼吸不规则、发绀、尿便失控,发作约半分钟即自行停止,也有反复发作或呈持续状态者。发作时可有瞳孔散大,对光反射消失或迟钝,病理反射阳性等。发作停止后不久意识恢复,觉头痛和疲倦,不能回忆发作情况。

2. 局限性运动发作　主要是由大脑皮层运动区器质性损害所引起,以一侧肢体或面部肌肉的阵挛性发作为特征,或自躯体某一部分开始向同侧其他部位扩展,一般无意识丧失。

3. 阵挛性发作　为短促的不自主的肌肉收缩,侵犯一块肌肉或一群肌肉,广泛者影响一侧或整个身体,甚至全部肌肉。临床表现为点头、屈臂或突然整个身子屈曲而随之倒地,无明显意识丧失。

二、实训要点

(一)现病史

1. 询问惊厥发生年龄、起病缓急、病因或诱因、病程长短等。

2. 询问惊厥的影响因素(疲劳、精神刺激、发热、精神压力等)、发作时间、持续时间、发作时情况等。

3. 伴随症状　伴意识障碍,见于癫痫大发作、重症颅脑疾病;伴脑膜刺激征,见于脑膜炎、脑炎;伴血压增高,见于高血压病、子痫、铅中毒等;伴瞳孔扩大、舌头咬伤,见于癫痫。

4. 诊疗经过　曾到哪里就诊? 诊断是什么? 用过什么药? 效果怎样?

5. 起病以来一般情况　包括营养状况、食欲、睡眠、体温、体重、大小便等情况。

(二)相关病史

1. 患者的职业,是否孕妇,有无毒物接触史,有无疫区接触或居住史,有无传染病接触史,有无烟酒嗜好、性病及冶游史等。

2. 有无药物过敏史,有无高热惊厥史、癫痫史,有无脑部疾病史、瘾症、头部外伤史、恶性肿瘤、手术史及家族史等。

三、考核评分(总分15分)

简要病史:男性,5岁,高热1 d,伴惊厥发作1 h。

(一)现病史(10分)

1. 根据主诉及相关鉴别询问(8分)

(1)体温多少? 是否持续发热? 有无寒战? (2分)

(2)发作表现(全身抽搐),发作时间(常在体温骤升的24 h内),发作持续时间(一般10~15 min),发作后意识状况(很快恢复),发作次数(1~2次)。(2分)

(3)发病诱因,有无呼吸系统和消化系统等感染症状。(2分)

(4)生长发育、喂养情况。(2分)

2. 诊疗经过(2分)

(1)是否就诊过?

(2)治疗情况如何?

(二)其他相关病史(3分)

1. 药物过敏史。

2. 与该病有关的其他病史,既往惊厥史、传染病史、接触史、接种史、出生情况等。

(三)诊断(仅供考官参考,不记分)

高热惊厥。

(四)问诊技巧(2分)

1. 条理性差、不能抓住重点	−0.5分
2. 没有围绕病情询问	−0.5分
3. 问诊语言不恰当	−0.5分
4. 暗示性问诊	−0.5分

第十六节 意 识 障 碍

一、教学目标

（1）掌握意识障碍的知识点。

（2）掌握意识障碍患者病史采集的内容。

（3）熟悉意识障碍患者病史采集的技巧。

【概述】

意识障碍是指人们对自身和周围环境的感知发生障碍。

【常见病因】

1. 颅内疾病

（1）天幕上局限病变：①间脑及皮质下破坏性病变，丘脑梗死、出血、肿瘤；②幕上占位性病变：出血、梗死、闭合性颅脑外伤、感染等。

（2）天幕下局限病变：①占位性病变（如小脑出血、后颅窝硬膜下或硬膜外血肿、小脑肿瘤和脓肿、椎-基底动脉瘤）；②脱髓性或缺血性病损（如脑桥出血、脑干梗死、小脑梗死、脑干脱髓鞘病）。

（3）脑弥漫性病变：①颅内感染，包括脑膜炎、脑炎；②弥漫性颅脑外伤；③脑水肿；④蛛网膜下腔出血；⑤脑变性疾病、慢病毒感染和朊蛋白病等。

（4）癫痫性昏迷。

2. 颅外疾病

（1）缺乏正常代谢产物：① 缺氧：窒息、高山病、一氧化碳中毒、变性血红蛋白血症、严重贫血。② 缺血：急性心肌梗死、充血性心力衰竭、肺梗死、中毒性休克等。③ 低血糖：胰岛细胞瘤、严重肝病和内分泌疾病、胰岛素过量、胃切除术后、β细胞功能紊乱、胰岛素释放延迟。④ 辅酶不足：缺乏烟酸、维生素 B_6、维生素 B_{12}、叶酸等。

（2）内脏疾病与内分泌疾病：①肝性脑病（肝昏迷）；②肾性脑病（尿毒症）；③肺性脑病；④糖尿病性昏迷，包括酮症、高血糖、乳酸性酸中毒、脑水肿；⑤胰性脑病；⑥垂体功能减退或亢进；⑦黏液性水肿；⑧甲状腺危象；⑨血紫质病；⑩肾上腺皮质功能减退或亢进；⑪甲状旁腺功能减退或亢进。

（3）外源性中毒：①药物：精神病药物、镇静安眠药、抗癫痫药、退热镇痛剂、降血糖药、麻醉镇痛药，以及其他一些药物，如抗组胺药物、阿托品等；②化学物质：铅、砷、烷基汞、芳香族碳水化合物、酒精、有机磷农药、一氧化碳等。

（4）水、电解质或酸碱平衡紊乱：代谢性或呼吸性酸中毒、碱中毒，血钠、钙、镁过高或过低，低磷血症。

（5）体温调节紊乱：中暑、高热或体温过低。

（6）感染：败血症、急性中毒性脑病等。

（7）癌肿：癌性脑病。

【临床特点】

1. 以觉醒水平变化的意识障碍

（1）嗜睡：病理性持续的睡眠状态，可被唤醒，并能正确回答问题和做出各种反应，但刺激除去后很快又再入睡。

（2）昏睡：不易唤醒的熟睡状态，虽在强烈刺激下可被唤醒，但很快又入睡，醒时答话含糊或答非所问。

（3）昏迷：是严重的意识障碍。

①轻度昏迷：无自主运动，对声、光刺激无反应，对疼痛刺激尚可出现痛苦表情或肢体退缩等防御反应。角膜反射、瞳孔对光反射、吞咽反射及腱反射及生命体征无明显改变。

②中度昏迷：介乎于轻度与深度昏迷之间，对周围事物及各种刺激均无反应，对剧烈刺激可出现防御

反射。角膜反射减弱,瞳孔对光反射迟钝,眼球无转动。

③深度昏迷:自发性动作完全消失,全身肌肉松弛,对外界任何刺激均无反应,生命体征常有改变,深、浅反射均消失。

2. 以意识内容障碍的意识障碍

(1) 意识模糊:意识水平轻度下降,有简单的精神活动,但对时间、地点、人物的定向能力发生障碍。

(2) 谵妄状态:意识严重模糊,定向力和注意力丧失,不能与外界正常接触。常伴错觉、幻觉、语无伦次。精神运动兴奋症状突出,烦躁不安,活动增多,对刺激反应增强,且不正确。

(3) 无动性缄默症:患者能注视周围环境及人物,但无活动或言语,貌似清醒。强烈刺激不能改变其意识状态。大小便失禁、尚能吞咽、无锥体束征出现。

(4) 去大脑皮质综合征:皮层功能丧失而皮层下机能存在,表现为:①意识丧失,醒觉存在(无自主运动和语言,但能睁、闭眼或凝视,貌似清醒);②保持觉醒与睡眠的周期规律;③皮层下功能存在(瞳孔对光反射、角膜反射存在,偶尔出现无意识咀嚼、吞咽和自发性强哭强笑,以及痛、温觉刺激的原始反应);④去皮层强直状态(呈上肢屈曲、下肢伸直,病理征阳性)。

(5) 植物状态:患者对自身和外界的认知功能全部丧失,呼之不应,不能与外界交流,有自发或反射性睁眼,偶可发现视物追踪,存在吸吮、咀嚼和吞咽等原始反射。

二、实训要点

(一) 现病史

1. 询问意识障碍病因或诱因、时间、起病缓急、病程长短、发作时间、持续时间及影响因素等。

2. 询问意识障碍程度　嗜睡、意识模糊、昏睡、昏迷及谵妄。

3. 伴随症状　伴发热,先发热见于重症感染,后发热见于脑出血、蛛网膜下腔出血、巴比妥类中毒;伴呼吸过缓,见于吗啡、巴比妥类、有机磷农药等中毒致呼吸中枢受抑制;伴瞳孔缩小,见于吗啡、巴比妥类、有机磷农药等中毒;伴瞳孔扩大,见于颠茄类、酒精中毒;伴高血压,见于高血压脑病、脑出血、脑梗死;伴低血压,见于休克;伴呕吐,见于颅内高压;伴脑膜刺激征,见于脑膜炎、脑炎、蛛网膜下腔出血等;伴口唇樱桃红色,见于一氧化碳中毒;伴皮肤黏膜出血,见于出血性疾病。

4. 诊疗经过　曾到哪里就诊? 做过什么检查? 诊断是什么? 用过什么药? 效果怎样?

5. 起病以来一般情况　包括营养状况、食欲、睡眠、体温、体重、大小便等情况。

(二) 相关病史

1. 患者的职业,有无毒品、镇静药品、毒性物品接触及服用史,有无疫区接触或居住史,有无传染病接触史,有无烟酒嗜好、性病及冶游史等。

2. 有无药物过敏史,有无癫痫史、高血压病史、糖尿病史、肝肾疾病史、心脏病史、头部外伤史、恶性肿瘤、手术史及家族史等。

三、考核评分(总分 15 分)

简要病史:女性,40 岁,昏迷伴口唇樱桃红色 1 h。

(一) 现病史(10 分)

1. 根据主诉及相关鉴别询问(8 分)

(1) 昏迷发生前患者情况,发现时的现场和周围情况(如室内煤火炉,药瓶,呕吐物等),有无同时发病者。(2 分)

(2) 昏迷伴随表现(如发热、呕吐、口唇樱桃红色,提示一氧化碳中毒)。(2 分)

(3) 有无其他中毒或自杀可能。(2 分)

(4) 有无大小便失禁情况。(2 分)

2. 诊疗经过(2 分)

(1) 是否到急救站看过?

（2）是否进行给氧治疗？

（二）其他相关病史（3分）

1. 药物过敏史。

2. 既往有无类似发作情况，有无肝病、肾病、糖尿病、高血压、外伤史、精神异常和吸毒史。

（三）诊断（仅供考官参考，不记分）

一氧化碳中毒。

（四）问诊技巧（2分）

1. 条理性差、不能抓住重点	−0.5分
2. 没有围绕病情询问	−0.5分
3. 问诊语言不恰当	−0.5分
4. 暗示性问诊	−0.5分

（詹国庆）

第二章　体格检查

体格检查是临床医师必须具备的基本技能,是疾病诊断最基本的手段,在疾病诊断和病情变化观察上有着不可替代的作用。体格检查的方法有五种:视诊、触诊、叩诊、听诊和嗅诊。

一、目的

通过多种检查方法与手段,发现患者不易察觉但却客观存在的因疾病引起的体征,从而为患者疾病的诊断提供有力的依据。

二、基本要求

1. 熟练掌握视诊、触诊、叩诊、听诊的操作方法,以及生命体征和重要器官的检查方法。
2. 掌握各项体检的检查方法、检查步骤、检查内容和注意事项。
3. 能对检查结果进行初步分析和判断。

三、注意事项

体格检查一般在问诊完毕后开始,在进行体格检查时应注意以下事项。

1. 医师应仪表端庄、举止大方、医容整洁、态度和蔼。应以患者为中心,关心、体贴患者,有高度的责任感和良好的医德修养,检查过程中尽量使患者感觉舒适,取得患者的理解和配合,并应注意避免交叉感染。
2. 检查的环境应安静,光线充足,室温适宜。手要温暖,动作应轻柔、细致、准确、规范,要全面、系统而有重点。
3. 检查时医师一般应站于被检查者的右侧,主要用右手进行检查,并应让被检查者充分暴露被检查部位,必要时应有第三者在场,以免发生不必要的误会。
4. 体格检查要按一定顺序进行(特殊情况可适当调整),既要重点突出,又要全面,避免重复和遗漏。通常首先进行生命体征和一般检查,然后检查头、颈、胸、腹、脊柱、四肢和神经系统等。必要时进行生殖器、肛门和直肠检查。
5. 如患者病情危重,不允许做详细的检查,则应根据临床主要表现做重点检查并积极抢救,待病情好转后再进行必要的补充检查。
6. 在体格检查过程中,应注意左、右及相邻部位等的对照检查,并应根据病情变化及时进行必要的复查,这样才能有助于病情观察,及时补充和修正诊断。

第一节　基本检查方法

Ⅰ　视　诊

（一）目的

医师通过眼睛观察患者全身或局部表现,发现并确定具有重要诊断意义的临床征象。

（二）基本要求

1. 熟练掌握视诊最基本的检查方法及在全身各个部位相应的视诊检查内容。

2. 培养学生发现对确立诊断有重要意义的临床征象的敏锐观察力,建立系统观察意识。

(三)视诊内容

1. 全身视诊:主要观察年龄、性别、发育、营养、体型、体位、面容、表情、姿势、步态、意识状态等。

2. 局部视诊:可更深入细致地观察,如巩膜、黏膜、舌苔、扁桃体、出血点、黄疸、胸廓、腹部等。

3. 特殊视诊:需借助某些器械协助检查,如鼓膜、眼底等。

(四)注意事项

1. 被观察的部位要充分暴露,最好在自然光线下进行视诊观察。

2. 观察搏动、肿物轮廓、胃型、肠型等,从侧面观察会更清楚。

Ⅱ 触 诊

(一)目的

通过医师的手接触被检查部位时的感觉来进行对疾病体征的判断。

(二)基本要求

1. 熟练掌握触诊法的操作方法及临床适用范围、意义。

2. 清楚触诊时应注意的基本事项。

3. 能根据临床不同的检查目的和检查部位,熟练采取及运用相应的触诊方法和检查手法。

(三)触诊方法

因检查部位、检查目的、触诊施加的压力等不同可分为以下方法。

1. 感觉触诊法 通过手掌感触被检查者出现的体表震动,如语音震颤、胸膜摩擦感、心尖搏动、震颤等。

2. 浅部触诊法

(1)基本操作方法:用右手轻轻平放在被检部位上,利用掌指关节和腕关节的协调动作,在被检查者体表轻柔地进行滑动或通过轻轻按压来触摸和感知。

(2)适用检查部位:适用于浅表组织和病变的检查,如淋巴结、浅表软组织或血管、关节等。

(3)临床观察:此法触诊时应注意被检部位有无压痛、抵抗感、搏动、肿块和某些脏器肿大等。

3. 深部触诊法 是腹部检查的重要方法,主要用于腹腔脏器和病变的检查。

1)基本操作方法 用一手或两手重叠,由浅入深,逐渐加压至达深部,以确定深部病变的部位和性质。

2)常用的几种检查方法 根据检查目的和适用手法的不同而分为以下几种。

(1)深部滑行触诊法:主要用于腹腔深部包块和胃肠病变的检查。方法要点如下。

①检查者右手四指并拢,嘱被检查者呼气同时逐渐向深部按压,触及包块或脏器后,用手带动皮肤在其上滑动触摸。

②如为肠管,应做垂直于长轴的滑动触诊。

③检查时可与被检查者交谈,以分散其注意力,减轻腹肌紧张。必要时要指导患者配合呼吸。

(2)双手触诊法:常用于肝、脾等腹腔脏器或肿物的触诊,即将左手掌置于被检脏器或包块的背后部,并向右手方向托起,使被检脏器或包块位于双手之间,并更接近体表,有利于右手触诊检查。

(3)深压触诊法:又称插入触诊法,用于确定深部压痛点,即用一个或两个并拢的手指,垂直于腹壁慢慢向深部施压,以确定局限性压痛的部位。常用于检查麦氏点等部位的压痛及反跳痛。

(4)冲击触诊法:又称浮沉触诊法,一般只用于大量腹腔积液时肝、脾及腹腔包块难以触及者。方法要点如下。

①检查时右手并拢的示、中、环三个手指取 $70°\sim90°$ 角,放置于腹壁拟检查的相应部位,做数次急速而有力的冲击动作,以指端感觉有无浮沉的脏器或包块。

②冲击触诊会使患者感到不适,操作时应避免用力过猛。

（四）触诊的注意事项

1. 触诊检查前要向患者讲清触诊目的,消除其紧张情绪,取得被检查者的密切配合。

2. 医师手应温暖,指甲要剪短,手法应轻柔,由浅入深,先健侧,后患侧,以免引起患者痛苦和肌肉紧张,影响检查效果。

3. 协助患者采取适当体位,以便获得满意的检查效果。通常取仰卧位,双手置于体侧,双腿稍屈,腹肌尽可能放松。检查肝、脾、肾时也可嘱患者取侧卧位。

4. 触诊下腹部时可嘱患者先排尿、排便,以免将充盈的膀胱和粪团误认为腹腔包块。

5. 边触摸边思考,要随时观察患者面部表情的变化,询问有无异常感觉,并结合病变的解剖部位和毗邻关系,分析确定病变的性质和来源。

Ⅲ 叩 诊

（一）目的

通过用手指叩击身体表面某一部位,使之震动而产生声响,根据声响的特点来判断被检部位或脏器状态有无异常。

（二）基本要求

1. 能正确规范地运用叩诊方法进行体格检查,并能根据不同叩诊音为临床诊断提供参考。

2. 操作中能注意比较对称部位的音响及熟悉叩诊检查的注意事项。

（三）叩诊方法

根据叩诊的手法及目的不同,分为间接叩诊与直接叩诊两种。

1. 直接叩诊法

（1）方法要点　当病变范围广泛时,可右手4指并拢,用指腹直接拍击被检查部位进行检查,借拍击的反响和指下的震动感来判断病变情况。

（2）适用部位　适用于胸部或腹部面积较广泛的病变,如气胸、大量胸腔积液或腹腔积液等。

2. 间接叩诊法（指指叩诊法）

（1）方法要点

①叩诊时用左手中指第二指关节紧贴于叩诊部位的皮肤,作为叩诊板。

②以右手中指为叩诊指,以腕关节带动进行叩诊。

③叩击左手中指第二指节前端,每处2～3次,力度适中,均匀叩击。

④叩击的动作要灵活、短促、富有弹性,叩击后右手中指立即抬起,以免影响对叩诊音的判断。

（2）适用部位　常用于肺脏、心界和腹部病变的检查。

（四）注意事项

1. 环境应安静,以免影响叩诊音的判断。

2. 叩击方向应与叩诊部位的体表垂直。

3. 叩诊时应注意对称部位的比较与鉴别。

4. 叩诊时不仅要注意叩诊音响的变化,还要注意不同病灶的震动感差异,两者应相互结合。

5. 根据叩诊部位不同,让患者采取适当体位。如:胸部叩诊,可取坐位或卧位;腹部叩诊,常取仰卧位;腹腔积液检查,患者可取肘膝位。

Ⅳ 听 诊

（一）目的

医师通过直接用耳或借助于听诊器听取发自患者机体各部的声音并判断是否正常,为临床疾病诊断提供有用的线索。

（二）基本要求

1. 熟练掌握听诊的方法要点并能辨别不同听诊音，为临床诊断提供参考。

2. 能正确、规范地运用各类听诊器进行听诊检查。

3. 熟悉听诊的各种注意事项。

（三）听诊方法

1. 直接听诊法　是医师直接用耳紧贴患者体表的某一部位进行听诊的方法。特点：听诊声音较弱，且不方便，临床已很少用。广义的直接听诊包括听取患者发出的如说话、呻吟、咳嗽、呃逆、嗳气、喊叫、啼哭等各种声音。

2. 间接听诊法　是医师借助于听诊器对患者体表某部位进行听诊的检查方法，是临床医师的一项基本功，也是体格检查基本方法中的重点和难点。特点如下。

（1）常用听诊器检查器官运动时发出的声响，如呼吸音、心音、肠鸣音等，判断是否异常而诊断相应疾病。

（2）听诊器的体件分为膜型和钟型。膜型主要用于听取高调的声音，如呼吸音、主动脉瓣关闭不全的收缩期杂音、肠鸣音等。钟型主要用于听取低调的声音，如二尖瓣狭窄的舒张期隆隆样杂音等。

（3）临床使用方便且应用广泛，适宜多种部位，尤其是心、肺、腹部的听诊等。

（四）注意事项

1. 听诊时环境要安静、温暖、避风，以避免因寒冷使患者出现肌束颤动产生附加音而影响听诊效果。

2. 选择合适的听诊器。听诊前应注意听诊器耳件的方向是否正确，检查听诊器管腔是否通畅，胶管是否断裂。听诊时体件应紧贴于被检部位，避免产生皮肤摩擦音。

3. 选择适当的听诊体位。根据病情及诊断的需要，一般多取坐位或卧位，必要时可变换体位或配合呼吸、运动等。取坐位时，医师可与患者相对而坐；取卧位时，医师应站于患者的右侧。

4. 听诊时注意力要集中。听诊肺部及心脏部位时要注意排除心音或呼吸音的干扰，必要时嘱患者控制呼吸、配合听诊。肺部呼吸音听诊，需与对侧相应部位对照比较。

V　嗅　诊

一、目的

通过检查患者皮肤、呼出气体、分泌物、排泄物等的异常气味判断患者可能出现的疾病情况。

二、方法

医师用手将患者散发的气味扇向自己的鼻部，然后仔细判断气味的特点和性质。

附：基本检查方法操作规程及评分标准（表2-1）。

表2-1　基本检查方法操作规程及评分标准

内　容	步骤及操作方法	分值（100分）	实际得分	备注
准备工作	1. 着装整洁规范，精神饱满	5		
	2. 用物准备：听诊器等	2		

续表

内　容		步骤及操作方法	分值 (100分)	实际 得分	备注
基本 检查 项目	视诊	3.准确阐述视诊的临床目的	5		
		4.准确指出视诊的内容： (1)全身视诊应观察的内容 (2)局部视诊应观察的内容 (3)特殊视诊常用于哪些检查及使用的器械有哪些	8		
		5.准确说出视诊的注意事项	2		
	触诊	6.能根据临床检查目的和检查部位不同,熟练采取及使用相应的触诊方法和检查方法	10		
		7.准确回答出常用的触诊方法及演示出不同的触诊方法的操作要领	7		
		8.准确说出触诊注意事项	2		
	叩诊	9.正确演示直接叩诊法及间接叩诊法的操作要领(每条要领2分)	10		
		10.准确说出叩诊注意事项	2		
	听诊	11.准确讲出直接听诊法的临床适用范围及听诊方法	10		
		12.正确演示间接听诊法的操作方法	10		
		13.听诊器准确使用的规范演示	5		
		14.准确说出听诊注意事项	2		
综合 评价		15.整个操作过程熟练,动作标准、规范	5		
		16.充分体现人文关怀,关爱患者	5		
		17.15 min内完成,每超时1 min扣1分	5		
		18.提问:检查目的及注意事项	5		

第二节　一般检查

一、目的

一般检查是体格检查的第一步,通常用一般检查对患者全身状态进行概括性观察。

二、基本要求

1. 对患者进行一般检查时态度要认真,要关心体贴患者,操作准确熟练,取得患者的密切配合。

2. 熟练掌握一般检查的内容和检查方法及步骤。

三、检查内容及方法

一般检查方法通常以视诊为主,必要时配合触诊、听诊、嗅诊等。

(一)全身状态检查

1. **生命体征**　包括体温、呼吸、脉搏、血压。

1)**体温**　被检查者在平静状态下测量,测试时体温计读数应小于35 ℃。体温测量通常使用的方法有口测法、肛测法、腋测法等三种(表2-2)。

表 2-2 三种体温测量方法及正常值

	口 测 法	腋 测 法	肛 测 法
测量放置时间	5 min	10 min	5 min
体温正常值	36.3~37.2 ℃	36~37 ℃	36.5~37.7 ℃
测量方法	舌下,闭口,不用口呼吸	擦干腋窝汗,夹紧	用润滑油润滑后,缓缓插入肛门,深达 1/2 体温计
特点	结果可靠	安全方便	温度稳定
适用性	婴幼儿或神志不清者不能使用	临床使用最为广泛	适用于小儿或神志不清者

2)脉搏

（1）测量方法及正常值 脉搏检查主要采用触诊,通常选择浅表动脉,以桡动脉最常用,特殊情况下也可检查颞动脉、颈动脉、肱动脉、足背动脉等。

①测量方法:医师用靠拢的示指、中指及环指指腹平放于动脉之上,适当加压进行触摸,仔细感觉脉搏搏动情况,两侧均需对比触诊。

②检查内容:注意脉搏的频率、节律、强弱、对称、紧张度及脉管壁的柔韧度。

③正常值:正常成人脉率为 60~100 次/分,节律整齐,与心率一致,平均为 72 次/分,小儿平均约 90 次/分,婴幼儿可达 130 次/分,老人较慢,为 55~60 次/分。强弱相等,柔韧度好。（异常脉搏见血管检查部分）

（2）注意事项 ①正常脉搏左右两侧差异很小,当一侧有先天性动脉异常、多发性动脉炎时可出现差异。②要注意脉搏与中医的脉相是两个不同的概念,临床意义不能等同。

3)呼吸

（1）呼吸测量方法 检查呼吸时应在患者不易察觉的情况下进行,观察胸壁和腹壁的起伏,一呼一吸算一次,计数并记录呼吸的频率、节律和深度。

（2）正常值 正常人呼吸的节律均匀规整,深浅适度,呼吸频率因年龄、性别而异。成人 16~20 次/分;新生儿 44 次/分;婴儿平均 30 次/分;5 岁儿童 22 次/分;15 岁时与成人接近。正常人安静状态下呼吸与脉搏之比为 1∶4。

（3）注意事项 生理情况下,呼吸频率和深度受许多外界因素的影响,如气候、运动、进食、精神激动等均可使呼吸加快,而休息、睡眠时呼吸减慢。

4)血压 是动脉内血液作用于血管壁的侧压力。

（1）血压测量方法

① 直接测量法:一般用于重症患者,在动脉穿刺后直接测定动脉内压力。

② 间接测量法:使用血压计进行测量。方法要点如下。

a. 患者在安静休息 5~10 min 后,采取坐位或仰卧位,裸露被测上肢,肘部应与心脏在同一水平,上臂伸直并轻度外展。

b. 血压计袖带气囊部分对准肱动脉,紧贴皮肤缚于上臂,袖带下缘应在肘弯横纹上 2~3 cm。

c. 检查者在肘窝处触知肱动脉搏动,再将听诊器置于肱动脉上,左手轻压听诊器体件使其与皮肤紧贴,不可压得过重,不得与袖带接触,更不可塞在袖带下。

d. 向袖带内缓慢充气,边充气边听诊,待肱动脉搏动声消失,再将汞柱升高 20~30 mmHg（2.6~4.0 kPa）。

e. 缓慢放气,检查者两眼平视汞柱,当听到第一次声响（类似"咚"声）时的汞柱数值即为收缩压,声音消失时的汞柱数值即为舒张压,记录为收缩压/舒张压。收缩压与舒张压之差值为脉压。

（2）血压的正常值 上肢收缩压为 90~130 mmHg,舒张压为 60~85 mmHg。正常高限分别为收缩压 130~139 mmHg,舒张压 85~89 mmHg。脉压正常范围为 30~40 mmHg。

（3）测量时注意事项

① 测量前要核对血压计,使汞柱顶端在零刻度线。

② 测压时血压计不能倾斜,汞柱应保持垂直。

③ 注意袖带宽度,因袖带宽度可影响测量结果。袖带过宽时测出的血压偏低;过窄则测出的血压偏高。袖带宽度成人一般为 12 cm,儿童为 9 cm。

(4)血压的临床意义

① 高血压:收缩压大于 140 mmHg 和(或)舒张压大于 90 mmHg 为高血压,主要见于原发性高血压和继发性高血压。

② 低血压:收缩压低于 90 mmHg 和(或)舒张压低于 60 mmHg。主要原因为心肌收缩功能降低、有效循环血量不足等,常见于各种原因所致休克、血管迷走性晕厥发作等,往往伴有脉压缩小。

③两上肢血压不对称:两上肢血压相差大于 10 mmHg,原因和脉搏不对称相似(正常双上肢血压相差 5～10 mmHg)。

④下肢血压异常(降低):正常下肢血压高于上肢血压 20～40 mmHg,如下肢血压低于上肢,提示相应部位动脉狭窄或闭塞。

⑤脉压改变(脉压增大或减小):脉压高于 40 mmHg 为脉压增大,主要见于甲状腺功能亢进、主动脉瓣关闭不全等。脉压低于 30 mmHg 为脉压缩小,见于休克、主动脉瓣狭窄、心包积液及严重心力衰竭等。

2. 发育　通常以年龄、智力和体格生长状态之间的关系来综合判断,以良好、中等、差来表示。体格成长状态是指身高、体重、第二性征等。儿童应测量头围。发育正常者,年龄与智力、体格生长状态、第二性征之间的关系是均衡一致的。

判断成人发育正常的指标:①头部的长度为身高的 1/8～1/7;②胸围为身高的 1/2;③双上肢展开后,左右指端的距离与身高基本一致;④坐高等于下肢长度。

正常人各年龄组的身高与体重之间存在一定的对应关系。机体的发育受种族遗传、内分泌、营养代谢、生活条件、体育锻炼等多种因素的影响。

3. 体型　根据身体各部发育的外观将成年人体型分为三种。

(1)无力型(瘦长型):体高肌瘦、颈细长、肩窄下垂、胸廓扁平、腹上角小于 90°。

(2)超力型(矮胖型):体格粗壮、颈粗短、肩宽平、胸围增大、腹上角大于 90°。

(3)正力型(匀称型):身体的各部分匀称适中,腹上角约为 90°。一般正常人多为此型。

4. 营养状态　一般根据皮肤、毛发、皮下脂肪和肌肉发育情况等综合判断,作出良好、中等、不良的分级。脂肪分布存在个体差异,判断脂肪充实程度的常用方法为测量前臂曲侧或上臂背侧下 1/3 的脂肪厚度。

(1)营养良好:皮肤红润,弹性良好,皮下脂肪丰满,肌肉坚实,毛发润泽。肋间隙和锁骨上窝深浅适中,肩胛部和股部肌肉丰满。

(2)营养不良:皮肤黏膜干燥萎黄,弹性差,皮下脂肪菲薄,肌肉松弛无力,毛发稀疏易脱落,指甲粗糙无光泽。肋间隙和锁骨上窝凹陷,肩胛部和髂骨嵴峋突出。

(3)营养中等:介于两者之间。

5. 意识状态　指被检查者对环境的知觉状态。检查意识状态常用的方法是问诊,通过问诊并结合体格检查(如感觉和神经反射等)进行判断。正常人意识清楚,思维合理,反应敏锐精确,语言清楚流利,表达能力正常。意识障碍的严重程度从轻到重依次分为嗜睡、昏睡、浅昏迷、深昏迷,谵妄为特殊的意识障碍状态。

6. 面容　对疾病诊断具有重要价值的某些疾病所具有的特征性面容如下。

(1)急性病容:面色潮红,鼻翼扇动,呼吸急促,表情痛苦。

(2)慢性病容:面容憔悴,面色晦暗,目光黯淡。

(3)贫血面容:面色苍白,唇舌色淡,神疲乏力。

(4)肝病面容:面颊消瘦,面色灰褐,面部褐色色素沉着。

(5)肾病面容:面色苍白,双睑及颜面水肿,舌质色淡。

(6)甲亢面容:面容惊愕,眼球突出,眼裂增宽,目光闪烁,兴奋不安,烦躁易怒。

(7)黏液水肿面容:颜面水肿,睑厚面宽,目光呆滞,反应迟钝,表情淡漠,眼眉稀疏。见于甲状腺功能减退症。

(8)满月面容:面圆,皮肤发红,常有痤疮和体毛增多,见于 Cushing 综合征及长期应用糖皮质激素者。

(9) 苦笑面容：牙关紧闭，张口困难，面肌痉挛，蹙眉，口角缩向外下方，呈苦笑状。常见于破伤风患者。

(10) 二尖瓣面容：面色晦暗，双颊紫红，口唇轻度发绀。见于二尖瓣狭窄患者。

7. **体位**　指被检查者身体所处的状态。其改变对某些疾病的诊断具有一定意义。

(1) 自动体位：无病、轻病或疾病早期，被检查者活动自如，不受限制。

(2) 被动体位：被检查者不能随意调整或变换体位，见于极度衰弱或意识丧失患者。

(3) 强迫体位：患者为减轻痛苦而被迫采取的特殊体位。

①强迫仰卧位：患者仰卧，双腿屈曲，以减轻腹部肌肉紧张程度。见于急性腹膜炎等。

②强迫俯卧位：患者俯卧，以减轻脊背肌肉紧张程度。常见于脊柱疾病。

③强迫侧卧位：患者多采取患侧卧位，以减轻疼痛，并有利于健侧代偿呼吸。见于单侧胸膜病变，如大量胸腔积液或胸膜炎。

④强迫坐位（端坐呼吸）：见于严重心、肺功能不全者。患者不能平卧而取坐位，双下肢下垂，两手置于膝盖或扶持床边，以改善呼吸，同时减少下肢回心血量，减轻心脏负担。

⑤强迫蹲位：见于先天性发绀型心脏病。患者在行走或其他活动过程中，因呼吸困难和心悸而停止活动，并采用蹲踞位或膝胸位以缓解症状。

⑥强迫停立位：见于心绞痛患者。步行时心前区疼痛突然发作，被迫立刻站住，并常以右手按抚心前部位，待症状缓解后才继续行走。

⑦角弓反张位：见于破伤风及小儿脑膜炎。患者颈及脊背肌肉强直，头部极度后仰，胸腹前凸，躯干呈弓形。

⑧辗转体位：见于胆石症或输尿管结石、肾绞痛等。患者辗转反侧，坐卧不安。

8. **姿势**　指举止的状态，可受某些疾病的影响。健康人躯干端正，肢体活动灵活；异常情况下可见肩垂、弯背、拖拉等姿势。

9. **步态**　指被检查者行走时的姿势。壮年矫健、老年稳慢、小儿急快皆为正常。某些疾病可表现为步态异常。

(1) 蹒跚步态（鸭步）：行走时身体左右摇摆似鸭行走。见于佝偻病、髋关节脱位等。

(2) 醉酒步态：行走时步态紊乱不稳如醉酒状。见于酒精中毒、小脑疾病等。

(3) 共济失调步态：起步时高抬骤落、双目下视、脚间距宽。见于脊髓病变。

(4) 慌张步态：小步前行、身体前倾、有难于止步之势，见于帕金森病。

（二）皮肤

皮肤的检查包括视诊和触诊。皮肤病变可以是局部病变，也可以是全身疾病在皮肤的反映。皮肤检查时应注意的内容如下。

1. **颜色**　皮肤颜色与种族、毛细血管分布、血红蛋白和皮下脂肪厚度等因素均有关。常见的改变如下。

(1) 苍白：见于贫血，也可由寒冷、惊吓等引起毛细血管痉挛、皮肤血管充盈不足引起。

(2) 发红：由于皮肤毛细血管扩张充血、血流加速及增多引起。如饮酒、阿托品中毒等暂时性的皮肤发红，真性红细胞增多症可引起皮肤持续发红等。

(3) 发绀：由血液中还原血红蛋白增多或血液中存在异常血红蛋白引起。表现为皮肤黏膜呈青紫色，以口唇、颧部、鼻尖、耳廓、肢端明显。常见于缺氧。

(4) 黄染：皮肤呈黄色，主要见于黄疸，早期或轻微时出现于巩膜及软腭黏膜，较明显时才见于皮肤，巩膜黄染为离心性，即瞳孔较远部位更明显。过多食用胡萝卜等可引起皮肤黄染，一般为手掌、足底、前额和鼻部，不发生于巩膜和口腔黏膜。黄疸因病因不同而分为溶血性、肝细胞性、胆汁淤积性等三种。

(5) 色素沉着：系由于表皮基底层黑色素增多，以致部分或全身皮肤色泽加深。如妇女妊娠期常发生的"妊娠斑"，老年人全身或面部出现的"老年斑"，某些疾病如肝硬化、慢性肾上腺皮质功能减退等，常出现不同程度的皮肤颜色变黑。

2. **湿度与出汗**　皮肤的湿度与汗腺的分泌有关，出汗多者皮肤比较湿润，出汗少者皮肤比较干燥。

在病理情况下,可发生出汗增多或无汗,具有一定的诊断价值。

(1)出汗过多:见于甲状腺功能亢进症、佝偻病、结核病等。

(2)无汗:见于维生素 A 缺乏症、黏液性水肿、尿毒症、脱水、硬皮病等。

3. 弹性 皮肤弹性与年龄、营养状态、皮下脂肪及组织间液量有关。检查时常取手背或上臂内侧皮肤,用示指和拇指捏起,片刻后松手。正常人于松手后迅速恢复平整,弹性减退时恢复减慢,见于老年人、消耗性疾病和严重脱水患者。

4. 皮疹 皮疹的形态特点和出现的规律具有一定的特异性,对疾病诊断有重要价值。常见皮疹类型有斑疹、丘疹、斑丘疹、玫瑰疹、荨麻疹等。

5. 出血点和紫癜 是皮肤或黏膜下出血的常见体征。出血点直径小于 2 mm 称为淤点;直径为 3～5 mm 称为紫癜;直径大于 5 mm 称为淤斑;皮下片状出血伴皮肤隆起称为血肿。临床上淤点与皮疹应予以鉴别,皮疹压之褪色或消失,而淤点压之不褪色。

6. 蜘蛛痣与肝掌

(1)蜘蛛痣:是皮肤小动脉末端分支扩张所形成的血管痣,形似蜘蛛,常见于肝功能明显减退者或妊娠妇女。

①发生部位:大多分布在上腔静脉引流区域,即面部、颈部、手背、上臂、前胸和肩部等处。

②检查方法:用钝头细物压迫蜘蛛痣中心,其放射状小血管网立即消失,去处压力后又复出现。

(2)肝掌:发生机理与蜘蛛痣相同。慢性肝病患者手掌大小鱼际肌处发红,加压后褪色,称为肝掌。

7. 毛发 与种族、年龄、性别有关。正常人体毛分布差异很大,毛发异常也见于某些疾病,其毛发的量及分布变化对临床诊断有辅助意义。

(1)体毛脱落:见于甲状腺功能低下、抗癌药物化疗、放射治疗、脂溢性皮炎等。

(2)体毛异常增多:如肾上腺皮质功能亢进时,可有毛发增多,女性可呈男性毛发分布伴有胡须生长。

8. 水肿 常分为可凹性水肿和非可凹性水肿。水肿是因皮下组织的细胞及组织间隙水分过多所致。水肿的检查应以视诊和触诊相结合,因视诊不易发现轻度水肿。根据水肿的严重程度分为轻、中、重三度。

(1)轻度:用拇指指腹轻压胫骨前皮肤,出现凹陷。常见于眼睑、胫骨前和踝部水肿。

(2)中度:全身疏松组织均可见水肿。

(3)重度:全身组织严重水肿,皮肤发亮甚至有液体溢出,并有浆膜腔积液。

9. 其他 还需注意检查妊娠纹、紫纹、瘢痕(含手术瘢痕)、皮下气肿、皮下结节等。

(三)淋巴结

淋巴结检查时应注意其大小、硬度、压痛、粘连、窦道等。一般只能检查身体浅表部位淋巴结。

1. 主要的浅表淋巴结 包括耳后、枕部、颏下、颌下、颈部、锁骨上窝、腋窝、滑车上、腹股沟、腘窝等。

2. 检查方法

(1)方法要领:检查淋巴结的方法是视诊和触诊。触诊是检查淋巴结的主要方法,检查者将示、中、环三指并拢,其指腹平放于被检部位皮肤上进行滑动触诊(指腹按压的皮肤与皮下组织之间滑动)。

(2)注意事项:

①视诊时不仅要注意局部征象(包括皮肤是否隆起,颜色有无变化,有无皮疹、瘢痕、瘘管等),还要注意全身状态。

②滑动触诊的方向应取相互垂直的多个方向或采取转动式滑动(有助于淋巴结与肌肉和血管结节的区别)。

③检查不同部位浅表淋巴结应嘱被检查者采取不同的体位,以取得密切的配合,由浅及深地进行触摸检查。

④发现淋巴结肿大时,应注意其部位、大小、数目、硬度、压痛、活动度,有无粘连,局部皮肤有无红肿、瘢痕、瘘管等。

⑤注意寻找引起淋巴结肿大的原发病灶。

3. 检查顺序 为避免遗漏,应特别注意淋巴结的检查顺序。

(1)头颈部淋巴结的检查顺序:耳前淋巴结——位于耳屏前方;耳后淋巴结——位于耳后乳突表面;

枕部淋巴结——位于枕部皮下,斜方肌起点与胸锁乳突肌止点之间;颌下淋巴结——位于颌下腺附近;颏下淋巴结——位于颏下三角内;颈部淋巴结(颈前、颈后)——位于胸锁乳突肌表面、下颌处及斜方肌前沿;锁骨上淋巴结——位于锁骨与胸锁乳突肌所形成的夹角处。

(2)上肢淋巴结的检查顺序:

①腋窝淋巴结:分为外侧淋巴结群、胸肌淋巴结群、肩胛下淋巴结群、中央淋巴结群、腋尖淋巴结群等5群。腋窝淋巴结应按尖群、中央群、胸肌群、肩胛下群和外侧群的顺序进行。

②滑车上淋巴结:在上臂下部内侧肱二头肌和肱三头肌间沟部位触诊。

(3)下肢淋巴结的检查顺序:

①腹股沟淋巴结:位于腹股沟韧带下方股三角内(先查上群,后查下群)。

②腘窝淋巴结。

4.淋巴结肿大的原因及临床意义

(1)局部淋巴结肿大:

①非特异性淋巴结炎:常见于引流部位的炎症,急性炎症常有淋巴结压痛,表面光滑,质地柔软,无粘连。

②淋巴结结核:肿大的淋巴结常发生于颈部血管周围,呈多发性,质地稍硬,大小不等,可与周围组织发生粘连,如发生干酪样坏死,液化后可形成窦道和瘢痕。

③恶性肿瘤淋巴结转移:肿瘤转移所致淋巴结肿大者,质地常坚硬、无压痛,与周围组织粘连,活动度差。

(2)全身性淋巴结肿大:常见于各种全身性感染、结缔组织病和血液系统疾病(如白血病、淋巴瘤等)。肿大的淋巴结可遍及全身,大小不等,活动,无粘连。

附:一般检查操作流程及评分标准(表2-3)。

表2-3 一般检查操作流程及评分标准

内容	步骤及操作方法	分值(100分)	实际得分	备注
准备工作	1.着装整洁规范,精神饱满	5		
	2.用物准备:体温表、血压计、听诊器、消毒棉签及记录本等	5		
	3.注意事项:(1)检查前向被检查者讲明体格检查的目的及注意事项,指导相关配合知识,取得被检查者的同意和密切配合;(2)病房内体格检查,检查者站在被检查者的右侧,并向患者问候,门诊室检查,需将患者带到检查室或有遮挡的检查床检查;(3)男性医师检查女性患者应有第三者在场	10		
操作步骤	4.一般情况:仔细观察患者的面容、表情、体位、意识以及发育、营养、体型等	5		
	5.生命体征检查: (1)体温检查:一般使用腋测法——体温表放于腋窝顶部,夹紧,10 min后取出体温表读数。 (2)脉搏测量:①脉率:触摸桡动脉或其他动脉,计数1 min内脉搏跳动的次数;②同时注意节律、强弱及血管紧张度。 (3)呼吸测量:①频率:观察胸壁和腹壁的起伏,一个起伏算1次,计时1 min,计数;②同时注意呼吸的节律、深度等。 (4)血压测量:①被检查者保持平静,无活动和情绪紧张;②血压计袖带下缘应在肘弯横纹上2～3 cm,松紧适度,听诊器体件置于肱动脉搏动处;③打气至动脉搏动消失后再加压,使汞柱升高20～30 mmHg;④缓慢放气,使汞柱以2 mmHg/s的速度下降,同时听音,听到第一次声响对应的汞柱高度即为收缩压,搏动音消失对应的汞柱高度即为舒张压	35		

续表

内容	步骤及操作方法	分值（100分）	实际得分	备注
操作步骤	6.浅表淋巴结检查： （1）嘱被检查者放松，使其全身皮肤、肌肉松弛； （2）用指间轻轻加压并做柔和、缓慢的滑动及旋转触诊动作，自上到下、由浅至深检查； （3）注意检查淋巴结的部位、大小、数目、硬度，有无压痛、活动度，有无粘连，局部皮肤有无红肿、瘢痕、瘘管等	5		
	7.皮肤检查： （1）皮疹检查：①观察皮疹的分布部位、出现顺序、颜色、形态、大小，有无隆起，压之是否褪色，有无瘙痒和脱屑等；②详细观察和记录皮疹出现与消失的时间。 （2）蜘蛛痣检查：用棉签尾端或牙签压迫蜘蛛痣中央，其周围辐射状小血管随之消失，去除压力后又复现	5		
检查后处理	8.清点和整理检查器具，向被检查者道别	4		
	9.若被检查者对检查方法和检查结果有疑问和担心，应做必要的解释和安慰，以消除被检查者的紧张情绪和思想顾虑	4		
	10.若检查结果正常，一般应向被检查者说明	2		
综合评价	11.整个操作过程熟练，动作规范，检查顺序符合规范要求	5		
	12.充分体现人文关怀，关爱患者	5		
	13.30 min内完成，每超时1 min扣1分	5		
	14.提问：检查目的及注意事项	5		

第三节 头、颈部检查

一、头部检查

头部检查包括头颅、头发、头皮等。检查方法以视诊为主，辅以触诊。检查要点如下。

1. 头颅的检查应注意大小、外形和运动情况。头颅的大小以头围来衡量，测量时以软尺自眉间向后经枕骨粗隆绕头一周。

头颅在各发育阶段的变化：新生儿约为34 cm；半岁时为42 cm；1岁时为45～47 cm；2岁时为49～50 cm；5岁时为51～52 cm；18岁可达53 cm或以上，以后几乎不再变化。

2. 头发的检查应注意其颜色、疏密度、是否脱发等。检查脱发时应注意发生的部位、形状与头发改变的特点。

3. 头皮检查时医师须拨开头发，观察头皮的颜色，有无皮屑、头癣、炎症、外伤及瘢痕等。

4. 视诊检查头颅的运动情况，头部运动异常及活动受限见于颈椎疾病；头部不随意地颤动见于震颤麻痹；与颈动脉搏动一致的点头运动见于严重的主动脉瓣关闭不全。

二、头部器官

（一）眼

1. 眼眉：正常人眉毛的稀疏可有一定差异。眉毛稀疏或脱落，多见于垂体前叶功能减低、黏液性水肿等。

2. 眼睑：双侧眼睑下垂多见于重症肌无力、先天性上眼睑下垂；单侧眼睑下垂常见于动眼神经麻痹。

眼睑水肿常常以晨起较明显,常见于肾炎、慢性肝病、营养不良等。

3. 结膜:分为睑结膜、球结膜和穹隆部结膜三部分。检查时的操作要点如下。

(1) 结膜检查最好在自然光线下进行,必要时可在电筒光照下检查。

(2) 检查时需翻转眼睑。用示指和拇指捏住上眼睑中部的边缘,嘱患者向下看,此时轻轻向前下方牵拉,示指向下压迫睑板上缘,并与拇指配合将眼睑向上捻转即可将眼睑翻开。

(3) 检查时动作要轻巧柔和。

(4) 检查完毕后嘱患者往上看,眼睑即可恢复正常位置。

4. 巩膜:不透明,血管分布很少,呈瓷白色。发生黄疸时可致巩膜黄染,常为均匀黄染,外周更明显。药物所致巩膜黄染者,多在角膜周围黄染明显。

5. 角膜:表面布满丰富的感觉神经末梢,因此角膜的感觉十分灵敏。检查角膜时用斜照光观察,注意其透明度,有无云翳、白斑、溃疡、软化、新生血管、色素沉着等。角膜周围血管增生常见于严重沙眼;角膜边缘出现灰白色浑浊圈为老年环;角膜边缘出现黄、棕褐色的色素环,为凯-弗二氏环,为铜代谢障碍所致,见于肝豆状核变性。

6. 瞳孔:检查形状、大小、位置,是否等大、等圆,对光反射和集合反射(包括辐辏反射、调节反射)。

(1) 形状:椭圆形多见于青光眼;形状不规则见于虹膜粘连。

(2) 大小:瞳孔扩大见于颈交感神经刺激、青光眼、阿托品作用等;瞳孔缩小见于虹膜炎、有机磷中毒,以及毛果芸香碱、氯丙嗪、吗啡等药物作用;双侧瞳孔不等大常见于海马沟回疝;双侧瞳孔散大伴对光反射消失,常见于小脑扁桃疝,患者常处于濒死状态。

(3) 对光反射:用于检查瞳孔的功能活动,分为直接对光反射和间接对光反射。检查时嘱被检查者注视正前方,通常用手电光照射一侧瞳孔,被照瞳孔立即收缩,移开光照后很快复原,称为直接对光反射。间接对光放射是以手隔开两眼,光照一侧瞳孔,另一侧瞳孔也同时收缩者。对光反射迟钝常见于浅昏迷,对光反射完全消失见于深昏迷。

(4) 集合反射:嘱患者注视 1 m 以外的目标(一般用示指竖立),然后将目标逐渐移至眼球稍前方(约 10 cm 处),正常人出现双侧眼球向内聚合,瞳孔逐渐缩小,称为集合反射。主要见于检查动眼神经及该反射弧的结构和功能(睫状肌、内直肌),当动眼神经受损时,集合反射消失。

7. 眼球:检查眼球的外形,有无突出、下陷及眼球运动。

(1) 外形:①眼球突出:双侧眼球突出常见于甲状腺功能亢进;单侧眼球突出多为局部炎症或眶内占位性病变。②眼球下陷:双侧眼球下陷见于严重脱水;单侧眼球下陷见于霍纳(Horner)综合征或眶尖骨折。

(2) 运动:检查方法是,嘱患者头部固定不动,双眼随医师手指(或棉签)移动(手指距被检查者眼30~40 cm处),移动顺序为左、左上、左下、右、右上、右下 6 个方向,观察眼球运动有无异常,了解眼外肌(分别受动眼、滑车、外展三对脑神经支配)功能。当上述三对脑神经受损时,可出现眼球运动障碍,并伴有复视。

(3) 震颤:双侧眼球发生一系列有规律的快速往返运动,称为眼球震颤。检查方法是,嘱被检查者双眼随医师手指所示方向(水平、垂直或旋转)运动数次,观察是否出现眼球震颤。临床上以水平方向震颤多见,常见于先天性、前庭性或神经性疾病,如耳源性眩晕、小脑疾病和视力严重低下者等。

(二) 耳

1. 外耳:注意耳廓的外形、对称性,有无耳廓畸形、痛风结节、耳廓红肿等。观察外耳道有无红肿、溢液,有无牵拉痛。外耳道局部红肿,耳屏有压痛,见于外耳道疖肿;外耳道有脓臭分泌物常见于中耳炎;外耳道有血液或脑脊液流出见于颅底骨折。

2. 中耳:鼓膜位于中耳,可用耳镜观察鼓膜是否正常,有无穿孔和溢脓等。

3. 乳突:乳突与中耳相连,乳突压痛常见于化脓性中耳炎或乳突炎。

4. 听力:粗测听力。正常人一般在 1 m 处可闻及机械表声或捻指声。

(三) 鼻

检查时应注意有无畸形、鼻翼扇动,鼻道是否通畅,有无分泌物或出血,鼻中隔是否居中,鼻窦有无压痛等。

1. 鼻外形:注意鼻的颜色和形态。鼻梁塌陷为鞍鼻,常见于鼻骨骨折、Wegener 肉芽肿、先天性梅毒等。

2. 鼻中隔:检查有无偏曲、穿孔。穿孔常见于感染、肿瘤。

3. 鼻出血和鼻腔分泌物:多为单侧鼻出血,见于外伤、局部血管损伤、鼻腔感染或肿瘤(如鼻咽癌)等。双侧鼻腔出血多由全身性疾病引起。鼻腔黏膜受到各种刺激时会产生过多的分泌物。

4. 鼻窦:检查顺序为额窦、筛窦和上额窦,均有窦口与鼻腔相通。鼻窦压痛常见于各种鼻窦炎。

(1) 额窦:检查时,用拇指于眼眶上缘内侧向后向内按压。

(2) 筛窦:检查时,用双手拇指于鼻根部和内眦之间向后按压。

(3) 上额窦:检查时,左右拇指置于颧部向后按压。

(四) 口

1. 口唇:检查有无苍白、发绀、水肿、疱疹。正常人口唇红润、有光泽。

2. 黏膜:检查有无出血、麻疹黏膜斑(Koplik 斑)、黏膜疹,后者常见于猩红热、风疹等。鹅口疮为白色念珠菌感染所致。腮腺导管开口红肿溢脓见于化脓性腮腺炎。正常口腔黏膜光洁呈粉红色。

3. 牙齿:检查有无龋齿、残根、缺齿和义齿等。正常牙齿为瓷白色,牙齿的色泽与形态改变具有临床意义。

4. 牙龈:牙龈水肿及溢脓见于牙周炎;牙龈游离缘出现灰黑色点线为铅线,见于慢性铅中毒。正常牙龈呈粉红色,质坚韧,与牙颈部紧密结合,检查时经压迫无出血和溢脓。

5. 舌:检查时应注意舌质、舌苔及舌的活动状态。伸舌偏斜见于舌下神经麻痹。伸舌震颤见于甲状腺功能亢进。地图舌见于核黄素缺乏。草莓舌见于长期发热和猩红热。牛肉舌主要见于烟酸缺乏。镜面舌见于恶性贫血、缺铁性贫血和慢性萎缩性胃炎。正常人舌质淡红,湿润,柔软,活动自如,伸舌居中,舌苔薄白,无震颤。

6. 咽及扁桃体

(1) 检查方法:被检查者取坐位,头略后仰,张口并发"啊"音,同时医师用压舌板将舌的前 2/3 后 1/3 交界处迅速下压,此时软腭上抬,在照明的配合下,即可见软腭、腭垂、软腭弓、扁桃体、咽后壁等。

(2) 常见异常变化:咽部黏膜充血、水肿见于急性咽炎;咽后壁簇状淋巴滤泡增生呈鹅卵石样见于慢性鼻炎、鼻窦炎、慢性咽炎。检查扁桃体有无充血、肿大和脓性分泌物,了解扁桃体肿大的分度(不超过咽腭弓为Ⅰ度肿大;超过咽腭弓为Ⅱ度肿大;达到或超过咽后壁中线为Ⅲ度肿大)。

7. 口腔异味:正常人口腔无特殊气味,饮酒、吸烟则出现酒味、烟味。口腔异味的局部原因有牙龈炎。牙周炎可引起口臭。全身性疾病所致的口腔异味有:糖尿病酮症酸中毒可出现烂苹果味;尿毒症患者口腔可有尿味;肝硬化者有肝臭味;有机磷中毒者可有大蒜味。

(五) 颈部

颈部检查应在平静、自然状态下进行,检查时让被检查者取舒适坐位或仰卧位,充分暴露其颈部和肩部。检查时手法应轻柔,疑有颈椎疾病时更应注意。

1. 颈部血管

(1) 颈静脉:正常人取立位或坐位时,颈静脉常不显露,平卧时颈静脉充盈水平不超过锁骨上缘至下颌角之间的下 2/3。取 45°坐位时若颈静脉明显充盈、怒张,提示颈静脉压增高,常见于右心衰竭、心包积液、上腔静脉阻塞综合征等。

(2) 颈动脉:正常人颈动脉的搏动仅在剧烈运动后可见。颈动脉搏动增强常见于主动脉瓣关闭不全、甲状腺功能亢进及严重贫血等。

2. 甲状腺

(1) 检查方法:甲状腺检查的方法有视诊、触诊及听诊,以触诊最为重要。检查时应注意肿大的程度、硬度,是否对称,表面是否光滑,有无结节、压痛和震颤,与周围组织有无粘连,听诊有无血管杂音。

①视诊:观察甲状腺的大小和对称性。如不易辨认,可嘱患者两手放于头枕部,头后仰,再行观察较明显。

②触诊:甲状腺较小(如Ⅰ度肿大)时,可用右手的拇指和示、中指分别置于甲状软骨两侧,嘱患者进行吞咽动作,对甲状腺进行触诊,或站于患者后面,用双手的示、中、环指置于甲状软骨两侧,嘱患者做吞咽动作,对双侧甲状腺叶进行触诊。甲状腺较大(如Ⅱ度及以上肿大)时,检查者可站在患者前面,用一手拇指将甲状软骨轻轻推向对侧,另一示、中指在对侧胸锁乳突肌后缘向前推挤甲状腺侧叶,拇指则在胸锁乳突肌前缘对甲状腺进行触诊,并嘱患者做吞咽动作,同法检查另一侧甲状腺。

甲状腺肿大分度:不能看到但能触及为Ⅰ度肿大;肿大未超过胸锁乳突肌后缘者为Ⅱ度肿大;肿大超过胸锁乳突肌后缘者为Ⅲ度肿大。

③听诊:触及甲状腺肿大时,应用钟型听诊器直接放在肿大的甲状腺上进行听诊检查。发现杂音(低调连续性的静脉"嗡鸣"音)对诊断甲状腺功能亢进很有帮助。

(2)常见病因:Graves病、单纯性甲状腺肿、结节性甲状腺肿、桥本病(慢性淋巴细胞性甲状腺炎)、亚急性甲状腺炎、甲状腺瘤、甲状腺癌等。

3. 气管 检查气管是否居中。

(1)检查方法:

①检查者将示指与环指分别置于双侧胸锁关节上,以中指自甲状软骨向下移动触摸气管,感觉并观察气管是否居中。

②检查者将示指与中指置于气管与双侧胸锁乳突肌之间的间隙,通过感觉两侧间隙的宽度判断气管是否居中。若两侧间距相等表示气管适中,两侧间距不等提示气管偏移。

(2)气管移位的原因及意义:气管移位主要见于肺部及胸膜病变,其意义如下。

① 向健侧移位:见于大量胸腔积液、气胸等。

② 向患侧移位:见于肺不张、胸膜粘连等。

气管移位还见于甲状腺肿大或颈部其他肿物压迫或挤压所致。

附:头颈部检查操作流程及评分标准(表2-4)。

表2-4 头颈部检查操作流程及评分标准

内容		步骤及操作方法	分值(100分)	实际得分	备注
检查前准备		1.向被检查者讲明检查的目的、过程及注意事项,并指导相关配合知识	5		
		2.检查者着装整洁规范,精神饱满,态度和蔼可亲,取得被检查者的信任及密切配合	5		
		3.检查的物品准备:手电筒、耳镜、消毒棉签、压舌板及记录本等	3		
		4.应尽量在自然光线下进行检查	2		
检查步骤		5.头:观察头颅外形、毛发分布,检查头部有无压痛、包块、损伤等	4		
	6.眼	(1)观察眉毛分布、有无脱眉;观察眼睑有无下垂、水肿;检查结膜	3		
		(2)巩膜及角膜:在自然光线下,观察巩膜有无黄染;检查角膜透明度,注意有无云翳、白斑、软化、溃疡、新生血管等	2		
		(3)瞳孔:①观察双侧瞳孔是否等大等圆;②用手电筒检查瞳孔直接对光反射和间接对光反射;③检查眼球的外形及运动	8		
		7.耳:(1)外耳:耳廓有无畸形、结节、红肿。(2)乳突:有无压痛。(3)中耳:有无穿孔和溢脓。(4)听力是否正常	6		
		8.鼻窦:检查额窦、筛窦,上颌窦有无压痛	6		
		9.咽及扁桃体:(1)患者面向光源,头略向后仰;(2)用压舌板压住舌前2/3与舌后1/3交界处,嘱被检查者张口发"啊",观察咽及扁桃体有无充血红肿等	5		
		10.颈部血管:(1)观察有无颈静脉怒张(取45°坐位、平卧位);(2)观察并触摸颈动脉搏动情况	6		

续表

内容	步骤及操作方法	分值 (100分)	实际 得分	备注
检查 步骤	11.甲状腺检查:(1)视诊:颈部外形是否对称;(2)手指放于甲状腺软骨两侧滑行触诊,嘱患者做吞咽动作配合;(3)注意甲状腺大小、肿大程度、质地、表面光滑程度,有无压痛、双侧是否对称等	10		
	12.气管检查:右手示指及环指(无名指)分别置于两侧胸锁关节上,中指触摸气管,检查气管有无移动	5		
检查 后处理	13.清点和整理检查器具,向被检查者道别	4		
	14.若检查结果正常,一般应向被检查者说明	2		
	15.对检查方式和检查结果提出疑问或担心者,应向其做必要的解释及给予安慰,尽量消除被检查者的紧张情绪和思想顾虑	4		
综合 评价	16.整个操作过程熟练,动作标准、规范,充分体现对被检查者的人文关怀	5		
	17.检查内容全面系统,检查顺序合理、流畅	5		
	18.25 min 内完成,每超时 1 min 扣 1 分	5		
	19.提问:检查目的及注意事项	5		

第四节 胸部及肺部检查

胸部是指颈部以下和腹部以上的区域,检查包括视诊、触诊、叩诊和听诊。一般先检查前胸部及两侧胸部,然后检查背部。

一、胸部视诊

(一)胸部的体表标志

胸部的体表标志包括骨骼标志、垂直线标志、胸部陷窝、肺和胸膜的界限。

1. 骨骼标志:

(1)胸骨角(Louis 角):胸骨柄与胸骨体的连接处向前突起而形成。其两侧分别与左右第 2 肋软骨相连接。胸骨角平气管分叉、心房上缘、第 4 胸椎下缘、上下纵隔分界。胸骨角是计数前肋的重要体表标志。

(2)肩胛骨:被检查者取直立位,双臂自然下垂,肩胛下角平第 7 肋骨水平或第 7 肋间隙,或相当于第 8 胸椎水平。肩胛下角是计数后肋的重要体表标志。

(3)脊柱棘突:后正中线的标志。C_7棘突为最明显的棘突,用于计数脊柱椎体。

(4)肋脊角:第 12 肋骨与脊柱构成的夹角,其内为肾脏和输尿管起始部。

2. 垂直线标志(重要的人工划线):包括前正中线、锁骨中线、腋前线、腋中线、腋后线、肩胛下角线(肩胛线)、后正中线。其中标注锁骨中线时,利用直尺测定锁骨胸骨端和肩峰端之间的中点,然后用皮尺向下引,测量并记录锁骨中线与前正中线之间的投影距离,并将它作为心脏测量的参照。

3. 胸部陷窝:包括腋窝、胸骨上窝、锁骨上窝、锁骨下窝、肩胛上区、肩胛下区、肩胛间区等。其中腋窝和锁骨上窝是触诊浅表淋巴结的重要部位。

4. 肺和胸膜的界限:肺下界最为重要,分别位于锁骨中线第 6 肋间、腋中线第 8 肋间、肩胛线第 10 肋间。

(二)胸壁、胸廓

1. 胸壁:正常胸壁无静脉显露。观察胸壁静脉有无充盈、曲张及血流方向。前胸壁静脉曲张,血流方向向下见于上腔静脉阻塞。侧胸壁和腹壁静脉曲张,血流方向向上见于下腔静脉阻塞。观察有无皮疹、蜘蛛痣。

2.胸廓:观察胸廓形态。正常胸廓两侧大致对称,呈椭圆形,前后径与左右径比例为 1:1.5。

(1)异常胸廓:①桶状胸:前后径/左右径≥1,同时伴肋间隙增宽,胸廓呈圆桶状,见于肺气肿。②佝偻病胸多见于儿童,为佝偻病所致胸廓畸形,包括漏斗胸、鸡胸。漏斗胸更多见于先天发育异常。③脊柱畸形所致胸廓畸形:脊柱前凸、后凸或侧弯均可造成胸廓形态异常。脊柱发育不良、结核、肿瘤、外伤等,均可引起脊柱变形。

(2)单侧胸廓形态异常:①单侧胸廓膨隆:见于大量胸腔积液、气胸等。②单侧胸廓塌陷:见于胸膜肥厚粘连、大面积肺不张、肺叶切除术后等。

(三)呼吸运动、呼吸运动的频率和节律、呼吸时相变化

1.呼吸运动

(1)正常呼吸运动:正常人为混合式呼吸,其中男性和儿童以腹式呼吸为主,女性以胸式呼吸为主。

(2)呼吸运动类型变化及其临床意义:①胸式呼吸减弱或消失:见于肺及胸膜炎症、胸壁或肋骨病变。②腹式呼吸减弱或消失:见于腹膜炎、大量腹腔积液、肝脾显著肿大、腹腔巨大肿物、妊娠。③胸腹矛盾运动(矛盾呼吸):和正常呼吸运动相反,出现吸气时胸廓扩张、腹部塌陷的情况,见于膈肌疲劳或膈肌瘫痪。④反常呼吸:吸气时病变部位胸壁塌陷,而呼气时隆起的情况(连枷胸),见于多根多处肋骨骨折,创伤部位胸壁因失去肋骨支撑而软化。

(3)呼吸运动强弱变化的临床意义:①呼吸浅快:见于肺、胸膜疾病,呼吸肌运动受限(膈肌瘫痪、肠胀气、大量腹腔积液)。②呼吸深快:见于剧烈运动、情绪激动、Kussmaul 呼吸(见于糖尿病酮中毒和尿毒症酸中毒等,又称为库氏呼吸)。

(4)两侧呼吸动度变化:两侧呼吸动度不对称时,呼吸动度弱的一侧往往为病变侧,如肺炎、胸膜炎、胸腔积液、气胸等。

2.呼吸运动的频率和节律

(1)正常人呼吸运动的频率和节律:呼吸频率 16~20 次/分,与脉搏之比约为 1:4。节律均匀而整齐,深浅适度。

(2)呼吸运动频率变化:①呼吸过快:呼吸频率高于 24 次/分,见于缺氧、代谢旺盛(如高热),一般体温升高 1 ℃,呼吸大约增加 4 次/分。②呼吸过缓:呼吸频率低于 12 次/分,见于呼吸中枢抑制及颅内压增高等。

(3)呼吸运动节律异常的类型:①潮式呼吸(Cheyne-Stokes 呼吸):又称陈-施呼吸,是一种由浅慢逐渐变为深快,然后由深快变为浅慢,随之出现一段呼吸暂停,又开始如上变化的周期性呼吸,即间歇性高通气和呼吸暂停周期性交替。呼吸暂停持续 15~60 s,然后呼吸幅度逐渐增加,达到最大幅度后慢慢降低直至呼吸暂停。见于药物所致呼吸抑制、充血性心力衰竭、大脑损害(通常在脑皮质水平)。②间停呼吸(Biots 呼吸):又称比奥呼吸,呼吸暂停后呼吸频率和幅度迅速恢复到较正常稍高的水平,然后在呼吸暂停时呼吸迅速终止,即周而复始的间停呼吸。见于颅内压增高、药物所致呼吸抑制、大脑损害(通常在延髓水平)。③Kussmaul 呼吸:呼吸深快,常见于代谢性酸中毒。④叹息样呼吸:在正常呼吸节律间出现单次深大呼吸,可伴有叹气声,多为功能性改变,见于焦虑症、抑郁症及神经官能症等。

3.呼吸时相变化 呼吸运动包括吸气和呼气两个时相,即吸气和呼气两个动作。

(1)吸气相延长:主要见于上呼吸道狭窄、大气道(气管)狭窄,常常伴有三凹征,即吸气时出现胸骨上窝、锁骨上窝和肋间隙凹陷(为克服吸气阻力,吸气时胸腔内负压增加)或喘鸣(吸气时发生的高调声响)。三凹征亦见于重症哮喘或 COPD。因吸气时间延长,又称为吸气性呼吸困难。

(2)呼气相延长:小支气管阻塞患者,因气流呼出不畅,呼气需要用力,从而引起肋间隙膨隆,呼气时间延长且费力,又称为呼气性呼吸困难。常见于哮喘和阻塞性肺气肿,常常伴有桶状胸、哮鸣音等异常体征。

二、胸部触诊

胸部触诊包括胸廓扩张度、语音震颤(触觉语颤)、胸膜摩擦感等检查。

（一）胸廓扩张度

检查方法：检查者双手放在被检查者胸廓前下侧部，双手拇指分别沿两侧肋缘指向剑突，拇指尖在正中线接触或稍分开。嘱患者进行平静呼吸和深呼吸，观察拇指分离情况，并利用手掌感觉双侧呼吸运动的幅度和一致性。胸廓扩张度减弱的一侧往往为病变侧。

（二）语音震颤

1. 检查方法：检查语音震颤时，可采用双手或单手进行，又称触觉语颤。检查者用手的尺侧缘放于胸壁，嘱被检查者发低音调"yi"长音，通过单手或双手进行检查，由上而下，左右对比。

2. 临床意义：

（1）语音震颤减弱：常见于肺气肿、大量胸腔积液、气胸、阻塞性肺不张等。

（2）语音震颤增强：常见于大叶性肺炎实变期、接近胸膜的肺内巨大空腔等。

（三）胸膜摩擦感

1. 检查方法：检查胸膜摩擦感时，检查者以手掌平放于前胸下前侧部或腋中线第 5、6 肋间，嘱被检查者深慢呼吸。触到吸气和呼气双相的粗糙摩擦感即为胸膜摩擦感，常见于纤维素性胸膜炎。

2. 特点：

（1）时相：吸气相和呼气相均可触及，但以吸气相末最明显。

（2）性质：有如皮革相互摩擦的感觉。

（3）部位：以胸廓下部侧胸壁最易触及。

三、胸部叩诊

胸部叩诊包括对比叩诊、肺界叩诊和肺底移动度等检查。

（一）对比叩诊

主要检查有无异常叩诊音。

1. 叩诊方法：从第 2 肋间开始，左右对比，上下对比，自上而下，逐个肋间进行叩诊。叩诊肩胛间区时嘱被检查者抱肩，以充分显露检查部位，叩诊时板指与脊柱平行。

2. 正常胸部叩诊音：正常肺野叩诊呈清音。心肺及肝肺交界处叩诊呈浊音，肝脏和心脏部位叩诊呈实音，胃泡区叩诊呈鼓音（Traube's 鼓音区）。

3. 胸部异常叩诊音：叩诊肺野时若在清音部位出现浊音、实音、过清音或鼓音，则视为异常叩诊音。

（1）浊音或实音：见于肺大面积含气量减少或不含气的病变，如大叶性肺炎、肺不张、肺肿瘤、胸膜增厚或胸腔积液（实音）等。

（2）过清音：见于肺含气量增多，如肺气肿、肺充气过度（哮喘发作）。

（3）鼓音：叩诊部位下方为气体所占据，主要见于气胸，偶见于靠近胸壁的直径大于 3～4 cm 的空洞或空腔。

（二）肺界叩诊

肺界叩诊通常检查锁骨中线、腋中线和肩胛线上的肺下界。叩诊音由清音变为绝对浊音的肋间为肺下界。右锁骨中线上叩诊音由清音变为相对浊音的肋间为肝上界（通常为第 5 肋间）。

1. 正常肺下界：分别为右锁骨中线第 6 肋间、左右腋中线第 8 肋间、左右肩胛线第 10 肋间。体型瘦长者可下移一个肋间，体型肥胖者可上移一个肋间。左锁骨中线因有心脏影响，不检查肺下界。

2. 肺下界检查异常：肺下界上移见于肺不张、胸腔积液、膈肌瘫痪、肝脏肿大等。单侧肺下界下移常见于气胸，双侧肺下界下移常见于阻塞性肺气肿。

（三）肺底移动度

1. 叩诊方法：①先于平静呼吸时叩出一侧肺下界，然后嘱患者深吸气后屏气，同时向下叩诊，在清音变为浊音处作一标记。②恢复平静呼吸，然后深呼气后屏气，自肩胛下角处向下叩至清音变为浊音处作一标记。两标记之间的距离即为肺底移动度。正常值为 6～8 cm。

2. 临床意义:肺底移动度减小见于多种肺实质和肺间质疾病,以及胸腔积液和胸膜粘连等。此外,当胸腔大量积液、积气,以及广泛胸膜增厚、粘连时,肺下界及其移动度不能叩出。

四、胸部听诊

(一)听诊方法

听诊是肺部检查中最主要、最基本的方法。

1. 听诊内容:包括呼吸音、啰音、语音共振和胸膜摩擦音。

2. 听诊体位:被检查者取坐位或卧位。

3. 听诊顺序:听诊时由肺尖开始,自上而下分别检查前胸部、侧胸部和背部,对称部位进行对比。如听到少量或不对称啰音,可嘱被检查者咳嗽数声后听诊,如消失,提示为气道内分泌物或坠积性因素(多见于老年人)所致。

4. 听诊注意事项:

(1)听诊时环境要安静、温暖。

(2)被检查者张口均匀平静呼吸,必要时深呼吸。

(3)必要时嘱被检查者咳嗽几声后立即听诊。

(4)注意呼吸音性质、强弱、高低、长短等变化。

(二)正常呼吸音的种类和分布

1. 肺泡呼吸音:见于大部分胸部听诊区域,其主要特征为吸气相呼吸音较呼气相强,音调高,时相长。

2. 支气管肺泡呼吸音:正常人听诊部位见于胸骨两侧第 1 和 2 肋间、肺尖、肩胛间区,其主要特征介于肺泡呼吸音和支气管呼吸音之间,吸气相和呼气相相近。

3. 支气管呼吸音:见于喉部、锁骨上窝,背部 T_1、T_2 水平,其主要特征为呼气相呼吸音较吸气相强,音调高,时相长。

(三)异常呼吸音

1. 病理性支气管呼吸音和支气管肺泡呼吸音:在正常肺泡呼吸音分布区域听到支气管呼吸音或支气管肺泡呼吸音均为异常。主要机制为肺组织传导增强,见于肺实变、大的空洞以及大量积液上方的压迫性肺不张(肺组织含气量减少,而支气管通畅,传导增强)。

2. 呼吸音减弱:见于各种原因所致的肺泡通气量下降,如气道阻塞、呼吸泵(呼吸肌病变或胸廓活动受限)功能障碍;胸膜病变(胸腔积液、气胸、胸膜肥厚)等。对侧肺部往往出现代偿性肺泡呼吸音增强。

(四)啰音

啰音是呼吸音以外的附加音,此音的出现是支气管或肺泡的病理征象。按性质不同分为干性啰音和湿性啰音。

1. 干性啰音:主要发生机制为气管支气管或细支气管狭窄,包括炎症、平滑肌痉挛、外压、新生物、黏稠分泌物。其特点为持续时间长,呼气相明显,强度及性质易变。

(1)高调性干啰音(哮鸣音或哨笛音):见于小支气管或细支气管病变。双肺弥漫性分布的哮鸣音常见于哮喘、COPD、心源性哮喘等;局限性哮鸣音常见于气道局部狭窄,如肿瘤、气道内异物。

(2)低调性干啰音(鼾音):发生于气管或主支气管等部位,似熟睡的鼾声。

(3)喘鸣:和其他干啰音不同,发生于吸气相,高调而单一。见于上呼吸道或大气道狭窄,如喉头痉挛、声带功能紊乱、气管肿物等。

2. 湿性啰音:

(1)发生机制:气体通过呼吸道内存在的稀薄分泌物时产生水泡并破裂所致。

(2)特点:断续而短暂,多见于吸气相。

(3)类型:分为粗湿性啰音、中湿性啰音、细湿性啰音(又称为大、中、小水泡音)及捻发音。不同类型的湿性啰音说明稀薄分泌物的主要存在部位,如肺炎时常常为细湿性啰音,急性肺水肿时粗、中、细湿性啰音可同时出现。

（4）临床意义：主要见于支气管病变（COPD、支气管扩张）、感染性或非感染性肺部炎症、肺水肿、肺泡出血。湿性啰音的某些特征对诊断有重要意义，如随体位变化的湿性啰音常提示充血性心力衰竭；长期存在的固定性湿性啰音提示支气管扩张、慢性肺脓肿等。一种高调、密集，类似于撕扯尼龙拉扣的细湿性啰音，称为爆裂音（velcro 啰音），主要见于某些类型的间质性肺病（如特发性肺纤维化）。

（五）语音共振

语音共振增强、减弱或消失的临床意义同触觉语颤，包括羊鸣音、耳语音、支气管语音。检查时在两侧对称部位比较其强弱与性质。

（六）胸膜摩擦音

胸膜摩擦音的意义同胸膜摩擦感，但较其敏感。某些较局限的摩擦音可见于累及胸膜的肺炎或肺栓塞。听诊特点如下。

1. 颇似用一手掩耳，以另一手指在其手背上摩擦时所听到的声音。

2. 呼吸两相均可听到，于吸气末或呼气初较为明显，屏气时即消失。但心包摩擦音与心跳一致，屏气时仍存在。

3. 听诊部位以前下侧胸壁最易听到。

五、乳房检查

（一）视诊

1. 注意两侧乳房是否对称。

2. 表面情况：表面皮肤有无发红、溃疡、色素增加、皮疹、出血、瘢痕、肿块等。"橘皮样"改变多见于恶性肿瘤，常由于肿瘤细胞机械性阻塞皮肤淋巴管引进淋巴水肿所致。

3. 乳头：近期出现乳头内缩提示肿瘤的可能。出现乳头分泌物时应注意其颜色、有无出血等。乳头分泌物常见于不同类型的炎症。出血常见于导管内良性乳突状瘤或恶性肿瘤。

4. 皮肤回缩：可见于外伤、炎症或肿瘤。

（二）触诊

1. 检查时手指和手掌平放在乳房上，以指腹施压，旋转或滑动进行触诊。

2. 检查左侧乳房时，从外上象限开始沿顺时针分别触诊四个象限，检查右侧乳房时，从外上象限开始沿逆时针分别触诊四个象限，最后触诊乳头。

3. 检查乳房的硬度和弹性、有无压痛和包块。发现包块时注意其部位、大小、外形、硬度和活动度及有无压痛等。恶性肿瘤常常表现为表面凹凸不平、质地坚硬而活动度差，通常压痛不明显。

附：胸、肺部检查操作流程及评分标准（表 2-5）。

表 2-5　胸、肺部检查操作流程及评分标准

内容	步骤及操作方法	分值（100分）	实际得分	备注
准备工作	1.检查者举止端庄、衣帽整齐。向被检查者讲明检查的目的、过程及注意事项，并指导相关配合知识	5		
	2.协助被检查者取坐位或仰卧位，脱去上衣，充分暴露检查部位	5		
	3.检查的物品准备：听诊器、直尺、记号笔及记录本等	5		
	4.检查的环境要安静、室温适宜、光线充足，注意保暖	4		
检查步骤	5.视诊： （1）充分暴露胸部，观察呼吸的频率、节律，呼吸运动，两侧对比情况；（2）观察胸壁皮肤、胸廓外形、肋间隙宽度、胸壁静脉有无曲张，比较胸廓前后径与左右径等；（3）视诊两侧乳房，注意大小和对称性、乳头位置及有无分泌物溢出，观察乳房有无红、肿、热、痛等	10		

内容	步骤及操作方法	分值 (100分)	实际 得分	备注
检查 步骤	6.触诊： 　(1)触诊双侧乳房；(2)触诊胸壁弹性、有无压痛；(3)检查双侧呼吸动度；(4)检查双侧触觉语颤；(5)检查有无胸膜摩擦感	10		
	7.叩诊　(1)肺部叩诊：①中指关节贴于肋间隙；②叩诊力度均匀一致，由外向内、由上而下，两侧对比；③区分肺部几种叩诊音的差异	6		
	(2)肺下界叩诊：①分别在锁骨中线、腋中线、肩胛线叩诊；②被检查者平静呼吸，检查者板指贴于肋间隙自上而下叩诊，由清音变为浊音为肺下界	10		
	(3)肺下界移动度叩诊：①先叩出正常呼吸时肺下界，用记号笔标记；②深吸气、深呼气时分别叩出肺下界并用记号笔标记；③测量第②项中两标记点间的距离	10		
	8.听诊： 　(1)自上而下，由前到后，左右对比；(2)区分三种正常呼吸音，注意其分布区域；(3)比较两侧呼吸音有无变化，注意有无干、湿性啰音；(4)必要时嘱被检查者做深呼吸，配合检查；(5)听诊有无胸膜摩擦音；(6)检查双侧语音共振	10		
检查 后处理	9.检查完毕后嘱被检查者穿好衣服，若被检查者不方便自行穿着，应帮助其尽快穿戴好。必要时继续作临床观察，并配合其他辅助检查	5		
综合 评价	10.整个检查过程熟练，动作标准、规范并充分体现人文关怀	5		
	11.检查内容全面系统，检查顺序合理、流畅	5		
	12.20 min内完成，每超时1 min扣1分	5		
	13.提问：检查目的及注意事项	5		

第五节　心脏检查

心脏检查包括视诊、触诊、叩诊、听诊，是全身体检的重要部分。检查时的注意事项：①环境安静，光线充足，温度适宜；②被检查者取仰卧位或坐位，必要时需取多种体位进行检查；③被检查者充分暴露胸部，不宜隔着衣服检查；④准备一副合适的并具有钟型与鼓型两种体件的听诊器，钟型适于听低音调声音，鼓型适于听高音调声音。

一、心脏视诊

心脏视诊包括心前区隆起或凹陷、心尖搏动、心前区异常搏动。

(一)心前区隆起或凹陷

1.视诊方法：检查者站在被检查者右侧，双眼与胸廓同高，观察心前区有无隆起或凹陷。

2.临床意义：

(1)心前区隆起：常见于先天性心脏病或儿童时期的心脏病导致心脏增大压迫所致(尤其是右心室肥厚)。

(2)胸骨下段及胸骨左缘第3~4肋间局部隆起：常见疾病有法洛(Fallot)四联症、二尖瓣狭窄、肺动脉瓣狭窄。

(3)胸骨右缘第2肋间局部隆起：常见疾病为主动脉弓动脉瘤、升主动脉扩张。大量心包积液亦可引起心前区隆起。

(4)心前区凹陷:可见于马方综合征或二尖瓣脱垂。

（二）心尖搏动

1. 视诊方法:顺切线位观察心尖搏动的位置和范围。正常心尖搏动在左侧第 5 肋间锁骨中线内 0.5～1.0 cm,范围为 2.0～2.5 cm。体型瘦长或肥胖者可下移或上移一个肋间。心尖搏动有时受肋骨遮挡或因体型肥胖等影响通过视诊不能发现。因此心尖搏动的确切情况应结合心脏触诊进行检查。

2. 心尖搏动位置改变:

(1)心室扩大时心尖搏动位置会发生变化:左心室扩大时心尖搏动向左下移位,右心室扩大时心尖搏动向左侧移位。

(2)心尖搏动受纵隔位置的影响:能影响纵隔位置的肺脏、胸膜病变等都可引起心脏位置和纵隔位置同向移位,如阻塞性肺不张、胸膜肥厚、气胸等。大量腹腔积液、巨大肿瘤等腹腔病变使膈肌抬高,心脏呈横位,心尖搏动向外移位;体型瘦长、肺气肿等使膈肌下移,心脏呈垂位,心尖搏动向内下移位。

(3)负性心尖搏动:心脏收缩时心尖搏动内陷称为负性心尖搏动,可见于缩窄性心包炎。

（三）心前区异常搏动

观察心前区其他部位有无异常搏动。

1. 胸骨右缘第 2 肋间异常搏动见于升主动脉瘤。

2. 胸骨左缘第 2 肋间异常搏动见于肺动脉高压或肺动脉扩张。

3. 胸骨左缘第 3、4 肋间搏动见于右心室肥大。

4. 剑突下心脏搏动增强常见于右心室肥大。

二、心脏触诊

（一）触诊方法

心脏触诊时首选用手掌感觉心脏搏动的大体位置,然后用示指和中指对心尖搏动进行详细触诊。触诊心前区震颤和心包摩擦感时用小鱼际部位检查。触诊结果应与视诊、叩诊和听诊相互印证。

（二）触诊内容

心脏触诊包括心尖搏动、心前区震颤和心包摩擦感等内容。

1. 心尖搏动:位置同视诊,正常范围为 2～2.5 cm(搏动的直径)。观察心尖搏动时应注意其位置、强度、范围、节律及频率。

(1)心尖搏动的位置改变:意义同视诊。

(2)心尖搏动的强度和范围异常:

①心尖搏动增强:见于心肌收缩力增强,如严重贫血、甲状腺功能亢进症、高血压等。心尖部抬举性搏动是左室肥大的可靠体征。表现为心尖搏动强,有抬举感,持续时间长,可使手指尖端抬起且持续至第二心音开始,心尖搏动范围增大。

②心尖搏动减弱且弥散:见于心室腔扩大等情况。

2. 心前区震颤:触诊时手掌感觉到细小振动,一旦发现说明心脏存在器质性病变,是心血管器质性病变的特征性体征。触及震颤后,注意震颤的部位以及发生时相。震颤的时相可以通过同时触诊心尖搏动或颈动脉搏动来确定,心尖搏动时冲击手掌或颈动脉搏动后出现的震颤为收缩期震颤,而在之前出现的震颤为舒张期震颤。

(1)主要发生机制:血液在心脏或血管内流动时产生湍流,引进室壁、瓣膜或血管壁振动,传导至胸壁。

(2)临床意义:

①收缩期震颤:胸骨右缘第 2 肋间的震颤见于主动脉瓣狭窄;胸骨左缘第 2 肋间的震颤见于肺动脉瓣狭窄;胸骨左缘第 3～4 肋间的震颤见于室间隔缺损。

②舒张期震颤:心尖部,见于二尖瓣狭窄。

③连续性震颤:胸骨左缘第2肋间,见于动脉导管未闭。

3. 心包摩擦感

(1)触诊部位:在胸骨左缘第4肋间。

(2)触诊特点:为收缩期和舒张期双相的粗糙摩擦感,收缩期更易触及,坐位前倾呼气末较明显。

(3)发生机制:心包摩擦感见于感染性心包炎(结核性心包炎多见)和非感染性心包炎(尿毒症、梗死后综合征等),是由于急性心包炎时心包膜纤维渗出使其表面粗糙,心脏收缩时脏层与壁层心包相互摩擦产生振动传至胸壁所致。

三、心脏叩诊

运用叩诊法可确定心界大小及其形状。心脏浊音界可基本反映心脏的实际大小和形状。应熟悉正常浊音界的范围(表2-6)。

表2-6　正常心脏浊音界

右/cm	肋间	左/cm
2～3	2	2～3
2～3	3	3.5～4.5
3～4	4	5～6
	5	7～9

注:左锁骨中线与前正中线的距离为8～10 cm。

(一)检查方法

1. 被检查者为坐位时:检查者的板指与心缘平行。

(1)检查顺序是先叩左界,后叩右界,由下而上,由外向内。

(2)左侧从心尖搏动最强点所在肋间的外侧2 cm处开始叩诊,其余各肋间可从锁骨中线开始。

(3)心尖搏动不能触及时一般从第5肋间开始。

(4)右侧从肝上界的上一肋间开始,向上叩至第2肋间。

(5)当叩诊音由清音变为浊音时做标记,即为心脏的相对浊音界。心脏相对浊音界反映心脏的实际大小和形状。

2. 被检查者为卧位时:检查者的板指与心缘垂直进行叩诊。注意叩诊力度要适中、均匀。叩诊结束后用直尺测量心脏外缘到前正中线的投影距离,并记录。同时记录左锁骨中线与前正中线的距离。

(二)心脏浊音界改变及临床意义

1. 左心室扩大:心脏浊音界向左下扩大,心腰加深,心界似靴形。见于高血压性心脏病、主动脉瓣关闭不全,又称靴形心或主动脉型心。

2. 右心室扩大:显著增大时心浊音向左扩大,但不向下,多见于肺心病等。

3. 左右心室扩大:心脏浊音界向两侧扩大,左界向左下扩大,称为普大型心。见于扩张型心肌病、克山病等。

4. 左心房扩大合并右心室扩大:胸骨左缘第3肋间膨出,心脏浊音界扩大,心腰消失(二尖瓣型心或梨形心)。见于二尖瓣狭窄。

5. 心包积液:心界向两侧扩大,且随体位改变,浊音界随体位而变化是心包积液的特征性体征。坐位时心界向两侧扩大,心底部基本正常,呈烧瓶样,而卧位时心底部浊音区扩大。

(三)胸膜、肺、纵隔及腹腔疾病对心脏浊音界的影响

对心界的影响如上心脏因素所述(见视诊和触诊)。需要注意的是,当胸部因素如左侧肺部或胸膜出现病变时,可造成左侧胸部叩诊呈现浊音,实音或鼓音的变化,使心界无法叩出或心界缩小。腹部因素如大量腹腔积液、腹腔巨大肿瘤,可使横膈抬高,心脏横位,心界向上向左移位。

四、心脏听诊

心脏听诊包括心脏瓣膜区听诊、听诊顺序、听诊内容(心率、心律、心音、额外心音、心脏杂音、心包摩擦音)。心脏听诊是心脏检查中最重要的方法,也是较难掌握的检查方法,对心血管疾病的诊断及鉴别诊断非常重要。

(一)心脏瓣膜听诊区和听诊顺序

进行心脏听诊时可从二尖瓣区开始,依次听诊二尖瓣区(心尖部)→肺动脉瓣(胸骨左缘第2肋间)→主动脉瓣区(胸骨右缘第2肋间)→主动脉瓣第二听诊区(胸骨左缘第3肋间)→三尖瓣区(胸骨左缘第4、5肋间)。

(二)正常心音

正常情况下可听到第一心音(S_1)和第二心音(S_2)。S_1是由二尖瓣和三尖瓣关闭时瓣叶振动所致,是心室收缩开始的标志,心尖听诊最清晰。S_2是由血流在主动脉与肺动脉内突然减速,半月瓣突然关闭引起瓣膜振动所致,是心室舒张开始的标志,在心尖搏动后出现,与下一个S_1距离较远,心底部听诊最清晰。

(三)心音的变化

1. 心尖部第一心音强度、性质改变的影响因素及意义。

(1)S_1增强:①二尖瓣从开放到关闭时间缩短,如二尖瓣狭窄、PR间期缩短(预激综合征);②心肌收缩力增强,如交感神经兴奋性增加、高动力状态(贫血、甲状腺功能亢进症等)。

(2)S_1减弱:①二尖瓣关闭障碍从开放到关闭的时间延长,见于二尖瓣关闭不全,PR间期延长(房室传导阻滞);②心肌收缩力下降;③主动脉瓣关闭不全。

(3)S_1强弱不等:见于因心律不齐或心房心室收缩不协调造成每搏心室充盈明显差别的情况,如房颤、早搏、Ⅱ度和Ⅲ度房室传导阻滞等。

2. 心底部第二心音增强或分裂的原因及其意义。

(1)主动脉瓣区第二心音(A_2)增强:见于主动脉压增高,如高血压、动脉粥样硬化。

(2)肺动脉瓣区第二心音(P_2)增强:见于肺动脉增高,如二尖瓣狭窄、二尖瓣关闭不全、左心衰竭等所致左房压升高的情况(压力传导至肺动脉)、左向右分流型先天性心脏病、肺栓塞、特发性肺动脉高压等。

(3)S_2分裂:①生理性分裂:吸气时,右心回心血量增加,肺动脉瓣关闭延迟,出现分裂,多见于青少年。②通常分裂:右心室排血时间延长,肺动脉瓣关闭晚于主动脉瓣,吸气时分裂较呼气时明显,见于肺动脉瓣关闭延迟(右束支传导阻滞、二尖瓣狭窄、肺动脉瓣狭窄)、主动脉瓣关闭提前(二尖瓣关闭不全、室间隔缺损)。③固定分裂:S_2分裂不受呼吸影响,见于房间隔缺损。④逆分裂:主动脉瓣关闭延迟,呼气时分裂较吸气时明显,见于左束支传导阻滞、主动脉瓣狭窄、重度高血压。

3. 常见三音律的产生机理、听诊特点及临床意义。

(1)舒张期额外心音:

①奔马律:系在S_2之后出现的响亮额外心音,是心肌严重损害的体征。心率常在100次/分以上,在S_2之后出现病理性S_3或S_4,分别形成室性奔马律(舒张早期奔马律)或房性奔马律(舒张晚期奔马律)。室性奔马律提示左室舒张期容量负荷过重、心肌功能严重障碍、室壁顺应性减低。房性奔马律提示心室收缩期压力负荷过重,室壁顺应性降低,见于压力负荷过重引起心肌肥厚的心脏病。

②其他:包括开瓣音、心包叩击音、肿瘤扑落音等。开瓣音又称二尖瓣开放拍击声,见于二尖瓣狭窄,在心尖内侧最清晰,呈高调、拍击样,说明二尖瓣弹性和活动尚好;心包叩击音见于缩窄性心包炎,在心尖部和胸骨下段左缘最清晰,较强、短促;肿瘤扑落音见于左心房黏液瘤,在心尖部及胸骨左缘3~4肋间最清晰,可随体位变动而变化,音调低。

(2)收缩期额外心音:①收缩早期喷射音(收缩早期喀喇音):为清脆短促的爆裂样声音,心底部最清晰,分为肺动脉喷射音和主动脉喷射音。分别见于肺动脉压增高和高血压、主动脉瓣病变。②收缩中晚期喀喇音:见于二尖瓣脱垂,呈高调、"张帆"样声响,在心尖部及内侧清晰,随体位变化,常合并收缩晚期杂音,也称二尖瓣脱垂综合征。

（四）心率及心律

1. 心率：指每分钟心跳的次数，计数时以第一心音为准。正常成人在安静、清醒的情况下心率范围为60～100次/分，女性稍快，老年人多偏慢。心率高于100次/分为心动过速，低于60次/分为心动过缓。

2. 心律：指心脏跳动的节律。正常成人心律规整。心律随呼吸运动而变化常见于窦性心律不齐，一般无临床意义。期前收缩为提前出现的一次心跳，其后可有间歇。心房颤动的特点为心律绝对不齐、第一心音强弱不等和脉短绌。

（五）心脏杂音

1. 听诊杂音时的注意事项：

（1）听到杂音，应注意杂音的部位、时相、性质、强度、传导方向以及杂音与体位和呼吸的关系，是否伴有震颤。

（2）听诊杂音时除上述的瓣膜区外，还要注意心前区其他部位和锁骨下缘等部位有无杂音。

2. 杂音产生的机制：正常血流呈层流状态，不发出声音。湍流或旋涡的形成是杂音产生的直接原因，常见引起的因素包括血流加速，瓣膜的器质性或功能性狭窄，瓣膜的器质性或功能性关闭不全，异常血流通道，心腔中存在漂浮物，血管的狭窄或扩张等。

3. 杂音的临床意义

（1）收缩期杂音：①二尖瓣区：功能性杂音（即强度一般在1/6～2/6级的柔和的吹风样杂音），见于甲状腺功能亢进症、妊娠、贫血、发热、动静脉瘘及左心室扩大所致二尖瓣相对性关闭不全。器质性二尖瓣反流（即强度一般在3/6级以上的粗糙的吹风样杂音），见于风湿性瓣膜病、二尖瓣脱垂、乳头肌功能不全或断裂时可出现"海鸥鸣"，即收缩期高调乐音样杂音。②三尖瓣区：器质性杂音较少见，主要见于三尖瓣相对性关闭不全（各种原因所致右心室扩大）、器质性三尖瓣关闭不全较少见。③主动脉瓣区：多为器质性杂音，见于主动脉瓣相对性狭窄（主动脉扩张或粥样硬化、高血压病）和主动脉瓣器质性狭窄（先天性、风湿性、退行性变）。④肺动脉瓣区：功能性（多见于儿童和青少年）常见，器质性肺动脉瓣狭窄（先天性）少见。⑤胸骨左缘第3～4肋间杂音：见于室间隔缺损或室间隔穿孔，闻及响亮而粗糙的收缩期杂音，可呈喷射状，向胸骨右缘传导，常伴震颤。

（2）舒张期杂音：①二尖瓣区：听诊特点为低调隆隆样杂音，局限不传导，心尖区S_1亢进，常伴震颤。见于相对性二尖瓣狭窄（主动脉瓣关闭不全所致二尖瓣相对狭窄者，称为Austin-Flint杂音）、器质性二尖瓣狭窄（风湿性或先天性）。②三尖瓣区：局限于胸骨左缘第4、5肋间，低调隆隆样，见于三尖瓣狭窄（极少见）。③主动脉瓣区：杂音呈叹气样，向胸骨左缘及心尖部传导，见于主动脉瓣关闭不全。④肺动脉瓣区：见于肺动脉瓣相对性关闭不全（如二尖瓣狭窄伴明显肺动脉高压、肺动脉扩张所致瓣膜相对狭窄者，称为Graham Steel杂音）。杂音呈吹风样、柔和，常伴P_2亢进，平卧位和吸气时较清楚。

（3）连续性杂音：常见于动脉导管未闭，杂音最强部位位于胸骨左缘第2肋间稍外侧，杂音粗糙，响亮似机器转动样，常伴有连续性震颤，持续于收缩期和舒张期不中断。

（六）心包摩擦音

1. 听诊部位：同触诊，在胸骨左缘第3～4肋间。

2. 听诊特点：性质粗糙、高调、搔抓样，与心尖搏动一致，收缩期和舒张期均可闻及。

3. 与胸膜摩擦音鉴别：与呼吸无关。屏气时不消失，摩擦音仍存在，可和胸膜摩擦音鉴别。

五、外周血管检查

（一）脉搏

脉率、脉律：一般触诊桡动脉，注意脉搏的速率、节律、强弱以及两侧是否对称。必要时可触诊颈动脉、股动脉和足背动脉。

（二）血管杂音

1. 静脉杂音：多无临床意义。临床较有意义的有颈静脉营营声，以手指压迫颈静脉暂时中断血流，杂音可消失，属无害性杂音，此外，肝硬化门静脉高压所致腹壁静脉曲张时可在上腹或及脐周出现静脉营营声。

2.动脉杂音:由动脉狭窄或动静脉瘘形成涡流引起,多见于周围动脉、肾动脉、肺动脉和冠状动脉。提示局部血流丰富(甲状腺功能亢进症)、血管狭窄(粥样硬化、大动脉炎)、动静脉瘘等。

(三)周围血管征

当脉压显著增加时可出现周围血管征,包括水冲脉、毛细血管搏动征、枪击音和杜氏双重杂音(Duroziez征),常见于主动脉瓣关闭不全、甲状腺功能亢进症等。凡体检时发现上述体征者统称为周围血管征阳性。

附:心脏检查操作流程及评分标准(表2-7)。

表2-7 心脏检查操作流程及评分标准

内容	步骤及操作方法	分值(100分)	实际得分	备注
准备工作	1.向被检查者讲明检查的目的、过程及注意事项,指导相关配合知识,取得被检查者的同意和配合	5		
	2.选择安静、温暖、光线充足的环境进行检查	2		
	3.嘱被检查者取平卧位或坐位,检查者站于其右侧	3		
	4.检查物品准备:听诊器(具备钟型与鼓型两种体件)、直尺、记号笔及记录本等	5		
检查步骤	5.视诊:从侧面方向观察心前区是否隆起,以及心尖搏动的位置、强弱、范围,心前区有无异常搏动等	5		
	6.触诊: (1)用手掌尺侧、指腹触诊;(2)不断调节触诊部位,压力适当;(3)用指腹确定心尖搏动的位置、范围、强度,是否弥散,有无抬举性搏动,有无心前区异常搏动;(4)注意有无心脏震颤,若有,注意出现的部位及时相;(5)注意有无心包摩擦感	10		
	7.叩诊: (1)采用间接叩诊法,先叩左界,再叩右界,由外向内、自下而上叩诊;(2)由清音变浊音处为心脏相对浊音界,用记号笔标记;(3)用直尺测量各浊音界标记点与前正中线的距离,将得到的数据记载到记录本上;(4)叩诊时手腕用力,注意用力要均等	10		
	8.听诊	(1)听诊方法:①先将听诊器体件置于心尖搏动最强的部位。②听诊内容包括心率(1 min计数)、心律、心音、有无杂音等。③听诊顺序:二尖瓣区(心尖部)→肺动脉瓣区(胸骨左缘第2肋间)→主动脉瓣区(胸骨右缘第2肋间)→主动脉瓣第二听诊区(胸骨左缘第3肋间)→三尖瓣听诊区(胸骨左缘第4、5肋间)	10		
		(2)正常心音听诊:①区分第一心音和第二心音,确定收缩期和舒张期。②判断心音强弱及节律是否正常。③听诊第二心音:判断A_2与P_2的强弱,注意有无第二心音分裂	5		
		(3)心脏杂音:①听诊方法同心音听诊。②注意杂音产生部位、出现时期、性质、强度(级别)、传导方向等。③注意杂音与皮肤摩擦音、呼吸音的鉴别	5		
		(4)心包摩擦音:①听诊部位为胸骨左缘第3~4肋间。②听诊特点:音质粗糙,呈搔抓样,近在耳旁,与心尖搏动一致;③注意与心音的关系,以及与胸膜摩擦音及杂音的鉴别	5		
	9.血管检查:检查是否出现水冲脉、枪击音、毛细血管搏动征和杜氏双重杂音(Duroziez征)等周围血管征	5		

续表

内容	步骤及操作方法	分值 (100分)	实际 得分	备注
检查 后处理	10.清点和整理检查器具,向被检查者道别	3		
	11.若检查结果正常,一般应向被检查者说明	2		
	12.对检查方式和检查结果提出疑问或担心者,应向其作必要的解释及安慰,尽量消除被检查者的紧张情绪和思想顾虑	5		
综合 评价	13.整个操作过程熟练,动作标准、规范,充分体现对被检查者的人文关怀	5		
	14.检查内容全面系统,检查顺序合理、流畅	5		
	15.15 min内完成,每超时 1 min扣 1 分	5		
	16.提问:检查目的及注意事项	5		

第六节　腹　部　检　查

一、腹部视诊

(一) 腹部的体表标志及分区

1. 体表标志:包括肋弓下缘、胸骨剑突、腹上角、脐、髂前上棘、腹直肌外缘、腹中线、腹股沟韧带、耻骨联合和脊肋角等。

2. 腹部分区:包括九分区法、四分区法和七分区法。

(1) 九分区法:由两条水平线和两条垂直线将腹部分为"井"字形,上水平线为两侧肋弓下缘连线,下水平线为两侧髂前上棘连线,两条垂直线通过左右髂前上棘至腹中线连线的中点。四线相交将腹部分为左右上腹部(季肋部)、左右侧腹部(腰部)、左右下腹部(髂窝部)及上腹部、中腹部(脐部)和下腹部(耻骨上部)9 个区域。

(2) 四分区法:简单易行,但较粗略,准确定位受限,即通过脐画一水平线与垂直线,两线相交,将腹部分为四区,即右上腹、右下腹、左上腹和左下腹。

(3) 七分区法:根据九分区法的两条水平线将腹部分为上中下区,上下腹部再由腹正中线分为左、右上腹部和左、右下腹部。中腹部则按照九分区法的两条垂直线分为左右中腹部和中腹部。该分区法结合了以上两种区分法的优缺点。

(二) 腹部外形、腹围

1. 腹部外形:健康人平卧时前腹面大致处于肋缘至耻骨联合连线水平或略低,称为腹部平坦。明显高于该水平称为腹部膨隆,明显低于该水平称为腹部凹陷。全腹膨隆见于腹腔积液、积气、胃肠胀气、腹腔巨大肿物。局部膨隆见于脏器肿大、肿瘤或炎性包块、腹壁肿物、疝等。全腹凹陷见于消瘦、脱水、恶病质。

2. 腹围测量:被检查者排尿后平卧,用软尺经脐绕腹一周的周径即为腹围。观察腹围变化应在同样条件下测量。

(三) 呼吸运动

腹壁随呼吸而上下起伏,称为腹式呼吸。腹式呼吸减弱见于腹膜炎、腹腔积液、急性腹痛、腹腔内巨大肿物和妊娠;腹式呼吸消失见于胃肠穿孔所致急性腹膜炎。

(四) 腹壁静脉

正常人一般不可见,但在消瘦、皮肤白皙者或老人可见静脉显露。病理状态下可见腹壁静脉曲张。

1. 检查方法:判断曲张静脉的血流方向对病因诊断很有帮助,方法为:选择一段没有分支的腹壁静脉,用一手示指和中指指腹压在静脉上,然后一指紧压不动,另一指紧压静脉向外滑动,挤出该段静脉内血液,至一定距离后抬起手指,看静脉是否迅速充盈,帮助判断血流方向。

2. 临床意义:门静脉高压时血流方向以脐为中心向四周伸展,俗称"海蛇头";上腔静脉阻塞时上腹壁和胸壁静脉血流方向向下;下腔静脉阻塞时静脉血流方向向上。

（五）胃肠型和蠕动波

胃肠型和蠕动波正常人不出现。胃肠道梗阻时,梗阻近端的胃或肠段扩张、隆起,可于腹壁呈现出胃肠的轮廓(称为胃型或肠型)。同时伴有该部位的蠕动增强,可以看到蠕动波。

1. 胃型和蠕动波:蠕动波自左季肋部向右推进,至右腹直肌下消失,此为正蠕动波。有时可见逆蠕动波常见于幽门梗阻。

2. 肠型和蠕动波:多见于肠梗阻,常伴高调肠鸣音。小肠梗阻时肠型位于脐部,蠕动波方向不定;结肠远端梗阻时肠型和蠕动波位于腹周。

二、腹部触诊

触诊是重要的腹部检查手段。

（一）触诊体位

检查时被检查者宜低枕平卧,双下肢屈曲、稍分开,手自然放于躯干两侧,腹肌放松,做深而均匀的腹式呼吸。

（二）触诊方法

1. 检查者站于被检查者右侧,面向被检查者,右手前臂与被检查者腹部在同一平面,手温暖,全手掌放于腹部。

2. 自左下开始逆时针方向检查,原则是先触诊检查未述病痛的部位,逐渐移向病痛部位。

3. 动作要轻柔,可以边检查边交谈,分散被检查者的注意力,以减少腹肌紧张,注意被检查者的面部表情,并根据需要采用深部滑动触诊、深压触诊、冲击触诊、双手触诊等方法。

（三）触诊内容

1. 腹壁紧张度

(1) 局限性腹壁紧张:见于炎症波及局部腹膜。

(2) 普遍性腹壁紧张:

①板状腹:见于弥漫性腹膜炎,由急性胃肠穿孔或脏器破裂所致,因炎症刺激引进腹肌痉挛,腹壁明显紧张甚至强直硬如木板。

②揉面感:见于干性结核性腹膜炎、癌性腹膜炎,因腹膜受慢性刺激增厚,并与肠管、肠系膜粘连,使腹壁柔韧而具抵抗力,不易压陷。

2. 压痛和反跳痛

(1) 局部压痛:正常腹部触压时没有疼痛感。压痛来自于腹壁或腹腔内病变,对病变部位具有提示作用。

① 麦氏点(Mc Burney 点)压痛:脐与右髂前上棘连线中外 1/3 处压痛,见于阑尾炎。

② 墨菲(Murphy)征:检查者左手掌平放于右肋下部,拇指放在腹直肌外缘和肋弓交界处,余四指与肋骨垂直交叉,拇指指腹勾压于右肋弓下,让被检查者缓慢深吸气,当下降的胆囊碰触到拇指按压的部位时,出现剧烈疼痛,被检查者突然终止呼吸,表情痛苦,称为 Murphy 征阳性,见于急性胆囊炎。

(2) 反跳痛:腹部触诊出现压痛时,手指于原处稍停片刻,使压痛感趋于稳定,然后迅速将手抬起,如果被检查者感觉腹痛骤然加重并伴有痛苦表情或呻吟,称为反跳痛,是腹膜壁层受到炎症累及的征象,见于腹内脏器病变累及邻近腹膜、腹膜炎。腹膜炎时患者可同时出现压痛、反跳痛和肌紧张,称为腹膜炎三联征。

3. 腹腔脏器触诊

1) 肝脏触诊:主要了解肝脏下缘的位置,肝脏质地、表面、边缘和压痛等。

（1）检查方法：触诊肝脏时，右手四指并拢，掌指关节伸直，以示指前端桡侧的指腹从右下腹开始，被检查者呼气时手指压向腹深部，再次吸气时手指向上向前迎接下移的肝缘。如果没有触到肝脏，则手指上移，重复上述的动作。如此反复，直到触到肝脏或肋缘。肝下缘需要在右锁骨中线和前正中线触摸。肝脏可采用单手或双手触诊。注意勿将腹直肌和肾脏误认为肝脏；手指上抬速度要慢于吸气速度。

（2）肝肿大的测量：

① 第1线测量：右锁骨中线上，肝上界（肝相对浊音界）至肝下缘之间的距离。

② 第2线测量：右锁骨中线上，肝下缘与肋弓的距离。

③ 第3线测量：前正中线上，剑突基底部至肝下缘的距离。

正常肝脏：肋下≤1 cm，剑下≤3～5 cm，上下径9～11 cm。

（3）肝脏动态变化：观察肝脏大小变化有助于肝病的诊治与鉴别诊断。触诊肝界变化的临床意义如下。肝下移：见于肺气肿、右侧胸腔大量积液、内脏下垂导致膈肌下降。弥漫性肝增大：见于肝炎、肝淤血、脂肪肝、早期肝硬化、白血病、血吸虫病等。局限性肝增大：见于肝脓肿、肝肿瘤等。肝缩小：见于急性和亚急性重型肝炎、肝硬化晚期。

2）脾脏触诊

（1）检查方法：①触诊脾脏时，一般先用右手自左下腹向肋缘触摸，如不能摸到，可采用双手触诊。②被检查者仰卧，检查者左手放在被检查者左下胸的后侧方，并稍用力从后向前方压托脾脏。③右手四指并拢，掌指关节伸直，平放在左侧腹部腋前线内侧肋缘下，使示指和中指指尖连线平行于肋缘。④让被检查者做腹式呼吸，检查者的手随被检查者呼吸进行触诊（见肝脏触诊）。在吸气时可触到脾脏下缘提示脾肿大。如果估计被检查者脾脏肿大明显，开始检查部位应当下移。⑤如果平卧位触不到，可让被检查者取右侧卧位进行触诊（右下肢伸直，左下肢屈曲，使腹壁放松）。检查方法同上。

（2）注意事项：①脾脏位置较浅，手法要轻，用力过大可能将脾脏推入腹腔深部，或影响脾脏随呼吸下降，导致漏检。②触到脾脏后要注意其大小、硬度、表面情况、压痛、摩擦感等。

（3）脾肿大的测量：

① 1线测量：又称甲乙线，左锁骨中线上，肋缘至脾脏下缘之间的距离。

② 2线测量：又称甲丙线，左锁骨中线与肋缘交点至脾脏最远点之间的距离。

③ 3线测量。又称丁戊线，脾脏右缘与前正中线之间的距离。脾脏向右越过前正中线，测量为正值以"＋"表示，反之为负值，以"－"表示。

（4）临床意义：

① 脾轻度肿大（肋下＜2 cm）见于肝炎、伤寒、急性疟疾、粟粒性结核、败血症、亚急性感染性心内膜炎。质地一般柔软。

② 脾中度肿大（不过脐）：见于肝硬化、疟疾后遗症、SLE、淋巴瘤、慢性淋巴细胞白血病。质地一般较硬。

③ 脾重度肿大（过脐或腹中线）：见于慢性粒细胞白血病、骨髓纤维化、慢性疟疾、黑热病等。

④ 脾压痛：见于脾脓肿、脾梗死等。

3）胆囊触诊：正常人不能触及。急性胆囊炎触诊时，患者深吸气时因剧烈疼痛不敢继续吸气而突然屏气，称为墨菲（Murphy）征阳性。进行性黄疸，伴胆囊无痛性显著肿大（库瓦济埃征）可见于胰头癌所致胆道阻塞。库瓦济埃（Courvoisier）征，又称无痛性胆囊触痛征。

4）肾脏触诊：一般不进行。肾脏被触及时要注意其大小、形态、质地、表面、移动度及压痛情况，在深吸气时触到1/2以上的肾为肾下垂。

4. 腹部包块　正常腹腔可能触到的脏器：腹直肌肌腹及腱划、第1～4腰椎、骶骨岬、乙状结肠、横结肠、盲肠、右肾下极、肝下缘、腹主动脉、充盈的膀胱、妊娠子宫等。

触及包块时应注意其位置、大小、形态、质地、压痛、移动度、搏动、与腹壁的关系。

腹壁肿物与腹腔内肿物的鉴别：嘱被检查者仰卧抬头，使腹壁肌肉紧张，如肿块更加明显，说明肿块在腹壁上;若不明显或消失,说明肿块在腹腔内。

5. **液波震颤** 被检查者平卧,医生以一手掌面贴于患者一侧腹壁,另一手四指并拢屈曲,用指端叩击对侧腹壁,贴于腹壁的手掌随叩击有被液体波动冲击的感觉即为液波震颤。见于大量腹腔积液,腹腔积液量常在 3000～4000 mL 或以上才能查出。为防止震动波沿腹壁传导出现假阳性,可嘱被检查者(或第三人)用手掌尺侧缘轻压于脐部,阻止振动传导。

6. **振水音** 检查时被检查者仰卧,医生将听诊器置于腹壁上,同时以冲击触诊法震动上腹部,听到气、液撞击的声音,为振水音。振水音明显时用耳可闻及。正常人在餐后或饮多量液体时可有上腹振水音。如果清晨空腹或者餐后 6～8 h 仍有此音,提示幽门梗阻或胃扩张。

三、腹部叩诊

(一)腹部叩诊目的

1. 验证视诊和触诊所得的结果。
2. 了解某些脏器的大小,有无叩痛。
3. 了解胃、肠道充气情况及胃与膀胱的扩大程度。
4. 腹腔内有无积气积液和包块等。

(二)腹部叩诊内容

1. 全腹叩诊:腹部叩诊以鼓音为主。鼓音区缩小见于肝脾极度肿大、腹腔内肿瘤、大量腹腔积液;鼓音区扩大见于胃肠高度胀气、胃肠穿孔等所致气腹。

2. 肝脏叩诊:肝上界自上至下沿右锁骨中线及右腋中线叩诊,叩诊用力要适当,叩诊呈浊音的肋间为肝上界。肝下界:自下至上沿右锁骨中线、右腋中线及正中线叩诊至出现浊音或肋下缘。肝下界叩诊不如触诊准确。

(1)肝浊音界扩大:见于各种原因引起的肝肿大。

(2)肝界明显缩小:见于急性重型肝炎、肝硬化、胃肠胀气等。

(3)肝浊音界消失:急性胃肠穿孔的重要体征。

(4)肝浊音界向上移位:见于肺纤维化等。

(5)肝浊音界向下移位:见于肺气肿等。

同时检查肝区叩痛,叩痛阳性提示炎症或者肝脏急剧增大,对诊断肝炎、肝脓肿有一定意义。

3. 脾脏叩诊:正常脾脏浊音区位于左腋中线第 9～11 肋间范围内,长度 4～7 cm,前界不超过腋前线,脾浊音界扩大的意义同触诊。脾界缩小见于左侧气胸、胃扩张、鼓肠等。

4. 移动性浊音:检查时先让被检查者仰卧,由脐部开始向左侧叩诊,直到出现浊音,叩诊板指不动,嘱被检查者右侧卧,再次叩诊变为鼓音,同样方法向右侧叩诊,叩得浊音后嘱患者左侧卧,以核实浊音是否移动,这种因体位不同而出现浊音区变化的现象即为移动性浊音。临床意义为腹腔存在游离液体,且液体量超过 1000 mL。移动性浊音阳性是腹腔积液的重要体征。

5. 肾区(肋脊角)叩击痛:检查时被检查者采取坐位或侧卧位,医生用左手掌平放在其肋脊角处,右手握拳,用由轻到中等的力量叩击左手背。正常无叩击痛。叩击痛阳性见于肾炎、肾盂肾炎、肾结石、肾结核、肾周围炎。

6. 膀胱叩诊:用来判断膀胱的充盈程度。在耻骨联合上方由上而下进行叩诊,膀胱空虚时该部位叩诊呈鼓音,膀胱充盈时叩诊呈圆形浊音区。

四、腹部听诊

(一)肠鸣音

通常以右下腹部为肠鸣音听诊部位,正常为每分钟 4～5 次,时强时弱,时隐时现,以脐周围最明显。

肠鸣音变化的临床意义如下。

1. 活跃:每分钟 10 次以上,音调不特别高亢,见于急性胃肠炎、服用泻剂或胃肠道大出血。

2. 亢进:次数多,肠鸣音响亮、高亢甚至呈叮当声或金属调,见于机械性肠梗阻。

3. 减弱:明显减少,数分钟一次,声音较弱,见于老年性便秘、腹膜炎、低血钾、胃肠功能低下等。

4. 消失:持续 3～5 min 未听到,见于急性腹膜炎或麻痹性肠梗阻。

(二)血管杂音

听诊部位为脐周(主动脉)和脐部两侧上方(肾动脉)。正常腹部无血管杂音,若听到腹部血管杂音,对诊断某些疾病有一定意义。

1. 动脉血管杂音:脐周的收缩期杂音见于腹主动脉瘤或腹主动脉狭窄;脐部两侧上方的收缩期杂音见于相应部位的肾动脉狭窄;下腹两侧的收缩期杂音见于髂动脉狭窄。

2. 静脉血管杂音:位于脐周的连续嗡鸣音,见于门静脉高压引起侧支循环形成。

附:腹部检查操作流程及评分标准(表 2-8)。

表 2-8　腹部检查操作流程及评分标准

内容		步骤及操作方法	分值(100 分)	实际得分	备注
准备工作		1. 检查者举止端庄、衣帽整齐。协助被检查者取坐位或仰卧位,脱去上衣,充分暴露检查部位	4		
		2. 向被检查者讲明检查的目的、过程及注意事项,并指导相关配合知识	4		
		3. 检查的物品准备:听诊器、直尺、记号笔及记录本等	4		
		4. 检查的环境要安静、室温适宜、光线充足,注意保暖	2		
检查步骤		5. 腹部视诊: (1)体位:取仰卧位,双手平放于躯干两侧,双下肢屈膝屈髋,两腿稍分开,微张口呼吸。(2)检查者位于被检查者的右侧,注意从不同的方向及角度进行观察。(3)视诊内容:①腹部外形:是否平坦、对称;②呼吸运动:胸式或腹式呼吸;③观察有无腹壁静脉曲张、胃肠型或蠕动波等。(4)检查腹部静脉曲张:①方法:用示指和中指挤压腹壁一段垂直静脉,分别放松两个手指,观察此段腹壁静脉血流方向;②判断:呈"海蛇头"者为门静脉高压所致,曲张血流方向与正常相反者为腔静脉阻塞所致	8		
	6. 触诊	1)腹部触诊 (1)触诊内容:腹部紧张度,压痛和反跳痛,肝、脾、胆囊,腹部包块,液波震颤及振水音。(2)体位:同腹部视诊。(3)触诊方法:①手要温暖,动作轻柔;②右手掌平放于腹壁上,腕关节自然伸直,前臂与腹部在同一水平面;③由浅入深,由轻而重,可先用浅部触诊法,再用深部触诊法,并观察被检查者的反应和表情。④顺序:左下腹→左上腹→右上腹→右下腹→中腹部;也可从健康部位至病变部位	5		
		2)肝脏触诊 (1)检查内容:肝脏的大小、质地、表面情况、边缘、压痛等。(2)检查方法:①采用单手或双手触诊法,右手掌指关节伸直,与肋缘大致平行,从估计肝下缘的下方开始,配合患者呼吸由下向上触及肝缘,并测量肝缘与肋缘的距离(cm);②同样方法沿前正中线,由下向上触及肝缘,并测量剑突根部至肝缘的距离(cm)	8		

续表

内容		步骤及操作方法	分值 (100分)	实际 得分	备注
检查 步骤	6.触诊	3)脾脏触诊 (1)检查内容:脾脏的大小、硬度、表面情况、压痛、摩擦感等。(2)检查方法:用深部滑行触诊法从其脐部左侧起始,以肋弓垂直方向随其呼吸向上触及。(3)脾肿大测量法(三线记录法):掌握第1线、第2线、第3线的测量方法,并用语言描述或画图表示。(4)准确叙述临床上对脾脏轻、中、重度肿大的划分标准。	8		
		4)胆囊触诊及胆囊压痛点 (1)左手掌平放于右肋缘部,拇指放在右腹直肌外缘与肋弓交界处(胆囊点);(2)拇指先用中度压力压胆囊点,嘱被检查者缓慢深吸气,观察其表情,若因剧烈疼痛而突然屏住呼吸,称为墨菲征(+)	4		
		5)阑尾压痛点(麦氏点) (1)检查方法:深压触诊法。(2)麦氏点(脐与右侧髂前上棘连线的中外1/3处)有压痛,反跳动	4		
		6)肾和尿路压痛点 (1)平卧位深压检查脊肋点、上输尿管点、中输尿管点有无压痛;(2)坐位或立位深压检查肋脊点、肋腰点有无压痛	4		
		7)腹部包块:检查大小、形态、质地、表面情况、压痛及动态变化等,由浅入深滑行触诊	4		
	7.叩诊	(1)腹部叩诊:①叩诊方法:从左下腹开始,按逆时针方向叩诊,常采用间接叩诊法。②体位:同腹部触诊。③目的:验证触诊检查结果;了解肝、脾等实质性器官大小,有无叩击痛;了解胃肠道充气情况、肠腔内有无积气、积液及肿物等	4		
		(2)肝脏叩诊:①肝上界叩诊:沿右锁骨中线及右腋中线,自上而下,当清音变为浊音时,为肝上界。②肝下界叩诊:沿右锁骨中线右腋中线及前正中线,自下而上,由鼓音转为浊音即为肝下界。③了解肝区,有无叩击痛。④注意叩诊用力要适当	4		
		(3)移动性浊音:①方法:间接叩诊法。②体位:分别取仰卧位,左、右侧卧位叩诊。③注意浊音与鼓音的变换部位,以此判断有无腹腔积液存在	4		
		(4)肾区叩击痛:①坐位或侧卧位;②左手掌平放于肋脊角(肾区),右手握拳,用由轻到重的力量叩击左手背,询问有无疼痛	3		
	8.听诊:(1)全面听诊腹部各区,尤其是上腹部、脐部、右下腹部;(2)注意肠鸣音的次数、强弱;判断有无肠鸣音亢进或减弱、消失;(3)注意有无血管杂音			4		
检查 后处理	9.检查完毕后嘱被检查者穿好衣服,若被检查者不方便自行穿着,应帮助其尽快穿戴好。必要时继续进行临床观察,并配合其他辅助检查			2		
综合 评价	10.整个检查过程熟练,动作标准、规范并充分体现人文关怀			5		
	11.检查内容全面系统,检查顺序合理、流畅			5		
	12.20 min内完成,每超时1 min扣1分			5		
	13.提问:检查目的及注意事项			5		

第七节　脊柱、四肢、肛门检查

一、脊柱检查

检查生理弯曲是否存在、有无异常弯曲、有无压痛和叩击痛、运动功能有无受限。

(一)脊柱弯曲度

正常人直立时,脊柱从侧面观察有 4 个生理弯曲,即颈段稍向前凸、胸段稍向后凸、腰椎明显向前凸、骶椎明显向后凸。

1. 检查方法:检查时被检查者取站立位或坐位,充分暴露躯体,从侧位和后位观察脊柱的 4 个生理弯曲是否存在;是否有脊柱侧弯、前凸或后凸畸形。脊柱后凸,多发生于胸段。脊柱前凸多发生于腰椎。脊柱侧凸分为姿势性和器质性两种。

2. 常见病因:有佝偻病,脊柱结核,损伤,胸膜严重增厚、粘连,以及肩部或胸廓畸形等。

(二)脊柱活动度

正常脊柱活动自如。检查时嘱被检查者做前屈、后伸和侧弯运动,观察脊柱活动是否受限,是否存在椎骨疼痛。正常人脊柱运动范围因年龄、运动训练及脊柱结构等因素的不同而存在较大的个体差异。活动受限多见于肌肉或韧带受损、颈椎病或腰椎病、结核病、肿瘤、椎间盘突出、脊柱骨折或脱位等。

(三)脊柱压痛与叩击痛

1. 脊柱压痛:嘱被检查者取坐位,躯体略向前倾,以右手拇指自上而下逐个按压脊柱棘突和椎旁肌,正常每个棘突及椎旁肌均无压痛。棘突压痛阳性可见于脊柱结核、椎间盘突出、脊柱外伤或骨折,椎旁肌压痛常见于腰背肌纤维织炎或劳损。

2. 脊柱叩击痛:用直接叩击法(用叩诊锤或中指直接逐个叩击各椎体棘突),检查胸椎与腰椎有无叩击痛;用间接叩击法(检查者左手掌放于被检查者头上,右手握拳以小鱼际肌叩击左手手背)检查颈椎有无叩击痛。疼痛部位以第 7 颈椎棘突为骨性标志计数病变椎体位置。叩击痛阳性见于脊椎结核、脊椎骨折、椎间盘突出等。

二、四肢、关节检查

四肢及关节检查以视诊与触诊为主,两者紧密配合,注意软组织的状态、肢体位置、形态及活动度等有无异常。

(一)肢体形态异常

1. 杵状指:特点为手指或足趾末端增生、肥厚,呈杵状膨大。可见于:①呼吸系统疾病:支气管肺癌、支气管扩张、肺脓肿、脓胸等。②心血管疾病:发绀型先天性心脏病、亚急性感染性心内膜炎等。③营养障碍性疾病:吸收不良综合征、克罗恩病、溃疡性结肠炎、肝硬化等。

2. 反甲:又称匙状甲,常见于缺铁性贫血、高原疾病等。

3. 膝内翻、膝外翻:正常人双脚并拢直立时,两膝及双踝均能靠拢。膝内、外翻畸形常见于佝偻病和大骨节病等。膝内翻又称"O"形腿畸形(两踝可以并拢而两膝关节分离);膝外翻又称"X"形腿畸形(两膝靠拢时两踝分离不能靠拢)。

4. 水肿:全身水肿详见一般检查章节中皮肤检查部分。单侧肢体水肿见于:①静脉血回流受阻:多见于深静脉血栓形成、肢体瘫痪或神经营养不良。②淋巴液回流受阻:见于淋巴性水肿或象皮肿,常因丝虫病或其他原因所致淋巴管阻塞,指压无凹陷。

5. 下肢静脉曲张:多见于小腿,由下肢浅静脉回流受阻所致。静脉如蚯蚓状怒张、弯曲,久立位者更明显,卧位抬高下肢可减轻。常见于从事站立性工作者、妊娠等,也可继发于深静脉血栓形成。

(二)关节形态异常

1. 指关节及腕关节：类风湿性关节炎可致近端指间关节呈梭形肿胀；骨关节病则多累及远端指间关节。爪形手（手指呈鸟爪样）见于尺神经损伤、进行性肌萎缩、脊髓空洞症等；垂腕征见于桡神经损伤；猿手（鱼际萎缩、手掌平坦）见于正中神经损伤。

2. 膝关节：两侧不对称，红、肿、热、痛或活动受限见于关节炎；受轻伤后关节肌肉或皮下出血见于血友病；中等量以上关节腔积液，浮髌试验可为阳性，并可见关节周围明显肿胀。

3. 其他：痛风为尿酸盐沉积于关节附近的骨骼或滑膜腔、腱鞘所致。最常累及趾及跖趾关节，其次为踝、腕、膝、肘等关节，可表现为关节红、肿、热、痛。

三、肛门与直肠检查

肛门与直肠的检查方法以视诊、触诊为主，辅以内镜检查。

（一）肛诊或直肠指诊

肛门和直肠触诊通常称为肛诊或直肠指诊。检查时被检查者采取肘膝位或侧卧位，检查者戴手套，涂以润滑剂，轻柔地插入肛门、直肠内。先后检查括约肌的紧张度、肛管及直肠内壁。了解并注意黏膜是否光滑，有无肿块及搏动感。触诊时配合以视诊，还应同时观察肛门周围有无脓血、黏液、肛裂、外痔、瘘管口或脓肿等。

（二）肛诊或直肠指诊的异常改变

1. 直肠剧烈触痛：常因肛裂及感染引起。
2. 触痛伴有波动感：见于肛门、直肠周围脓肿。
3. 直肠内触及柔软、光滑而有弹性的包块：多为直肠息肉。
4. 触及坚硬凹凸不平的包块：应考虑直肠癌。
5. 指诊后指套表面带有黏液、脓液或血液：应取其涂片镜检或做细菌学检查。如直肠病变病因不明，应进一步做内镜检查（如直肠镜和乙状结肠镜），以助鉴别。

（三）注意事项

肛门与直肠检查结果及所发现的病变如肿块、溃疡等应按时针方向进行记录，并注意检查时患者所取体位。如肘膝位时肛门后正中点为12点钟位，前正中点为6点钟位，而仰卧位则与此相反。

附：脊柱、四肢、肛门检查操作流程及评分标准（表2-9）。

表2-9 脊柱、四肢、肛门检查操作流程及评分标准

内容	步骤及操作方法	分值 （100分）	实际 得分	备注
准备 工作	1. 向被检查者讲明检查的目的、过程及注意事项，指导相关配合知识，取得被检查者的同意和配合	5		
	2. 选择安静、温暖、光线充足的环境进行检查	5		
	3. 指导被检查者取相应的检查体位	5		
	4. 检查物品准备：叩诊锤、无菌手套、润滑剂及记录本等	5		
检查 步骤	5. 脊柱检查 （1）注意其弯曲度，观察有无脊柱后凸、脊柱前凸、脊柱侧弯等病理性改变。（2）活动度：嘱被检查者做前屈、后伸、侧弯、旋转等动作，观察脊柱活动情况。（3）压痛：用右手拇指自上而下逐个按压脊椎棘突和椎旁肌肉，检查有无压痛。（4）叩击痛：采用直接叩击法检查胸椎和腰椎，采用间接叩击法检查颈椎	10		

内容	步骤及操作方法	分值 (100分)	实际 得分	备注
检查 步骤	6.四肢 检查	(1)上肢检查:①暴露上肢,视诊上肢皮肤、关节、手指、指甲等;②检查上臂内侧肘上3~4 cm处皮肤弹性;③嘱被检查者活动上肢,观察有无运动功能障碍或异常	10		
		(2)下肢检查:①暴露下肢,视诊双下肢皮肤、静脉、关节、踝部及趾甲;②触压胫骨前缘内侧有无凹陷性水肿;③嘱被检查者活动下肢,观察有无活动障碍或异常;④膝关节积液时进行浮髌试验	10		
	7.肛门 检查	1)肛门视诊 (1)体位:肘膝位/左侧卧位/仰卧位/截石位。 (2)方法:①视诊时用手分开被检查者臀部,观察肛门及其周围皮肤颜色及皱褶。②注意观察有无肛门闭锁与狭窄、肛门外伤与感染、肛裂、痔疮、肛门直肠瘘、直肠脱垂等情况。③记录:检查结果及其病变部位应按照时钟位点进行记录	10		
		2)肛门指检 ①体位:取肘膝位、左侧卧位或截石位。②检查者戴好无菌手套或指套,涂上适量润滑剂。③用戴好手套或指套的示指首先对肛门做轻柔按摩,让患者适应,待肛门括约肌松弛后,将示指徐徐插入肛门。④触摸肛门口及直肠的四壁。⑤必要时做涂片检查或细菌培养	10		
检查 后的 处理	8.清点和整理检查器具,向被检查者道别		3		
	9.若检查结果正常,一般应向被检查者说明		2		
	10.对检查方式和检查结果提出疑问或担心者,应向其做必要的解释及给予安慰,尽量消除被检查者的紧张情绪和思想顾虑		5		
综合 评价	11.整个操作过程熟练,动作标准、规范,充分体现对被检查者的人文关怀		5		
	12.检查内容全面系统,检查顺序合理、流畅		5		
	13.15 min内完成,每超时1 min扣1分		5		
	14.提问:检查目的及注意事项		5		

第八节　神经系统检查

一、运动功能

(一)肌力

肌力是指肌肉随意运动时的最大收缩力。

1. 检查方法:检查时嘱被检查者做肢体伸屈动作,检查者从相反方向施以阻力。测试其对抗阻力的力量,并进行两侧对比。

2. 肌力分级法:肌力分为0~5级。0级为完全瘫痪,无肌肉收缩,5级为正常肌力。

3. 注意事项:检查时应注意排除因疼痛、关节强直或肌张力过高所致的活动受限。

(二)肌张力

肌张力是指静息状态下松弛肌肉的紧张度。

1. 检查方法:检查者可通过触摸肌肉的硬度及伸屈肢体时所感知到的肌肉对被动运动的阻力来评价肌肉的张力,并进行两侧对比。

2. 异常表现及其意义:

(1)肌张力增高:触摸肌肉有紧实感,伸屈肢体时阻力增高。分为以下两种情况。

①锥体束损害:特征为被动伸屈被检查者肢体时,起始阻力大,终末阻力突然减弱,呈"折刀现象"。

②锥体外系损害:伸肌和屈肌肌张力均增加,做被动运动时肢体保持在一定位置不动,如弯曲铅管的感觉,呈"铅管样强直"。

(2)肌张力降低:见于下运动神经元病变(如周围神经炎等)、小脑病变和肌源性病变。触摸肌肉松软,被动伸屈肢体阻力低,关节活动范围扩大。

(三)运动障碍

运动障碍包括随意运动障碍和不随意运动障碍(不自主运动)。

1. 瘫痪:随意运动功能丧失(即肌力的减退或丧失称为瘫痪)。根据瘫痪形式有如下临床分类。

(1)偏瘫:一侧肢体随意运动丧失,并伴有同侧中枢性面瘫及舌瘫。见于脑出血、脑动脉血栓形成、脑栓塞、蛛网膜下腔出血、脑肿瘤等,引起对侧大脑半球运动区或内囊受损。

(2)单瘫:单一肢体随意运动丧失。见于大脑皮质区或脊髓前角的局限性损害。

(3)截瘫:为双侧下肢随意运动丧失,多为脊髓横贯性损伤的结果。见于脊髓外伤、脊髓炎、脊髓结核。

(4)交叉瘫:为一侧脑神经损害所致的同侧周围性脑神经麻痹及对侧肢体中枢性偏瘫。见于一侧脑干病变。

2. 不随意运动(不自主运动):多为锥体外系损害的表现。即患者在意识清楚的情况下,随意肌不自主收缩,产生的一些无目的的异常动作。

(1)检查方法:注意观察不自主运动形式、部位、速度、幅度、频率、节律等,两侧对比。

(2)异常表现及意义:

①震颤:两组拮抗肌交替收缩引起的一种肢体摆动运动。分为静止性震颤(见于震颤麻痹)和意向性震颤(越接近目标震颤越明显),多见于老年动脉硬化患者。前者常伴肌张力增高,后者常伴肌张力减低。

②手足搐搦:发作时手足肌肉呈紧张性痉挛,上肢表现为腕部屈曲、手指伸展、指掌关节屈曲、拇指内收靠近掌心并与小拇指相对,形成"助产士手",下肢表现为踝关节与趾关节皆呈屈曲状。可局限于某一肌肉(如腓肠肌痛性痉挛)、某一肌群(如手足搐搦)或全身(如强直性痉挛性癫痫发作的强直期)。

二、神经反射

检查时应使患者肌肉自然松弛,注意两侧对比检查。不对称性的一侧反射增强、减弱或消失,是神经系统损害的主要表现。

(一)生理反射

1. 浅反射:刺激皮肤或黏膜所引起的反射,包括角膜反射、腹壁反射和提睾反射等。

(1)角膜反射:嘱被检查者向内上方注视,昏迷患者用手指拨开上眼睑,检查者用细棉签毛轻触其角膜外缘,被检查者同侧眼睑迅速闭合,称为直接角膜反射,对侧眼睑闭合为间接角膜反射。该反射的传入神经为三叉神经眼支。传出神经为面神经。

(2)腹壁反射:被检查者取仰卧位,使腹壁完全松弛,用较钝器械由外向内分别轻划左右腹壁肋缘下($T_7 \sim T_8$)、脐水平($T_9 \sim T_{10}$)和腹股沟上($T_{11} \sim T_{12}$)的皮肤。观察相应部位腹肌收缩。正常反应是局部腹肌收缩。腹壁反射的传入、传出神经都是肋间神经,上、中、下部反射消失分别见于上述不同平面的胸髓病损。

2. 深反射:刺激骨膜、肌腱所引起的反射,包括肱二头肌反射、肱三头肌反射、桡骨骨膜反射、膝反射、跟腱反射等。深反射异常多为器质性病变所致,反射不对称是神经损害的重要定位体征。深反射减弱或消失多见于以下情况:末梢神经炎、神经根炎、脊髓前角灰质炎等;脑或脊髓的急性损伤;骨关节病和肌营养不良等。深反射亢进是上运动神经元瘫痪的重要体征,见于各种原因所致的锥体束损伤,也可见于神经官能症、甲状腺功能亢进症等。

（1）肱二头肌反射（C$_5$～C$_6$）：被检查者屈肘，前臂稍内旋。检查者左手托起被检查者肘部，以左手拇指置于肱二头肌肌腱上，用叩诊锤叩击被检查者拇指。观察肱二头肌收缩引起前臂屈曲动作。正常反应为肱二头肌收缩，前臂快速屈曲。

（2）肱三头肌反射（C$_6$～C$_7$）：被检查者前臂外展，半屈肘，检查者托住其前臂，用叩诊锤叩击鹰嘴上方的肱三头肌肌腱，观察肱三头肌收缩和肘关节伸直运动。正常反应为肱三头肌收缩，前臂伸展。

（3）膝反射（L$_2$～L$_4$）：膝关节自然弯曲，用叩诊锤叩击髌骨和胫骨粗隆之间的股四头肌腱附着点。观察股四头肌收缩引起的膝关节背伸。正常反应为小腿伸展。

（4）跟腱反射（S$_1$～S$_2$）：又称踝反射。被检查者仰卧，下肢屈曲，大腿稍外展外旋，检查者用左手握住足趾使踝部稍背屈，叩击跟腱。观察腓肠肌收缩引起的足跖屈（足向跖面屈曲）。

（二）病理反射

病理反射也称锥体束征，见于上运动神经元损伤。1岁半以内的婴幼儿因为神经系统发育不成熟，也可呈阳性。

1. 巴宾斯基（Babinski）征：为下肢锥体束征，是最常用的病理反射检查。检查时用较钝物沿足底外侧缘由后向前划至小趾跟部再转向内侧趾。如趾背伸而其余四趾向背部呈扇形张开为阳性。Babinski征阳性见于上运动神经元损伤，如脑血管意外、脊髓横断性损伤等。常常伴有上运动神经元损伤的其他表现，如肌力减弱、肌张力增高、腱反射亢进（硬瘫）等，不同于下运动神经元损伤（如脊髓灰质炎）的肌力减弱、肌张力降低、腱反射消失（软瘫）的表现。奥本海姆（Oppenheim）征、戈登（Gordon）征、查多克（Chaddock）征为其等位征（阳性表现同Babinski征）。

2. 霍夫曼（Hoffmann）征：为上肢的锥体束征。检查时，检查者用左手轻握被检查者腕部，以右手示、中两指夹住患者中指末端指节，并使腕关节略背屈，各手指轻度屈曲。以拇指迅速向下弹刮被检查者中指指甲，正常时无反应。如出现拇指内收，其余各指也呈屈曲动作即为阳性。

三、脑膜刺激征

脑膜刺激征为脑膜受激惹的表现。阳性见于各种脑膜炎、蛛网膜下腔出血、颅内压增高等情况。包括以下三个检查。

（1）颈强直：被检查者去枕仰卧，两腿伸直；检查者先左右转动其头部，以了解是否有颈部肌肉和椎体病变。然后左手托住被检查者枕部，右手置于胸前作屈颈动作，感觉颈部有无抵抗感。阳性表现为被动屈颈时抵抗力增强。

（2）克尼格（Kernig）征：被检查者仰卧，双下肢伸直。检查者先将其一侧髋关节屈曲成直角，然后将小腿抬高伸膝。正常人膝关节可伸达135°以上。如伸膝受阻且伴疼痛与屈肌痉挛或对侧下肢自动屈曲为阳性。

（3）布鲁金斯基（Brudzinski）征：基本检查动作同颈强直检查，被检查者仰卧，下肢自然伸直，然后做屈颈动作，阳性表现为头部前屈时两侧膝关节和髋关节自动屈曲。

附：神经系统检查操作流程及评分标准（表 2-10）。

表 2-10　神经系统检查操作流程及评分标准

内容	步骤及操作方法	分值（100分）	实际得分	备注
准备工作	1.检查者举止端庄、衣帽整齐。被检查者取仰卧位，检查者站于其右侧	5		
	2.向被检查者讲明检查的目的、过程及注意事项，并指导相关配合知识	5		
	3.检查的物品准备：叩诊锤、消毒棉签、记录本等	5		
	4.检查环境要安静、室温适宜、光线充足，注意保暖	5		

续表

内容	步骤及操作方法	分值（100分）	实际得分	备注
检查步骤	**5.运动功能检查** （1）肌力：检查者嘱被检查者做肢体伸屈动作，并给予一定的阻力，通过测试其对抗阻力的力量，了解被检查者的肌力（0～5级）。（2）肌张力：检查者通过触摸肌肉的硬度及伸屈肢体时所感知到的肌肉对被动运动的阻力来评价肌肉的张力。（3）瘫痪：通过对患者肌力、痛温觉等的检查，明确患者的瘫痪类型（偏瘫、单瘫、截瘫、交叉瘫等）。（4）不随意运动：通过视诊，观察患者有无震颤、手足抽搐等不随意运动	8		
	6.浅反射 （1）角膜反射：嘱被检查者向内上方注视，检查者用消毒棉签轻轻触其外侧的角膜，观察被检查者直接角膜反射和间接角膜反射是否存在。（2）腹壁反射：被检查者取仰卧位，腹壁完全放松，检查者使用消毒棉签梗部（或其他钝物）由外向内分别轻划左右腹壁肋缘下（$T_7 \sim T_8$）、脐水平（$T_9 \sim T_{10}$）和腹股沟（$T_{11} \sim T_{12}$）上的皮肤，正常反应为腹肌突然收紧	8		
	7.深反射 （1）肱二头肌反射（$C_5 \sim C_6$）：①被检查者屈肘，前臂稍内旋；②检查者左手托住被检查者肘部，并将左手拇指置于被检查者肱二头肌肌腱上，右手用叩诊锤叩击自己左手拇指；③观察被检查者是否因肱二头肌收缩而引起前臂屈曲动作。 （2）肱三头肌反射（$C_6 \sim C_7$）：①被检查者前臂外展，半屈肘；②检查者左手托起被检查者前臂，右手用叩诊锤叩击鹰嘴上方的肱三头肌肌腱；③观察被检查者是否因肱三头肌收缩而出现肘关节伸直动作。 （3）膝反射（$L_2 \sim L_4$）：①被检查者膝关节自然弯曲；②检查者用叩诊锤叩击髌骨和胫骨粗隆之间的股四头肌肌腱附着点；③观察被检查者是否因股四头肌收缩引起膝关节背伸。 （4）跟腱反射（$S_1 \sim S_2$）：①被检查者仰卧，下肢屈曲，大腿稍外展外旋；②检查者用左手握住被检查者脚趾，使踝部稍背曲，叩击其跟腱；③观察被检查者是否因腓肠肌收缩而引起足跖曲	12		
	8.病理反射 （1）Babinski征：①方法：检查者用棉签的梗部（或其他钝物）沿足底外侧缘由后向前划至小趾根部，再转向内侧拇趾根部。②观察结果：若出现拇趾背伸，其余四趾呈扇形张开为阳性。 （2）Oppenheim征：①方法：检查者用拇指及示指沿被检查者胫骨嵴用力由上向下滑压。②观察结果：同Babinski征。 （3）Cordon征：①方法：检查者用拇指和其他四指捏压腓肠肌。②观察结果：同Babinski征。 （4）Chaddock征：①方法：检查者用棉签的梗部（或其他钝物）在外踝下方经足背外缘由后向前划至趾关节处。②观察结果：同Babinski征。 （5）Hoffmann征：①方法：检查者左手持被检查者腕关节上方，以右手示、中指夹住被检查者中指尾端指节，并稍向上提，使腕部处于轻度过伸位，以拇指迅速向下弹刮被检查者中指指甲。②观察结果：若被检查者出现中指外的四指呈掌屈反应，为阳性	13		

内容	步骤及操作方法	分值(100分)	实际得分	备注
检查步骤	9.脑膜刺激征 (1)颈强直:①被检查者去枕仰卧,两腿伸直;②检查者左手托起被检查者枕部,右手置于胸前,使被检查者被动做屈颈运动,同时感受颈部有无抵抗感;③若有抵抗感并伴有颈部疼痛为阳性。 (2)Kerning征:①被检查者取仰卧位,双下肢伸直;②检查者先将其一侧髋关节屈曲成直角,然后将小腿抬高伸膝;③阳性表现为伸膝受限(可伸角度小于135°),并伴有疼痛与屈肌痉挛。 (3)Brudzinski征:①被检查者仰卧,下肢伸直;②检查者托起被检查者枕部,使其做被动屈颈动作;③若被检查者出现两侧膝关节和髋关节屈曲为阳性反应	9		
检查后的处理	10.清点和整理检查器具,向被检查者道别	3		
检查后的处理	11.若检查结果正常,一般应向被检查者说明	2		
检查后的处理	12.对检查方式和检查结果提出疑问或担心者,应向其做必要的解释及给予安慰,尽量消除被检查者的紧张情绪和思想顾虑	5		
综合评价	13.整个操作过程熟练,动作标准、规范,充分体现对被检查者的人文关怀	5		
综合评价	14.检查内容全面系统,检查顺序合理、流畅	5		
综合评价	15.20 min内完成,每超时1 min扣1分	5		
综合评价	16.提问:检查目的及注意事项	5		

(向纹熠)

第三章 病历书写

病历是医务人员对医疗活动过程的全面记录,它反映了患者发病、病情演变、转归和诊疗情况。病历的文字部分是医务人员根据问诊、体格检查、辅助检查、诊断、治疗、护理等医疗活动所获得的资料,经归纳、分析、整理,并按规范格式书写而成的。病历不仅是每位患者病情的真实反映,对其终身的医疗提供参考依据,也是医疗、科研、教学等活动的宝贵资料,具有重要的法律效应。

书写完整、规范的病历是每位医生必须掌握的基本功,是临床医学专业学生必须掌握的临床基本技能之一。

第一节 病历书写的基本要求

1. 病历内容必须客观、真实地反映患者的病情及诊疗经过,杜绝主观臆断,更不能虚构。病历内容不仅关系到病历质量,也反映了医生的职业道德。内容的真实来源于仔细和认真的病史采集,全面细致的体格检查,真实的实验室及辅助检查结果及医生客观辩证的分析及科学准确的判断。

2. 病历应在规定的时间内完成。门诊病历应及时书写,急(重)症病历应在患者病情许可的情况下及时书写,普通住院病历应在患者入院后 24 h 内完成。

3. 病历要按规定的格式规范书写,项目填写应完整,最后由医务人员签名确认。

4. 病历书写中要使用医学词汇和术语,语句精练、简明扼要、通顺易懂,标点符号使用准确,避免使用俚语、俗语。如"拉肚子"应记为"腹泻","气不够用"可记为"呼吸困难"等。

5. 一般使用蓝黑或碳素墨水书写,字迹工整清晰,无错别字,不得应用刮、涂、粘等方法掩盖或去除原有字迹。上级医师有责任审查、修改下级医师书写的病历,修改后要注明修改日期并签全名,且原记录应保持清晰可辨。

第二节 病历书写的内容和格式

一、门诊病历

门(急)诊病历记录应由接诊医生在患者就诊时及时完成。

(一)首诊纪录

1. 首次就诊 由患者或者其家属按照封面内容填写患者基本情况,或由接诊医师按照患者基本情况如实填写。门诊病历封面填写内容包括患者姓名、性别、出生年月、民族、职业、婚姻、住址、药物过敏史等项目。治疗过程中发现患者有新的过敏药物时,应增补药物过敏史一栏,且注明时间并签名。

2. 就诊医院,科别,就诊日期(年、月、日、时、分)。

3. 主要病史 患者第一次来医院就诊时,应在新病历首页书写诊疗记录。简明扼要地记录主诉、现病史及与本次疾病相关的既往史、个人史、家族史等。现病史中诊治过程涉及其他医疗机构的,应记录该医疗机构的名称及诊疗经过。

4. 体格检查 包括一般情况、阳性体征及有鉴别诊断意义的阴性体征。

5. 实验室及辅助检查结果　记录患者门诊所做主要实验室及辅助检查结果,患者在其他医疗机构所做检查应注明该医院名称及检查日期。

6. 初步诊断　医生根据患者病史、体检结果、诊疗经过、实验室及辅助检查结果做出初步诊断。初步诊断应当按规范书写诊断病名,原则上不用症状代替诊断,若诊断尚难以确定,可暂时以症状诊断代替,如"发热原因待查",并在其后提出一个或几个可疑诊断,并在病名后加"?"。

7. 处理意见　指医生根据初步诊断的结果,决定需要进行的处理意见。要记录详细,如入院治疗、会诊,手术,进一步的检查,治疗用的药物及剂量、用法,注明是否需要复诊及复诊要求,若需要疫情报告须注明等。对患者拒绝的检查或者治疗应予以说明,必要时要求患者或其监护人签名。

8. 医师签名　应当签全名,书写工整规范、字迹清晰。如为实习或试用期医务人员书写的门诊病历必须有上级医师签名方可生效。

（二）复诊记录

1. 再次就诊　指患者所就诊疾病在本医疗机构一定时间内再次或者多次就诊的记录,可在同一专科或者不同专科就诊。对同一疾病的复诊记录,记录中应概括此前诊治的经过及治疗效果、患者病情变化、药物反应、上次检查后送回的检查结果等,特别注意新出现的症状及其可能原因。

2. 体检　有重点地进行,特别注意复查上次发现的阳性体征的改变及新出现的体征。

3. 诊断　对拟诊患者,经过三次复诊后应尽可能做出明确诊断。

4. 医生签名　应当签全名,书写工整正规、字迹清晰。

（三）急诊记录

1. 急诊就诊　记录患者就诊时间(年、月、日、时、分,最好能精确到分)、主诉、扼要病史、体温、脉搏、呼吸、血压、神志、重要体征、化验及辅助检查结果、初步诊断及处理情况等。若有抢救的应有抢救记录,包括抢救日期与时间、检查结果、抢救措施、病情变化及结果、参与抢救的人员及抢救医师的意见等。

2. 病情变化　指抢救过程中患者的体温、脉搏、呼吸、血压、神志、瞳孔、尿量、大便等情况变化。

3. 抢救措施　指抢救过程中所运用的诸如吸氧、洗胃、气管插管、气管切开、心肺复苏、输血、补液、呼吸机、除颤仪应用及用药等,应说明采取相应抢救措施的理由、疗效等。

4. 实验室及辅助检查结果　指在抢救过程中为了明确病情、观察病情变化、判断疗效等目的采取实验室及辅助检查,如血电解质、血气、血糖、心电图、CT 检查等,记录检查结果并进行必要的分析。

5. 记录在抢救过程中上级医师意见、会诊结果、参与抢救医师的诊治意见及相关诊治意见落实的情况等。会诊医师应自行书写会诊抢救意见并签名。记录医师签全名,如有上级医师参与抢救应签名。

6. 死亡患者　对门(急)诊期间(包括观察、监护、抢救、临时输液等)死亡的患者,应做死亡记录。其内容包括死亡日期及具体时间(精确到时、分),死亡前的重要化验及辅助检查结果,死亡诊断和死亡的原因分析,记录医师签全名。

（四）特殊检查(治疗)及门(急)诊手术知情同意书

1. 特殊检查、特殊治疗　①有一定创伤性或危险性,可能产生不良后果的检查和治疗;②由于患者体质特殊或病情危重,可能对患者产生不良后果和危险的检查和治疗;③临床试验性检查和治疗;④可能对患者造成较大经济负担的检查和治疗。

2. 知情同意书　可以直接书写在病历治疗记录内,如有格式化的知情同意书可以粘贴在相应病情记录下方的空白处。在知情同意书下方记录"已与患者或监护人谈话,并征得同意"或者"已与患者或监护人谈话,拒绝行××检查或治疗,并要求患者或者代理人签名,然后书写处理意见。并应在特殊检查、治疗或手术登记本上记录。

（五）留观纪录

应在门(急)诊病历续页中书写,内容包括时间、病情变化、诊疗处理意见等,遵照谁观察谁记录的原则,由护士或者医师书写并签名。

（六）检查报告单粘贴

实验室化验及辅助检查报告单应由接诊医师按照时间顺序粘贴于报告单粘贴线处。

（七）门诊病历书写内容及格式

医院： 科别： 就诊时间： 年 月 日

主诉：

现病史：

其他病史（既往史、个人史、家族史等）：

体格检查（主要记录一般情况、阳性体征及有鉴别诊断意义的阴性体征）：

实验室及辅助检查结果：

初步诊断：

处理：

医师签名：

二、住院病历

患者住院期间书写的病历包括住院病历、入院记录、病程记录、会诊记录、转科记录、手术记录、出院记录、死亡记录等。医生书写住院病历内容要求系统而完整，格式规范。住院病历要求在患者入院 24 h 内完成。

（一）住院病历的内容

1. 一般项目 包括姓名、性别、年龄、婚姻、民族、职业、籍贯（出生地）、现住址、工作单位、入院日期、记录日期（急危重症患者应注明时、分）、病史叙述者、可靠程度、联系方式等。需逐一填写，不可空缺。

2. 主诉 患者就诊最主要的原因，包括主要症状、体征（一般以 2～3 个症状或体征为宜）及持续的时间。主诉的症状或体征多于一项时则按发生的先后次序列出，并记录每个症状或体征的持续时间。主诉要求简明扼要，一般不超过 20 个字。主诉中一般不用疾病名，但在一些特殊情况下，如疾病已明确诊断，住院目的是为进行某项特殊治疗（手术、化疗等）者可用疾病名，如"发现患白血病 2 个月，要求入院化疗"。

3. 现病史 围绕主诉进行描写。内容包括：①起病情况与患病的时间：起病时间，发病急缓、原因或诱因等。②主要症状的特点：应全面记录，包括出现的时间、部位、性质、持续时间和程度、缓解或加剧的因素等。③病情的发展与演变：在疾病过程中，主要症状的变化或新症状的出现，都可视为病情的发展与演变。④伴随症状及阴性症状：记录各种伴随症状出现的时间、特点及其演变过程，与主要症状之间的关系及各伴随症状之间的相互关系。还应记载与鉴别诊断有关的阴性症状。⑤诊治经过：本次就诊前已经接受过的诊断检查及其结果，治疗所用药物的名称、剂量、给药途径、疗程、疗效等，应记述清楚。⑥病程中患者的一般情况：患病后患者的精神及体力状态、饮食情况、睡眠与大小便等。

4. 既往史 包括：①过去健康状况：如体质、抵抗力、劳动力等。②过去疾病史：重要的疾病史、传染病史、外伤史、手术史、中毒史、过敏史、输血史及其他病史，按先后顺序简要记录疾病发生的时间及治疗结果。③药物过敏史：应记录过敏药物、发生时间、症状及就诊情况，如无药物过敏史亦需说明。④预防接种史：应记录种类和最近一次接种日期。⑤系统回顾：应记录既往各系统中重要的阳性症状或有鉴别意义的阴性症状表现。

5. 个人史 包括：①社会经历：出生地、居住及曾居住过的地方，特别注意这些地区是否是某些传染病或地方病的疫区。②职业：劳动环境、具体工作及与工业毒物、化学药品、放射性物质等的接触情况及时间。③习惯与嗜好：个人卫生习惯，烟酒嗜好的时间与量。④冶游史：不洁性交史及性病史。⑤吸毒史：有无吸毒史及毒物的种类、用量及时间，是否成瘾等。

6. 婚姻史 记录未婚、已婚或再婚，已婚或再婚的年龄；配偶健康情况；性生活情况等。若丧偶，要记录其死亡的时间及原因。

7. 月经史 记录初潮年龄、月经周期及经期的天数、末次月经时间、绝经年龄、经血量与颜色、有无痛经及白带情况等。

8. 生育史 应记录初孕年龄，妊娠与生育的次数，人工或自然流产的次数，有无早产、死产、难产及手术，计划生育状况等。

9. 家族史　记录患者的父母、同胞兄弟姐妹、子女的健康情况,特别要注意有无与患者类似的疾病、遗传病及与遗传相关的疾病。对已死亡的直系亲属应记录死亡的原因及时间。

10. 体格检查

体温(T)　　℃;脉搏(P)　　次/分;呼吸(R)　　次/分;血压(BP)　　kPa。

一般情况　发育,营养(良好、中等、不良),意识(清晰、嗜睡、模糊、昏睡、昏迷或谵妄),面容与表情(急性或慢性病容,表情痛苦、忧虑、恐惧、安静等),体位,步态,检查是否合作。

皮肤黏膜　颜色(潮红、苍白、发绀、黄染、色素沉着),水肿,温度,弹性,出血,皮疹,皮下结节或肿块,蜘蛛痣,溃疡及瘢痕等。

淋巴结　全身或局部浅表淋巴结(耳前、耳后、枕部、颈外侧区、颈前区、颌下、锁骨上、腋窝、滑车上、腹股沟、腘窝等)有无肿大,大小,数目,压痛,硬度,活动度,有无粘连及周围皮肤表面有无红肿、瘢痕、瘘管等。

头部及其器官

头颅　大小,形态,有无压痛,有无包块及头发的疏密、色泽、分布等。

眼　眉毛(脱落),眼睑(水肿、闭合障碍、下垂),睫毛(倒睫),眼球(凸出、凹陷、运动、震颤、斜视、集合反射),结膜(充血、水肿、苍白、出血点、滤泡),巩膜(黄染),角膜(混浊、瘢痕、反射),瞳孔(大小、形态、是否对称、等大等圆,对光及调节反射)。

耳　外形、外耳道、分泌物、乳突压痛、听力。

鼻　外形,鼻翼扇动,鼻腔通气,分泌物,出血,有无鼻中隔偏曲及鼻副窦区压痛。

口　气味,有无张口呼吸,唇(颜色、疱疹、畸形、皲裂、溃疡),口腔黏膜(颜色、出血点、色素沉着、溃疡),牙齿(龋齿、残根、缺齿、义齿及斑釉齿,应按记录格式分别标出),齿龈(颜色、肿胀、溢脓、出血、铅线),舌(位置、大小、舌质、舌苔、溃疡、运动、震颤、偏斜),咽(充血、水肿、滤泡、分泌物、反射),扁桃体(大小、充血、分泌物、假膜),喉(发音清晰、嘶哑、喘鸣、失音)。

腮腺　大小,硬度,压痛。

颈部　对称,软硬度,颈动脉异常搏动,颈静脉怒张,肝-颈静脉回流征,气管位置,甲状腺(大小、硬度、压痛、结节、震颤、血管杂音)。

胸部

胸廓(对称、畸形、局部隆起、压痛),胸壁静脉曲张,皮下气肿,胸骨压痛,乳房(大小、对称、红肿、包块、乳头有无分泌物)。

肺部

视诊　呼吸运动(两侧对比),呼吸类型、频率、节律、深度、对称性及肋间隙变化。

触诊　皮下捻发感,胸廓扩张度(两侧对比),语颤(两侧对比),胸膜摩擦感。

叩诊　叩诊音(清音、过清音、浊音、实音、鼓音及其部位),肺下界,肺下界移动度。

听诊　呼吸音(性质、强弱、异常呼吸音及部位),干、湿性啰音,胸膜摩擦音,语音共振(增强、减弱、消失)。

心脏

视诊　心前区隆起,心尖搏动或心前区异常搏动(位置、范围和强度)。

触诊　心尖搏动(位置、强度及范围),心前区其他搏动,震颤(部位、时期),心包摩擦感。

叩诊　心脏左、右相对浊音界(列表记录)。

听诊　心率,心律,心音(强弱、性质、A_2 与 P_2 的比较、有无心音分裂和额外心音等),杂音(部位、时期、性质、强度、传导,以及与运动、呼吸、体位的关系),心包摩擦音。

血管

桡动脉　脉率、节律、有无奇脉和交替脉等,搏动强度,动脉壁的弹性及紧张度。

周围血管征　水冲脉、毛细血管搏动征、枪击音、Duroziez 双重杂音。

腹部

视诊　形状(平坦、膨隆、凹陷、对称),呼吸运动,胃肠型及蠕动波,有无皮疹、色素沉着、瘢痕、腹纹、静脉曲张(分布、血流方向)、疝和局部隆起及搏动。

触诊　腹壁紧张度,有无压痛、反跳痛,液波震颤,肿块(部位、大小、形态、硬度、压痛、活动度、搏动、表面情况等)。

肝脏　大小(以右锁骨中线肋缘下"×cm"、剑突下"×cm"表示),质地(软、韧、硬),表面(光滑度),边缘,有无压痛、结节,搏动等。

胆囊　大小、形态、压痛、Murphy 征。

脾脏　大小、质地、表面、压痛、摩擦感等。脾脏肿大时要测量并记录第 1 线、第 2 线、第 3 线。

肾脏　大小、形态、硬度、压痛、移动度。

输尿管　压痛点。

膀胱　膨胀。

叩诊　肝浊音区(增大、缩小、消失)、肝区叩击痛,移动性浊音,腹部叩诊音分布,肾区叩击痛等。

听诊　肠鸣音(正常、增强、减弱、消失、金属音),有无振水音和血管杂音等。

肛门、直肠　视病情需要检查。有无肿块、裂隙、创伤、痔、肛裂、脱肛等,直肠指诊情况。

外生殖器　根据病情需要做相应检查。

脊柱　有无畸形(侧凸、前凸、后凸),活动度,压痛及叩击痛等。

四肢　有无畸形,杵状指(趾),静脉曲张,骨折及关节畸形、脱臼、疼痛、积液、压痛、强直等,肢体活动情况,有无水肿、肌肉萎缩,肌张力及肌力。

神经反射　生理反射,病理反射,脑膜刺激征。必要时做运动、感觉及神经系统其他检查。

专科情况

外科、耳鼻喉科、妇产科、口腔科、眼科、神经科、精神科等科室需要写专科情况,主要记录与本专科有关的体征。

11. 实验室及器械检查　记录与诊断相关的实验室及器械检查结果及检查日期,包括患者入院后 24 h 内应完成的检查结果。如为在其他医院所做的检查,应注明医院名称。

12. 病历摘要　内容包括患者的一般资料(姓名、性别、年龄等);主诉;简明扼要、高度概况的病史(包括现病史、既往史、个人史、家族史等)要点;体格检查(主要描述阳性体征和与鉴别诊断有关的阴性体征);实验室及特殊检查(主要描述阳性结果及与鉴别诊断有关的阴性结果)。字数不宜超过 300 字。

13. 诊断　诊断名称应确切,按疾病的主次顺序排列,主要疾病在前,次要疾病在后。出现并发症时应列于有关疾病之后,伴发病排列在最后。诊断应完整,尽可能包括病因诊断、病理解剖诊断、病理生理诊断、并发症诊断、伴发病诊断及疾病的分型与分期。对一时难以肯定诊断的疾病,可在病名后加"?"。一时既查不清病因,又难以确定形态和功能改变的疾病,可暂时以某个症状待诊或待查,并应在其下注明 1~2 个可能性较大或待排除疾病的病名,如"发热待查,肠结核"。

初步诊断　入院时一律写"初步诊断",写在住院病历末。

修正诊断　凡以症状待诊的诊断以及初步诊断、入院诊断不完善或不符合的,上级医师应作出"修正诊断",并签名和注明日期。

医生签名　在初步诊断的右下角签全名,上级医师审核签名应在署名医师的左侧,并以斜线相隔。

三、常用医疗文件

(一)入院记录

入院记录是住院病历的简要形式。其内容和要求基本与住院病历相同,但应简明扼要,重点突出,由住院医生在患者入院 24 h 内完成。主诉、现病史同住院病历;既往史中免去系统回顾,将患者过去的健康(疾病)情况简要阐明;病史中的其他部分(个人史、婚姻史、月经史、生育史、家族史)均另列标题,依次记录。体格检查除体温、脉搏、呼吸、血压外,其他部位检查的阳性结果及有鉴别诊断价值的阴性结果,按照体检顺序依次简要描述,不需另立标题。免去病历摘要。

(二)再入院记录

患者因同种疾病再次(或多次)入住同一医疗机构时,可书写再入院记录。在"入院记录"标题前需标明"第×次入院",书写内容基本同入院记录。主诉仍是患者本次入院的主要症状(或体征)及持续时间,但在现病史中要求对前几次住院诊治情况予以小结后,再重点描述本次入院前的发病情况,在一般情况后应分别记录以往每次入院日期、出院日期及出院诊断。既往史、个人史、婚姻史、月经及生育史、家族史均不可省略,可简单叙述,但应补充新出现的,特别是与本次疾病有关的及既往病史中遗漏的情况。

(三)病程记录

1. 病程记录是医生对患者住院期间病情、诊断、治疗过程的全面记录。其内容应真实,记录及时,有重点,有分析,有判断,有总结,要前后呼应、连贯,不要记成流水账。

2. 书写病程记录时应首先标明书写日期,另起一行记录具体内容。危重患者每日记录一般不得少于一次,有病情变化或实施诊疗操作应随时记录,时间应具体至 min。病情较稳定者,至少 3 天一次。

3. 病程记录应记载的内容 ①患者的精神、心理状态、饮食、睡眠、大小便等,可根据病情需要有针对性地记录;②患者病情变化;③各种化验及辅助检查的结果及临床意义的分析;④各种诊疗操作的记录,如胸腔穿刺、腹腔穿刺、腰椎穿刺、各种造影检查、各种介入治疗等;⑤上级医师查房意见,会诊意见;⑥诊断更改、补充及其依据;⑦治疗措施,用药理由及更改的原因,药物的反应;⑧医师向家属及相关人员所做的病情介绍,家属及相关人员的反映及意见;⑨住院时间长者,每月需做阶段小结;⑩记录法定传染病的疫情报告情况;⑪记录医师签名。

4. 首次病程记录 患者入院后由接诊医师书写的第一次病程记录,要求在患者入院 8 h 内完成。其内容包括:①患者的一般情况(姓名、性别、年龄等),主诉,主要病史,体征及辅助检查结果。记录应重点突出,简明扼要。②初步诊断及鉴别诊断依据。③需进一步完善的化验及辅助检查及其理由。④诊疗措施及计划等。

5. 阶段小结 对于住院时间较长的患者,应每月做一次阶段小结。其内容包括患者姓名、性别、年龄、入院日期、住院时间、主诉、入院时情况、入院诊断、诊治经过、目前诊断、目前情况、诊疗计划、医师签名等。

6. 交接班记录 指患者的主管医师发生变更时,交班医师和接班医师分别对患者病情及治疗情况进行简要总结的记录。其内容包括交接班日期、患者姓名、性别、年龄、入院日期、主诉、入院时情况、入院诊断、诊治经过、目前诊断、目前情况、诊疗计划、交接班注意事项、医师签名等。交班记录由交班医师在交班前完成,接班记录由接班医师在接班后 24 h 内完成。

(四)会诊记录

患者住院期间发现或疑有其他专科病情时,可请相关科室或其他医疗机构会诊。

1. 会诊申请记录 由申请会诊的医师书写。首先书写请××科室(或××医疗单位)做会诊记录,内容包括日期,患者的姓名、性别、年龄,简要阐明患者的病情及治疗情况;申请会诊的原因及目的;医师签名。

2. 会诊意见记录 由会诊医师书写。首先要标明××科(或××医疗单位)会诊记录,内容包括会诊时间、询问病史情况、专科检查情况、诊治意见、医师签名。

(五)转科记录

患者住院期间需转科时,经相关科室同意后,由转出科室及转入科室医师分别书写的记录,包括转出记录和转入记录。

1. 转出记录 由转出科室医师在患者转出科室前完成(紧急情况除外),内容包括患者的姓名、性别、年龄、入院日期、主诉、入院时情况、入院诊断、诊治经过、目前情况、目前诊断、转科目的及注意事项、医师签名等。

2. 转入记录 由转入科室医师在患者转入科室后 24 h 内完成。重点记录转科前病情、转科原因、转入时体格检查、转入诊疗计划,其他内容与转科记录相似。

(六)手术相关记录

1. 术前小结 指术前住院医师对患者病情的小结,内容包括简要病情,术前诊断,诊断依据,手术指征,拟施手术名称和方式,拟麻醉方式,术中、术后可能出现的情况及注意事项等。

2．**术前讨论记录** 指对病情较重或手术难度较大的患者,术前在上级医师的主持下,对实施手术方式,术中、术后可能出现的问题及应对措施所做讨论的记录,内容包括讨论时间,参加者的姓名和职称,患者姓名、性别及年龄,术前诊断及诊断依据、术前准备状况、手术指征、手术方案、麻醉方案、可能出现的意外及防范措施、手术时间、参加手术人员及记录者签名。

3．**手术记录** 指手术过程的记录,由术者在术后 24 h 内完成,特殊情况可由第一助手书写,但术者应签名。手术记录应另页书写,内容包括患者一般项目(姓名、性别、年龄、科别、病房、床号、住院号等),手术日期,术前、术中诊断,手术名称,手术起止时间,手术人员(术者、助手、麻醉者、护士)姓名,麻醉方法及麻醉药物,手术经过(患者体位、皮肤消毒、铺无菌巾的方法、切口部位、切口名称及长度、手术步骤、术中发现、术式),术中出现的情况及处理,术终患者情况,术毕敷料及器械清点情况,术后处理措施及观察事项,切除标本送检情况等。

4．**术后病程记录** 指术后第一次病程记录,由参与手术的医师在术后及时完成,内容包括手术时间、术中诊断、麻醉方式、手术方式、手术简要经过、术后处理措施、术后治疗措施及特别注意观察的事项等。

(七)出院记录

出院记录是指主治医师对患者本次住院期间治疗情况的总结,要求在患者出院后 24 h 内完成,内容包括患者一般情况(姓名、性别、年龄)、入院日期、出院日期、住院天数、入院诊断、出院诊断、病理诊断、患者入院时情况(主要病史,阳性体征,异常辅助检查结果)、诊治经过(住院期间主要检查及其结果、主要治疗及结果、手术患者术中主要发现、有无并发症、切口愈合情况等)、出院时情况(患者出院时尚存的症状、体征、异常辅助检查结果及转归,未愈者须说明出院原因)、出院医嘱及注意事项等。

(八)死亡记录

要求在患者死亡后 24 h 内由参与抢救的医师完成,内容包括患者姓名、性别、年龄、入院日期、死亡时间、入院诊断、入院情况、诊疗经过(病情演变转危原因及过程、抢救、死亡经过)、死亡原因、死亡诊断等。死亡时间要记录至小时、分。

第三节 书写住院病历

一、目的要求

(1)掌握病史采集的内容和方法。
(2)掌握体格检查的内容和方法。
(3)掌握住院病历的书写格式和方法,并能独立完成一份住院病历。
(4)熟悉分析相关实验室及辅助检查的步骤和方法,及其临床意义。
(5)了解住院期间其他常用医疗文书书写的内容、格式及要求。

二、实训内容及步骤

(1)资料收集 采集病史和获取体格检查结果、相关辅助检查结果。
(2)示范住院病历。
(3)整理、分析所获取的资料,并要求学生独立书写一份住院病历。
(4)对学生已经完成的住院病历进行讲评。
(5)示范部分常用医疗文书的书写。
完整住院病历书写规程及评分标准见表 3-1。

表 3-1　完整住院病历书写规程及评分标准

项目	内容及规范要求	分值（100分）	实际得分	备注
一般项目	1.包括姓名、性别、年龄、婚姻、民族、职业、籍贯、现住址、工作单位、入院日期、记录日期、病史叙述者、可靠程度、联系方式等。需逐一填写，不可空缺	5		
主诉	2.包括主要症状、体征及持续的时间。一般以 2～3 个症状或体征为宜，简明扼要，不超过 20 字	5		
现病史	3.内容包括：①起病情况与患病的时间；②主要症状的特点；③病情的发展与演变；④伴随症状及阴性症状；⑤诊治经过；⑥病程中患者的一般情况。要求内容齐全，描写清晰简洁，有层次	20		
其他病史	4.包括：①既往史；②个人史；③婚姻史；④月经史；⑤生育史；⑥家族史。要求逐一描述，不得缺项，每项内容齐全	15		
体格检查	5.包括生命体征及一般检查。要求内容齐全	5		
	6.头颈部检查。要求内容齐全	5		
	7.胸部：①胸廓检查；②肺部检查（视、触、叩、听）；③心脏（视、触、叩、听）；④血管检查。要求内容齐全	10		
	8.腹部检查（视、触、叩、听）。要求内容齐全	5		
	9.肛门、外生殖器、脊柱、四肢及神经系统检查。要求内容齐全	5		
实验室及器械检查	10.记录与诊断相关的实验室及器械检查结果及检查日期，包括患者入院后 24 h 内应完成的检查结果。要求内容齐全，描述检查结果准确、简洁	5		
摘要	11.内容包括：患者的一般资料；主诉；简明扼要、高度概况的病史要点；体格检查（主要描述的阳性体征和与鉴别诊断有关的阴性体征）；实验室及特殊检查（主要描述阳性结果及与鉴别诊断有关阴性结果）。要求内容齐全，描述简洁、规范，有高度概括性	5		
诊断	12.要求诊断应完整，尽可能包括病因、病理解剖、病理生理、并发症、伴发病诊断及疾病的分型与分期。按主次顺序排列	3		
签名	13.要求签全名，清晰可辨	2		
综合评价	14.要求格式准确，项目填写应完整，语句精练、简明扼要，字迹工整清晰，无错别字，整体整洁	10		

（符勤怀）

第二篇

临床常用穿刺术

第四章 胸腔穿刺术

一、目的

通过胸腔穿刺明确胸腔内有无气体、血液或其他积液，并明确气胸的压力、胸腔积液的性质等；通过穿刺抽液或抽气以减轻压迫症状，或通过穿刺直接胸腔给药进行治疗等。

二、要求

(1) 能正确规范地进行胸腔穿刺。

(2) 熟悉胸腔穿刺的适应证、禁忌证及注意事项。

(3) 操作中能密切观察患者的反应，如出现胸膜反应应立即停止穿刺，并能给予恰当的处理。

(4) 操作时态度认真、关心患者、沟通有效，操作准确、熟练。

三、操作步骤

(一) 术前准备

1. 向患者讲明穿刺的目的、过程及注意事项（如不要大声说话、深呼吸、咳嗽等），宣教相关知识，取得患者的同意和配合；评估病情、心理反应、合作程度、穿刺局部皮肤情况，告知术前排大小便。

2. 用物准备　胸穿包、无菌手套、抗凝剂、量筒、容器、局麻药（如为普鲁卡因要做皮试）等。

3. 术者衣帽整齐，规范洗手，戴口罩。

(二) 穿刺过程

1. 体位　协助患者取坐位，面向椅背，两手臂置于椅背上，前额伏于前臂上。不能坐起者，协助取半卧位，置患者患侧上臂于枕后。

2. 选择穿刺点　宜取叩诊最浊的部位，一般选择肩胛下角线第7～9肋间隙或腋中线第6～7肋间隙进针；或经影像学检查定位；气胸穿刺点常选锁骨中线第2～3肋间隙。定位后在皮肤上做好标记。

3. 常规消毒皮肤　以穿刺点为中心由内向外消毒，直径约15 cm。

4. 打开穿刺包　检查穿刺包消毒有效期和包装是否完好，打开穿刺包，术者戴无菌手套，检查穿刺包内器械是否完好、够用，穿刺针及橡皮导管是否通畅。铺消毒洞巾。

5. 局麻　用2%利多卡因，在选定的穿刺点先注射出皮丘后，再沿下一肋骨上缘垂直进针，自皮肤至胸膜壁层逐层局麻，至出现落空感时拔出麻醉针。

6. 夹闭穿刺针尾橡皮导管。术者左手示指与拇指固定穿刺点皮肤，右手持穿刺针在标记点沿下一肋骨上缘垂直于皮肤缓慢进针，出现落空感时表明已进入胸膜腔。助用止血钳协助固定穿刺针。

7. 接注射器，松开夹子抽取液体。每次取下注射器前先夹闭橡皮导管，防止空气进入胸腔（整个过程应密切观察患者是否出现胸膜反应，如出现应立即停止穿刺，并能给予恰当的处理）。将抽取的液体注入量筒。

8. 穿刺完毕，拔出穿刺针，用无菌纱布覆盖穿刺点，按压止血，用胶布固定。

(三) 术后处理

1. 穿刺后嘱患者卧床休息，继续临床观察，必要时复查胸透，观察有无气胸等并发症。

2. 整理用物，处理医疗废物；及时送检并计量穿刺液。

四、注意事项

1. 术前应向患者讲明穿刺的目的和大致过程，以消除其顾虑，取得配合。对精神紧张或咳嗽者可在术前半小时给予地西泮或可待因以镇静、止咳。

2．严格把握适应证和禁忌证。

1）适应证

（1）诊断性穿刺　为明确气胸的压力、胸腔积液的性质等。

（2）治疗性穿刺　穿刺抽液或抽气以减轻压迫症状，抽吸脓液治疗脓胸，胸腔内注射药物。

2）禁忌证

（1）病情危重不能耐受手术者。

（2）有严重出血倾向或肺气肿、大咯血、穿刺部位有炎症病灶、对麻醉药过敏者等。

3．术中密切观察患者的反应，如发生连续咳嗽或出现头晕、胸闷、面色苍白、出汗，甚至昏厥等胸膜反应，应立即停止穿刺，拔出穿刺针。让患者平卧，必要时皮下注射 0.1％肾上腺素 0.3～0.5 mL。

4．一次抽液不可过多、过快，诊断性抽液一般为 50～100 mL；减压抽液时，第一次不宜超过 600 mL，以后每次不要超过 1000 mL；如为脓胸应尽量抽净脓液。

5．严格执行无菌操作，防止空气进入胸腔，始终保持胸腔负压。

6．术后患者应卧床休息，继续临床观察，必要时复查胸透，观察有无气胸等并发症。

7．应避免在第 9 肋间以下穿刺，以免损伤膈肌及腹腔脏器。

五、胸腔穿刺术操作规程及评分标准

胸腔穿刺术操作规程及评分标准见表 4-1。

表 4-1　胸腔穿刺术操作规程及评分标准

内容	步骤及操作方法	分值（100分）	实际得分	备注
术前准备	1.向患者讲明穿刺的目的、过程及注意事项，宣教相关知识，取得患者的同意和配合；评估病情、心理反应、合作程度、穿刺局部皮肤情况，告知术前排大小便	5		
	2.用物准备：胸穿包、无菌手套、抗凝剂、量筒、容器、局麻药等	5		
	3.术者衣帽整齐，规范洗手，戴口罩	5		
穿刺过程	4.体位：协助患者取坐位面向椅背，两手臂置于椅背上，前额伏于前臂上。不能坐起者，协助取半卧位，置患者患侧上臂于枕后	5		
	5.选择穿刺点：宜取叩诊最浊的部位，一般选择肩胛下角线第 7～9 肋间隙或腋中线第 6～7 肋间隙进针；或经影像学检查定位；气胸穿刺点常选锁骨中线第 2～3 肋间隙。定位后在皮肤上做好标记	5		
	6.常规消毒皮肤	5		
	7.打开穿刺包：检查穿刺包消毒有效期和包装是否完好，打开穿刺包，术者戴无菌手套，检查穿刺包内器械是否完好、够用，穿刺针及橡皮导管是否通畅。铺消毒洞巾	10		
	8.局麻：用 2％利多卡因，在选定的穿刺点先注射出皮丘后，再沿下一肋骨上缘垂直进针，自皮肤至胸膜壁层逐层局麻，至出现落空感时拔出麻醉针	10		
	9.夹闭穿刺针尾橡皮导管。术者左手示指与拇指固定穿刺点皮肤，右手持穿刺针在标记点沿下一肋骨上缘垂直于皮肤缓慢进针，出现落空感时表明已进入胸膜腔。助手用止血钳协助固定穿刺针	10		
	10.接注射器，松开夹子抽取液体。每次取下注射器前先夹闭橡皮导管，防止空气进入胸腔。抽取的液体注入量筒。术中密切观察患者	10		
	11.穿刺完毕，拔出穿刺针，用无菌纱布覆盖穿刺点，按压止血，用胶布固定	5		

续表

内容	步骤及操作方法	分值 （100分）	实际 得分	备注
术后 处理	12.穿刺后嘱患者卧床休息,继续临床观察,必要时复查胸透,观察有无气胸等并发症;整理用物,处理医疗废物;及时送检并计量穿刺液	5		
综合 评价	13.整个操作过程熟练,动作标准、规范	5		
	14.充分体现人文关怀,关爱患者	5		
	15.15 min 内完成,每超时 1 min 扣 1 分	5		
	16.提问:胸腔穿刺的目的及注意事项	5		

（王　宏）

第五章

腹腔穿刺术

一、目的

(1) 明确腹腔积液的性质与病原,协助诊断。

(2) 抽出适量的腹腔积液,以减轻患者腹腔内的压力,缓解腹胀、胸闷、气急、呼吸困难等压迫症状。

(3) 通过穿刺直接腹腔给药进行治疗。

二、要求

(1) 能正确规范地进行腹腔穿刺。

(2) 熟悉腹腔穿刺的适应证、禁忌证及注意事项。

(3) 操作中能密切观察患者的反应,如有头晕、心悸、恶心、气短、脉搏增快及面色苍白等,应立即停止操作,并能进行适当的处理。

(4) 操作时态度认真、关心患者、沟通有效,操作准确、熟练。

三、操作步骤

(一) 术前准备

1. 向患者讲明穿刺的目的、过程及注意事项(如不要频繁改变体位、减少腹式呼吸等),宣教相关知识,取得患者的同意和配合;测血压,脉搏,量腹围,检查腹部体征。告知患者术前排空小便。

2. 用物准备　腹穿包、无菌手套、抗凝剂、量筒、容器、局麻药(如为普鲁卡因要做皮试)等。

3. 术者衣帽整齐,规范洗手,戴口罩。

(二) 穿刺过程

1. 体位　根据穿刺点(见下述)及患者病情协助患者采取适当体位,如坐位、半坐卧位、平卧位、侧卧位。

2. 选择穿刺点　①脐与耻骨联合上缘间连线的中点上方 1 cm、偏左或右 1~2 cm,此处无重要器官,穿刺较安全;②脐与左髂前上棘连线的中 1/3 与外 1/3 交界处,此处可避免损伤腹壁下动脉,肠管较游离亦不易损伤,放腹腔积液时常选用此穿刺点;③侧卧位穿刺点为脐平面与腋前线或腋中线交点处,此处多适用于腹膜腔内少量积液的诊断性穿刺。定位后在皮肤上做好标记。

3. 常规消毒皮肤　以穿刺点为中心由内向外消毒,直径约为 15 cm。

4. 打开穿刺包　检查穿刺包消毒有效期和包装是否完好,打开穿刺包,术者戴无菌手套,检查穿刺包内器械是否完好、够用,穿刺针及橡皮导管是否通畅。铺消毒洞巾。

5. 局麻　用 2% 利多卡因,在选定的穿刺点先斜着进针,注射出皮丘后再垂直进针,自皮肤至腹膜壁层逐层局麻,至出现落空感时拔出麻醉针。

6. 夹闭穿刺针尾橡皮导管。术者左手示指与拇指固定穿刺点皮肤,右手持穿刺针在标记点上垂直于皮肤缓慢进针,出现落空感时表明已进入腹膜腔。助手用止血钳协助固定穿刺针。

7. 接注射器,松开夹子抽取液体。每次取下注射器前先夹闭橡皮导管,防止腹腔积液外漏。大量放液时可用 8 号或 9 号针头,并于针座处接一橡皮管,用输液夹子调整输液速度,将腹腔积液引入容器中计量并送化验检查(术中密切观察患者,如有头晕、心悸、恶心、气短、脉搏增快及面色苍白等,应立即停止操作,并进行适当处理)。

8. 穿刺完毕,拔出穿刺针,用无菌纱布覆盖穿刺点,按压止血,用胶布固定。测量腹围、脉搏、血压,检查腹部体征。

（三）术后处理

1. 穿刺后嘱患者卧床休息,观察术后反应。

2. 整理用物,处理医疗废物；及时送检并计量穿刺液。

四、注意事项

1. 术前应向患者讲明穿刺的目的和大致过程,消除患者顾虑,取得配合。

2. 嘱患者术前排空小便,并测血压、脉搏,量腹围,检查腹部体征。

3. 严格执行无菌操作,防止引起腹腔感染。

4. 严格把握适应证和禁忌证。

1）适应证

（1）诊断性穿刺　为了明确腹腔积液的性质与病原,或疑有腹腔内出血者。

（2）治疗性穿刺　穿刺抽液以减轻压迫症状,腹腔内注射药物。

2）禁忌证

（1）病情危重不能耐受手术者,有严重出血倾向者,对麻醉药过敏者。

（2）有肝性脑病先兆、广泛腹膜粘连、包虫病、巨大卵巢囊肿及妊娠者等。

5. 术中密切观察患者的反应,如有头晕、心悸、恶心、气短、脉搏增快及面色苍白等,应立即停止操作,并进行适当处理。

6. 放液不宜过快、过多,特别是肝硬化患者,一次放液一般不超过 3000 mL。

7. 放腹腔积液时若流出不畅,可将穿刺针稍作移动或协助患者稍变换体位。

8. 穿刺后嘱患者平卧,并使穿刺孔位于上方以免腹腔积液漏出；较大量放液后,需束以多头腹带,以防腹压骤降、内脏血管扩张引起血压下降或休克。

9. 放液前后均应测量腹围、脉搏、血压,检查腹部体征,以评估病情变化。

10. 腹腔积液为血性者于取得标本后,应停止抽吸或放液。

五、腹腔穿刺术操作规程及评分标准

腹腔穿刺术操作规程及评分标准见表5-1。

表 5-1　腹腔穿刺术操作规程及评分标准

内容	步骤及操作方法	分值（100分）	实际得分	备注
术前准备	1. 向患者讲明穿刺的目的、过程及注意事项,宣教相关知识,取得患者的同意和配合；测血压、脉搏,量腹围,检查腹部体征。告知术前排空小便	5		
	2. 用物准备：腹穿包、无菌手套、抗凝剂、量筒、容器、局麻药等	5		
	3. 术者衣帽整齐,规范洗手,戴口罩	5		
穿刺过程	4. 体位：根据穿刺点（见下述）及患者病情协助患者采取适当体位	5		
	5. 选择穿刺点：①脐与耻骨联合上缘间连线的中点上方 1 cm,偏左或右 1~2 cm；②脐与左髂前上棘连线的中 1/3 与外 1/3 交界处；③侧卧位穿刺点为脐平面与腋前线或腋中线交点处。定位后在皮肤上做好标记	5		
	6. 常规消毒皮肤	5		
	7. 打开穿刺包：检查穿刺包消毒有效期和包装是否完好,打开穿刺包,术者戴无菌手套,检查穿刺包内器械是否完好、够用,穿刺针及橡皮导管是否通畅。铺消毒洞巾	10		

内容	步骤及操作方法	分值（100分）	实际得分	备注
穿刺过程	8.局麻:用2%利多卡因,在选定的穿刺点先斜着进针,注射出皮丘后再垂直进针,自皮肤至腹膜壁层逐层局麻,至出现落空感时拔出麻醉针	10		
	9.夹闭穿刺针尾橡皮导管。术者左手示指与拇指固定穿刺点皮肤,右手持穿刺针在标记点上垂直于皮肤缓慢进针,出现落空感时表明已进入腹膜腔。助手用止血钳协助固定穿刺针	10		
	10.接注射器,松开夹子抽取液体。每次取下注射器前先夹闭橡皮导管,防止腹腔积液外漏。大量放液时可用8号或9号针头,并于针座处接一橡皮管,用输液夹子调整输液速度,将腹腔积液引入容器中计量并送化验检查。术中密切观察患者	10		
	11.穿刺完毕,拔出穿刺针,用无菌纱布覆盖穿刺点,按压止血,用胶布固定。测量腹围、脉搏、血压,检查腹部体征	5		
术后处理	12.穿刺后嘱患者卧床休息,观察术后反应;整理用物,处理医疗废物;及时送检并计量穿刺液	5		
综合评价	13.整个操作过程熟练,动作标准、规范	5		
	14.充分体现人文关怀,关爱患者	5		
	15.15 min内完成,每超时1 min扣1分	5		
	16.提问:腹腔穿刺的目的及注意事项	5		

（王 宏）

第六章 骨髓穿刺术

一、目的

通过对穿刺所获得的骨髓液进行细胞学、细菌学和寄生虫的检查，从而协助诊断多种疾病（如血液及造血系统疾病、骨髓疾病、淋巴系统疾病、某些传染病等）并观察某些疾病的诊疗效果。

二、要求

1. 能正确规范地进行骨髓穿刺。
2. 熟悉骨髓穿刺的适应证、禁忌证及注意事项。
3. 操作时态度认真、关心患者、沟通有效，操作准确、熟练。

三、操作步骤

（一）术前准备

1. 向患者讲明穿刺的目的、过程及注意事项（如不要频繁改变体位），宣教相关知识，取得患者的同意和配合；评估患者病情、心理反应、合作程度、穿刺局部皮肤情况。做凝血时间检查。

2. 用物准备　骨穿包、无菌手套、抗凝剂、玻片、培养基、酒精灯、局麻药（如为普鲁卡因要做皮试）等。

3. 术者衣帽整齐，规范洗手，戴口罩。

（二）穿刺过程

1. 体位　根据穿刺点（见下述）及患者病情协助患者采取适当体位，如仰卧位、侧卧位、坐位等。

2. 选择穿刺点　①髂前上棘穿刺点（选仰卧位）：取髂前上棘后上方 1～2 cm 处作为穿刺点，此处骨面较平，容易固定。②髂后上棘穿刺点（选侧卧位）：位于骶椎两侧、臀部上方骨性突出部位。③胸骨穿刺点（选仰卧位）：在胸骨柄或胸骨体相当于第 1、2 肋间隙的位置，此处穿刺易损伤心房或大血管，较少选用，当其他部位不宜穿刺或穿刺失败时选用。④腰椎棘突穿刺点（选侧卧位或坐位）：位于腰椎棘突突出处。定位后在皮肤上做好标记。

3. 常规消毒皮肤　以穿刺点为中心由内向外消毒，直径约为 15 cm。

4. 打开穿刺包　检查穿刺包消毒有效期和包装是否完好，打开穿刺包，术者戴无菌手套，检查穿刺包内器械是否完好、够用。铺消毒洞巾。

5. 局麻　用 2% 利多卡因，在选定的穿刺点先注射出皮丘后再垂直进针，自皮肤至骨膜逐层局麻，至针锋碰到骨质时拔出麻醉针。

6. 将骨髓穿刺针固定器固定在适当长度上（髂骨穿刺约 1.5 cm，胸骨穿刺约 1.0 cm）。术者左手拇、示指固定穿刺部位皮肤，右手持针于骨面垂直刺入（若为胸骨穿刺则与骨面成 30°～40° 角斜行刺入），当针锋接触到骨质后则左右旋转，缓缓钻刺骨质。当感到阻力消失，且穿刺针已固定在骨内时，表示已进入骨髓腔。

7. 拔出针芯，接上干燥的 10 mL 或 20 mL 注射器，用适当力量缓慢抽吸，可见少量红色骨髓液进入注射器内，抽吸量以 0.1～0.2 mL 为宜，取下注射器，插入针芯。将骨髓液推注于玻片上，迅速制作涂片 5～6 张，送检，做形态学检查。如需做骨髓培养，抽吸骨髓液 1～2 mL 注入培养液内，立即插入针芯。

8. 穿刺完毕，用无菌纱布覆盖穿刺点，按压止血 1～2 min，用胶布固定。

（三）术后处理

1. 穿刺后嘱患者卧床休息，继续观察穿刺点有无出血。

2. 整理用物，处理医疗废物；及时送检穿刺液。

四、注意事项

1. 术前应向患者讲明穿刺的目的和大致过程，以消除其顾虑，取得配合。

2. 术前做凝血时间检查；术后注意观察穿刺处有无出血。

3. 严格把握适应证和禁忌证。

1）适应证

（1）各种原因所致的贫血和各种类型的白血病、血小板减少性紫癜、多发性骨髓瘤、转移瘤、骨髓发育异常综合征、骨髓纤维化、恶性组织细胞病等。

（2）某些寄生虫病，如疟疾、黑热病等可检测寄生虫。

（3）长期发热，肝、脾、淋巴结肿大均可行骨髓穿刺检查，以明确诊断。

（4）观察血液及造血系统、骨髓等疾病的疗效。

2）禁忌证

（1）血友病患者禁做骨髓穿刺。

（2）有严重出血倾向的患者慎做骨髓穿刺，术前应做凝血时间检查。

4. 注射器与穿刺针必须干燥，以免发生溶血。

5. 穿刺针进入骨质后避免摆动过大，以免折断；胸骨穿刺时不可用力过猛，以防穿透内侧骨板。

6. 做细胞形态学检查时，骨髓抽吸量不宜超过 0.2 mL，否则骨髓液稀释，会影响增生度的判断、细胞计数及分类的结果；如做细菌培养，应首先抽取供骨髓细胞形态学检查的标本，再抽取 1～2 mL 骨髓液供细菌培养。

7. 骨髓液抽取后应立即涂片，否则很快会发生凝固，使涂片失败。

8. 整个过程严格执行无菌操作。

五、骨髓穿刺术操作规程及评分标准

骨髓穿刺术操作规程及评分标准见表 6-1。

表 6-1　骨髓穿刺术操作规程及评分标准

内容	步骤及操作方法	分值（100分）	实际得分	备注
术前准备	1. 向患者讲明穿刺的目的、过程及注意事项，宣教相关知识，取得患者的同意和配合；评估病情、心理反应、合作程度、穿刺局部皮肤情况。做凝血时间检查	5		
	2. 用物准备：骨穿包、无菌手套、抗凝剂、玻片、培养基、酒精灯、局麻药等	5		
	3. 术者衣帽整齐，规范洗手，戴口罩	5		
穿刺过程	4. 体位：根据穿刺点（见下述）及患者病情协助患者采取适当体位	5		
	5. 选择穿刺点：①髂前上棘穿刺点（选仰卧位）；②髂后上棘穿刺点（选侧卧位）；③胸骨穿刺点（选仰卧位）；④腰椎棘突穿刺点（选侧卧位或坐位）。定位后在皮肤上做好标记	5		
	6. 常规消毒皮肤	5		
	7. 打开穿刺包：检查穿刺包消毒有效期和包装是否完好，打开穿刺包，术者戴无菌手套，检查穿刺包内器械是否完好、够用。铺消毒洞巾	10		
	8. 局麻：用 2% 利多卡因，在选定的穿刺点先注射出皮丘后再垂直进针，自皮肤至骨膜逐层局麻，至针锋碰到骨质时拔出麻醉针	10		

续表

内容	步骤及操作方法	分值 （100分）	实际 得分	备注
穿刺 过程	9.将骨髓穿刺针固定器固定在适当长度上。术者左手拇、示指固定穿刺部位皮肤，右手持针于骨面垂直刺入（若为胸骨穿刺则与骨面成30°～40°角斜行刺入），当针锋接触到骨质后则左右旋转，缓缓钻刺骨质。当感到阻力消失，且穿刺针已固定在骨内时，表示已进入骨髓腔	10		
	10.拔出针芯，接上干燥的10 mL或20 mL注射器，用适当力量缓慢抽吸0.1～0.2 mL骨髓液，取下注射器，插入针芯。将骨髓液推注于玻片上，迅速制作涂片5～6张，送检，做形态学检查。如需做骨髓培养，抽吸骨髓液1～2 mL注入培养液内，立即插入针芯	10		
	11.穿刺完毕，用无菌纱布覆盖穿刺点，按压止血1～2 min，胶布固定	5		
术后 处理	12.穿刺后嘱患者卧床休息，继续观察穿刺点有无出血；整理用物，处理医疗废物；及时送检穿刺液	5		
综合 评价	13.整个操作过程熟练，动作标准、规范	5		
	14.充分体现人文关怀，关爱患者	5		
	15.15 min内完成，每超时1 min扣1分	5		
	16.提问：骨髓穿刺的目的及注意事项	5		

（王　宏）

第七章

腰椎穿刺术

一、目的

(1) 检查脑脊液的性质,协助诊断中枢神经系统的炎症或出血性疾病。

(2) 测定颅内压,了解蛛网膜下腔有无阻塞。

(3) 做其他辅助检查,如气脑造影、脊髓空洞造影。

(4) 对颅内出血、炎症或颅脑手术后者,引流有刺激性的脑脊液可减轻症状。

(5) 进行腰椎麻醉或鞘内注射药物治疗。

二、要求

(1) 能正确规范地进行腰椎穿刺。

(2) 熟悉腰椎穿刺的适应证、禁忌证及注意事项。

(3) 操作时态度认真、关心患者、沟通有效,操作准确、熟练。

三、操作步骤

(一) 术前准备

1. 向患者讲明穿刺的目的、过程及注意事项(如不要突然改变体位、剧烈咳嗽等),宣教相关知识,取得患者的同意和配合;评估病情、心理反应、合作程度、穿刺局部皮肤情况,告知术前排大小便;颅内压升高者应先做眼底检查。

2. 用物准备　腰椎穿刺包、无菌手套、抗凝剂、治疗用药、局麻药(如为普鲁卡因要做皮试)等。

3. 术者衣帽整齐,规范洗手,戴口罩。

(二) 穿刺过程

1. 体位　协助患者取弯腰侧卧位,背与床面垂直,屈颈抱膝。儿童及不合作者要有专人负责固定患者体位。

2. 选择穿刺点　常取两侧髂嵴最高点连线与后正中线交点(为第 3～4 腰椎棘突间隙)为穿刺点,有时也可在上一或下一腰椎间隙进行。定位后在皮肤上做好标记。

3. 常规消毒皮肤　以穿刺点为中心由内向外消毒,直径约为 15 cm。

4. 打开穿刺包　检查穿刺包消毒有效期和包装是否完好,打开穿刺包,术者戴无菌手套,检查穿刺包内器械是否完好、够用。铺消毒洞巾。

5. 局麻　用 2% 利多卡因,在选定的穿刺点先注射出皮丘后,再沿穿刺点垂直进针,自皮肤至椎间韧带逐层局麻,至出现落空感时拔出麻醉针。

6. 术者左手示指与拇指固定穿刺点皮肤,右手持穿刺针沿标记点,穿刺针斜面向头端垂直于脊柱缓慢进针,成人进针深度为 4～6 cm,儿童为 2～4 cm,出现落空感时表明已穿过硬脊膜。将针芯慢慢抽出(以防脑脊液迅速流出,造成脑疝),即可见脑脊液流出。如无脑脊液流出,可轻轻捻转穿刺针,调整方向或深度,直到有脑脊液流出。

7. 放液前先接上测压管测量脑脊液压力,正常侧卧位脑脊液压力为 70～180 mmH$_2$O 或 40～50 滴/分。若欲了解蛛网膜下腔有无阻塞,可做 Queckenstedt 试验(方法见下述)。撤去测压管,收集脑脊液 2～5 mL,送检,如需做培养应用无菌试管留取标本。立即插入针芯。

8. 穿刺完毕,拔出穿刺针。用无菌纱布覆盖穿刺点,按压止血,用胶布固定。

（三）术后处理

1. 穿刺后嘱患者去枕平卧 4～6 h,多饮温水以免引起术后低颅内压性头痛。

2. 整理用物,处理医疗废物;继续临床观察;及时送检穿刺液。

四、注意事项

1. 术前应向患者讲明穿刺的目的和大致过程,以消除其顾虑,取得配合。对儿童及不合作患者术前可酌情给予适量的镇静剂。

2. 严格把握适应证和禁忌证。

1）适应证

（1）诊断性穿刺 颅内或椎管内疾病的诊断及一些不明原因的昏迷、抽搐等疾病的鉴别诊断。

（2）治疗性穿刺 鞘内注射药物治疗中枢感染或放出炎性、血性脑脊液以减轻刺激症状。

2）禁忌证

（1）明显的颅内高压或已怀疑发生脑疝者。

（2）穿刺部位皮肤有感染者。

（3）已处于休克、衰竭、濒危状态或躁动不安不能配合者。

（4）颅后窝或高位颈椎有占位性病变及有脑干症状者。

3. 凡疑有颅内压升高者必须先做眼底检查,如有明显视乳头水肿或有脑疝先兆者,禁忌穿刺。必要时先行脱水降低颅内压后,再做腰椎穿刺术。

4. 穿刺针插入时要缓慢,出现落空感时应停止进针,以免损伤马尾。

5. 术中密切观察患者的反应,患者如出现呼吸、脉搏、面色异常等症状应立即停止操作,并做相应处理。

6. 鞘内注射药物时,需先放出等量脑脊液,再注入药物。

7. 整个过程严格执行无菌操作,防止引起中枢感染。

8. 穿刺结束后嘱患者去枕平卧 4～6 h,颅内压高者去枕平卧 12～24 h,并继续观察患者情况。

9. Queckenstedt 试验,也称动力试验或压颈试验,其方法如下。

于测定脑脊液初压后,嘱助手压迫患者一侧颈静脉约 10 s,进行观察判断:

（1）若脑脊液压力于压颈后立即上升 1 倍,解除压迫后,在 10～20 s 内又迅速下降至原来水平,表明蛛网膜下腔通畅。

（2）若脑脊液压力于压颈后不上升,表明蛛网膜下腔完全阻塞。

（3）若脑脊液压力于压颈后缓慢上升,解除压迫后又缓慢下降,表明蛛网膜下腔有不完全阻塞。

五、腰椎穿刺术操作规程及评分标准

腰椎穿刺术操作规程及评分标准见表 7-1。

表 7-1 腰椎穿刺术操作规程及评分标准

内容	步骤及操作方法	分值（100分）	实际得分	备注
术前准备	1.向患者讲明穿刺的目的、过程及注意事项,宣教相关知识,取得患者的同意和配合;评估病情、心理反应、合作程度、穿刺局部皮肤情况,告知术前排大小便;颅内压升高者应先做眼底检查	5		
	2.用物准备:腰椎穿刺包、无菌手套、抗凝剂、治疗用药、局麻药等	5		
	3.术者衣帽整齐,规范洗手,戴口罩	5		

内容	步骤及操作方法	分值（100分）	实际得分	备注
穿刺过程	4.体位：协助患者取弯腰侧卧位，背与床面垂直，屈颈抱膝。儿童及不合作者要有专人负责固定患者体位	5		
	5.选择穿刺点：常取两侧髂嵴最高点连线与后正中线交点为穿刺点。定位后在皮肤上做好标记	5		
	6.常规消毒皮肤	5		
	7.打开穿刺包：检查穿刺包消毒有效期和包装是否完好，打开穿刺包，术者戴无菌手套，检查穿刺包内器械是否完好、够用。铺消毒洞巾	10		
	8.局麻：用2%利多卡因，在选定的穿刺点先注射出皮丘后，再沿穿刺点垂直进针，自皮肤至椎间韧带逐层局麻，至出现落空感时拔出麻醉针	10		
	9.术者左手示指与拇指固定穿刺点皮肤，右手持穿刺针沿标记点，穿刺针斜面向头端垂直于脊柱缓慢进针，成人进针深度为4~6 cm，儿童为2~4 cm，出现落空感时表明已穿过硬脊膜。将针芯慢慢抽出，即可见脑脊液流出。如无脑脊液流出，可轻轻捻转穿刺针，调整方向或深度，直到有脑脊液流出	10		
	10.放液前先接上测压管测量脑脊液压力，正常侧卧位脑脊液压力为70~180 mmH$_2$O或40~50滴/分。若欲了解蛛网膜下腔有无阻塞，可做Queckenstedt试验。撤去测压管，收集脑脊液2~5 mL，送检，如需做培养应用无菌试管留取标本。立即插入针芯	10		
	11.穿刺完毕，拔出穿刺针。用无菌纱布覆盖穿刺点，按压止血，用胶布固定	5		
术后处理	12.穿刺后嘱患者去枕平卧4~6 h，多饮温水，以免引起术后低颅内压性头痛。整理用物，处理医疗废物；继续临床观察；及时送检穿刺液	5		
综合评价	13.整个操作过程熟练，动作标准、规范	5		
	14.充分体现人文关怀，关爱患者	5		
	15.15 min内完成，每超时1 min扣1分	5		
	16.提问：腰椎穿刺的目的及注意事项	5		

（王　宏）

第三篇

临床常用辅助检查

第八章 心电图检查

第一节 心电图基本知识

一、心电图概念

心脏机械收缩之前，先产生电激动，心房和心室的电激动可经人体组织传到体表。心电图（electrocardiogram，ECG）是利用心电图机从体表记录心脏每一心动周期所产生电活动变化的曲线图形。

二、心电图导联

在人体表面的不同部位放置电极，通过导联线与心电图机电流计的正、负极相连，这种记录心电图的电路连接方法称为心电图导联。电极放置位置和连接方法不同，可组成不同的导联。在长期的临床心电图实践中，形成了国际通用导联体系，称为常规12导联体系。

（一）肢体导联

肢体导联包括标准导联 I、II、III，以及加压单极肢体导联 aVR、aVL、aVF。

1. 标准导联　为双极导联，反映两个电极所在部位之间的电位差。连接方法是将心电图机的正、负两极分别与两个肢体相连。其电极的具体安放位置见表8-1、图8-1。

表 8-1　标准导联正、负电极的位置

导联名称	正电极位置	负电极位置
I	左上肢	右上肢
II	左下肢	右上肢
III	左下肢	左上肢

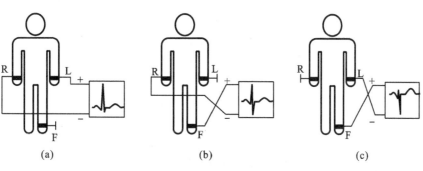

图 8-1　标准导联的连接方式

（a）I 导联；（b）II 导联；（c）III 导联

2. 加压单极肢体导联　属单极导联，代表检测部位的电位变化。连接方法是将心电图机的正极与某一肢体相连，负极与另两个肢体相连构成中心电端（电位接近零）。其电极的具体安放位置见表8-2、图8-2。

表 8-2　加压单极肢体导联正、负电极的位置

导联名称	正电极位置	负电极位置
aVR	右上肢	左上肢＋左下肢
aVL	左上肢	右上肢＋左下肢
aVF	左下肢	左上肢＋右上肢

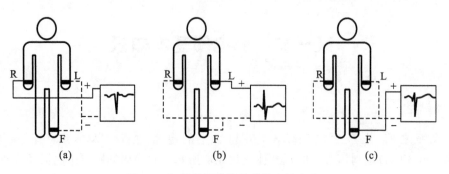

(a)　　　　　　　　(b)　　　　　　　　(c)

图 8-2　加压单极肢体导联的连接方式

(a)aVR 导联；(b)aVL 导联；(c)aVF 导联

综上所述,肢体导联电极主要放置在右上肢(R)、左上肢(L)、左下肢(F),连接此三点即成为所谓的 Einthoven 三角(图 8-3)。

在每个标准导联正、负极之间均可画出一条假想的直线,称为导联轴。为便于表明 6 个导联轴之间的方向关系,将Ⅰ、Ⅱ、Ⅲ导联的导联轴平行移动,使其与 aVR、aVL、aVF 的导联轴一并通过坐标图的轴中心点,就构成额面六轴系统(图 8-3)。该坐标系统采用±180°的角度标志。左侧为 0°,顺时针的角度为正,逆时针为负。每个导联轴由中心点被分为正、负两半,每两个相邻导联间的夹角为 30°。这对测定额面心电轴很有帮助。

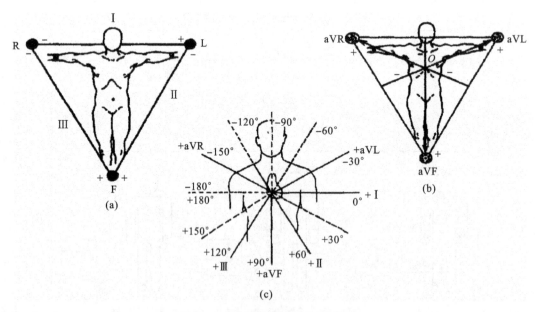

图 8-3　肢体导联轴与额面六轴系统

(a)标准导联的导联轴；(b)加压单极肢体导联的导联轴；(c)肢体导联额面六轴系统

(二)胸导联

胸导联是单极导联,包括 $V_1 \sim V_6$ 导联。检测的正电极应安放在胸壁规定的部位,另将 3 个肢体导联电极分别通过 5000 Ω 电阻与负极连接构成中心电端(该处电位接近零且较稳定)。胸导联检测电极具体

安放的位置见表 8-3、图 8-4、图 8-5。

表 8-3 胸导联正、负电极的位置

导联名称	正电极位置	负电极位置
V_1	胸骨右缘第 4 肋间	左上肢＋右上肢＋左下肢
V_2	胸骨左缘第 4 肋间	左上肢＋右上肢＋左下肢
V_3	V_2 与 V_4 两点连线的中点	左上肢＋右上肢＋左下肢
V_4	左锁骨中线与第 5 肋间相交处	左上肢＋右上肢＋左下肢
V_5	左腋前线与 V_4 同一水平处	左上肢＋右上肢＋左下肢
V_6	左腋中线与 V_4 同一水平处	左上肢＋右上肢＋左下肢

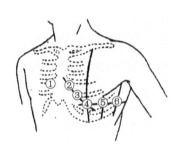

图 8-4 胸导联正电极的位置

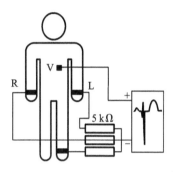

图 8-5 胸导联电极的连接方式

三、心电图各波段的组成及命名

（一）正常心脏激动传导系统

正常心脏激动传导系统由窦房结、结间束、房间束、房室交界区（房室结、希氏束）、束支（分为左、右束支）以及浦肯野纤维构成。

（二）心电图各波段的组成

心脏的传导系统与每一个心动周期顺序出现的心电变化密切相关。正常心电活动起始于窦房结，兴奋心房的同时经结间束传至房室结，然后沿希氏束至左、右束支，再至浦肯野纤维顺序传导，最后兴奋心室。这种先后有序的电激动的传播，引起了一系列的电位改变，形成了心电图上相应的波段。临床心电学对这些波段规定了统一的名称：一个正常完整的心动周期包括 P 波、PR 段、PR 间期、QRS 波群、ST 段、T 波、QT 间期及 U 波（图 8-6）。

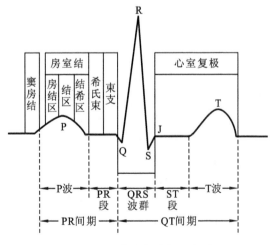

图 8-6 心电图各波段示意图

（三）心电图各波段的形成及意义

心电图各波段的形成及意义见表8-4。

表8-4 心电图各波段的形成及意义

名 称	形 成	意 义
P波	心房除极波	反映心房除极的电位和时间变化
PR间期	P波起点至QRS波群起点之间的距离	反映心房开始除极到心室开始除极的时间
QRS波群	心室除极波	反映心室除极的电位和时间变化
ST段	QRS波群终点至T波起点之间的基线	反映心室除极完毕后的缓慢复极过程
T波	心室复极波	反映心室快速复极的电位变化
QT间期	QRS波群起点至T波终点之间的距离	反映心室开始除极至心室复极完毕的时间
U波	T波之后出现的振幅很小的波	反映心室后继电位

其中，QRS波群可因检测电极的位置不同而呈多种形态，现已统一命名如下：首先出现的位于等电位线以上的正向波称为R波；R波之前的负向波称为Q波；R波之后的负向波称为S波；继S波之后的正向波则称为R′波；R′波后再出现的负向波称为S′波；如果QRS波群只有负向波，则称为QS波。QRS波群的书写方法根据其幅度大小而定，采用Q或q、R或r、S或s来表示，命名示意图见图8-7。

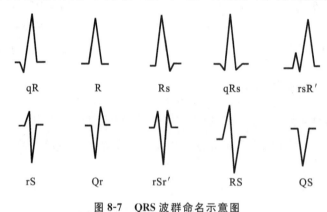

qR　　　R　　　Rs　　　qRs　　　rsR′

rS　　　Qr　　　rSr′　　　RS　　　QS

图8-7　QRS波群命名示意图

第二节　正常心电图

一、心电图测量

（一）心电图记录纸

心电图多描记在特殊的记录纸上。心电图记录纸上有粗细两种纵线和横线，细线的间距为1 mm，粗线的间距为5 mm。纵横线交错组成许多大小方格。横向坐标代表时间，可以进行各波段时间的测量。通常的走纸速度为25 mm/s，这样每小格表示0.04 s。根据需要可以提高走纸速度，如提高到50 mm/s，则每小格表示0.02 s。纵向坐标代表电压，可以进行各波振幅的测量。一般采用标准电压1 mV相当于10 mm，即每小格（1 mm）表示0.1 mV（图8-8）。临床工作中可根据实际需要改变定标电压，如波幅过大可把定标电压调为1 mV相当于5 mm，则1 mm表示0.2 mV；相反，如波幅过小，可加倍输入。

定标电压1 mV相当于1 cm，纵坐标每一小格相当于0.1 mV；横坐标每一大格分为5小格，每小格相当于0.04 s，每1大

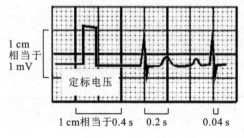

1 cm
相当于
1 mV

定标电压

1 cm相当于0.4 s　0.2 s　0.04 s

图8-8　心电图纸组成示意图

格相当于 0.2 s。

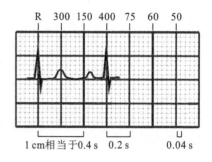

（二）心率的计算

测量心率时,如心律规则只需测量一个 RR（或 PP）间期,即一个心动周期的时间,然后代入公式心率＝60/RR（或 PP）间期,便可求出每分钟心室率或心房率。例如:RR 间期为 0.8 s,则心率为 60/0.8＝75 次/分。还可采用查表法或使用专门的心率尺直接读出相应的心率数。心律明显不齐时,一般采取 5 个以上 RR（或 PP）间期的平均值来进行测算（图 8-9）。

图 8-9 心率的计算示意图
（走纸速度为 25 mm/s）
RR 间距为 0.6 s,
心率＝60÷0.6＝100 次/分

（三）心电图各波段振幅的测量

心电图各波、间期和段的测量见图 8-10。

P 波振幅测量的参考水平应以 P 波起始前的水平线为准。测量 QRS 波群、ST 段、T 波和 U 波振幅,统一采用 QRS 波起始部水平线作为参考水平。如果 QRS 波起始部为一斜段,应以 QRS 波起点作为测量参考点。测量正向波的高度时,应以参考水平线上缘垂直地测量到波的顶端;测量负向波的深度时,应以参考水平线下缘垂直地测量到波的底端（图 8-11）。

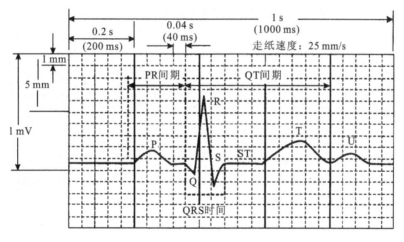

图 8-10 心电图各波、间期和段的测量

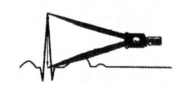 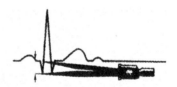

图 8-11 心电图各波段振幅的测量

（四）心电图各波段时间的测量

各波段的时间应从该波形起点的内缘测量至波形终点的内缘。正向波的时间从基线下缘测量,负向波的时间从基线上缘测量（图 8-12）。测量时间应选择波幅最大、波形清晰的导联。P 波及 QRS 波群的时间应选择此导联中最宽的 P 波及 QRS 波群进行测量,PR 间期应选择 12 导联中 P 波宽大且有 Q 波的导联进行测量,QT 间期应取 12 导联中最长的 QT 间期进行测量。

（五）平均心电轴

1. 概念 平均心电轴一般指的是平均 QRS 电轴,通常用任意两个肢体导联的 QRS 波群的电压或面积计算出心电轴。一般采用心电轴与Ⅰ导联正（左）侧段之间的角度来表示平均心电轴的偏移方向。

2. 测定方法 最简单的方法是目测Ⅰ导联和Ⅲ导联 QRS 波群的主波方向,判定电轴是否发生偏移（图 8-13、表 8-5）。精确的方法可采用分别测算Ⅰ导联和Ⅲ导联的 QRS 波群振幅的代数和,然后将这两个数值分

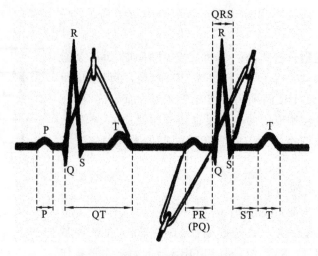

图 8-12　心电图各波段时间的测量

别在Ⅰ导联及Ⅲ导联上画出垂直线,求得两垂直线的交叉点 A。电偶中心 O 点与该交叉点 A 相连即为心电轴,该轴与Ⅰ导联轴正侧的夹角即为心电轴的角度(图 8-14)。心电轴的正常范围及偏移见图 8-15。

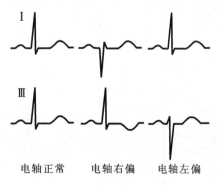

图 8-13　目测法测定心电轴

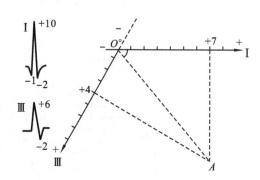

图 8-14　振幅法测定心电轴

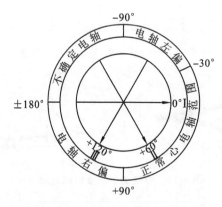

图 8-15　心电轴的正常范围及偏移

3. 临床意义　心电轴的偏移,一般受心脏的解剖位置、两侧心室的质量比例、激动在室内的传导状态,以及年龄、体型等因素影响,其临床意义见表 8-5。

表 8-5　心电图各波段的形成及意义

Ⅰ导联 QRS 主波	Ⅲ导联 QRS 主波	心电轴	心电轴范围	临床意义
正向波	正向波	不偏	−30°～＋90°	正常心电轴
负向波	正向波	右偏	＋90°～＋180°	右心室肥大、左后分支阻滞等
正向波	负向波	左偏	−30°～−90°	左心室肥大、左前分支阻滞等
负向波	负向波	不确定	−90°～−180°	正常人,肺心病、冠心病、高血压等

二、心电图各波段正常值

1. P波　代表心房肌除极的电位变化。

(1) 形态:P波的形态在大部分导联上一般呈钝圆形,有时可能有轻度切迹。心脏激动起源于窦房结,因此心房除极的综合向量指向左、前、下,所以P波方向在Ⅰ、Ⅱ、aVF、V_4～V_6导联向上,在aVR导联向下,其余导联呈双向、倒置或低平均可。

(2) 时间:正常人P波时间一般为0.06～0.11 s。

(3) 振幅:P波振幅在肢体导联一般小于0.25 mV,胸导联一般小于0.20 mV。

2. PR间期　从P波的起点至QRS波群的起点,代表心房开始除极至心室开始除极的时间。心率在正常范围时,PR间期为0.12～0.20 s。在幼儿及心动过速的情况下,PR间期相应缩短。在老年人及心动过缓的情况下,PR间期可略延长,但一般不超过0.22 s。

3. QRS波群　代表心室肌除极的电位变化。

(1) 时间:正常成年人QRS波群时间小于0.12 s,多数在0.06～0.10 s。

(2) 形态和振幅:在胸导联,正常人V_1、V_2导联多呈rS型,V_1的R波一般不超过1.0 mV。V_5、V_6导联QRS波群可呈qR、qRs、Rs或R型,且R波一般不超过2.5 mV。正常人胸导联的R波自V_1至V_6逐渐增高,S波逐渐变小,V_1的R/S小于1,V_5的R/S大于1。在V_3或V_4导联,R波和S波的振幅大体相等。在肢体导联,Ⅰ、Ⅱ导联的QRS波群主波一般向上,Ⅲ导联的QRS波群主波方向多变。aVR导联的QRS波群主波向下,可呈QS、rS、rSr′或Qr型。aVL与aVF导联的QRS波群可呈qR、Rs或R型,也可呈rS型。正常人aVR导联的R波一般小于0.5 mV,Ⅰ导联的R波小于1.5 mV,aVL导联的R波小于1.2 mV,aVF导联的R波小于2.0 mV。

6个肢体导联的QRS波群振幅(正向波与负向波振幅的绝对值相加)一般不应都小于0.5 mV,6个胸导联的QRS波群振幅(正向波与负向波振幅的绝对值相加)一般不应都小于0.8 mV,否则称为低电压。

(3) R峰时间(R peak time):过去称为类本位曲折时间或室壁激动时间,指QRS波群起点至R波顶端垂直线的间距。如有R′波,则应测量至R′峰;如R峰呈切迹,应测量至切迹第二峰。正常成人R峰时间在V_1、V_2导联不超过0.04 s,在V_5、V_6导联不超过0.05 s。

(4) Q波:除aVR导联外,正常人的Q波时间小于0.04 s,Q波振幅小于同导联中R波的1/4。正常人V_1、V_2导联不应出现Q波,但偶尔可呈QS波。

4. J点　QRS波群的终末与ST段起始之交接点称为J点。

J点大多在等电位线上,通常随ST段的偏移而发生移位。有时可因心室除极尚未完全结束,部分心肌已开始复极致使J点上移。还可由于心动过速等原因,使心室除极与心房复极并存,导致心房复极波(Ta波)重叠于QRS波群的后段,从而发生J点下移。

5. ST段　指自QRS波群的终点至T波起点间的线段,代表心室缓慢复极过程。

正常的ST段多为一等电位线,有时亦可有轻微的偏移,但在任一导联,ST段下移一般不超过0.05 mV;ST段上抬在V_1～V_2导联一般不超过0.3 mV,V_3不超过0.5 mV,在V_4～V_6导联及肢体导联不超过0.1 mV。

6. T波　代表心室快速复极时的电位变化。

(1) 形态:在正常情况下,T波的方向大多与QRS主波的方向一致。T波方向在Ⅰ、Ⅱ、V_4～V_6导联向上,aVR导联向下,Ⅲ、aVL、aVF、V_1～V_3导联可以向上、双向或向下。若V_1导联的T波方向向上,则V_2～V_6导联就不应再向下。

(2) 振幅:除Ⅲ、aVL、aVF、V_1～V_3导联外,其他导联T波振幅一般不应低于同导联R波的1/10。T波在胸导联有时可高达1.2～1.5 mV,尚属正常。

7. QT间期　QRS波群的起点至T波终点的间距,代表心室肌除极和复极全过程所需的时间。

QT间期的长短与心率的快慢密切相关,心率越快,QT间期越短,反之则越长。心率在60～100次/分时,QT间期的正常范围为0.32～0.44 s。由于QT间期受心率的影响很大,所以常用校正的QT间期

（QTc）。QTc 就是 RR 间期为 1 s（心率 60 次/分）时的 QT 间期。传统的 QTc 的正常上限值设定为 0.44 s，超过此时限即认为 QT 间期延长。一般女性的 QT 间期较男性略长。

QT 间期的另一个特点是不同导联之间 QT 间期存在一定的差异，正常人不同导联间 QT 间期差异最大可达 50 ms，以 V_2、V_3 导联 QT 间期最长。

8. U 波　在 T 波之后 0.02～0.04 s 出现的振幅很小的波称为 U 波，代表心室后继电位，其产生机制目前仍未完全清楚。近年认为可能与心肌中层细胞（M 细胞）长动作电位、浦肯野纤维的复极化或心室肌舒张的机械作用有关。U 波方向大体与 T 波相一致。U 波在胸导联较易见到，以 V_3、V_4 导联较为明显。U 波明显增高常见于低血钾。

第三节　心电图的描记、分析和临床应用

一、心电图的描记

为了获得质量合格的心电图，除了心电图机性能必须符合标准外，还要求周围环境符合条件，被评估者配合良好且操作者操作方法正确。

（一）描记前准备

1. 环境准备

（1）室内保持温暖（不低于 18 ℃），避免因寒冷而引起肌电干扰。

（2）使用交流电源的心电图机必须连接可靠的地线。

（3）检查床的宽度不窄于 80 cm，以免肢体紧张而引起肌电干扰。床旁不要摆放其他电器（不论是否通电）。

2. 被评估者准备

（1）核对姓名。

（2）对于初次接受心电图检查者，简要说明检查的目的与方法。必须事先做好解释工作，消除紧张心理。

（3）检查前，被评估者应充分休息。取仰卧位，去掉手表、手机及金属饰物等并暴露四肢远端，解开上衣，全身放松，保持平静呼吸。记录过程中不能移动四肢及躯体。必要时需屏气记录胸导联心电图。

（4）如果放置电极部位的皮肤有污垢或毛发过多，则应预先清洁皮肤或剃毛。两腕屈侧腕关节上方约 3 cm 及两踝上部约 3 cm 处涂抹导电胶或盐水，也可用酒精涂擦皮肤上的油脂，消除皮肤阻力，减少伪差。

（二）操作方法及步骤

操作方法及步骤见图 8-16。

目前国产心电图机肢体导联线均为黑色，末端接电极板处有红、黄、绿、黑四种颜色标记，并标明 R、L、F、RF 字样，用以表明不同的导联：红色端电极接右上肢；黄色端电极接左上肢；绿色端电极接左下肢；黑色端电极接右下肢。胸导联线一般为白色，末端接电极处的颜色排列依次为红、黄、绿、棕、黑、紫，分别标明 V_1～V_6 导联。

（三）注意事项

1. 应尽量避免用棉签蘸生理盐水和酒精或单用生理盐水甚至自来水代替涂擦导电膏，以免引起基线漂移或其他伪差，尤其是皮肤干燥或皮脂较多者，伪差更为严重。

2. 女性乳房下垂者，应托起乳房，将 V_3、V_4、V_5 电极安置在乳房下缘胸壁上。

3. 描记 V_7、V_8、V_9 导联心电图时，必须取仰卧位，而不应该取侧卧位描记。因此背部的电极最好用扁平的吸杯电极，或用一次性心电监护电极来替代。

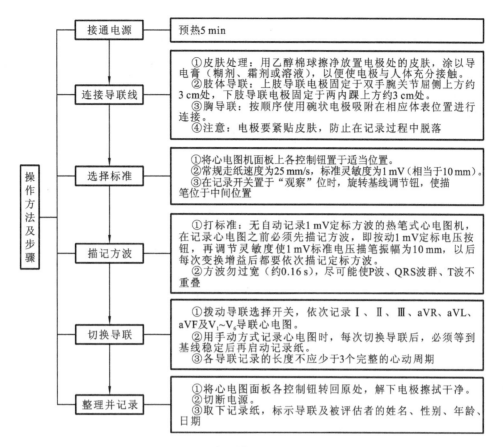

图 8-16　心电图描记的操作方法及步骤

4. 不论使用哪一种机型的心电图机,为了减少心电图波形失真,应尽量不用"交流电滤波"或"肌电滤波"。

二、心电图分析方法和步骤(图 8-17)

必须强调:要充分发挥心电图检查在临床上的诊断作用,单纯地死记硬背某些心电图诊断标准或指标数值是远远不行的,甚至会发生误导。只有当熟练掌握心电图分析的方法和技巧,并善于把心电图的各种变化与具体病例的临床情况密切结合起来,才可能对心电图作出正确的诊断和解释。

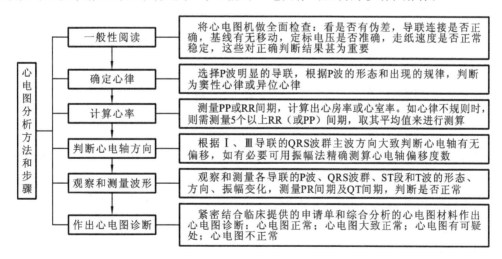

图 8-17　心电图分析方法和步骤

1. 结合临床资料的重要性　心电图记录的只是心肌激动的电学活动,心电图检测技术本身还存在一定的局限性,并且还受到个体差异等方面的影响。许多心脏疾病,特别是早期阶段,心电图可以正常。多种疾病可以引起同一种图形改变,例如心肌病、脑血管意外等都会导致出现异常 Q 波,不可轻易诊断为心肌梗死;又如 V₅ 导联电压增高,在正常青年人仅能提示为高电压现象,而对长期患高血压或瓣膜病患者就可作为诊断左心室肥大的依据之一。因此,在检查心电图之前应仔细阅读申请单,必要时应亲自询问病史和做必要的体格检查。对心电图的各种变化应密切结合临床资料,才能得出正确的解释。

2. 对心电图描记技术的要求　心电图机必须保证经放大后的电信号不失真。采样率、频率响应、阻尼、时间常数、走纸速度、灵敏度等各项性能指标应符合规定的标准和要求。描记时应尽量避免干扰和基线漂移。心电图检查应常规描记 12 导联的心电图,以避免遗漏某些重要的信息。描记者应了解临床资料及掌握心电图分析的基本方法。应根据临床需要及心电图变化,决定描记时间的长短和是否加做导联。例如疑有右室肥大或右室心肌梗死时应加做 V₃R∼V₅R 导联;怀疑后壁心肌梗死应加做 V₇∼V₉ 导联。对于心律失常,要取 P 波清晰的导联,描记长度最好能达到重复显示具有异常改变的周期。胸痛时描记心电图发现有 ST-T 异常改变者,一定要在短期内重复描记心电图,以便证实是否为急性心绞痛发作所致等。

3. 熟悉心电图的正常变异　分析心电图时必须熟悉心电图的正常变异。例如 P 波一般偏小常无意义;儿童 P 波偏尖;由于体位和节律点位置的关系,Ⅲ、aVF 导联 P 波低平或轻度倒置时,只要 Ⅰ 导联 P 波直立,aVR 导联 P 波倒置,则并非异常;QRS 波群振幅随年龄增加而递减;儿童右室电位常占优势;横位时 Ⅲ 导联易见 Q 波;"顺钟向转位"时,V₁ 甚至 V₂ 导联可出现"QS"波形;呼吸可导致交替电压现象;青年人易见 ST 段斜形轻度抬高;有自主神经功能紊乱者可出现 ST 段压低、T 波低平或倒置,尤其是女性;体位、情绪、饮食等也常引起 T 波振幅减低;儿童和妇女 V₁∼V₃ 导联的 T 波倒置机会较多等。

4. 心电图的定性和定量分析　定性分析是基础,先将各导联大致看一遍,注意 P 波、QRS-T 波各波的有无及其相互之间的关系,平均心电轴的大概方位,波形的大小和有无增宽、变形,以及 ST-T 的形态等。通过上述分析,对大部分较单纯的心电图变化即能作出正确判断。对可疑或界限不明确的地方,可有目的地去做一些必要的测量,以获得较准确的参数来帮助判断。定量分析常用的参数有 PP 间期、PR 间期、P 波时间、QRS 波群时间、QT 间期以及 P 波和 QRS 波群的振幅等。为了不致遗漏,分析心电图至少从四个方面考虑:心律问题、传导问题、房室肥大问题和心肌方面的问题。分析心律问题应首先抓住基础心律是什么,有无规律 P 波,从窦房结开始,逐层下推。对较复杂的心律失常,首先在一个 P 波比较清楚的导联上找出 PP 之间的规律;然后观察 QRS 波群形态以及 RR 之间的规律;最后分析 P 波与 QRS 波群之间的关系和规律;必要时需借助梯形图。另外,对最后结果,还要反过来看与临床是否有明显不符合的地方,并提出适当的解释。原则上能用一种道理解释的不要设想过多的可能性;应首先考虑多见的诊断,从临床角度出发,心电图诊断要顾及治疗和患者的安全。

三、心电图的临床应用

1. 心电图主要反映心脏激动的电学活动,因此对各种心律失常和传导障碍的诊断分析具有肯定价值,到目前为止尚没有任何其他方法能替代心电图在这方面的作用。

2. 特征性的心电图改变和演变是诊断心肌梗死可靠而实用的方法。

3. 房室肥大、心肌受损、心肌缺血、药物和电解质紊乱都可引起一定的心电图变化,可协助诊断。

4. 除循环系统疾病外,心电图还广泛应用于各种危重患者的抢救、手术麻醉、用药观察及航天、登山运动的心电监测等。

5. 对于瓣膜活动、心肌功能状态等,心电图不能提供直接判断,但作为心动周期的时相标记,又是其他检查的重要辅助手段。

四、心电图技术操作考核评分标准

心电图技术操作考核评分标准见表 8-6。

表 8-6　心电图技术操作考核评分标准

项 目	操作流程与标准	分值(100分)	扣 分 细 则	扣分
操作前准备	1.着装整洁,洗手(戴手套),戴口罩	2	一项不符合要求扣1分	
	2.用物:心电图机、乙醇、毛刷、遮挡物(操作门)、纱布、记录笔,必要时备备皮包	6	缺一项扣1分	
	3.用物准备1 min	2	超时扣1分,提前加1分	
评估	1.评估被评估者的意识状态及配合情况	5	未评估不得分,评估不全面少一项扣1分	
	2.评估室温及被评估者的皮肤情况	5		
操作流程	1.备齐用物,携至床旁,问候患者,查对被评估者申请单	5	未问候扣1分,查对不认真扣2分,未查对扣4分	
	2.向被评估者解释操作目的,取得配合	4	未解释扣4分,解释不到位扣2分	
	3.舒适与安全:环境清洁温暖(室温不低于18 ℃);被评估者卧位适宜,注意保暖,拉屏风(操作门遮挡)	3	一项不符合要求扣1分	
	4.接通电源,打开心电图机电源,检查机器性能及导线;校对标准电压与走纸速度(心电图机默认走纸速度为25 mm/s,振幅为1 mV)	4	一项不符合要求扣1分	
	5.协助被评估者平卧位,安静休息1~2 min,解开上衣,暴露胸部、手腕和脚腕处皮肤,去除手表等导电介质,如胸部毛发过多,予以剃除	6	体位不符合要求扣1分,暴露过多或过少各扣2分,一处未暴露扣1分,未去除导电介质扣3分	
	6.用乙醇涂擦局部皮肤	8	涂抹位置不正确一处扣1分。禁止将所有胸导联测量位置一次性进行涂抹,要各自分开,否则将会造成体表短路,影响测出波形效果	
	7.按照标准位置放置各个肢体导联并且连接紧密:右手腕——红色,左手腕——黄色,左脚腕——绿色,右脚腕——黑色	10	连接不紧密扣1分,一处安放错误扣2分	
	8.按照国际统一标准,准确安放胸导联电极	10	连接不紧密扣1分,一处安放错误扣2分	
	9.检查安放位置是否有误	2	未检查扣2分	
	10.启动滤波键	2	不符合要求扣2分	
	11.指导被评估者平静呼吸,制动,再次确认导联无干扰,按动走纸键完成12个导联的心电图记录	5	未指导扣1分,未制动扣1分,心电图不符合要求扣5分	
	12.在心电图单上标记被评估者的姓名、性别、年龄	3	漏记一项扣1分	
	13.取下胸部电极,撤去肢体导联线	3	漏撤一处扣1分	
	14.擦净被评估者皮肤,整理衣物,协助取舒适卧位	2	一项不符合要求扣1分	
	15.整理床单位及用物(切断心电图机电源,整理、妥善放置各种导线)	4	未整理扣2分,漏一件扣1分,处置不符合要求扣1分	

项　目	操作流程与标准	分值 (100分)	扣 分 细 则	扣分
评价	1.操作准确、熟练,查对规范	4	操作不熟练扣2分,查对不规范扣2分	
	2.与被评估者沟通有效(操作中态度和蔼,使被评估者感到亲切)	2	与被评估者沟通态度不好扣1～2分	
	3.爱伤观念强	3	爱伤观念差酌情扣1～2分	
	4.在规定时间内完成操作		每超时1 min扣2分	

第四节　常见异常心电图

一、心房、心室肥大

(一)心房肥大

1. 右房肥大　正常情况下右房先除极,左房后除极。当右房肥大时,除极时间延长,往往与稍后除极的左房时间重叠,故总的心房除极时间并未延长,心电图主要表现为心房除极波振幅增高。

(1) P波尖而高耸,其振幅≥0.25 mV,以Ⅱ、Ⅲ、aVF导联表现最为突出,又称"肺型P波"。

(2) V_1导联P波直立时,振幅≥0.15 mV,如P波呈双向时,其振幅的算术和不小于0.20 mV。

(3) P波电轴右移超过75°(图8-18)。

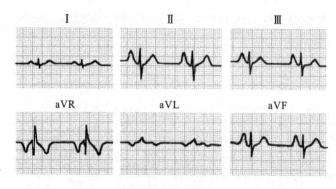

图8-18　右房肥大

临床意义:常见于慢性肺源性心脏病及某些先天性心脏病。

2. 左房肥大　由于左房最后除极,当左房肥大时,心电图主要表现为心房除极时间延长(图8-19)。

(1) P波增宽,其时限≥0.12 s,P波常呈双峰型,两峰间距≥0.04 s,以Ⅰ、Ⅱ、aVL导联明显,又称"二尖瓣型P波"。

(2) PR段缩短,P波时间与PR段时间之比>1.6。

(3) V_1导联上P波常先呈正而后出现深宽的负向波。将 V_1负向P波的时间乘以负向P波振幅,称为P波终末电势。左房肥大时,其绝对值不小于0.04 mm·s。

除左房肥大外,心房内传导阻滞亦可出现P波双峰和P波时间≥0.12 s,应注意鉴别。

临床意义:多见于风湿性心脏病二尖瓣狭窄。

3. 双心房肥大　双心房肥大时心电图表现如下(图8-20)。

(1) P波增宽≥0.12 s,其振幅≥0.25 mV。

(2) V_1导联P波高大、双相,上下振幅均超过正常范围。

需要指出的是,上述所谓"肺型P波"及"二尖瓣型P波",并非慢性肺源性心脏病及二尖瓣疾病所特有,故不能称为具有特异性的病因学诊断意义的心电图改变。

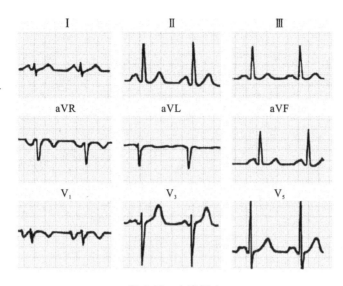

图 8-19　左房肥大

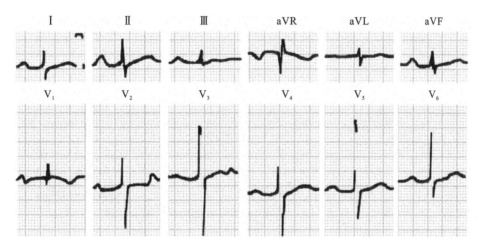

图 8-20　双心房肥大

临床意义:常见于风湿性心脏病及某些先天性心脏病。

(二)心室肥大

1. 左室肥大　正常左室的位置位于心脏的左后方,且左室壁明显厚于右室壁,故正常时心室除极综合向量表现为左室占优势的特征。左室肥大时,可使左室优势的情况显得更为突出,引起面向左室的导联(Ⅰ、aVL、V_5 和 V_6)的 R 波振幅增加,而面向右室的导联(V_1 和 V_2)则出现较深的 S 波。左室肥大时,心电图上可出现如下改变(图 8-21)。

(1) QRS 波群电压增高,常用的左室肥大电压标准如下。

胸导联:R_{V_5} 或 $R_{V_6}>2.5$ mV;$R_{V_5}+S_{V_1}>4.0$ mV(男性)或 >3.5 mV(女性)。

肢体导联:$R_Ⅰ>1.5$ mV;$R_{aVL}>1.2$ mV;$R_{aVF}>2.0$ mV;$R_Ⅰ+S_Ⅲ>2.5$ mV。

Cornell 标准:$R_{aVL}+S_{V_3}>2.8$ mV(男性)或 >2.0 mV(女性)。

(2) 可出现额面 QRS 心电轴左偏,但一般不超过 $-30°$。

(3) QRS 波群时间延长到 $0.10\sim0.11$ s,但一般仍小于 0.12 s。

(4) 在 R 波为主的导联,其 ST 段可呈下斜型压低达 0.05 mV 以上,T 波低平、双向或倒置。在以 S 波为主的导联(如 V_1 导联)则反而可见直立的 T 波。当 QRS 波群电压增高同时伴有 ST-T 改变者,传统上称左室肥大伴劳损。此类 ST-T 变化多为继发性改变,亦可能同时伴有心肌缺血。

在符合一项或几项 QRS 波群电压增高标准的基础上,结合其他阳性指标之一,一般即可确立左室肥大的诊断。符合条件越多,诊断可靠性越大。如仅有 QRS 波群电压增高,而无其他任何阳性指标者,诊断

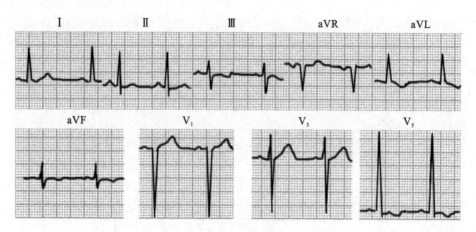

图 8-21　左室肥大

左室肥大应慎重。

临床意义：多见于高血压、风湿性心脏病主动脉瓣病变等。

2. 右室肥大　右室壁厚度仅为左室壁的 1/3，只有当右室壁的厚度达到相当程度时，才会使综合向量由左室优势转向为右室优势，并导致位于右室面的导联（V_1、aVR）的 R 波增高，而位于左室面的导联（Ⅰ、aVL、V_5）的 S 波变深。右室肥大可具有如下心电图表现（图 8-22）。

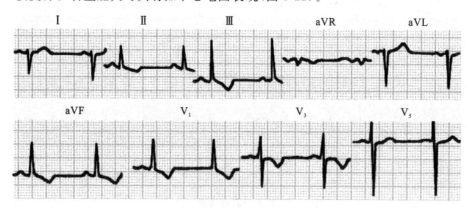

图 8-22　右室肥大

（1）V_1 导联 R/S≥1，呈 R 型或 Rs 型，重度右室肥大可使 V_1 导联呈 qR 型（除外心肌梗死）；V_5 导联 R/S≤1 或 S 波比正常加深；aVR 导联以 R 波为主，R/q 或 R/S≥1。

（2）$R_{V_1}+S_{V_5}>1.05$ mV（重症大于 1.2 mV）；$R_{aVR}>0.5$ mV。

（3）心电轴右偏≥+90°（重症可大于+110°）。

（4）常同时伴有右胸导联（V_1、V_2）ST 段压低及 T 波倒置。传统上右室肥大伴劳损属继发性 ST-T 改变。

除了上述典型的右室肥大心电图表现外，临床上慢性阻塞性肺病的心电图特点如下：V_1~V_6 导联呈 rS 型（R/S<1），即所谓极度顺钟向转位；Ⅰ 导联 QRS 波群低电压；心电轴右偏；常伴有 P 波电压增高。此类心电图表现是由于心脏在胸腔中的位置改变、肺体积增大及右室肥大等因素综合作用的结果。

诊断右室肥大，有时定性诊断（依据 V_1 导联 QRS 波群形态及电轴右偏等）比定量诊断更有价值。一般来说，阳性指标越多，诊断的可靠性越高。虽然心电图对诊断明显的右室肥大准确性较高，但敏感性较低。

临床意义：多见于肺动脉瓣病变及部分重症肺源性心脏病等。

3. 双侧心室肥大　与诊断双心房肥大不同，双侧心室肥大的心电图表现并不是简单地把左、右室异常表现相加，心电图可出现下列情况（图 8-23）。

（1）大致正常心电图：由于双侧心室电压同时增高，增加的除极向量方向相反，故互相抵消而呈现正常的心电图。

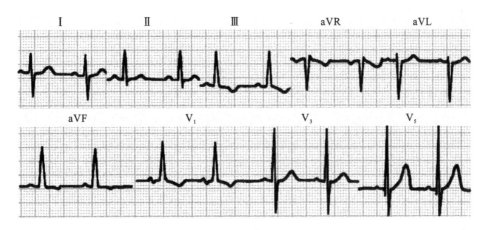

图 8-23 双侧心室肥大

（2）单侧心室肥大心电图：只表现出一侧心室肥大，而另一侧心室肥大的图形被掩盖。

（3）双侧心室肥大心电图：如果左、右心室的除极过程存在时相的差别，则仍有可能将左室肥大与右室肥大按时序先后分别显示出来。既表现右室肥大的心电图特征（如 V_1 导联 R 波为主，电轴右偏等），又存在左室肥大的某些征象（如 V_5 导联 R/S＞1，R 波振幅增高等）。

临床意义：多见于各种心脏病晚期。

二、心律失常

正常人的心脏起搏点位于窦房结，并按正常传导系统顺序激动心房和心室。如果心脏激动的起源异常和（或）传导异常，则称为心律失常。心律失常的产生可由于：①激动起源异常，可分为两类，一类为窦房结起搏点本身激动的程序与规律异常；另一类为心脏激动全部或部分起源于窦房结以外的部位，称为异位节律，异位节律又分为主动性异位心律和被动性异位心律。②激动的传导异常，最多见的一类为传导阻滞，包括传导延缓或传导中断；另一类为激动传导通过房室之间的附加异常旁路，使心肌某一部分提前激动，属传导途径异常。③激动起源异常和激动传导异常同时存在、相互作用，又可引起复杂的心律失常表现。心律失常目前多按形成原因进行分类（图 8-24）。

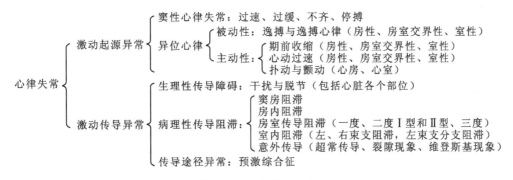

图 8-24 心律失常分类

（一）窦性心律及窦性心律失常

1. 窦性心律 心电图特征（图 8-25）如下。

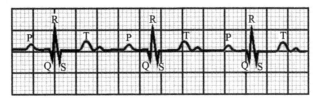

图 8-25 窦性心律

（1）P 波规律出现，P 波形态表明冲动来自窦房结，即Ⅰ、Ⅱ、aVF、V₅导联的 P 波直立，aVR 导联的 P 波倒置。

（2）PR 间期在 0.12～0.20 s。

（3）正常窦性心律的频率一般为 60～100 次/分。同一导联中 PP 间期差值应小于 0.16 s。

2. 窦性心律失常

（1）窦性心动过缓　心电图特征（图 8-26）：窦性心律的频率低于 60 次/分。

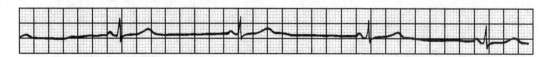

图 8-26　窦性心动过缓

临床意义：多见于颅内高压、甲状腺功能减退或 β 受体阻滞剂作用时。

（2）窦性心动过速　心电图特征（图 8-27）：窦性心律的频率成人超过 100 次/分。窦性心动过速时，PR 间期、QRS 波群及 QT 时限均相应缩短，有时尚可继发 ST 段轻度压低和 T 波低平。

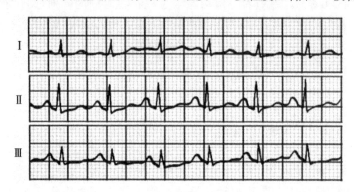

图 8-27　窦性心动过速

临床意义：常见于运动、精神紧张、发热、甲状腺功能亢进症、贫血和拟交感类药物作用时。①正常人：交感神经兴奋、运动、情绪激动。②病理：发热、贫血、心衰、甲状腺功能亢进症。③用药：使用肾上腺素、麻黄素、阿托品等。

（3）窦性心律不齐　心电图特征（图 8-28）：窦性心律的起源不变，但节律不整，在同一导联上 PP 间期差异大于 0.16 s。

临床意义：多见于青少年或自主神经功能不稳定者，常与呼吸周期有关，多无临床意义。

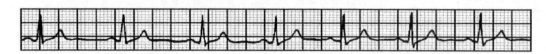

图 8-28　窦性心律不齐

（4）窦性静止　心电图特征（图 8-29）：在规律的窦性心律中，有时可因迷走神经张力增大或窦房结自身的原因，在一段时间内停止发放冲动。在规则的 PP 间距中 P 波突然消失，而且所失去的 P 波在时间上与正常 PP 间距不成倍数关系。

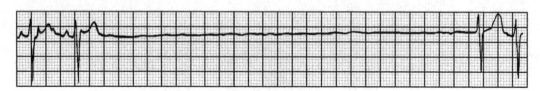

图 8-29　窦性静止

（二）期前收缩

期前收缩是指起源于窦房结以外的异位起搏点提前发出的激动,又称过早搏动,是临床上最常见的心律失常。

期前收缩的产生机制包括:①折返激动;②触发活动;③异位起搏点的兴奋性增高。根据异位搏动发生的部位不同,可分为房性期前收缩、交界性期前收缩和室性期前收缩,其中以室性期前收缩最为常见,房性期前收缩次之,交界性期前收缩比较少见。

1. 室性期前收缩（室性早搏） 心电图特征（图 8-30）如下。

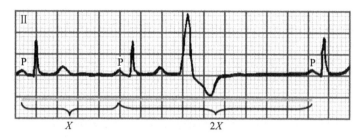

图 8-30　室性早搏

（1）期前出现的 QRS 波群形态宽大、畸形,QRS 波群时限常大于 0.12 s,T 波方向多与主波相反。

（2）有完全性代偿间歇,即早搏前后两个窦性 P 波之间的间距等于正常 PP 间距的两倍。

（3）提早出现的 QRS 波群前无 P 波,而窦性 P 波可出现于早搏波的任意位置上。

2. 房性期前收缩（房性早搏） 心电图特征（图 8-31）如下。

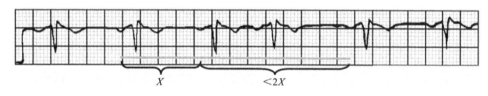

图 8-31　房性早搏

（1）提早出现的 QRS 波群一般不变形,期前出现的异位 P'波,其形态与窦性 P 波不同,P'R 间期＞0.12 s。

（2）代偿间歇不完全,大多为不完全性代偿间歇,即期前收缩前后两个窦性 P 波的间距小于正常 PP 间距的两倍。

（3）有早搏的 P'波之后可不出现 QRS 波群,且与其前面的 T 波相融合而不易辨认,称为房早未下传。

早搏的 P'波引起的 QRS 波群有时也可增宽变形,形成右束支传导阻滞图形,称房性早搏伴室内差异传导（图 8-32）。

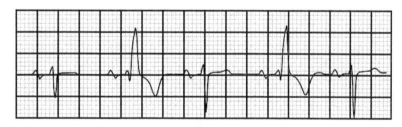

图 8-32　房性早搏伴室内差异传导

某些房性期前收缩的 P'R 间期可以延长;如异位 P'波后无 QRS-T 波,则称为未下传的房性期前收缩。

3. 交界性期前收缩 心电图表现:①期前出现的 QRS-T 波,其前无窦性 P 波,QRS-T 波形态与窦性下传者基本相同;②出现逆行 P'波（P'波在 Ⅱ、Ⅲ、aVF 导联倒置,aVR 导联直立）,可发生于 QRS 波群之前（P′R 间期＜0.12 s）或 QRS 波群之后（RP′间期＜0.20 s），或者与 QRS 波群相重叠；③大多为完全性代偿间歇（图 8-33）。

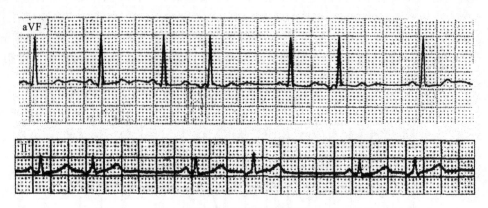

图 8-33　交界性期前收缩

（三）异位性心动过速

异位性心动过速是指异位节律点兴奋性增高或折返激动引起的快速异位心律（期前收缩连续出现 3 次或 3 次以上）。根据异位节律点发生的部位不同，可分为房性心动过速、交界性心动过速及室性心动过速。

1. 室上性阵发性心动过速　理应分为房性以及与房室交界区相关的心动过速，但常因 P′波不易辨别，故统称为室上性阵发性心动过速（室上速）（图 8-34）。该类心动过速发作时有突发、突止的特点，频率一般在 160～250 次/分，节律快而规则，QRS 波群形态一般正常（伴有束支阻滞或室内差异性传导时，可呈宽 QRS 波群心动过速）。临床上最常见的室上速类型为预激旁路引发的房室折返性心动过速以及房室结双径路引发的房室结折返性心动过速。心动过速通常可由一个房性期前收缩诱发。这两类心动过速患者多不具有器质性心脏病，由于解剖学定位比较明确，可通过导管射频消融术根治。房性心动过速包括自律性心动过速和房内折返性心动过速两种类型，多发生于器质性心脏病的基础上。

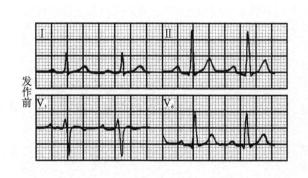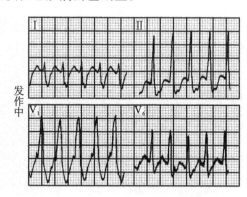

图 8-34　室上性阵发性心动过速

2. 室性阵发性心动过速　属于宽 QRS 波群心动过速类型，心电图表现如下：①频率多在 140～200 次/分，节律可稍不齐；②QRS 波群形态宽大、畸形，时限通常大于 0.12 s；③如能发现 P 波，并且 P 波群频率慢于 QRS 波群，PR 无固定关系（房室分离），则可明确诊断；④偶尔心房激动夺获心室或发生室性融合波，也支持室性心动过速的诊断（图 8-35）。

除了室性心动过速外，室上速伴心室内差异性传导，室上速伴原来存在束支阻滞或室内传导延迟，室上性心律失常（房速、房扑或房颤）经房室旁路前传，经房室旁路前传的房室折返性心动过速等，亦可表现为宽 QRS 波群心动过速类型，应注意鉴别诊断。

（四）扑动与颤动

扑动、颤动可出现于心房或心室。主要的电生理基础为心肌的兴奋性增高，不应期缩短，同时伴有一定的传导障碍，形成环形激动及多发微折返。

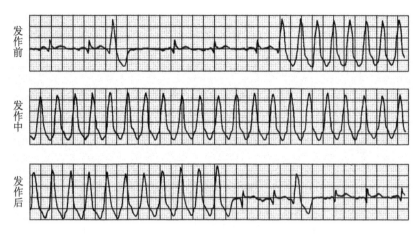

发作前
发作中
发作后

图 8-35　室性阵发性心动过速

1. 心房扑动　关于典型心房扑动的发生机制已比较清楚,属于房内大折返环路激动。心房扑动大多为短阵发性,少数可呈持续性。总体而言,心房扑动不如心房颤动稳定,常可转为心房颤动或窦性心律。

心电图特点:正常 P 波消失,代之以连续的大锯齿状扑动波(F 波),多数在 Ⅱ、Ⅲ、aVF 导联中清晰可见;F 波间无等电位线,波幅大小一致,间隔规则,频率为 240～350 次/分,大多不能全部下传,常以固定房室传导比例(2∶1 或 4∶1)下传,故心室律规则(图 8-36)。如果房室传导比例不恒定或伴有文氏传导现象,则心室律可以不规则。心房扑动时 QRS 波群时间一般不增宽。心房扑动如伴 1∶1 房室传导比例可引起严重的血流动力学改变,应及时处理。如果 F 波的大小和间距有差异,且频率＞350 次/分,则称为不纯性房扑或称非典型房扑。

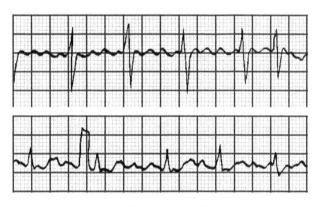

图 8-36　心房扑动

2. 心房颤动　是临床上很常见的心律失常。心房颤动可以是阵发性或持续性,大多发生在器质性心脏病的基础上,多与心房扩大、心肌受损、心力衰竭等有关。

心电图特点:正常 P 波消失,代之以大小不等、形状各异的颤动波(F 波),通常以 V$_1$ 导联最明显;心房颤动波的频率为 350～600 次/分;RR 绝对不齐,QRS 波群一般不增宽;若是前一个 RR 间距偏长而与下一个 QRS 波群相距较近,易出现一个增宽变形的 QRS 波群,此可能是心房颤动伴有室内差异传导,并非室性期前收缩,应注意进行鉴别(图 8-37)。心房颤动时,如果出现 RR 绝对规则,且心室率缓慢,常提示发

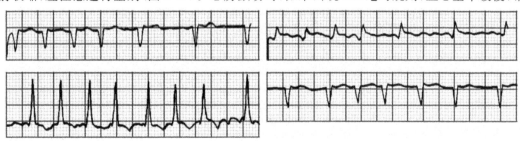

图 8-37　心房颤动

生完全性房室传导阻滞。

3. 心室扑动与心室颤动 多数人认为心室扑动是心室肌产生环形激动的结果。出现心室扑动一般具有两个条件：①心肌明显受损、缺氧或代谢失常；②异位激动落在易颤期。心电图特点是无正常 QRS-T 波，代之以连续、快速而相对规则的大振幅波动，频率达 200~250 次/分，心脏失去排血功能。心室扑动常不能持久，不是很快恢复，会转为心室颤动而导致死亡。心室颤动往往是心脏停跳前的短暂征象，也可以因急性心肌缺血或心电紊乱而发生。心脏出现多灶性局部兴奋，以致完全失去排血功能。心电图上 QRS-T 波完全消失，出现大小不等、极不匀齐的低小波，频率为 200~500 次/分。心室扑动和心室颤动均是极严重的致死性心律失常（图 8-38、图 8-39）。

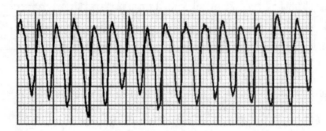

图 8-38　心室扑动

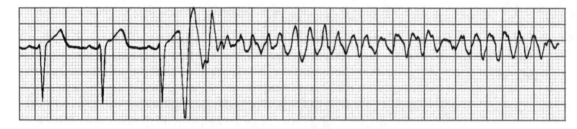

图 8-39　心室颤动

（五）传导异常

心脏传导异常包括病理性传导阻滞、生理性干扰脱节及传导途径异常。

1. 房室传导阻滞 是临床上常见的一种心脏传导阻滞。窦房结的冲动在激动心房的同时，经房室交界区传入心室，引起心室激动。房室传导情况主要表现在 P 波与 QRS 波群的关系上。通常分析 P 波与 QRS 波群的关系可以了解房室传导情况。房室传导阻滞多数由器质性心脏病所致，少数可见于迷走神经张力增高的正常人。心脏传导阻滞按发生的部位不同分为窦房阻滞、房内阻滞、房室传导阻滞和室内阻滞。按阻滞程度不同可分为一度房室传导阻滞（传导延缓）、二度房室传导阻滞（部分激动传导发生中断）和三度房室传导阻滞（传导完全中断）。按房室传导阻滞的发生情况不同，可分为永久性房室传导阻滞、暂时性房室传导阻滞、交替性及渐进性房室传导阻滞。

房室传导阻滞可发生在不同水平：在房内的结间束（尤其是前结间束）传导延缓即可引起 PR 间期延长；房室结和希氏束是常见的发生传导阻滞的部位；若左、右束支或三支（右束支及左束支的前、后分支）同时出现传导阻滞，也归于房室传导阻滞。阻滞部位愈低，潜在节律点的稳定性愈差，危险性也就愈大。准确地判断房室传导阻滞发生的部位需要借助于希氏束电图。

（1）一度房室传导阻滞：心电图主要表现为 PR 间期延长。在成人，若 PR 间期＞0.20 s（老年人 PR 间期＞0.22 s），或对两次检测结果进行比较，心率没有明显改变而 PR 间期延长超过 0.04 s，可诊断为一度房室传导阻滞（图 8-40）。PR 间期可随年龄、心率而变化，故诊断标准需相适应。

（2）二度房室传导阻滞：心电图主要表现为部分 P 波后 QRS 波群脱漏，分两种类型：①二度Ⅰ型房室传导阻滞（称 Morbiz Ⅰ型）：表现为 P 波规律地出现，PR 间期逐渐延长（通常每次延长的绝对增加值多呈递减），直到 1 个 P 波后脱漏 1 个 QRS 波群，漏搏后房室传导阻滞得到一定改善，PR 间期又趋缩短，之后又逐渐延长，如此周而复始地出现，称为文氏现象。通常以 P 波数与 P 波下传数的比例来表示房室传导阻滞的程度，例如 4∶3 传导表示 4 个 P 波中有 3 个 P 波下传心室，而只有 1 个 P 波不能下传（图 8-41）。

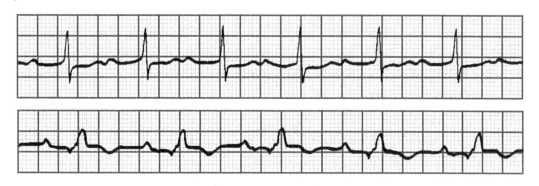

图 8-40　一度房室传导阻滞

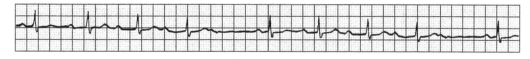

图 8-41　二度 Ⅰ 型房室传导阻滞

②二度 Ⅱ 型房室传导阻滞(称 Morbiz Ⅱ 型):表现为 PR 间期恒定(正常或延长),部分 P 波后无 QRS 波群(图 8-42)。一般认为,绝对不应期延长为二度 Ⅱ 型房室传导阻滞的主要电生理改变,且发生阻滞部位偏低。凡连续出现 2 次或 2 次以上的 QRS 波群脱漏者,称为高度房室传导阻滞,例如呈 3∶1、4∶1 传导的房室传导阻滞等。

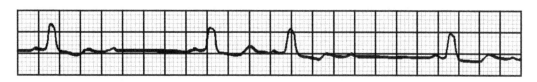

图 8-42　二度 Ⅱ 型房室传导阻滞

二度 Ⅰ 型房室传导阻滞较 Ⅱ 型常见。前者多为功能性或病变位于房室结或希氏束的近端,预后较好。后者多属器质性损害,病变大多位于希氏束远端或束支部位,易发展为完全性房室传导阻滞,预后较差。

(3)三度房室传导阻滞:又称完全性房室传导阻滞(图 8-43)。当来自室交界区以上的激动完全不能通过阻滞部位时,在阻滞部位以下的潜在起搏点就会发放激动,出现交界性逸搏心律(QRS 波群形态正常,频率一般为 40~60 次/分)或室性逸搏心律(QRS 波群形态宽大、畸形,频率一般为 20~40 次/分),以交界性逸搏心律为多见。如出现室性逸搏心律,往往提示发生阻滞的部位较低。由于心房与心室分别由两个不同的起搏点激动,各保持自身的节律,心电图上表现如下:P 波与 QRS 波群毫无关系(PR 间期不固定),心房率快于心室率。如果偶尔出现 P 波下传心室者,称为几乎完全性房室传导阻滞。

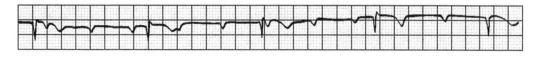

图 8-43　三度房室传导阻滞

2. 束支与分支阻滞　希氏束穿膜进入心室后,在室间隔上方分为右束支和左束支,分别支配右室和左室。左束支又分为左前分支和左后分支,它们可以分别发生不同程度的传导障碍。一侧束支阻滞时,激动从健侧心室跨越室间隔后再缓慢地激动阻滞一侧的心室,在时间上可延长 40~60 ms。根据 QRS 波群的时限是否大于或等于 0.12 s 而分为完全性束支阻滞与不完全性束支阻滞。所谓完全性束支阻滞并不意味着该束支绝对不能传导,只要两侧束支的传导时间差别超过 40 ms 以上,延迟传导一侧的心室就会被对侧传导过来的激动所激动,从而表现出完全性束支阻滞的图形改变。左、右束支及左束支分支不同程度的传导障碍,还可分别构成不同组合的双支阻滞和三支阻滞。

(1)右束支阻滞:右束支细长,由单侧冠状动脉分支供血,其不应期比左束支长,故传导阻滞比较多见。右束支阻滞可以发生在各种器质性心脏病,也可见于健康人。右束支阻滞时,心室除极仍始于室间隔中部,自左向右发生除极,接着通过浦肯野纤维正常快速激动左室,最后通过缓慢的心室肌传导激动右室。因此 QRS 波群前半部接近正常,主要表现在后半部 QRS 波群时间延迟、形态发生改变。

完全性右束支阻滞的心电图表现(图 8-44):①QRS 波群时间≥0.12 s。②V$_1$ 或 V$_2$ 导联 QRS 呈 rsR′型或 M 形,此为最具特征性的改变;Ⅰ、V$_5$、V$_6$ 导联 S 波增宽而有切迹,其时限≥0.04 s;aVR 导联呈 QR型,其 R 波宽而有切迹。③V$_1$ 导联 R 峰时间>0.05 s。④V$_1$、V$_2$ 导联 ST 段轻度压低,T 波倒置;Ⅰ、V$_5$、V$_6$ 导联 T 波方向一般与终末 S 波方向相反,仍为直立。右束支阻滞时,在不合并左前分支阻滞或左后分支阻滞的情况下,QRS 电轴一般仍在正常范围。

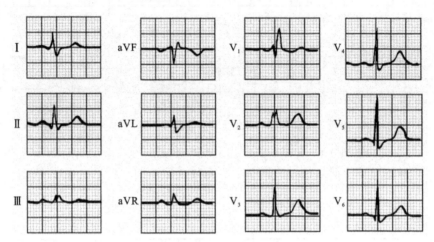

图 8-44　完全性右束支阻滞

不完全性右束支阻滞时,QRS 波群形态和完全性右束支阻滞相似,仅 QRS 波群时间<0.12 s。

右束支阻滞合并有心肌梗死时,梗死的特征性改变出现在 0.04 s 之前,而右束支阻滞的特征性改变出现在 0.06 s 之后,一般不影响二者的诊断。右束支阻滞合并右心室肥大时,心电图可表现为心电轴右偏,V$_5$、V$_6$ 导联的 S 波明显加深(>0.5 mV),V$_1$ 导联的 R′波明显增高(>1.5 mV),但有时诊断并不完全可靠。

(2)左束支阻滞:左束支粗而短,由双侧冠状动脉分支供血,不易发生传导阻滞。如有发生,大多为器质性病变所致。左束支阻滞时,激动沿右束支下传至右室前乳头肌根部才开始向不同方向扩布,引起心室除极顺序从开始就发生一系列改变。由于初始室间隔除极变为右向左方向除极,导致Ⅰ、V$_5$、V$_6$ 导联正常室间隔除极波(q 波)消失;左室除极不是通过浦肯野纤维激动,而是通过心室肌缓慢传导激动,故心室除极时间明显延长;心室除极向量主要向左后,其 QRS 波群向量中部及终末部除极过程缓慢,使 QRS 主波(R 或 S 波)增宽、粗钝或有切迹。

完全性左束支阻滞的心电图表现(图 8-45):①QRS 波群时间≥0.12 s;②V$_1$、V$_2$ 导联呈 rS 波(其 r 波极小,S 波明显加深增宽)或呈宽而深的 QS 波;Ⅰ、aVL 、V$_5$、V$_6$ 导联的 R 波增宽、顶峰粗钝或有切迹;③Ⅰ、V$_5$、V$_6$ 导联的 q 波一般消失;④V$_5$、V$_6$ 导联的 R 峰时间>0.06 s;⑤ST-T 方向与 QRS 波群主波方向相反。左束支阻滞时,QRS 心电轴可有不同程度的左偏。

如 QRS 波群时间<0.12 s,为不完全性左束支阻滞,其图形有时与左室肥大心电图表现十分相似,需要鉴别诊断。当左束支阻滞合并心肌梗死时,常掩盖梗死的图形特征,给诊断带来困难。

(3)左前分支阻滞:左前分支细长,支配左室左前上方,易发生传导障碍。左前分支阻滞时,主要变化在前额面,其初始向量朝向右下方,在 0.03 s 之内经左下转向左上,使此后的主向量位于左上方。其心电图表现:①心电轴左偏在-90°~-30°,以等于或超过-45°有较肯定的诊断价值。②Ⅱ、Ⅲ、aVF 导联的 QRS 波呈 rS 型,Ⅲ导联的 S 波大于Ⅱ导联的 S 波;Ⅰ、aVL 导联呈 qR 型,aVL 导联的 R 波大于Ⅰ导联的 R 波。③QRS 波群的时间轻度延长,但小于 0.12 s。

(4)左后分支阻滞:左后分支粗,向下、向后散开分布于左室的隔面,具有双重血液供应,故左后分支阻滞比较少见。其心电图表现:①心电轴右偏在+90°~+180°,以超过+120°有较肯定的诊断价值。②Ⅰ、aVL 导联的 QRS 波呈 rS 型,Ⅲ、aVF 导联呈 qR 型,且 q 波时限<0.025 s;Ⅲ导联的 R 波大于Ⅱ导

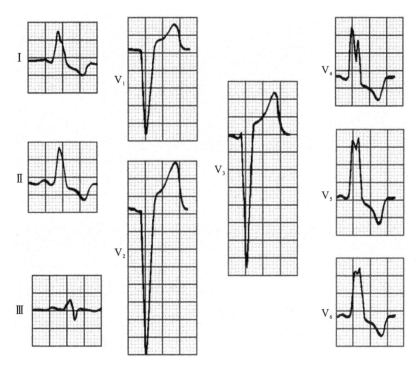

图 8-45　完全性左束支阻滞

联的 R 波。③QRS 时间<0.12 s。临床上诊断左后分支阻滞时应首先排除引起心电轴右偏的其他原因。

三、心肌缺血、损伤

　　绝大多数心肌缺血、损伤和梗死是由冠状动脉粥样硬化所引起的,除临床表现外,心电图的特征性改变及其演变规律是确定诊断和估计病情的主要依据。

　　心肌缺血、损伤和梗死发生后,随着时间的推移在心电图上可先后出现相应的心电图改变。当一个区域的心肌发生缺血时,从中心到其边缘区域缺血的程度是不同的,也可在不同部位同时出现上述三种图形改变。

　　(一)心肌缺血

　　当心室肌发生缺血时,将影响心室复极的正常进行,从而产生 ST-T 波心电向量的改变。

　　在正常情况下,心室的复极过程是从心外膜开始而向心内膜方向推进的。在心肌缺血时,大致可出现两种类型的心电图改变。

　　1. 心内膜面下心肌缺血　由于缺血部分心肌的复极较正常时更为推迟,在最后的心肌复极时,已无其他与之相抗衡的心电向量存在,心内膜部分心肌的复极显得十分突出,在面向缺血区的导联出现与 QRS 主波一致的、高耸的对称性 T 波(图 8-46)。

　　2. 心外膜面下心肌缺血(透壁性心肌缺血,图 8-47)　由于心肌复极顺序的逆转,心肌复极由心内膜开始而后向心外膜方向推进,从而面对缺血区的导联出现与 QRS 主波方向相反、对称性的 T 波。

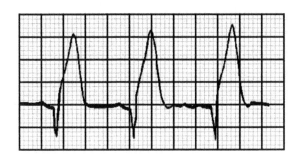

图 8-46　心内膜面下心肌缺血——高耸的 T 波

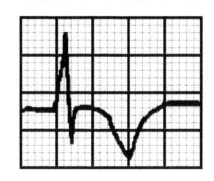

图 8-47　心外膜面下心肌缺血——倒置的 T 波

心肌缺血时，除发生 T 波改变外，还主要表现为 ST 段的改变或 T 波和 ST 段的同时改变。

心电图特征：ST 段呈水平型、下垂型下移或 J 点下移，下移的 ST 段与 R 波的夹角＞90°（图 8-48）。

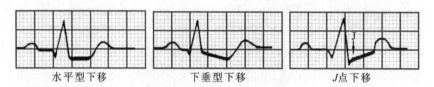

水平型下移　　　　下垂型下移　　　　J 点下移

图 8-48　缺血型 ST 段的改变

上述 ST-T 波改变只是非特异性的心肌复极异常的共同表现，亦可见于冠状动脉供血不足、心绞痛或慢性冠状动脉供血不足、心肌炎、心肌病或其他各种器质性心脏病等，也可见于电解质紊乱和药物的影响，应根据临床予以鉴别诊断。

（二）心肌损伤

随着缺血时间进一步延长，缺血程度进一步加重，而出现心肌损伤，在心电图上出现相应的改变。

心电图特征主要为 ST 段的偏移（图 8-49）。心内膜面或对侧心肌损伤时，面向损伤区导联的 ST 段平直、压低；心外膜面心肌损伤时，面向损伤区导联的 ST 段抬高。

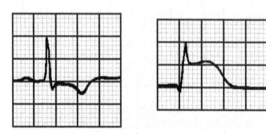

图 8-49　心肌损伤——ST 段变化

（三）心肌梗死

更进一步的缺血可导致心肌细胞的变性、坏死，并影响其一系列的修复过程。

坏死的心肌细胞不能复极，亦不能产生动作电流，因此其综合心电向量背离梗死区，其正向量减少或消失。

心电图特征：① 在 R 波向量本来就偏小的导联（V_1、V_2、V_3）中，呈 QS 波；② 在原来呈负向 Q 波的导联中，Q 波增宽（≥0.04 s）；③ R 波减小（Q/R≥1/4）（图 8-50）。

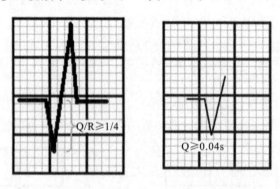

Q/R≥1/4　　　　Q≥0.04s

图 8-50　心肌梗死的心电图特征

绝大多数心肌梗死是在冠状动脉粥样硬化的基础上发生完全性或不完全性闭塞所致，属于冠心病的严重类型。除了临床表现外，心电图的特征性改变及其演变规律是确定心肌梗死诊断和判断病情的重要依据。

1. 基本图形及机制　冠状动脉发生闭塞后，随着时间的推移在心电图上可先后出现缺血、损伤和坏死 3 种类型的图形（图 8-51）。各部分心肌接受不同冠状动脉分支的血液供应，因此图形改变常具有明显的区域特点。心电图显示的电位变化是梗死后心肌多种心电变化综合的结果。

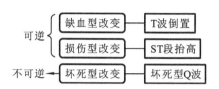

图 8-51　心肌梗死基本图形

（1）"缺血型"改变　冠状动脉急性闭塞后，最早出现的变化是缺血性 T 波改变。通常缺血最早出现在心内膜下肌层，使面向缺血区的导联出现高而直立的 T 波。若缺血发生在心外膜下肌层，则面向缺血区的导联出现 T 波倒置。缺血使心肌复极时间延长，特别是 3 位相延缓，引起 QT 间期延长。

（2）"损伤型"改变　随着缺血时间延长，缺血程度进一步加重，就会出现"损伤型"图形改变，主要表现为面向损伤心肌的导联出现 ST 段抬高。

（3）"坏死型"改变　更进一步的缺血导致细胞变性、坏死。坏死的心肌细胞丧失了电活动，该部位心肌不再产生心电向量，而正常健康心肌仍照常除极，致使产生一个与梗死部位相反的综合向量。由于心肌梗死主要发生于室间隔或左室壁心肌，往往引起起始 0.03～0.04 s 除极向量背离坏死区，所以"坏死型"图形改变主要表现为面向坏死区的导联出现异常 Q 波（时间≥0.04 s，振幅≥1/4R）或者呈 QS 波。一般认为：梗死的心肌直径＞20～30 mm 或厚度＞5 mm 才可产生病理性 Q 波。

临床上，当冠状动脉某一分支发生闭塞时，受损伤部位的心肌发生坏死，直接置于坏死区的电极记录到异常 Q 波或 QS 波；靠近坏死区周围受损的心肌呈"损伤型"改变，记录到 ST 段抬高；而外边受损较轻的心肌呈"缺血型"改变，记录到 T 波倒置。体表心电图导联可同时记录到心肌缺血、损伤和坏死的图形改变。因此，若上述 3 种改变同时存在，则急性心肌梗死的诊断基本确立。

在心肌缺血、损伤和梗死 3 种心电图的改变中，缺血性 T 波改变常见，而损伤性 ST 段改变少见，但只有出现典型的心肌坏死时方可认为此为心肌梗死较为可靠的诊断依据。若上述 3 种改变同时存在，则诊断心肌梗死的可靠性就较高。

2. 心肌梗死的图形演变及分期　心肌梗死除具有特征性图形改变外，其图形的演变亦具有一定的特异性和规律性，因此必须结合临床表现和实验室检查结果，密切随访观察。

急性心肌梗死发生后，心电图的变化随着心肌缺血、损伤、坏死的发展和恢复而呈现一定的演变规律。根据心电图图形的演变过程和演变时间可分为超急性期、急性期、近期（亚急性期）和陈旧期（图 8-52、图 8-53）。

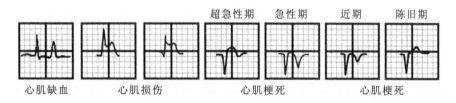

图 8-52　心肌缺血、损伤和梗死的演变过程

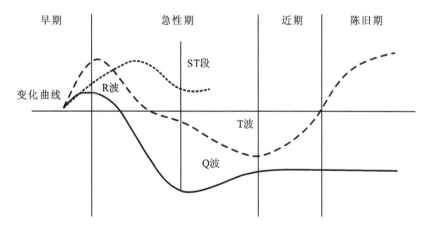

图 8-53　心肌缺血、损伤和梗死的演变过程

（1）超急性期（亦称超急性损伤期）　急性心肌梗死发生数分钟后,首先出现短暂的心内膜下心肌缺血,心电图上产生高大的 T 波,以后迅速出现 ST 段呈斜型抬高,与高耸直立的 T 波相连。由于急性损伤性阻滞,可见 QRS 波群振幅增高,并轻度增宽,但尚未出现异常 Q 波。这些表现仅持续数小时,临床上多因持续时间太短而不易记录到。此期若治疗及时而有效,有可能避免发展为心肌梗死或使已发生梗死的范围趋于缩小。

（2）急性期　此期开始于梗死后数小时或数日,可持续到数周,心电图呈现一个动态演变过程。ST 段呈弓背向上抬高,抬高显著者可形成单向曲线,继而逐渐下降;心肌坏死导致面向坏死区导联的 R 波振幅降低或丢失,出现异常 Q 波或 QS 波;T 波由直立开始倒置,并逐渐加深。"坏死型"的 Q 波、"损伤型"的 ST 段抬高和"缺血型"的 T 波倒置在此期内可同时并存。

（3）近期（亚急性期）　出现于梗死后数周至数月,此期以坏死及缺血图形为主要特征。抬高的 ST 段恢复至基线,"缺血型"的 T 波由倒置较深逐渐变浅,"坏死型"的 Q 波持续存在。

（4）陈旧期（愈合期）　常出现在急性心肌梗死 3～6 个月之后或更久,ST 段和 T 波恢复正常或 T 波持续倒置、低平,趋于恒定不变,残留下"坏死型"的 Q 波。理论上异常 Q 波将持续存在终生,但随着瘢痕组织的缩小和周围心肌的代偿性肥大,其范围在数年后有可能明显缩小。小范围梗死的图形改变有可能变得很不典型,异常 Q 波甚至可消失。

需要指出:近年来,急性心肌梗死的检测水平、诊断手段及治疗技术已取得突破性进展。通过对急性心肌梗死患者早期实施有效治疗(溶栓、抗栓或介入性治疗等),已显著缩短了整个病程,并可改变急性心肌梗死的心电图表现,可不再呈现上述典型的演变过程。

3. 心肌梗死的定位诊断　心肌梗死的部位主要根据心电图坏死型图形(异常 Q 波或 QS 波)出现于哪些导联而作出判断。发生心肌梗死的部位多与冠状动脉分支的供血区域相关,因此,心电图的定位基本上与病理一致。前间壁心肌梗死(图 8-54)时,V_1～V_3 导联出现异常 Q 波或 QS 波;前壁心肌梗死时,异常 Q 波或 QS 波主要出现在 V_3、V_4(V_5)导联;侧壁心肌梗死时在 I、aVL、V_5、V_6 导联出现异常 Q 波;如异常 Q 波仅出现在 V_5、V_6 导联则称为前侧壁心肌梗死,如异常 Q 波仅出现在 I、aVL 导联则称为高侧壁心肌梗死;下壁心肌梗死时,在 II、III、aVF 导联出现异常 Q 波或 QS 波(图 8-54);正后壁心肌梗死时,V_7、V_8、V_9 导联记录到异常 Q 波或 QS 波,而与正后壁导联相对应的 V_1、V_2 导联出现 R 波增高、ST 段压低及 T 波增高。如果大部分胸导联(V_1～V_5)都出现异常 Q 波或 QS 波,则称为广泛前壁心肌梗死。在急性心肌梗死早期,尚未出现"坏死型"的 Q 波,可根据 ST-T 异常(ST 段抬高或压低,或 T 波异常变化)出现于哪些导联来判断梗死的部位。

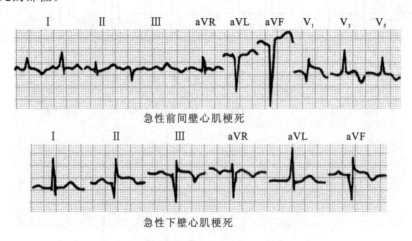

急性前间壁心肌梗死

急性下壁心肌梗死

图 8-54　急性前间壁心肌梗死、下壁心肌梗死

（四）心肌梗死的分类和鉴别诊断

1. Q 波型和非 Q 波型心肌梗死　心肌梗死根据其临床表现和心电图改变可分为 Q 波型心肌梗死和非 Q 波型心肌梗死两类。非 Q 波型心肌梗死过去称为非透壁性心肌梗死,或心内膜下心肌梗死。部分患者发生急性心肌梗死后,心电图可只表现为 ST 段抬高或压低及 T 波倒置,ST-T 波改变可呈规律性演变,但不出现异常 Q 波,需要根据临床表现及其他检查指标明确诊断(图 8-55)。近年研究发现:非 Q 波型心肌梗死既可是非透壁性,亦可是透壁性。与典型的 Q 波型心肌梗死比较,此种不典型的心肌梗死较多见于多支冠状动脉病变。此外,发生多部位梗死(不同部位的梗死向量相互作用发生抵消)、梗死范围弥漫或局限、梗死区位于心电图常规导联记录的盲区(如右心室、基底部、孤立正后壁梗死等)均可产生不典型的心肌梗死图形。

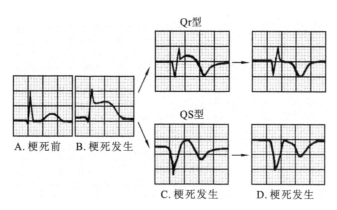

图 8-55 Q 波型心肌梗死的图形演变过程

2. ST 段抬高型和非 ST 段抬高型心肌梗死 临床研究发现,ST 段抬高型心肌梗死可以不出现 Q 波,而非 ST 段抬高型心肌梗死有的可出现 Q 波,心肌梗死后是否出现 Q 波通常是回顾性诊断。为了最大程度地改善心肌梗死患者的预后,近年提出把急性心肌梗死分类为 ST 段抬高和非 ST 段抬高两类,并且与不稳定型心绞痛一起统称为急性冠状动脉综合征。以 ST 段改变对急性心肌梗死进行分类突出了早期干预的重要性。在 Q 波出现之前及时进行干预(溶栓、抗栓、介入治疗等),可挽救濒临坏死的心肌或减小梗死面积。另外,ST 段抬高型心肌梗死和非 ST 段抬高型心肌梗死二者的干预对策是不同的,可以根据心电图 ST 段是否抬高而选择正确和合理的治疗方案。在作出 ST 段抬高型或非 ST 段抬高型心肌梗死的诊断时,应该结合临床病史并注意排除其他原因引起的 ST 段改变。ST 段抬高型和非 ST 段抬高型心肌梗死如不及时治疗都可演变为 Q 波型或非 Q 波型心肌梗死。

3. 心肌梗死合并其他病变 心肌梗死合并室壁瘤时,可见升高的 ST 段持续存在达半年以上。心肌梗死合并右束支阻滞时,心室除极初始向量表现出心肌梗死特征,终末向量表现出右束支阻滞特点,一般不影响二者的诊断。心肌梗死合并左束支阻滞时,梗死图形常被掩盖,按原标准进行诊断比较困难。

4. 心肌梗死的鉴别诊断 单纯的 ST 段抬高还可见于急性心包炎、变异型心绞痛、早期复极综合征等,可根据病史、是否伴有异常 Q 波及典型 ST-T 波演变过程予以鉴别。异常 Q 波不一定都提示为心肌梗死,例如发生感染或脑血管意外时,可出现短暂 QS 波或 Q 波,但缺乏典型演变过程,很快可以恢复正常。心脏横位可导致 Ⅲ 导联出现 Q 波,但 Ⅱ 导联通常正常。顺钟向转位、左室肥大及左束支阻滞时,V_1、V_2 导联可出现 QS 波,但并非前间壁心肌梗死。预激综合征心电图在某些导联上可出现 Q 波或 QS 波。此外,右室肥大、心肌病、心肌炎等也可出现异常 Q 波,结合患者的病史和临床资料一般不难鉴别。仅当异常的 Q 波、抬高的 ST 段以及倒置的 T 波同时出现,并具有一定的演变规律时才是急性心肌梗死的特征性改变。

(季芙红 张 润)

第九章

X线检查

第一节　X 线 基 础

一、概述

（一）X线的特性

X线是波长很短的电磁波，以光速直线前进。与医学影像有关的X线特性如下。

1. 穿透性　X线具有很强的穿透能力，能穿透一般可见光不能穿透的各种物质，包括人体。穿透性是X线成像的基础。

2. 荧光效应　X线照射于荧光物质（如铂氰化钡、钨酸钙等）能产生一种肉眼可见的荧光。荧光效应是X线透视的基础。

3. 摄影效应　涂有溴化银的胶片被X线照射后可以感光，经显影和定影处理后，感光的溴化银中的银离子（Ag^+）被还原成金属银（Ag），并沉淀于胶片上。金属银的微粒沉着于胶片上显现黑色，未感光部分的银离子经冲洗从胶片上脱落而呈白色（即显出胶片片基的透明本色），便产生了黑和白的影像。摄影效应是X线摄片的基础。

4. 电离作用与生物效应　X线通过任何物质都可产生电离作用。X线照射人体所产生的电离作用称为生物效应，它是放射防护和放射治疗学的基础。

X线通过人体组织器官时，产生电离作用，使人体组织器官产生生物学方面的改变，以致损害人体，故在医学临床工作中必须注意防护，以使影像工作人员和患者所受到的照射剂量处于最低水平。

（二）X线成像的基本原理

X线之所以能使人体在荧屏上或胶片上形成影像，主要是基于X线的特性，即其穿透性、荧光效应和摄影效应，和基于人体组织有密度和厚度的差别。当X线透过人体各种不同组织结构时，它被吸收的程度不同，所以到达荧屏或胶片上的X线量即有差异。这样，在荧屏或胶片上就形成黑白对比不同的影像。

正常人体各组织器官的密度、厚度各不相同。病理情况下，同一组织内，病变组织与正常组织之间的密度与厚度会有差异，以致它们对X线的吸收量也产生差异。密度高、组织厚的部分吸收X线量就多，而密度低、组织薄的部分吸收X线量就少。这就使照射到荧屏或胶片上的X线量也各不相同，从而得到不同的影像，因此形成了极好的对比度。这种人体组织自然存在的密度差异，称为自然对比（表9-1）。对于缺乏自然对比的器官，可人为地引入一定量的在密度上高于或低于它的物质（又称造影剂）产生对比，称为人工对比。

表9-1　人体组织密度差异和X线成像关系表

组　　织	密度	吸收X线量	透过的X线量	X线影像	
				透视	照片
骨、钙化灶	高	多	少	暗	白
软组织、液体	中等	稍少	稍多	较暗	灰
脂肪	较低	少	多	较亮	深灰
气体	最低	最少	最多	最亮	黑

自然对比与人工对比的概念如下。

自然对比:指由于人体组织结构或器官本身存在的密度和厚度差别而形成的黑白对比不同的影像。人体组织结构按其密度的高低不同可分为骨骼、软组织(含液体)、脂肪和气体四类。

人工对比:对于缺乏自然对比的组织或器官,用人为的方法引入某种物质(称为对比剂或造影剂)而产生的密度对比。

（三）X线检查方法

X线检查方法可分为普通检查、特殊检查和造影检查三类。

1. 普通检查　包括透视和摄片,是X线检查中最基本和应用最广泛的方法。

（1）透视:透过人体被检查部位的X线使荧屏上形成影像的检查方法。一般在暗室内进行,但现在多采用电视透视,不必在暗室内进行。其优点是经济、操作简便;诊断结果快速;可以转动患者,进行多方位观察;还可观察到器官的形态和动态变化。缺点是影像不够清晰、细微结构不易显示;受器官密度和厚度的影响,检查部位受局限;缺乏图像记录,不能留下永久记录,不利于复查对比。多用于胸部检查、四肢骨折和关节脱位的复位、胃肠道穿孔或梗阻的诊断、确定摄片或造影的部位等。

（2）摄片:透过人体被检查部位的X线使胶片上形成影像的检查方法。其优点是影像清晰;一般不受器官密度和厚度的影响,检查范围广;可作永久性资料保存,便于分析对比、集体讨论和复查比较。缺点是检查范围受胶片大小的限制,且仅为瞬时影像,难以了解动态功能的改变。广泛应用于胸部、腹部、四肢、头颅、骨盆及脊椎的检查。

2. 特殊检查　目前较常用的有体层摄影、高千伏摄影。

（1）钼靶X线摄影检查　由特制的以钼为阳极靶材料的X线管所发出的X线,为能量低、波长较长的极软X线,易被软组织吸收。适用于观察肌肉结构的解剖异常、软组织炎症等,尤其适用于乳腺疾病的常规检查和乳腺癌的普查。

（2）体层摄影检查　曾常用于肺、支气管、脊椎、肾脏等部位的检查。由于CT及MRI的广泛普及,目前应用较少。

（3）间接摄影检查　又称荧光摄影,是用照相机将荧屏上的影像缩影于胶片上,优点为高效、价廉,适用于肺部疾病(如肺结核)的普查。

3. 造影检查　是将造影剂引入器官或其周围,通过造影剂的强化形成密度差异,提高病变组织与正常组织间的对比度,从而更清楚地显示病灶结构及范围,进而了解其解剖和功能。常见的有消化道造影、泌尿系统造影等。

（1）造影剂的种类　造影剂通常可分为高密度造影剂和低密度造影剂两大类。高密度造影剂主要有钡剂(硫酸钡)和碘剂(泛影葡胺、优维显等)两类,低密度造影剂主要有空气、氧气及二氧化碳等。

碘剂是高密度造影剂中常用的一种,多用于胆囊造影、胆道造影、心血管造影、静脉肾盂造影。硫酸钡主要用于消化道造影。低密度造影剂气体则用于胸腹腔、盆腔、脑室造影及膝关节造影等,目前使用较少。此外,还有气体和硫酸钡混合的双重造影,可用于胃肠道和膀胱疾病的诊断。

（2）造影的方式　造影检查是应用造影剂产生人工对比而显示人体组织结构或器官的检查方法。

根据引入造影剂的方式不同,可分为直接导入式法(如胃钡餐造影、钡剂灌肠、血管造影、窦道造影等)和间接导入式法(如口服法胆囊造影、静脉胆道造影、静脉肾盂造影等)。

造影检查的注意事项:要严格掌握各种造影检查的适应证和禁忌证,造影检查前都要做好一定的准备工作,有机碘类造影剂要做好碘过敏试验。若出现造影剂的副反应及并发症,应及时处理。

（四）X线检查中的防护

X线照射人体产生一定的生物效应,若接受X线量过多,轻则致机体产生放射反应,重则造成不同程度的放射损害。因此,应合理地使用X线检查,尽量避免不必要的X线照射,做好被检查者和放射工作者的防护工作。如果X线照射量控制在允许范围内,一般很少对人体产生影响。

二、X线诊断原则和步骤

为了达到正确的X线诊断,必须遵循一定的诊断原则和步骤,才能全面、客观地作出结论。

1. 诊断原则 一般应遵循"明辨正常、分析异常、结合临床、综合诊断"的原则,即根据正常人体解剖、生理学知识,认识人体组织器官的正常 X 线表现。根据病理学知识,认识人体各种病理改变所产生的异常 X 线表现,通过分析异常 X 线表现特点,推测病理性质。在全面掌握 X 线观察分析的基础上,结合临床病史、症状、体征及其他有关检查结果进行分析,最后综合作出诊断。

2. 诊断步骤 一般按照四个步骤进行分析诊断:①分析判断 X 线照片的质量是否符合诊断要求;②按顺序全面系统地观察 X 线表现,明确正常与异常;③异常 X 线影像的分析,应注意观察病变的部位与分布、数目与大小、形态与边缘、密度与结构、器官的功能变化以及病变邻近组织器官的改变,并注意其特征性 X 线表现;④结合临床资料确立 X 线诊断。

第二节 基本病变的 X 线表现及常见疾病的 X 线诊断

一、呼吸系统

胸部有着良好的自然对比,X 线检查是呼吸系统疾病的主要影像检查方法,也是最基本的检查,对多数胸部疾病的诊断都具有重要价值。但对某些疾病也有一定的局限性,必要时可进一步做 CT 或 MRI 检查,以明确诊断。

(一)检查前准备和检查方法

1. 检查前准备 胸部检查前应嘱咐患者去除身体上的药膏、发夹、项链以及影响检查的衣服,以免在透视或摄片中出现阴影而影响诊断。若做胸部暗室透视,应给患者做好解释工作。支气管造影前应熟悉其适应证与禁忌证,做好碘剂及麻醉剂的过敏试验,向患者说明造影检查中可能出现的不适,造影前 4 h 及造影后 2 h 禁食。

2. 检查方法

(1)普通检查:包括胸部透视和胸部平片。透视检查简单、方便、快速,可以随意选择各种体位,从不同角度观察肋骨、肺野、肺门、纵隔、心脏、大血管、膈肌等部位的形态和功能改变。暗室透视已很少使用,现多做影像增强透视即电视透视。胸部平片通常摄取前后位即正位片,对卧床或不能站立的患者,可采用前后位摄片。有时为确定病变位置,需要摄取左侧位或右侧位片。

(2)特殊检查:主要有体层摄影和高千伏摄影。体层摄影主要用于观察平片难以显示的支气管及肺内病灶。由于 CT 检查的普及,体层摄影已很少应用。高千伏摄影使用的电压为 120～125 kV,此时 X 线的穿透能力较强,故可显示被肋骨或纵隔与心脏所重叠的肺内或支气管病变。

(3)支气管造影检查:向支气管内灌注造影剂以显示支气管的方法。常用的造影剂为 40%碘化油,也可用 30%泛影葡胺。主要适用于支气管扩张及支气管的良、恶性肿瘤。目前多数支气管造影的适应证已采用 CT 检查。

(二)正常 X 线表现

正常胸部 X 线影像(图 9-1)是胸腔内、外各种组织和器官重叠的综合投影。应熟悉身体前后位及侧位片上各种影像的正常及变异表现,以免误诊为病变。

1. 胸廓 重点观察胸廓软组织和骨骼的影像。

(1)软组织:①胸锁乳突肌及锁骨上皮肤皱褶:前者表现为两肺尖内侧的带状致密影;后者表现为锁骨上缘与锁骨伴行的薄层软组织密度影。②胸大肌:见于胸大肌发达的男性,在两肺中野的外带形成扇形阴影,从肺野向外上方至腋窝。③女性乳房和乳头:乳房在两下肺野形成半圆形高密度影,下缘清楚,向上密度变淡至消失;乳头在两肺下野第 5 前肋间形成对称的小圆形致密影。

(2)骨骼:①肋骨:为 12 对,后肋呈水平向外走行,前肋自外上向内下斜行,肋间隙为肺内病变定位的标志。②锁骨:两侧对称,双侧胸锁关节间隙等宽,否则视为摄影位置不正。③肩胛骨:在标准前后位片上肩胛骨投影于肺野之外。④胸骨与胸椎:前后位片上胸骨与胸椎及纵隔影重叠,胸骨柄和胸椎横突可突出

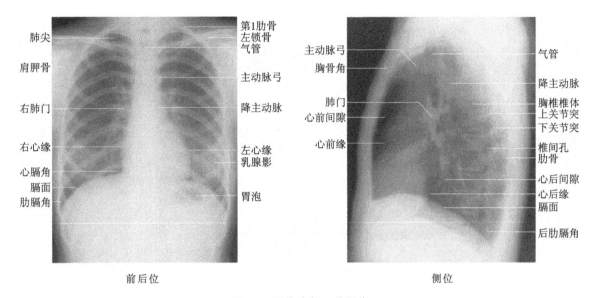

图 9-1 正常胸部 X 线影像

于纵隔影之外,勿误为纵隔或肺门淋巴结增大。

2. 纵隔 纵隔位于两肺之间、胸骨之后、胸椎之前。其内有心脏与大血管、气管与主支气管、食管、胸腺、淋巴组织、神经及脂肪等器官和组织。纵隔分区方法有多种,通常用九分区法,即在侧位胸片上将纵隔划分为前、中、后部,以及上、中、下部。前纵隔位于胸骨之后,心脏、升主动脉和气管之前;中纵隔相当于气管、主动脉弓、心脏和肺门的区域;食管及食管后的胸椎旁区为后纵隔。从胸骨柄体交界处至第 4 胸椎体下缘作一连线,横线以上为上纵隔,横线以下至肺门(相当于第 8 胸椎)下缘水平为中纵隔,肺门下缘水平至膈为下纵隔。

3. 横膈 正常膈呈圆顶状,左右各一。一般右膈顶位于第 5～6 前肋间隙(相当于第 9～10 后肋)水平,通常右侧较左侧高 1～2 cm。平静呼吸时两侧膈对称性上下运动,运动范围为 1～3 肋。膈在外侧及前、后方与胸壁相交形成肋膈角,在内侧与心脏形成心膈角。以侧位片上后肋膈角的位置低而深。

4. 胸膜 胸膜分为两层,贴于胸壁内面、膈面及纵隔面的为壁层胸膜,包绕于肺表面和叶间的部分为脏层胸膜,其间为胸膜腔。正常胸膜一般在 X 线上不显影,只有在胸膜反褶处 X 线与胸膜走向平行时,才显示为线状致密影,见于肺尖胸膜及叶间胸膜反褶处。

5. 气管与支气管 在胸部前后位片上一般不易显示气管与支气管,体层摄影或支气管造影则能清晰显示。约在第 5、6 胸椎水平,气管分为左、右主支气管。主支气管分为肺叶支气管,其中右侧分为上、中、下叶支气管,左侧分为上、下叶支气管。肺叶支气管再进一步分为肺段支气管。

6. 肺

(1)肺野:在胸部平片上,两侧含气的肺部表现为透明的区域,称为肺野。正常两侧肺野透明度相等。为方便病灶定位,将一侧肺野纵行分为三等份,分别称为内、中、外带。在第 2、4 肋骨的前端下缘分别画一水平线,将一侧肺部分为上、中、下野(图 9-2)。

(2)肺门及肺纹理:肺门由肺动脉、静脉、支气管及淋巴组织构成,但主要是肺动脉、静脉的投影。前后位上,肺门位于两肺中野内带,左侧比右侧高 1～2 cm。肺纹理为自肺门向肺野呈放射状分布的树枝状影,主要分布在肺野的内、中带,下肺野纹理较上肺野多而粗,右下肺野纹理较左下肺野多而粗。

(3)肺叶、肺段和肺小叶:右肺由斜裂和水平裂分隔为上、中、下三个肺叶,左肺由斜裂分隔为上、下叶。每个肺叶由 2～5 个肺段构成,每个肺段又由许多肺小叶构成。在胸部正位上,由于各肺叶在影像上的部分重叠,不能显示各肺叶的界限,但结合侧位片可以确定各肺叶的大致位置。

(三)基本病变 X 线表现

1. 支气管阻塞改变 主要由支气管腔内肿块、异物、炎性分泌物、水肿、血块、痉挛及先天性狭窄等原因引起的支气管阻塞。

(1)阻塞性肺气肿:可分为如下几种。①弥漫性肺气肿:常继发于慢性支气管炎、支气管哮喘及肺尘

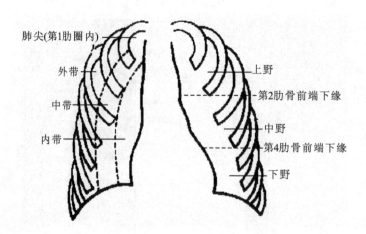

图 9-2　肺野的划分

埃沉着病等多种慢性肺疾病。X 线表现为两肺透亮度增加,肺纹理稀疏,胸廓呈桶状,肋间隙变宽,膈位置低下,心影呈狭长的垂直状。②局限性肺气肿:表现为肺局部透亮度增加,肺纹理稀疏。

(2)阻塞性肺不张:支气管完全阻塞所致的肺内气体减少、肺体积缩小的萎缩性改变。可分为:①一侧肺不张:由一侧主支气管阻塞引起,X 线表现为患侧密度均匀增高,胸廓塌陷,肋间隙变窄,纵隔向患侧移位,膈升高,健侧可有代偿性肺气肿。②肺叶不张:为肺叶支气管阻塞所致,表现为肺叶密度增高,体积缩小,叶间裂向心性移位,肺门及纵隔不同程度向患侧移位。

2. 肺部病变

(1)渗出与实变:常见于各种肺炎、肺结核、肺出血及水肿等。X 线表现可为斑点状、斑片状或小片状边缘模糊的密度增高影,也可为按肺段或肺叶分布的大片状高密度实变影,其内可见含气的支气管影,称为支气管气象。渗出性病变大多吸收较快。

(2)增殖:常见于肺结核、各种慢性肺炎及肉芽肿等。X 线表现为单发或主发结节状影,密度较高,交界清楚,病灶无融合趋势。

(3)纤维化:肺部病变在愈合过程中形成的纤维结缔组织瘢痕,见于慢性肺炎、肺脓肿、肺结核、肺尘埃沉着病等。局限性纤维化表现为局限性条索状高密度影,粗细不等、走行僵直;较大病灶的纤维化可形成团块状或大片状致密影,边界清楚,并引起气管、肺门及纵隔向患侧移位。弥漫性纤维化表现为广泛分布的条索状、网状或蜂窝状影,其间可见多数颗粒状或小结节状影。

(4)空洞与空腔:空洞为肺组织坏死液化,经支气管排出后而形成的含气残腔。空腔为肺内生理腔隙的病理性扩大,X 线表现为壁菲薄的透亮区,腔内多无液平面,见于肺大泡、支气管肺囊肿。空洞的 X 线分 3 型:①虫蚀样空洞:大片坏死组织中的小空洞,X 线表现为大片实变阴影中的多发性透明区,边缘不规则似虫蚀状。常见于干酪性肺炎。②薄壁空洞:洞壁厚度在 3 mm 以下,X 线表现为圆形、椭圆形透亮区,边界清晰,内壁光滑。多见于肺结核。③厚壁空洞:洞壁厚度超过 3 mm,内壁光滑或凹凸不平,常见于肺脓肿、肺结核和肺癌。

(5)肿块:多见于肿瘤或肿瘤样病变。肺良性肿瘤和结核球表现为边缘清楚、光滑的球形肿块,生长缓慢。恶性肿瘤则表现为肿块边缘不规则,有分叶或细毛刺,生长较快。肺转移瘤表现为多发、大小不等的球形病灶。

(6)钙化:多见于退形性变或坏死肺组织内,少数见于肿瘤病变。X 线表现为大小不等、形状不一的致密影,边缘锐利,可呈斑点状、团块状或球形,可局限或弥漫性分布。

3. 胸膜病变

(1)胸腔积液:可由多种疾病所致,液体可为渗出液、漏出液、脓液、血液或乳糜液等。X 线可以确定积液的存在,但难以区别积液的性质。①游离性积液:少量积液首先积聚在后肋膈角,站立正位检查难以发现。积液量在 300 mL 以上时,肋膈角变浅、变钝。中等量积液表现为中下肺野呈均匀致密影,肋膈角消失,液体上缘形成外高内低的弧形影(图 9-3)。大量积液表现为患侧肺野均匀致密,仅见肺尖透明,纵

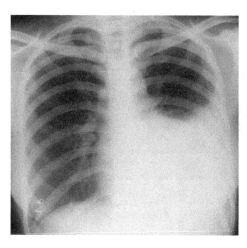

图 9-3 左侧中等量胸腔积液

隔向对侧移位。②包裹性积液:多见于侧后壁,表现为自胸壁突向肺野的半圆形或梭形致密影,边缘光滑,其上下缘与胸壁的夹角呈钝角。③叶间积液:液体积聚于水平裂或斜裂内,表现为叶间裂内的梭形致密影。

(2)气胸与液气胸:气胸常见于胸壁穿通伤、胸部手术或胸腔穿刺,也可为自发性气胸。X线表现为肺体积缩小,被压缩的肺边缘与胸壁之间出现无肺纹理的透明区。大量气胸时,肺组织严重压缩,表现为肺门区密度均匀的软组织影。胸腔内同时有液体和气体存在,称为液气胸。X线表现为肋膈角或下肺野有液平面,其上方为气体和压缩的肺组织。

(3)胸膜肥厚、粘连与钙化:轻度胸膜肥厚、粘连表现为肋膈角变钝,膈运动受限。广泛胸膜肥厚、粘连时,显示沿胸廓内缘分布的呈带状致密影,肋间隙变窄,膈升高,纵隔向患侧移位。

(四)常见疾病X线表现

1. **支气管扩张** 大多为支气管反复感染的继发改变或肺内严重纤维化病变牵拉所致,少数为先天性。临床主要症状是咳嗽、咳痰和咯血。

X线表现:平片对轻度支气管扩张难以发现,典型者可见肺纹理增多、增粗、紊乱或呈网状影,并可见多发性囊状、蜂窝状或不规则管状透明影。支气管造影可以确定支气管扩张的部位、范围和类型,可表现为囊状、柱状或混合型扩张。

2. **肺部炎症**

(1)大叶性肺炎:大多由肺炎双球菌引起。临床主要症状是突然高热、寒战、胸痛、咳嗽和咳铁锈色痰。病理上可分为充血期、实变期和消散期。

X线表现:充血期可无阳性发现,或见病变区肺纹理增多,透明度降低(图9-4)。实变期表现为大片状密度均匀的致密影,形状与肺叶或肺段的解剖轮廓一致,有时在实变阴影中可见支气管气象。消散期表现为实变区范围逐渐缩小,密度减低而不均匀,呈散在斑片状影。

(2)支气管肺炎:又称小叶性肺炎,多见于婴幼儿、老年及极度衰弱的人。临床主要症状是发热、咳嗽、咳痰、呼吸困难等。

X线表现:病变常见于两肺中、下野的内、中带,表现为肺纹理增多、增粗和模糊,沿肺纹理分布的斑点状或斑片状模糊影,密度不均(图9-5)。病灶可融合为大片状影,并可见肺门增大、模糊。

3. **肺脓肿** 是由化脓性细菌引起的肺坏死性炎性病变。临床起病急,有寒战、高热、咳嗽、咳大量脓痰等症状。根据病理发展可分为急性肺脓肿和慢性肺脓肿。

X线表现:急性肺脓肿表现为肺内大片状致密影,密度均匀,边缘模糊,继之其内出现含有液平面的厚壁空洞,内壁光滑或略不规则,周围为渗出实变影。慢性肺脓肿表现为边界清楚的厚壁空洞,内有少量或无液平面,周围的炎性渗出已大部分吸收,可见斑片状、条索状影。

4. **肺结核** 是由结核杆菌侵入人体后引起的肺部慢性传染病。临床上有低热、乏力、消瘦、咳嗽、咯血及胸痛等症状。X线检查可以发现病变,可确定其部位、范围、性质和类型,并能观察病变的转归。

(1)原发型肺结核(Ⅰ型):初次感染所发生的肺结核,多见于儿童,也见于青年人。

X线表现可分为:①原发综合征:包括肺原发病灶、淋巴管炎及淋巴结炎。原发病灶表现为肺内边缘模糊的片状或云絮状影;淋巴管炎表现为自原发病灶引向肺门的条索状影;淋巴结炎表现为肺门或纵隔淋巴结增大。②胸内淋巴结结核:肺内原发病灶被吸收后,或原发病灶较小不易显示,仅见肺门或纵隔淋巴结增大,即为胸内淋巴结结核。

(2)血行播散型肺结核(Ⅱ型):结核杆菌经血流播散引起的肺结核。根据结核杆菌进入血循环的途径、数量、次数及机体的反应能力,本型肺结核可分为急性粟粒型肺结核、亚急性或慢性血行播散型肺结核两型。前者是大量结核杆菌一次或在短时间内多次侵入血循环所致,后者是少量结核杆菌在较长时间内多次进入血循环所致的肺部播散灶。两者的X线表现亦不同。急性粟粒型肺结核:X线表现为两肺弥漫

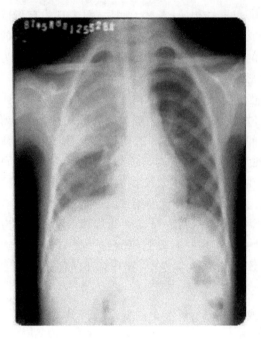

图 9-4　大叶性肺炎

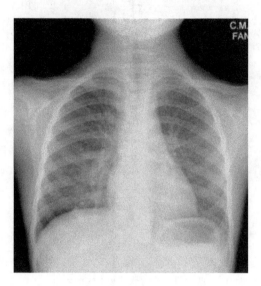

图 9-5　支气管肺炎

分布的粟粒样大小的结节状影,其特点是大小相等、密度相同、分布均匀,透视下易漏诊,常需摄片检查。亚急性或慢性血行播散型肺结核:X 线表现为两肺多发的结节状影,其特点是大小不等、密度不同、分布不均,病灶多位于中上肺野。

(3) 继发型肺结核(Ⅲ型):再次感染结核杆菌所引起的肺结核,是成年人常见的肺结核,它包括以渗出浸润为主的肺结核(浸润性肺结核)、以干酪样变为主的肺结核(干酪性肺炎、结核球)、以空洞为主的肺结核(慢性纤维空洞型肺结核)。病理上可有渗出、增殖、干酪性坏死、空洞、纤维化、钙化、支气管播散病灶等多种性质的病灶。

X 线表现:继发型肺结核的 X 线表现多种多样。①以渗出性病变为主:一般表现为上肺叶和下肺叶背段的片状或云絮状密度增高影,边缘模糊;病变发展后,可出现增殖、纤维化、空洞等多种性质的病灶,此为继发型肺结核的典型表现。②以干酪样变为主:干酪性肺炎表现为肺叶或肺段的实变影,其中可见多发不规则的虫蚀样空洞。结核球一般为大小 2～3 cm 的单发球形病灶,边界清楚,密度较高,其内可见钙化,周围可有斑点状及条索状的卫星病灶(图 9-6)。③以慢性空洞为主:慢性纤维空洞型肺结核,是肺结核的晚期表现。主要表现为多发纤维厚壁空洞、广泛的纤维化和支气管播散病灶。由于纤维化收缩,可有肺门上提,中、下野肺纹理呈垂柳状。纵隔可向患侧移位。常伴有胸膜增厚粘连、代偿性肺气肿等改变。

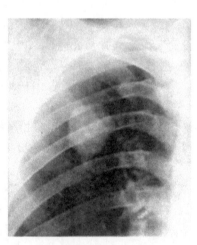

图 9-6　浸润型肺结核:结核球

(4) 结核性胸膜炎(Ⅳ型):结核性干性胸膜炎 X 线可无异常发现或仅出现膈肌活动受限。渗出性胸膜炎 X 线表现为胸腔积液,应结合临床资料及胸腔穿刺确诊。

5. 肺肿瘤　分为原发性和转移性两类,原发性肿瘤又分为良性与恶性。良性肿瘤很少见。支气管肺癌是最常见的肺部肿瘤。

(1) 支气管肺癌:起源于支气管上皮、细支气管肺泡上皮或腺体。组织学上可分为鳞癌、未分化癌、腺癌及细支气管肺泡癌,鳞癌是最常见的类型。按肺癌的发生部位可分为中央型肺癌和周围型肺癌,前者发生在肺段或以上的支气管,后者发生在肺段以下的支气管。临床主要症状是刺激性咳嗽、咯血和胸痛。

X 线表现:①中央型肺癌(图 9-7):胸部平片早期可无异常发现,随肿瘤生长发展可出现肺门肿块及支气管阻塞性肺炎、阻塞性肺不张、阻塞性肺气肿。右上叶支气管肺癌的肺门肿块与右上叶肺不张连在一起,形成"横S征"。癌肿中心发生坏死后可形成内壁不规则的空洞。②周围型肺癌(图9-8):早期瘤体较小,多在2 cm以下,表现为密度中等、轮廓模糊的结节状或球形病灶,有时似小片状渗出病变。肿瘤增大后,可出现轮廓不规则或分叶状,边缘毛糙,常有短细毛刺。生长快的肿瘤其中心坏死可形成空洞,为不规则厚壁空洞,一般无液平面。

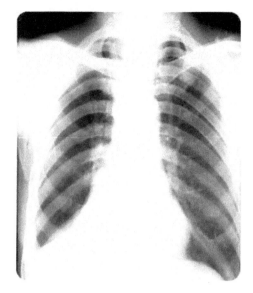

图9-7 右肺下叶中央型肺癌

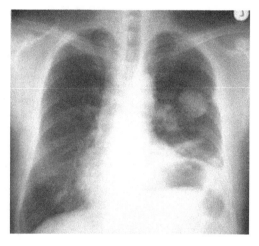

图9-8 左肺上叶周围型肺癌

(2)肺转移瘤:肺外的恶性肿瘤经血行、淋巴或直接蔓延等途径转移至肺部所形成的肿瘤。临床上多有原发癌肿的表现,以及咳嗽、胸痛、咯血等肺部症状。

X线表现:肺转移瘤以血行转移多见,常表现为多发结节状或球形病灶,大小不等,密度均匀,边缘清楚,以两侧中、下肺野较多。少数为单发病灶,应与原发性肺癌区别。

6.纵隔肿瘤 纵隔肿瘤种类繁多,其临床表现取决于肿瘤的性质、部位、大小和发展速度。X线检查对纵隔肿瘤的诊断有一定价值,但定性诊断仍有困难。一般根据肿瘤的好发部位及其表现,来推测肿瘤的类别。

X线表现:①肿瘤的部位:前纵隔肿瘤常见于胸腺瘤、胸内甲状腺肿、畸胎瘤;中纵隔肿瘤多为淋巴瘤、支气管囊肿;后纵隔肿瘤多为神经源性肿瘤。②肿瘤的形态和密度:淋巴瘤常为分叶状肿块;支气管囊肿呈圆形或椭圆形,边缘光滑;畸胎瘤密度不均,其内可见骨骼或牙齿影。③肿瘤的活动:胸内甲状腺肿可随吞咽动作上下移动;支气管囊肿在呼吸时可随气管活动,且可发生形态改变。

二、循环系统

心脏、大血管位于纵隔内,与两侧肺部形成良好的密度对比,但心脏各房室及内部结构之间缺乏密度差异,故X线平片检查能显示心脏和大血管的边缘和轮廓情况,但不能显示其内部结构。心血管造影能了解心内部结构及血流动力学变化。超声、CT和MRI检查对心血管有其各自的优越性。

(一)检查前准备和检查方法

1.检查前准备 心脏平片检查时常需配合食管吞钡,以显示因心脏增大所致的食管受压移位情况。心血管造影检查前要严格掌握适应证和禁忌证,并做好充分准备,包括碘剂和麻醉剂的过敏试验、必要的安全抢救措施等。

2.检查方法

(1)普通检查:包括心脏透视和摄片。透视检查既能从不同角度观察心脏、大血管的形态改变,又能了解其功能变化,常作为心脏摄片的辅助检查,以弥补摄片的某些不足。

心脏摄片常规摄取前后位,并根据病情需要加摄右前斜位、左前斜位或左侧位。一般摄右前斜位和左侧位时需口服硫酸钡,以显示左心房增大对食管的压迫情况。

（2）心血管造影检查：心血管造影是借助导管技术将造影剂快速注入心脏和大血管腔内，以显示其腔内解剖结构及功能的变化，为诊断和治疗提供重要依据，是一种较复杂、有创伤的X线检查方法。目前常用的造影剂是优维显、欧乃派克等，其浓度高、毒性小和黏稠度低。近年来，随着其他无创性影像学（超声心动图、CT和MRI）在临床上的应用，心血管造影的检查范围已逐步缩小。

（二）正常心脏、大血管X线表现

1. 正常心脏、大血管在各摄影位置的投影（图9-9至图9-12）

（1）前后位：心脏和大血管位于胸部中线偏左侧，有左、右两个边缘。心右缘分为上下两段，上段为上腔静脉与升主动脉的复合投影，下段由右心房构成。心左缘分为三段，上段为呈球形突出的主动脉结；中段为由肺动脉干构成的肺动脉段（也称心腰），此段较平直或略有凹凸；下段为左心室，呈一明显向左突出的长弧形。

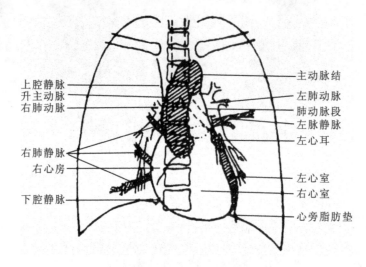

图9-9 正常心脏、大血管X线影像前后位

（2）右前斜位：心前缘自上而下为升主动脉、肺动脉主干和圆锥部，下段大部分为右心室，仅心尖一小部分为左心室。心前缘与胸壁之间的倒三角形透明区，称为心前间隙。

心后缘上段为气管及上腔静脉的重叠影，下段主要由左心房构成，其下方一小部分为右心房。右前斜位需吞钡，主要观察左心房、肺动脉主干及右心室。

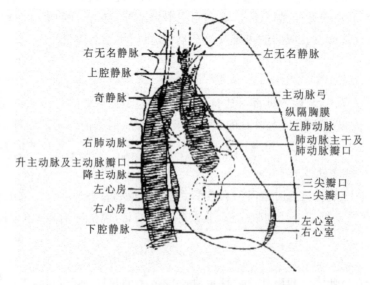

图9-10 正常心脏、大血管X线影像右前斜位

（3）左前斜位：心前缘自上而下为升主动脉、右心房、右心室。心前缘与胸壁之间的斜行长方形透明间隙，称为心前间隙。心后缘上段为左心房，下段为左心室，与脊椎前缘邻近。此位置可见主动脉升部、弓

部、降部展开的投影,呈拱形,其下方的透明区为主动脉窗。其中可见气管分叉、左主支气管及其伴行的左肺动脉。左前斜位可同时观察左、右心房和左、右心室。

(4)左侧位:心前缘自上而下为升主动脉、右心室漏斗部与肺动脉主干、右心室。下段右心室的一部分与前胸壁邻近。心前缘与胸骨之间的倒三角形透明区,称为胸骨后间隙或心前间隙。心后缘上段为左心房,下段为左心室。左侧位常需吞钡,以观察左心房有无增大。

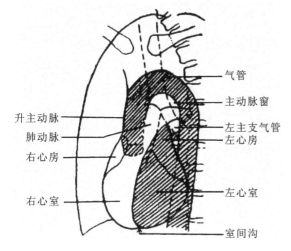

图 9-11　正常心脏、大血管 X 线影像左前斜位

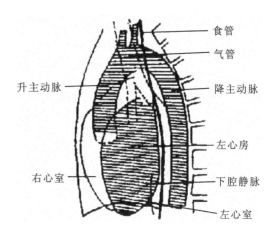

图 9-12　正常心脏、大血管 X 线影像左侧位

2. 影响心脏、大血管形态的生理因素

(1)体型:由于体型不同,心脏可表现为横位心、斜位心和垂位心三种类型。

(2)年龄:新生儿和婴幼儿期,心脏相对较大,心胸比率大,心影呈球形,心腰略隆突,主动脉结不明显。老年人的主动脉迂曲延长,心腰部明显凹陷。

(3)其他:呼吸运动、体位、性别及妊娠等因素均可对心脏形态、大小有一定的影响。

(三)基本病变 X 线表现

心脏、大血管疾病通过 X 线检查,多不能直接显示病变本身。诊断是根据心脏轮廓的改变,借以推测某些房室和大血管的增大或变小、搏动增强或减弱以及肺循环的改变。因此在分析 X 线表现时必须注意心脏、大血管的形态与肺循环的改变。为此,必须掌握各个房室和大血管的正常表现以及判断大小、形状等变化的标准,才有可能确立诊断。

1. 心脏增大　是心脏病的重要征象,它包括心壁肥厚和心腔扩张,两者常并存。心壁肥厚可单独存在,主要是由于肺循环或体循环的阻力增加。单纯肥厚,心横径无明显增加。心腔扩张是容量增加引起的,主要来自分流,如间隔缺损、回流,或瓣膜关闭不全,一般较快地引起心腔普遍扩张。常是负担过重的或最早受损害的心腔首先扩张,而不是所有心腔都同时扩张,这有利于病变的诊断。心房与心室不同,房壁薄弱,在阻力增加或容量增加时,常以房腔扩张为主,一般无单纯代偿性肥厚。此外,心肌本身的损害如中毒性心肌炎、甲状腺功能亢进症、黏液性水肿等疾病,也可使心脏增大。对增大的心脏,很难从 X 线上将肥厚和扩张区别开来。因此,就 X 线表现而言,常统称之为增大,而不区别是肥厚还是扩张。

心脏疾病常出现一个或多个房室增大,X 线平片检查能显示房室增大所致的心脏外形改变。确定心脏增大最简单的方法为心胸比率法(图 9-13)。心胸比率是心影最大横径与胸廓最大横径之比。心最大横径取心影左、右缘最突出的一点与胸廓中线垂直距离之和,胸廓最大横径是在右膈顶平面取两侧胸廓肋骨内缘之间的最大距离。正常成人心影横径一般不超过胸廓横径的一半,即心胸比率等于或小于 0.5。这是一种粗略的估计方法。

(1)左心房增大:常见于二尖瓣狭窄和(或)关闭不全,动脉导管未闭及左心衰竭等。X 线表现:①前后位上可见心底部的双重阴影、心右缘的双边影及心左缘的第三弓(也称四弧征)(图 9-14);②右前斜位及左侧位吞钡检查均可见食管左心房段局限性压迹和移位;③左前斜位心后缘上段左心房增大,可使左主支气管向后上方移位。

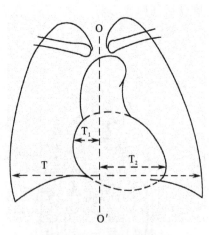

图 9-13 心胸比率测量图

T_1、T_2:心横径,取心缘最突出部垂直于胸廓中线。T:胸廓横
径,于右膈顶取水平线达两侧胸廓内缘。OO′胸廓中线

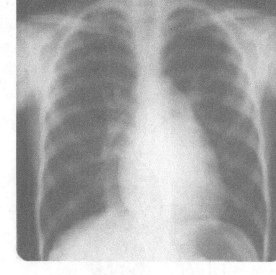

图 9-14 左心房增大

(2) 左心室增大:常见于高血压、二尖瓣关闭不全及主动脉瓣关闭不全等。X线表现:①前后位左室段延长,心尖下移,相反搏动点上移,心腰凹陷(图 9-15);②左前斜位心后缘下段向后下膨凸及延长,与脊柱重叠;③左侧位心后缘下段向后膨凸。

(3) 右心室增大:常见于二尖瓣狭窄、慢性肺源性心脏病、房间隔或室间隔缺损等。

X线表现:①前后位心尖圆隆、上翘,肺动脉段突出(图 9-16);②右前斜位心前缘圆锥部明显膨凸,心前间隙变窄;③左前斜位心前缘右心室段向前膨凸,心前间隙变窄。

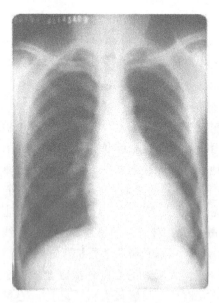

图 9-15 左心室增大

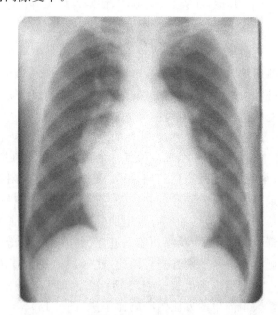

图 9-16 右心室增大

(4) 右心房增大:常见于房间隔缺损、三尖瓣关闭不全、右心衰竭等。X线表现:①前后位心右缘下段向右、向上膨凸,最突出点位置上移,常有上腔静脉增宽(图 9-17);②右前斜位心后缘下段向后突出;③左前斜位心前缘上段向前膨隆异常。

(5) 心脏增大的类型:心脏增大的外形改变,常见的有三种类型。①二尖瓣型:表现为心腰部丰满或凸出,左心缘下段圆钝,心右缘下段较膨隆,心尖圆隆上翘,主动脉缩小或正常,前后位心影呈梨形,主要反映以右心室增大为主的疾病,常见于二尖瓣病变、慢性肺源性心脏病、心间隔缺损和肺动脉狭窄等。②主动脉型:表现为心腰部凹陷,心尖向左下扩大,主动脉结增宽,前后位心影呈靴形,主要反映以左心室增大为主的疾病,常见于高血压病和主动脉瓣病变。③普大型(图9-18):心脏均匀地向两侧扩大,心腰部平直,主动脉结多正常,心影呈球形或烧瓶状,多见于心包积液、心肌病或全心衰竭。

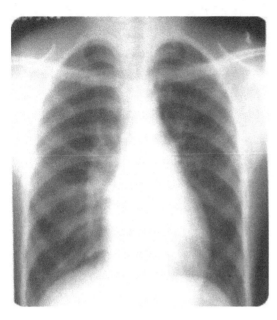

图 9-17 右心房增大

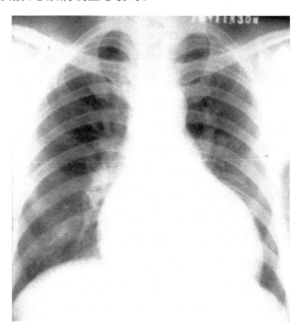

图 9-18 普大型心脏增大

2. 肺循环的改变

(1)肺血增多:指肺动脉血流量增多,也称肺充血。常见于左向右分流的先天性心脏病及心排血量增加(如甲状腺功能亢进症、贫血等)。X线表现为肺动脉段凸出,右下肺动脉扩张,肺血管纹理增粗、增多,边缘清楚,肺门血管搏动增强,肺野透明度正常。

(2)肺血减少:指肺动脉血流量减少,也称肺缺血。常见于右心排血受阻或兼有右向左分流畸形(如肺动脉狭窄)、肺动脉阻力增高(如肺心病)。X线表现为肺门影缩小,搏动减弱,肺血管纹理变细、稀疏,肺野透明度增加。

(3)肺动脉高压:正常肺动脉收缩压≤30 mmHg,平均压≤20 mmHg。若收缩压>30 mmHg,平均压>20 mmHg,即为肺动脉高压。常见于肺动脉血流量增多或心排血量增多的疾病。X线表现为肺动脉段明显凸出,肺门动脉扩张、搏动增强,肺动脉外围分支纤细,称为肺门截断现象。右心室可有增大。

(4)肺淤血:指肺静脉回流受阻,血液淤滞于肺内,肺静脉普遍扩张。常见于左心房或左心室阻力增加的疾病,如二尖瓣狭窄、主动脉瓣狭窄、左心衰竭等。X线表现为肺血管纹理普遍增多、增粗,边缘模糊,上肺静脉扩张,下肺静脉缩小或正常,肺门影增大模糊,肺野透明度降低。

(5)肺水肿:由于毛细血管内液体大量渗入肺间质或肺泡所致,通常是在肺淤血的基础上发生的。X线表现有两种:①间质性肺水肿:除肺淤血表现外,肋膈角区常见 Kerley B 线。还可有一种较少见的间隔线,即 Kerley A 线,表现为细长的线条影,多出现于肺野中央区,斜向肺门。②肺泡性肺水肿:表现为一侧或两侧肺广泛分布的片状模糊影,以内、中带明显,可以融合为大片状或蝶翼状影。病变阴影"来去匆匆",可在短时间内吸收。

(四)常见疾病X线表现

1. 风湿性心脏病 以二尖瓣病变最多见。

(1)二尖瓣狭窄:风湿性心脏瓣膜病中最常见的。二尖瓣狭窄时,左心房排血受阻,压力增高,导致左心房扩大。接着肺静脉回流受阻,出现肺淤血,进一步导致肺动脉高压,最后导致右心室扩大。左心室及主动脉因血流量减少均可萎缩。

X线表现:心影扩大呈二尖瓣型(图9-19),早期左心房扩大,继而出现肺淤血和肺动脉高压,晚期右心室扩大。可见左心室及主动脉缩小。

（2）二尖瓣关闭不全：单纯二尖瓣关闭不全并不多见，常与二尖瓣狭窄并存。二尖瓣关闭不全时，左心室收缩部分血液反流至左心房内，左心房血量增多而扩张。左心室舒张时，左心房过度充盈的血液进入左心室，增加了左心室负荷而扩大。

X线表现：心影扩大呈二尖瓣型，左心房及左心室均扩大，并有肺淤血。

2. 心包炎和心包积液　心包炎可为心包膜的结核性、化脓性、风湿性或病毒性感染所致。病理上分为干性心包炎和渗出性心包炎。急性心包炎恢复期可出现心包增厚、粘连，并形成纤维结缔组织，发展为缩窄性心包炎。

X线表现：①干性心包炎：心影外形大小可无改变。②渗出性心包炎：表现为心包积液，心影向两侧扩大，呈球形或普大型，心缘正常弧度消失，心脏搏动减弱或消失，但主动脉搏动正常，上腔静脉影增宽。③缩窄性心包炎：心影大小正常或轻度增大，心影外形呈三角形或近似三角形，心缘平直。若出现心包钙化，则为特征性表现。

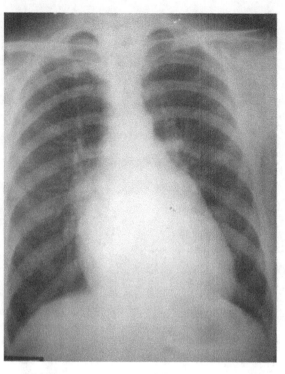

图 9-19　二尖瓣型心

3. 高血压性心脏病　高血压是一种常见病、多发病，长期高血压可引起左心室肥大和心功能不全，称为高血压性心脏病。病理上主要是外周动脉血压增高，造成左心室负荷增大，导致左心室向心性肥厚，以致扩大。主动脉因血压增高而出现扩张、迂曲。

X线表现：①心脏大小形态改变：早期左心室向心性肥厚，心影外形可无明显改变，或心影轻度增大，左心室段圆隆。病变发展，可见左心室增大显著，心尖向下明显扩大，心腰凹陷。②主动脉改变：主动脉扩张、迂曲、延长，主动脉结明显突出，使心影呈主动脉型（图 9-20）。③心功能不全时，可见左心室及左心房扩大、肺淤血，甚至肺水肿。

4. 慢性肺源性心脏病　是由慢性肺部疾病或胸部其他疾病所引起的心脏病。常见原因是慢性支气管炎、阻塞性肺气肿、支气管哮喘、肺结核等。由于缺氧引起肺小动脉痉挛及肺血管床逐渐减少，肺循环阻力增加，肺动脉高压，导致右心室肥厚扩张和功能不全。

X线表现：①肺部慢性病变表现；②肺动脉高压和右心室增大的表现。

5. 先天性心脏病　X线检查是诊断先天性心脏病的一种重要方法，对于常见的先天性心脏病，普通X线检查并紧密联系临床资料，可作出较为正确的诊断。

1）房间隔缺损　是成人最常见的先天性心脏病，女性多于男性。

X线表现：当缺损小、分流量少时，心脏大小和形状正常或改变不明显。缺损较大即有以下改变：①心呈二尖瓣型，常有中度增大；②右心房及右心室增大，尤以右心房显著增大为房间隔缺损的主要特征性改变；③肺动脉段突出，搏动增强，肺门血管扩张，常有"肺门舞蹈"现象；④左心房一般不增大，第二孔型左心室和主动脉球变小，而第一孔型左心室增大；⑤肺充血，后期可出现肺动脉高压。房间隔缺损只有在诊断困难，怀疑有心内膜垫缺损或并发其他畸形时，才

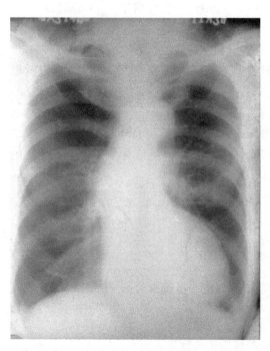

图 9-20　主动脉型心

行心血管造影。

2）法洛四联症 是发绀型先天性心脏病中最常见的一种，占50％以上，包括四种畸形：肺动脉狭窄、室间隔缺损、主动脉骑跨和右心室肥厚。其中以肺动脉狭窄及室间隔缺损为主要畸形。

法洛四联症分为三型，X线表现如下。

（1）常见型：肺动脉狭窄较重，室间隔缺损较大，发绀明显。X线表现：①心一般无明显增大，心尖圆钝、上翘呈羊鼻状，心腰凹陷，如有第三心室形成，则心腰平直或轻度隆起；②右心室增大；③左心室因血流量减少而缩小，左心房一般无改变，右心房由于回心血流增多及右心室压力增高而有轻度到中度增大；④肺门缩小，肺野血管纹理纤细；⑤主动脉增宽，并向前、向右移位。

（2）重型：肺动脉高度狭窄或闭锁，室间隔缺损较大，全部为右向左分流，出生后即出现发绀，与常见型相似，但更严重。心脏大多数有中度以上增大，右心室增大显著，肺门显著缩小甚至无明显肺动脉主干影，肺野有支气管动脉形成的网状侧支循环影。有时可见左上腔静脉或右位主动脉弓。

（3）轻型（无发绀型）：室间隔缺损较小，肺动脉狭窄较明显时，其X线表现与单纯肺动脉狭窄相似；室间隔缺损较大，肺动脉狭窄不明显时，X线表现则与室间隔缺损相似。

心血管造影可明确法洛四联症的畸形及其程度，为手术治疗提供重要参考资料。以选择右心室造影为宜。造影可见在右心室及肺动脉充盈显影的同期或稍后有左心室及主动脉的提早显影，代表心室水平的右向左分流和主动脉骑跨。室间隔缺损于侧位上显示，居主动脉瓣下方，常较大，升主动脉扩张。漏斗部狭窄多较长，呈管状，肺动脉瓣狭窄在心室收缩期呈鱼口状突向肺动脉。肺动脉干及左右分支常有不同程度的细小。右心室肥厚。右心房与腔静脉扩张。

三、消化系统

消化系统由消化道和消化腺组成，它们均属软组织密度，与邻近组织器官缺乏良好的自然对比，因此普通X线检查的诊断价值有限。造影检查是消化道X线检查最常用的方法。肝、胆、胰及脾脏等器官常规X线检查的诊断价值很有限，目前，主要应用CT和MRI等影像学检查。

（一）检查前准备和检查方法

1. 检查前准备 腹部透视和平片检查多用于急腹症诊断，一般无需特殊准备。消化道造影前的准备工作是非常重要的。一般在检查前3天不服含高密度元素的药物（如铋、铁及钙剂），钡餐检查前12 h应禁食、禁水，如胃内有大量潴留液应先抽出或洗胃。钡灌肠检查前1天晚上需口服轻泻剂（如番泻叶、蓖麻油），或于检查前2 h做清洁灌肠。有时利用某些药物（如盐酸山莨菪碱、新斯的明）改变胃肠道的功能或消除某些功能异常，达到详尽显示病变的目的。

2. 检查方法

（1）普通检查：包括腹部透视和平片，主要用于急腹症和不透X线的异物检查。

（2）造影检查：胃肠道造影常用的造影剂为医用纯净硫酸钡。检查前应按检查部位和要求，将硫酸钡加水调制成不同浓度的混悬液。但疑为胃肠道穿孔、肠梗阻时，应禁用硫酸钡造影，可用泛影葡胺检查。

①按检查部位不同，钡剂造影检查的分类如下。

食管吞钡检查：主要检查食管和咽部。

上胃肠道造影（简称钡餐）：检查范围包括食管、胃、十二指肠和空肠上段。

小肠系钡剂造影：可口服钡剂造影，也可将导管从口中插入十二指肠，灌注钡剂造影，观察小肠情况。

结肠造影：通常做钡剂灌肠造影，有时做口服钡剂造影。

②按造影方法不同，钡剂造影检查的分类如下。

传统钡剂造影法：一般应观察黏膜相、充盈相和加压相。用少量浓钡剂显示黏膜皱襞形态、结构，为黏膜相；用较多稀钡剂使受检部位完全充盈，显示其轮廓、形态和蠕动等，为充盈相；适当用力压迫受检部位，推开较多的钡剂，以显示病变的某些特征，为加压相。

气钡双重造影法（双重造影）：将钡剂与气体共同引入胃肠道内，气体使管腔充分扩张，钡剂均匀涂布于受检部位黏膜面，以显示黏膜面的细微结构和微小病变。

钡剂造影检查与诊断注意点：钡剂造影检查时，要多方位、多角度地透视观察和摄片，将透视见到的功能改变和照片上的形态学改变相结合,并将触压时所了解的胃肠壁柔软度、移动性、压痛或有无肿块等一并考虑,才能作出正确诊断。

（二）消化道正常 X 线表现

1. 食管　食管吞钡充盈相显示食管为一外缘光滑的管状影,右前斜位可见食管前缘自上而下有三个生理性压迹,即主动脉弓压迹、左主支气管压迹和左心房压迹。在黏膜相,食管黏膜皱襞显示为 2～4 条纤细纵行的条状透亮影。透视下做吞咽动作,可见食管出现自上而下的蠕动波(图 9-21)。

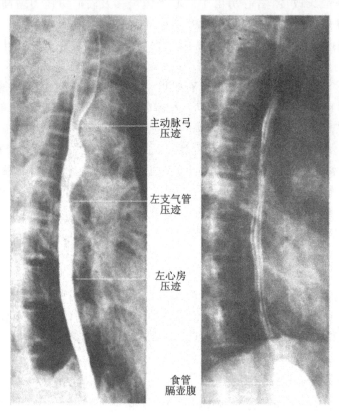

主动脉弓压迹

左支气管压迹

左心房压迹

食管膈壶腹

图 9-21　食管钡剂造影

左图为充盈相,右图为黏膜相

2. 胃　分为胃底、胃体和胃窦三部分。胃底位于贲门水平线以上,站立位时其内含气体,称为胃泡。幽门为连接胃与十二指肠的短管。由贲门至幽门的右侧缘称为胃小弯,左外侧缘称为胃大弯。胃小弯的转角处称为胃角切迹。胃的位置及形状与人的体型、胃本身张力、体位等因素有关。

在充盈相上(图 9-22),胃小弯和胃窦大弯侧轮廓光滑整齐,胃体大弯侧略不规则。在黏膜相上(图 9-23),胃底部皱襞呈不规则网状,胃体廓小弯侧为纵行条纹,大弯侧为斜行条纹,边缘呈锯齿状。胃窦部

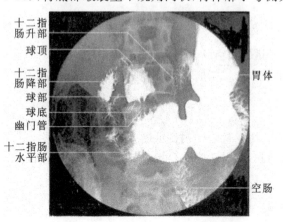

十二指肠升部
球顶
十二指肠降部
球部
球底
幽门管
十二指肠水平部

胃体

空肠

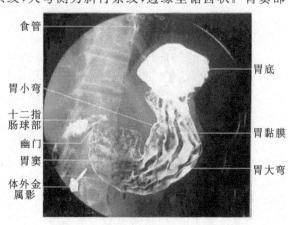

食管

胃小弯

十二指肠球部

幽门

胃窦

体外金属影

胃底

胃黏膜

胃大弯

图 9-22　胃十二指肠钡剂造影:充盈相　　　　　**图 9-23　胃十二指肠钡剂造影:黏膜相**

皱襞为胃体皱襞的延续,多与胃小弯平行。在良好的双重造影上,可见黏膜皱襞上的胃小区和胃小沟结构。

胃蠕动一般从胃体上部开始,有节律地向幽门推进,通常同时可见2~3个蠕动波。一般在服钡2~4 h后胃内钡剂排空。

胃的X线分4型:①牛角型胃:呈横置牛角状,位置和张力均高,上宽下窄,胃角切迹不明显,见于矮胖体型。②钩型胃:形如鱼钩状,位置和张力中等,角切迹明显,是最常见的。③无力型胃:上窄下宽形如水袋状,位置与张力均低,胃下极低于髂嵴连线水平稍下,多见于瘦长体型。④瀑布型胃:胃底呈袋状向后倾倒,胃泡大,胃体小且上移,钡剂入胃后先积存于胃底处,充满后再沿反折处倾泻而下,状如瀑布,以侧位观察显示最好。

3. 十二指肠　呈"C"字形分布,分为球部、降部和升部。球部呈三角形或圆锥形,尖端连接降部,底部中央为幽门管开口,黏膜皱襞呈纵行条纹状影,向球尖端集中。降部和升部为羽毛状黏膜皱襞。十二指肠收缩和蠕动时,壶腹部形状变化很大。

4. 空肠和回肠　空肠与回肠之间无明显分界。空肠位于左上、中腹部,黏膜皱襞较密集,呈环形或羽毛状。回肠位于右中、下腹部和盆腔内,黏膜皱襞较稀少,在肠腔扩张时无皱襞可见。正常肠管柔软且富有移动性,一般在服钡后7~9 h小肠内全部排空。

5. 结肠　分布于腹腔四周,分为盲肠、升结肠、横结肠、降结肠、乙状结肠及直肠六个部分。升、横结肠交界处为结肠肝曲,降、横结肠交界处为结肠脾曲。在充盈相上,可见多数大致对称的结肠袋,在降结肠以下逐渐不明显。结肠袋的数目、大小、深浅可因人和结肠充盈的情况而异。结肠的黏膜皱襞呈纵、横、斜行交错的不规则条纹影。一般在服钡后24~48 h全部排空。

(三)消化道基本病变X线表现

1. 轮廓改变

(1)龛影:消化道壁溃疡性病变的缺损处被钡剂充填,在切线位形成突出于轮廓之外的高密度影。在正位上龛影则呈圆形致密钡斑影。龛影是溃疡性病变的直接征象。

(2)充盈缺损:消化道内占位性病变在钡剂造影时,局部不能被钡剂充填而形成的缺损区称为充盈缺损。多见于消化道肿瘤、肉芽肿及异物。

2. 黏膜皱襞改变　黏膜皱襞增粗和迂曲,多见于慢性胃炎、食管胃底静脉曲张;黏膜皱襞平坦或消失,多见于黏膜和黏膜下层的炎性水肿、恶性肿瘤的浸润;黏膜皱襞破坏、中断或消失,多见于恶性肿瘤;黏膜皱襞呈放射状从四周向病变区集中,多见于慢性溃疡性病变。

3. 管腔大小改变　主要表现为管腔狭窄或扩张。狭窄多见于炎症、肿瘤、瘢痕、粘连、痉挛、外来压迫或先天性发育不良等。狭窄的近侧常伴有扩张。

4. 位置和可动性改变　病变的压迫、推移或粘连可改变消化道的正常位置,并可限制胃肠道的运动度。

5. 功能性改变　主要包括张力、蠕动、排空功能和分泌功能的改变。张力增高表现为管腔变窄,局部持续性收缩则为痉挛,张力低下表现为管腔扩大,松弛无力。蠕动增强表现为蠕动波增多、加深,运动加快;蠕动减弱则反之。排空功能与张力、蠕动和病变本身有关,可表现为排空延迟或排空过快。分泌功能亢进或远端梗阻时,出现液体增多,表现为钡剂不能正常附着在黏膜皱襞上,而呈游离的团块状、雪片状或斑片状影。

(四)常见疾病的X线表现

1. 食管胃底静脉曲张　是门静脉高压的重要表现,多见于肝硬化。当门静脉高压时,致使胃底和食管黏膜下静脉淤血与扩张。临床主要症状是呕血。

X线表现:早期表现为食管下段黏膜皱襞增宽、轻度迂曲,边缘轮廓略不光整或呈锯齿状。中、晚期表现为食管黏膜皱襞明显增粗、迂曲,呈串珠状或蚯蚓状充盈缺损,轮廓不规则,食管张力低下,管腔扩大,蠕动减弱。

2. 胃及十二指肠溃疡　是消化道的常见病,胃溃疡较十二指肠溃疡少见,二者比例约为1∶4。临床主要症状是节律性的上腹部痛。X线检查可明确诊断。

（1）胃溃疡：好发于胃小弯侧，多为单发（图9-24）。

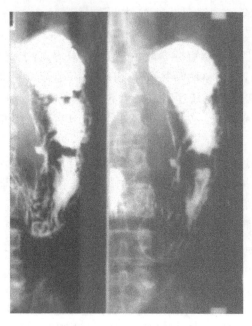

图9-24 胃小弯侧胃溃疡

X线表现：①直接征象是龛影，切线位突出胃轮廓之外，呈乳头状或锥状，正位呈圆形致密钡斑影。龛影口部有一圈低密度水肿带环绕，称为线样征（宽度1～2 mm）或项圈征（宽度5～10 mm）；龛影口部明显狭小则称为狭颈征。龛影的周围可见黏膜皱襞集中。②间接征象有痉挛切迹、分泌液增加、蠕动增强或减弱、瘢痕收缩致胃轮廓变形呈"蜗牛形"或"葫芦形"等。

（2）十二指肠溃疡：90%发生在壶腹部，多为单发。

X线表现：①直接征象是龛影，正位显示为圆形或类圆形致密钡斑影，切线位突出腔外，周围可见黏膜皱襞集中。壶腹部溃疡易导致壶腹部变形呈"山"字形、三叶形、花瓣形等。②间接征象有激惹征、幽门痉挛、球部固定压痛、胃分泌液增多等。

3. 食管与胃肠道癌肿 消化道恶性肿瘤很常见，其中以食管癌、胃癌和结肠癌多见。多发于40岁以上，男性多于女性。大体病理形态上一般可分为增生型（蕈伞型）、溃疡型（图9-25）、浸润型（图9-26）和混合型。

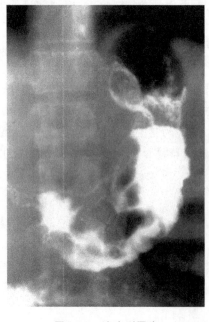

图9-25 溃疡型胃癌

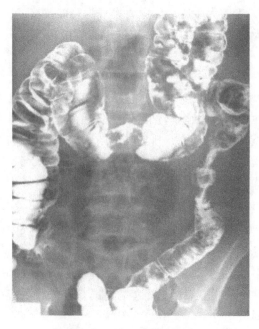

图9-26 浸润型横结肠癌

X 线表现:消化道癌肿的 X 线表现与大体病理形态有关,其共同的基本 X 线表现。①黏膜皱襞破坏、中断、消失。②充盈缺损:增生型或蕈伞型癌的主要表现。③管腔狭窄:以浸润型癌表现最明显,增生型或蕈伞型癌也可致管腔狭窄,前者多呈向心性环形狭窄,后者多为偏心性狭窄。④龛影:溃疡型癌的主要表现,其特点是龛影位于轮廓之内,形态不规则,多呈半月形。龛影周围绕以较宽的透亮带,称为"环堤征"。⑤管壁僵硬、蠕动消失。

4. 胃肠道穿孔　以胃和十二指肠溃疡穿孔最多见。胃肠腔内气体经穿孔处进入腹腔形成游离气体,始终位于腹腔最高处,随体位变化而移动是其特点。通常用立位或坐位腹部透视及腹部平片检查,大多可以明确诊断。

X 线表现:胃肠穿孔的 X 线征象是膈下游离气体,表现为膈下线条状或新月形透亮影(图 9-27)。

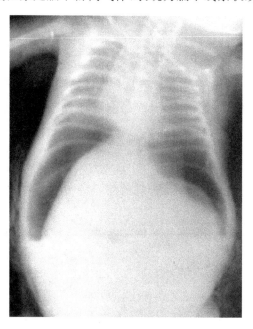

图 9-27　胃肠道穿孔膈下游离气体

5. 肠梗阻　多由肠粘连、扭转、肿瘤和蛔虫等引起,其中以肠粘连最常见。通常采用立位腹部透视或平片检查,可以确定梗阻的部位、程度和类型。

X 线表现:肠梗阻的基本 X 线征象是肠管积气、扩张,肠腔内气液平面形成。由于肠梗阻的病因不同,形成肠梗阻的类型不同,其 X 线表现也不一样。

四、骨与关节系统

骨骼含有大量钙盐,密度高,同其周围的软组织有鲜明的对比。而在骨骼本身的结构中,周围的骨皮质密度高,内部的松质骨和骨髓比皮质密度低,也有鲜明的对比。由于骨与软组织具备良好的自然对比,因此,一般摄影即可使骨关节清楚显影,而骨关节疾病也易于在 X 线片上显示出来,经观察、分析可作出诊断。

(一)检查前准备与检查方法

1. 检查前准备　骨、关节 X 线透视和平片检查前无需特殊准备,一般常规去除身体上的金属首饰、药膏和影响检查的衣服,以免出现误诊。血管造影检查前,应事先做好碘剂过敏试验,并对患者做好相关的解释工作。

2. 检查方法

(1)普通检查:骨关节的 X 线检查主要用摄片,只在火器伤寻找异物与定位时和在外伤性骨折与脱位进行复位时采用透视。摄影要注意以下几点:①任何部位,包括四肢长骨、关节和脊柱都要用正、侧两个摄影位置。某些部位还要用斜位、切线位和轴位等。②应当包括周围的软组织。四肢长骨摄片都要包括邻近的一个关节。在行脊柱摄影如摄照腰椎时应包括下部胸椎,以便计数。③两侧对称的骨关节,若病变在一侧但症状与体征较轻,或 X 线片上一侧有改变但不够明显时,应在同一技术条件下摄照对侧,以便对照。

(2)造影检查:①关节造影:关节内的软骨盘、关节囊、滑膜及韧带等均为软组织,彼此间密度一致,在平片上缺乏对比,这些软组织的损伤和病理改变需向关节腔内注入造影剂,形成人工对比才能观察,即关节造影。关节造影一般用气体作为造影剂,或用有机碘水剂注入关节腔内,也可同时注入有机碘水剂和气体行双重造影。②血管造影:多用于肢体动脉,主要用于血管疾病的诊断和良、恶性肿瘤的鉴别,对后者根据肿瘤的血管形态改变、肿瘤血流情况和邻近血管的移位等进行诊断。

(二)正常 X 线表现

1. 成人长骨　分为骨干和骨端两部分。

(1)骨干:解剖上主要包括骨膜、密质骨、松质骨、骨髓腔等结构。正常 X 线上骨膜不能显示。骨皮质为密质骨,密度均匀致密,在骨干中段最厚,向两端逐渐变薄。骨皮质内缘与松质骨连续,外缘光整。骨髓腔为骨干中央密度较低的透亮区。

(2)骨端:为骨骼两端较大的部分,骨皮质较薄且多光滑锐利,其内由大量松质骨构成,X 线表现为纵横交错的网格样骨纹理即骨小梁,密度低于骨皮质。骨小梁的排列方向与负重、肌肉张力及特殊功能有关。

2. 成人四肢关节　在解剖上主要包括关节面和关节软骨、关节囊、关节腔等结构。X 线平片主要显示两个骨端的骨性关节面和关节间隙。关节面表现为边缘锐利光滑的致密影,关节间隙表现为两骨性关节面之间的透亮间隙,是关节软骨、关节盘和关节腔等结构的投影。关节囊和韧带在 X 线平片上一般不能显示。

正常小儿的骨、关节处在发育阶段,其解剖结构及 X 线表现与成人有所不同。

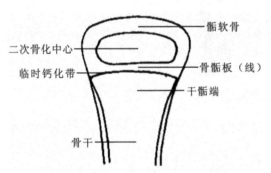

图 9-28　小儿长骨干骺端示意图

小儿长骨与关节的 X 线特点:①小儿长骨:由骨干、干骺端(图 9-28)、骨骺和骨骺板四部分构成。骨化中心大多在出生以后才出现,随着年龄的增长逐渐骨化形成骨骺。骨骺板为骨骺与干骺端之间的软骨,X 线片上显示为一透亮带或透亮线,也称骨骺线。骨骺板近骨干侧的致密线为临时钙化带。成年后骨骺板消失,骨骺与干骺端融合。②小儿关节:由于小儿长骨两端的骺软骨未完全骨化,因而"关节软骨"较厚,X 线上关节间隙较成人宽。

3. 脊柱　主要由脊椎和椎间盘构成。除第 1、2 颈椎和骶尾椎外,成人脊椎均由椎体和附件两部分构成,后者包括椎弓、椎板、上下关节突、横突和棘突。

在 X 线正、侧位片上,椎体呈长方形,从上到下逐渐增大,主要由松质骨构成,周围为一薄层致密的骨皮质,轮廓光滑。椎体之间的透亮间隙为椎间隙,是椎间盘的投影。两侧横突、上下关节突、椎弓根及棘突在正位片上均能清楚显示。侧位片可显示椎间小关节间隙、椎间孔、椎管及脊柱生理曲线。

(三)基本病变的 X 线表现

1. 骨骼基本病变

(1)骨质疏松:指单位体积内骨组织的含量减少,即骨组织的有机成分和无机成分都减少。

X 线表现:主要为骨密度减低和骨小梁稀疏。在长骨见骨小梁变细、变少、间隙增宽,骨髓腔增宽,骨皮质变薄或分层。在脊椎见椎体内骨小梁呈纵行条纹,周围骨皮质变薄,严重者椎体内结构消失,椎体变扁或双凹变形,椎间隙增宽。局限性骨质疏松多见于骨折后、感染、恶性肿瘤等。全身性骨质疏松多见于老年人、绝经期后妇女、代谢或内分泌障碍患者等。

(2)骨质软化:指单位体积内骨组织有机成分正常而矿物质含量减少,因而骨内钙盐含量降低,骨质变软。

X 线表现:与骨质疏松有类似之处,如骨密度减低,骨皮质变薄。但不同的是骨小梁和骨皮质粗糙模糊,承重骨骼变形,有时可见假骨折线。骨质软化一般为全身性改变,以腰椎和骨盆为明显,常见于维生素D缺乏性佝偻病、骨质软化症和钙磷代谢障碍等。

(3)骨质破坏:指局部骨质被病理组织所取代而造成的骨组织缺失。

X线表现:主要是局部骨质密度减低,正常骨质结构消失。由于病因和疾病发展的病理阶段不同,其X线表现也各异。常见X线表现有筛孔样、虫蚀样、斑片状、小片状或大片状溶骨性破坏,边界不清;有时表现为边界清楚的囊状或膨胀性破坏。前者多见于急性炎症和恶性肿瘤,后者多见于慢性炎症和良性肿瘤。

(4)骨质增生硬化:单位体积内骨组织量的增多。

X线表现:骨质密度增高,骨小梁增粗、增多、密集,骨髓腔变窄或闭塞,骨皮质增厚或骨骼增粗变形。局限性骨质增生硬化多见于慢性炎症、外伤和某些成骨性肿瘤。全身性骨质增生多见于代谢性或内分泌性骨病(如甲状旁腺功能低下)、中毒性疾病(如氟中毒)。

(5)骨膜增生:又称骨膜反应,是因骨膜受到某些病理因素(如炎症、外伤、肿瘤等)刺激,骨膜内层的成骨活动加强而形成骨膜新生骨。

X线表现:层状、葱皮状、花边状、垂直或放射状、三角形等多种形态的致密影。骨膜增生的形态、范围与病变的部位、性质及发展阶段有关。但仅依据骨膜增生的形态不能确定病变的性质,需结合其他表现才能作出判断。

(6)骨质坏死:指骨组织局部代谢停止,骨细胞死亡。坏死的骨质称为死骨,形成死骨的主要原因是血液供应中断,多见于化脓性骨髓炎、骨结核、骨缺血性坏死和外伤骨折后。

X线表现:骨质坏死的早期骨质密度相对增高,中晚期骨质低密度区中有大小不等的条状高密度影;典型死骨常表现为局限性骨质密度增高影,可为沙粒状、碎片状、条块状或巨块状,其周围可见低密度影。

(7)骨骼变形:骨骼形态的病理性改变,多与骨骼大小改变并存。可发生在一骨、多骨或全身骨骼,可见于局部病变或全身性疾病,如骨折后、炎症、肿瘤、先天性发育异常,以及代谢性、营养性疾病等。

(8)软组织改变:外伤和感染可引起软组织肿胀。

X线表现:软组织肿瘤和骨恶性肿瘤侵犯软组织时,X线可见软组织肿块影。开放性损伤和厌氧菌感染时,软组织内可见气体影。软组织内肿瘤、结核、出血、寄生虫感染和血管病变等可见软组织钙化。

2. 关节基本病变

(1)关节肿胀:由关节腔和(或)关节囊积液及其周围软组织肿胀所致。

X线表现:关节周围软组织肿大,密度增高,皮下脂肪层和肌肉间隙模糊、消失,大量关节积液可致关节间隙增宽。多见于关节炎症、外伤和出血性疾病。

(2)关节破坏:关节软骨及其下方的骨质被病理组织侵犯、代替所致。

X线表现:关节破坏仅累及关节软骨时,X线表现为关节间隙变窄或消失;当累及关节面骨质时,可见关节面中断、缺损、不规则。关节破坏的部位、进程与病因及其发展有关,是诊断关节疾病的重要依据。关节破坏常见于各种急慢性关节炎症、痛风等。

(3)关节脱位:指构成关节的两个骨端脱离、错位。按脱位的程度不同可分为全脱位和半脱位(图9-29、图9-30);按脱位的原因不同可分为外伤性脱位、病理性脱位和先天性脱位。

(4)关节强直:指关节破坏的晚期,两关节面之间因骨组织或纤维组织增生连接所致的关节运动功能丧失。前者称为骨性强直,后者称为纤维性强直。

骨性强直X线表现:关节间隙部分或完全消失,并有骨小梁通过,连接两侧骨端,多见于化脓性关节炎、强直性脊椎炎。纤维性强直X线表现:关节间隙变窄,无骨小梁通过,需结合临床才能判断,常见于关节结核、类风湿性关节炎。

(四)常见疾病的X线表现

1. 骨关节外伤 主要引起骨折与关节脱位。

(1)骨折:指骨的连续性中断,包括骨小梁和(或)骨皮质的断裂。X线检查可判断骨折的类型和骨折断端的移位情况,也可观察骨折复位及骨折愈合情况等。

骨折的类型:根据骨折程度不同可分为不完全骨折和完全骨折。不完全骨折见于青枝骨折、裂隙骨

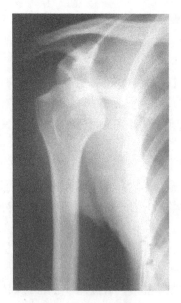

图9-29　肩关节全脱位

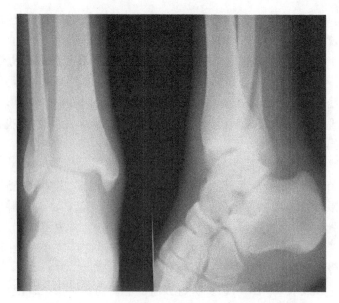

图9-30　腓骨下段螺旋形骨折并踝关节半脱位

折。完全骨折又可分为横行、纵行、斜行(图9-31)、螺旋形(图9-32)、粉碎性、凹陷性、撕脱性、椎体压缩性骨折等。青枝骨折和骨骺分离是儿童骨折的特点。

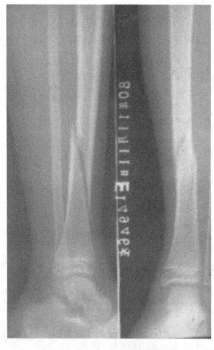

图9-31　斜行骨折

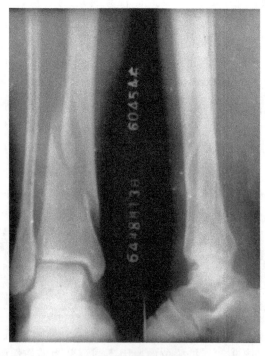

图9-32　螺旋形骨折

　　骨折的移位:长骨骨折一般以骨折近侧端为标准来描述远侧端的移位方向和程度。

　　骨折移位可分为四种类型。①横向移位:指骨折远端向前(后)或内(外)方向移位。②纵向移位:指两断端分离、重叠或嵌入。③成角移位:指远侧断端向某一方向倾斜,两骨折断端中轴线交叉成角。④旋转移位:远侧端围绕骨纵轴向内或向外旋转。

　　常见的骨折:①柯雷氏骨折(图9-33):桡骨远端2～3 cm以内的骨折,骨折远端向背侧移位和向掌侧成角。可伴有尺骨茎突骨折和尺桡关节分离。②肱骨外科颈骨折:可分为内收型骨折和外展型骨折,常合并大结节撕脱骨折。③股骨颈骨折:老年人多见,可分为内收型骨折和外展型骨折。后者属稳定性骨折;但前者多见,且骨折不稳定,预后较差。④椎体压缩性骨折:常发生于胸腰椎交界段,表现为椎体前部压缩变扁呈楔形,其中央可见横行致密影,椎间隙一般正常,严重者脊柱后突畸形,可压迫脊髓导致截瘫。

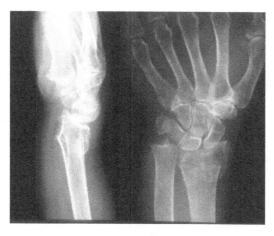

图 9-33 柯雷氏骨折

（2）关节脱位：①肩关节脱位：分为前脱位、后脱位、上脱位和下脱位 4 型，以前脱位多见，常伴有肱骨大结节撕脱骨折。②肘关节脱位：分为前脱位、后脱位和侧方脱位，以后脱位多见，常伴有血管、神经损伤。③髋关节脱位：分为前脱位、后脱位和中心脱位，以后脱位多见。中心脱位可见髋臼粉碎性骨折，股骨头突向盆腔。

2. 骨关节化脓性感染

（1）化脓性骨髓炎：骨髓、骨质和骨膜的化脓性炎症，多为金黄色葡萄球菌感染所致，好发于儿童和青少年，多侵犯胫骨、股骨、肱骨和桡骨。根据病情发展和病理改变，化脓性骨髓炎可分为急性和慢性。

急性化脓性骨髓炎的 X 线表现：①软组织肿胀：发病 1～2 周内，主要表现为软组织弥漫性肿胀，密度增高，皮下脂肪层和肌间隙模糊消失。②骨质破坏：发病约 2 周后，干骺端松质骨内出现局限性骨质疏松和斑点状、虫蚀样骨质破坏。随病情发展，可侵犯骨干的 2/3 或全骨。严重者可致病理性骨折。③死骨：由于骨质血供发生障碍而出现骨质坏死，X 线表现为小块状或长条形致密影。④骨膜增生：可表现为层状、葱皮样、花边状致密影。⑤骨质增生：表现为轻度骨质增生。

慢性化脓性骨髓炎：大多为急性骨髓炎治疗不及时或不彻底，如引流不畅，遗留死骨或死腔等所致。其基本病理改变是以骨质增生硬化及死骨为主。X 线表现：主要为广泛的骨质增生硬化，骨皮质增厚，骨髓腔变窄或闭塞；死骨和死腔仍存在；骨质破坏明显减轻或显示不清；骨膜增生增厚，密度增高，可与骨皮质融合。

（2）化脓性关节炎：细菌经血行感染关节滑膜或因骨髓炎蔓延侵犯关节所致。多为金黄色葡萄球菌感染，常急性发病，膝、髋等承重的大关节多见。

X 线表现：①早期：关节软组织肿胀，关节间隙增宽，可见轻度骨质疏松。②继而引起关节破坏，可见关节间隙变窄，关节面骨质破坏中断、缺损，以关节持重部位破坏出现较早而明显。有时可继发病理性脱位。③愈合期：骨质破坏停止而出现修复，骨质增生硬化。严重者可出现骨性强直。

3. 骨关节结核 一种继发性感染，主要继发于肺结核。结核杆菌经血行达到骨关节，易停留在血管丰富的松质骨内和承重的大关节滑膜内而发病。最常发生于脊椎，其次是髋、膝关节，其他部位少见。好发于儿童和青少年。

（1）脊椎结核：以腰椎发病最多，其次为胸椎、颈椎，常侵犯邻近的两个椎体。多数发病隐匿，病情缓慢，主要为局部疼痛、脊柱活动受限及后突畸形。

X 线表现：①骨质破坏：可见椎体内或椎体边缘骨质破坏，较严重者可致椎体变扁或呈楔形。②椎间隙变窄或消失：为相邻两椎体的终板破坏和椎间盘破坏所致。③脊柱畸形：常表现为脊柱后突畸形，可伴有侧弯。④椎旁冷脓肿：椎旁周围软组织内的干酪性脓肿，是本病的重要 X 线表现。

（2）关节结核：依据发病部位可分为滑膜型关节结核和骨型关节结核。滑膜型是结核杆菌经血行侵犯关节滑膜所致；骨型是骨骺及干骺端结核进一步侵犯关节软骨及关节滑膜所致。关节滑膜和骨质均有明显改变时，称为全关节结核。

X线表现:①滑膜型:早期表现为关节软组织肿胀,关节间隙增宽,邻近骨质疏松,可持续数月甚至一年以上。病变发展侵犯关节软骨和关节面时,则可见关节间隙变窄,关节面破坏中断、缺损或不规则,一般以关节面非承重部位或边缘破坏较早和较明显,严重者可致关节半脱位。晚期可发生关节纤维性强直。②骨型:表现为在骨骺及干骺端结核骨破坏的基础上,见到关节周围软组织肿胀、关节面破坏及关节间隙变窄等征象。

4. 骨肿瘤 通常分为原发性和继发性两大类,原发性骨肿瘤又分为良性和恶性。

X线检查在骨肿瘤诊断中的作用:①判断骨病变是否为肿瘤;②判断是良性或恶性肿瘤,是原发性或继发性肿瘤;③明确肿瘤的组织学类型。一般对常见、典型的骨肿瘤,可以作出明确诊断;但对不典型的骨肿瘤,X线诊断仍较困难,需结合临床、实验室检查及病理结果才能诊断。

(1)骨软骨瘤:最常见的良性骨肿瘤。多见于青少年,大多为单发性,好发于长骨干骺端的表面,以股骨下端和胫骨上端最多见,也见于骨盆和肩胛骨。组织学上肿瘤由骨性基底、软骨帽和纤维包膜三部分构成。

X线表现:长骨干骺端表面向外突起的骨性肿块,以细蒂或宽基底与骨相连,其外缘为与正常骨皮质相连续的一薄层骨皮质,瘤体内松质骨与载瘤骨的骨小梁相延续。顶部的软骨帽常发生钙化,表现为点状、环形或不规则致密影。肿块多背向关节方向生长,发生于肩胛骨或骨盆者,形状不规整,多呈菜花状。

(2)骨巨细胞瘤:常见的骨肿瘤。绝大部分是良性,极少数为恶性。多见于青壮年人,好发于四肢长骨,以股骨下端、胫骨上端和桡骨下端最多见。

X线表现:长骨骨端的偏心性囊状、膨胀性骨质破坏,边界清楚,骨皮质变薄,其内见纤细分隔,呈分房状或皂泡状影像,是本病的典型表现。肿瘤有横向生长和向关节方向生长的倾向,亦为本病的特征。若肿瘤生长迅速,疼痛加重,骨质有浸润性破坏,骨皮质或骨壳破坏中断、消失,并侵犯软组织形成肿块,骨膜增生明显,则提示为恶性骨巨细胞瘤。

(3)骨肉瘤:又称成骨肉瘤,是最常见的原发性恶性骨肿瘤。多见于青少年,好发于长骨干骺端,以股骨下部、胫骨上部和肱骨上部的干骺端最多见。本病恶性程度高、病变进展快,发生转移较早,以肺部转移最常见。临床主要表现为局部进行性疼痛、肿胀和功能障碍。初为间断性疼痛,以后为持续性,夜间疼痛尤甚。

骨肉瘤的基本X线表现:①骨质破坏:干骺端筛孔样、虫蚀样或斑片状破坏,破坏区融合形成大片状骨质缺损。②肿瘤骨:肿瘤细胞所形成的骨组织,简称瘤骨,是诊断骨肉瘤的重要依据。瘤骨可表现为云絮状、斑块状或象牙质样、针状致密影。③软组织肿块:肿瘤侵犯周围软组织时所形成,肿块边界多不清楚。④骨膜增生:表现为层状、葱皮样和垂直放射状。有时可见三角形骨膜反应称为科德曼(Codman)三角或袖口征,是本病的重要征象。

骨肉瘤的X线表现分3型:①成骨型:以大量瘤骨为主,伴有软组织肿块和骨膜反应,骨质破坏不显著。②溶骨型:以骨质破坏为主,可见骨膜反应和软组织肿块,一般少见瘤骨。③混合型:成骨型与溶骨型的X线征象并存。

五、泌尿系统

泌尿器官均属于软组织密度,X线平片检查缺乏自然对比,造影检查是临床上常用的一种检查方法。一般腹部平片结合造影检查对泌尿系统许多疾病均有重要诊断价值。CT对泌尿系统疾病的检查有优越性,已逐步成为主要检查方法。MRI在泌尿系统检查中也有独特的价值。

(一)检查前准备和检查方法

1. 检查前准备 腹部平片和造影检查前均需做好相应的准备工作,包括:①检查前2～3日禁服含高密度成分的药物(如铋剂、碘剂和钡剂);②检查前1日不食产气和多渣食物;③检查前1日晚服轻泻剂(如番泻叶、蓖麻油)或检查前1～2 h清洁灌肠;④检查当日早晨禁食、禁水;⑤造影检查前做碘过敏试验,并明确无造影禁忌证。

2. 检查方法

(1)普通检查:腹部平片是泌尿系统的常规检查或初步检查,可以观察肾的位置、大小和形态,并可显示泌尿系统阳性结石和钙化。

（2）造影检查：泌尿系统的主要检查方法，常用的有以下几种。①排泄性尿路造影：又称静脉肾盂造影，是最常用的造影检查方法。它是将有机碘液注入静脉后，几乎全部由肾小球滤过而排入肾盏、肾盂内，并流经输尿管至膀胱而使之显影。它既可显示肾盏、肾盂、输尿管及膀胱内腔的形态，也可了解肾脏的排泄功能。常用造影剂为60%泛影葡胺，或非离子型造影剂如优维显等。②逆行性尿路造影：逆行肾盂造影是在膀胱镜的指引下，将导管插入输尿管，每侧注入10%～30%泛影葡胺5～10 mL后立即摄片，使肾盂、肾盏显影。本法用于静脉肾盂造影显影不良或不适合做静脉肾盂造影者。

（二）正常X线表现

1. 肾　在腹部平片上，于脊柱两侧可见双侧肾影轮廓，呈蚕豆形，边缘光滑，密度均匀。成人肾影长12～13 cm，宽5～6 cm，位于第12胸椎至第3腰椎之间。一般右肾较左肾低1～2 cm，仰卧位与立位变换时，肾影可上下移动1～5 cm。正位片肾长轴自内上向外下斜行，两肾长轴呈"八"字状，侧位片上肾影与腰椎重叠。在尿路造影片上，可显示肾盏、肾盂的形态、大小和结构。一般每侧显示6～14个肾小盏，2～3个肾小盏合为1个肾大盏，2～4个肾大盏汇合为肾盂。肾小盏分为体部和穹隆部，其顶端在切线位呈杯口状凹陷，正位则呈环形或圆形致密影。肾盂形态个体差异很大，多数呈三角形，少数为壶腹状或分枝状。

2. 输尿管　在尿路造影时，输尿管显示为细条状致密影，上起于肾盂，沿腰椎两旁下行，在骶髂关节内侧越过骨盆缘入盆腔，再斜行进入膀胱。输尿管的三个生理狭窄区是与肾盂交界处、跨越骨盆边缘处及进入膀胱处。输尿管边缘光滑，其大小因蠕动而有较大变化。

3. 膀胱　位于盆腔内，其形态、大小取决于充盈程度及周围结构对膀胱的推压，膀胱正常容量为300～500 mL。膀胱充盈时呈横置的卵圆形，边缘光滑，膀胱顶部呈轻度弧形凹陷，为子宫或乙状结肠压迫所致。膀胱充盈不全时呈扁平状，上缘凹陷，边缘可不规整，呈锯齿状。

（三）常见疾病的X线表现

1. 泌尿系统结石　又称尿路结石，可发生于肾盂、肾盏直至尿道的任何部位。其中约90%为含钙盐结石，X线平片显示为高密度影，称为阳性结石；少数为尿酸盐类结石，X线平片不能显示，称为阴性结石。

（1）肾结石：在尿路结石中最多见，可单侧或双侧，单发或多发。

X线表现：圆形、椭圆形或桑葚状致密影，若呈鹿角形或珊瑚状高密度影，则具有特征性。侧位片肾结石与脊柱重叠，可与胆囊结石、淋巴结钙化等鉴别。静脉尿路造影可进一步明确结石的部位，显示阴性结石（为低密度充盈缺损），并可了解有无肾积水及肾排泄功能受损的情况。

（2）输尿管结石：多为肾结石排入输尿管所致。

X线表现：沿输尿管走行区的圆形、椭圆形或梭形致密影，其长轴与输尿管走行方向一致，易见于输尿管生理狭窄处。静脉尿路造影也可明确结石的部位，发现阴性结石，了解输尿管及肾盂积水的情况。

（3）膀胱结石：可为原发或由上尿路结石下行而来。单发或多发，大小不等。

X线表现：圆形或椭圆形，边缘光滑或毛糙，密度均匀或不均，有时呈分层或同心环状。结石可随体位变化而改变位置。膀胱造影可发现阴性结石。

2. 泌尿系统结核　大多为继发性，主要侵犯肾，可向下蔓延至输尿管和膀胱。

（1）肾结核：多为单侧性。

X线表现：可无异常，有时可见肾影增大或缩小。晚期肾内可见斑点状、云朵状或环形钙化；若全肾弥漫性钙化，且功能丧失时称为肾自截。静脉尿路造影可见肾盂、肾盏显影延迟且密度淡，肾小盏边缘不整，呈虫蚀样破坏。若肾实质内空洞与肾盏相通时，可显示团块状造影剂与肾盏相连。病变发展至肾盂、肾盏广泛破坏或肾盂积脓时，则该肾不显影，此时逆行肾盂造影显示为一扩大而不规则的空腔。

（2）输尿管结核：多为肾结核向下蔓延或由膀胱结核逆行感染所致。

X线表现：偶见输尿管钙化。静脉尿路造影可见输尿管不规则狭窄与扩张，呈串珠状，亦可短缩而僵直如笔杆状。

（3）膀胱结核：多继发于上尿路结核。尿路造影早期表现为膀胱轮廓模糊不清，边缘不整。晚期发生膀胱挛缩，体积变小，边缘不规则。膀胱造影可见造影剂向输尿管反流征象。

3. 泌尿系统肿瘤　以肾癌和膀胱癌最常见。

（1）肾癌：多见于 40 岁以上男性，单侧多见。

X 线表现：腹部平片可见肾影增大，轮廓局部性突出呈分叶状，少数可见斑点状、条状或弧形钙化。尿路造影检查，由于肿瘤压迫、包绕，可使邻近肾盏伸长、狭窄、变形或封闭。若肿瘤累及多个肾盏，则各肾盏分离移位或聚集，形成"手握球"或"蜘蛛足"样改变。当侵犯肾盏或肾盂时，可致边缘不整或充盈缺损。

（2）膀胱癌：多为乳头状癌，多发于 40 岁以上男性，可单发或多发。

X 线表现：平片偶见斑点状、结节状钙化。膀胱造影检查，表现为自膀胱壁突向腔内的结节状或菜花状充盈缺损，表面凹凸不平。浸润膀胱壁时则表现为局部膀胱壁僵硬，轮廓不规则。

（季芙红　张　润）

第十章 实验室检查

第一节 血 液 检 查

一、血液标本的采集

1. 采血部位 ①毛细血管采血:常用于门、急诊项目。②静脉采血:最常用,多在肘、腕、手背静脉采血,婴幼儿常在颈外静脉及股动脉采血,新生儿可采脐血。③动脉采血。

2. 采血时间 ①空腹:空腹 8 h 采集的标本,一般是指早餐前采血,主要应用于大部分生化项目。②特定时间采血:急诊采血,不受时间限制,但要标明急诊字样及采血时间。

3. 标本种类 全血标本主要用于血细胞计数和形态学检查;血浆主要用于血浆中化学成分的检查,如血尿素氮、肌酐等;血清则主要用于肝功能、电解质等检查。

二、血液的一般检查(血常规检查)

(一)红细胞(RBC)计数和血红蛋白(Hb)测定

【参考值】

	RBC	Hb
成年男性	$(4.0\sim5.5)\times10^{12}/L$	$120\sim160$ g/L
成年女性	$(3.5\sim5.0)\times10^{12}/L$	$110\sim150$ g/L
新生儿	$(6.0\sim7.0)\times10^{12}/L$	$170\sim200$ g/L

【临床意义】

1. 红细胞及 Hb 增多

(1) 相对性增多 见于严重呕吐、腹泻、出汗、烧伤、慢性肾上腺皮质功能减退、尿崩症、甲状腺功能亢进症危象、糖尿病酮症酸中毒等引起的脱水及血液浓缩。

(2) 绝对性增多 称为红细胞增多症,按病因可分为原发性和继发性两类。原发性为真性红细胞增多症。继发性是由血中红细胞生成素增多所致,见于:①红细胞生成素代偿性增加:生理性见于胎儿及新生儿、高原地区居民;病理性则主要见于严重的慢性心、肺疾病。②红细胞生成素非代偿性增加:与某些肿瘤或肾脏疾病有关,如肾癌、肝细胞癌、卵巢癌、肾胚胎瘤以及肾盂积水、多囊肾等。

2. 红细胞及 Hb 减少

临床上根据 Hb 减少的程度将贫血分为:①轻度:Hb 小于正常值且大于 90 g/L。②中度:Hb 60~90 g/L。③重度:Hb 30~60 g/L。④极重度:Hb<30 g/L。

根据病因和发病机制将贫血分为:①红细胞生成不足,如骨髓造血障碍、再生障碍性贫血等;②造血物质缺乏,如叶酸和(或)维生素 B$_{12}$ 缺乏所致的巨幼红细胞性贫血、缺铁性贫血等;③红细胞破坏、丢失过多,如遗传性球形红细胞增多症、葡萄糖-6-磷酸酶(G-6-PD)缺乏、阵发性睡眠性血红蛋白尿、自身免疫性贫血、大面积烧伤、蛇毒及急慢性失血性贫血等。

3. 红细胞形态学改变

(1) 正常红细胞 呈双凹圆盘形,血涂片中见到圆形,大小较一致,直径 6~9 μm,平均 7.5 μm,边缘部厚度约为 2 μm,中央约为 1 μm,染色后四周呈浅橘红色,而中央呈淡染区(又称中央苍白区)占 RBC 直径的 1/3～2/5。

(2) 红细胞大小、形态异常　①小红细胞:见于缺铁性贫血。②大红细胞:见于溶血性贫血、急性失血性贫血。③巨红细胞:见于巨幼细胞性贫血。④红细胞大小不均:直径相差 1 倍以上,见于病态造血。⑤球形细胞:见于遗传性球形红细胞增多症,亦可见于自身免疫性溶血性贫血。⑥椭圆形细胞:见于遗传性椭圆形细胞增多症,高达 25%～50% 有意义。⑦口形细胞:见于遗传性口形细胞增多症,少量可见于DIC、酒精中毒。⑧靶形细胞:见于海洋性贫血、异常血红蛋白病,占 20% 以上。⑨镰形细胞:形如镰刀状,见于镰状细胞性贫血(HbS 病)。

(二)白细胞计数和白细胞分类计数

【参考值】

成人　(4～10)×10⁹/L

新生儿　(15～20)×10⁹/L

6 个月～2 岁　(5～12)×10⁹/L

【临床意义】

1. 中性粒细胞(N)

(1) 中性粒细胞增多　病理性增多见于:①急性感染或炎症:增高程度与病原体种类、感染部位和程度以及机体的反应性有关。②广泛的组织损伤或坏死。③急性溶血。④急性失血。⑤急性中毒。⑥恶性肿瘤及白血病。

(2) 中性粒细胞减少　主要见于:①某些感染性疾病:如流感、麻疹、风疹、肝炎、伤寒,严重的细菌感染如粟粒型结核等。②血液系统疾病:如再生障碍性贫血、粒细胞缺乏症、非白血性白血病、恶性贫血、阵发性睡眠性血红蛋白尿等。③理化损伤:如放射线损伤及抗癌药物、磺胺类药物、氯霉素损伤,以及严重的铅、汞中毒等。④单核-巨噬细胞系统功能亢进:脾功能亢进。⑤其他系统性红斑狼疮、过敏性休克。

(3) 中性粒细胞核象变化　是中性粒细胞发育的各个阶段核型变化的图像,能反映其新生至衰老的情况。中性粒细胞核象变化可分为核左移与核右移两种。周围血中不分叶核增多超过 5% 时为核左移。正常人血中的中性粒细胞以三叶者为主,若五叶者超过 3% 则称为核右移。①核左移:再生性核左移常见于感染,尤其是化脓性感染,也可见于急性中毒、急性溶血、急性失血等。②核右移:主要见于巨幼细胞性贫血和应用抗代谢药物治疗时。在感染的恢复期,也可出现一过性核右移现象,核右移是由于缺乏造血物质使 DNA 合成障碍或造血功能减退所致。

2. 嗜酸性粒细胞(E)

【参考值】

绝对值　(0.05～0.5)×10⁹/L

百分比　0.5%～5%

【临床意义】

(1) 嗜酸性粒细胞增多见于　①变态反应性疾病:哮喘、荨麻疹、药物过敏(即过敏性疾病)。②寄生虫病:血吸虫、丝虫、囊虫所致。③皮肤病:湿疹、剥脱性皮炎、银屑病。④血液病:慢性粒细胞性白血病、淋巴瘤、嗜酸性粒细胞性白血病。⑤其他:某些恶性肿瘤、某些传染病、风湿性疾病等。

(2) 嗜酸性粒细胞减少　临床意义较小,可见于长期应用皮质激素后、伤寒及副伤寒患者。

3. 嗜碱性粒细胞(B)

【参考值】

绝对值　(0～0.1)×10⁹/L

百分比　0～1%

【临床意义】

嗜碱性粒细胞增高见于:慢性粒细胞性白血病、骨髓纤维化、慢性溶血、脾切除后、嗜碱性粒细胞性白血病。

4. 淋巴细胞(L)

【参考值】

绝对值 (0.8～4)×10⁹/L

百分比 20%～40%

【临床意义】

(1)淋巴细胞增多见于 ①感染性疾病:如病毒、麻疹、风疹、肝炎、传染性单核细胞增多症等。②血液病:如淋巴细胞白血病等。③组织移植的排斥反应及急性传染病恢复期。

(2)淋巴细胞减少 应用肾上腺皮质激素、烷化剂、抗胸腺球蛋白及放射线所致以及免疫缺陷病等。

5. 单核细胞(M)

【参考值】

绝对值 (0.12～0.8)×10⁹/L

百分比 3%～8%

【临床意义】

单核细胞增多见于:①某些感染,如疟疾、黑热病、结核病、亚急性细菌性心内膜炎。②血液病:单核细胞白血病、粒细胞缺乏症恢复期、恶性组织细胞病、淋巴瘤等。③急性传染病或急性感染的恢复期。

(三)血小板计数(PC)

【参考值】

(100～300)×10⁹/L

【临床意义】

1. 血小板增多 当血小板计数大于400×10⁹/L时为血小板增多。常见于:①骨髓增生性疾病,如原发性血小板增多症、慢性粒细胞性白血病、真性红细胞增多症等;②反应性血小板增多症,常见于急性感染、急性溶血、某些癌症。

2. 血小板减少 当血小板计数小于100×10⁹/L时为血小板减少。主要见于:①血小板生成减少:如急性白血病、再生障碍性贫血和急性放射病等。②血小板破坏过多:如原发性血小板减少性紫癜、脾功能亢进等疾病。③血小板消耗增加:如弥散性血管内凝血、血栓性血小板减少性紫癜等。④家族性血小板减少:如巨大血小板综合征等。

三、血液的其他检查

(一)红细胞比容(HCT/ PCV):

【参考值】

微量法 男性0.42～0.52,女性0.37～0.48

仪器法 男性0.40～0.50,女性0.37～0.48

【临床意义】

1. 增高 ①绝对增加常见于新生儿、高原地区、慢性心肺疾病等;②相对增加常见于各种原因导致的血液浓缩,如严重呕吐及腹泻、大量出汗、大面积烧伤等。

2. 降低 见于各种类型的贫血。

(二)网织红细胞计数

【参考值】

百分数 成人0.5%～1.5%,新生儿2%～6%

绝对值 (24～84)×10⁹/L

【临床意义】

1. 网织红细胞增多 表示骨髓红细胞系增生旺盛,常见于溶血性贫血、急性失血性贫血及缺铁性贫血和巨幼红细胞性贫血治疗有效时。

2. 网织红细胞减少　表示骨髓造血功能减低或红细胞系增生受抑制,常见于再生障碍性贫血。

（三）红细胞沉降率

【参考值】

魏氏法　男性　0～15 mm/h

女性　0～20 mm/h

【临床意义】

病理性增快见于：①炎症性疾病,如急性细菌性炎症；②各种急性全身性或局部性感染,如活动性结核病、肾炎、心肌炎、肺炎、化脓性脑炎、盆腔炎等；③各种胶原性疾病,如类风湿性关节炎、系统性红斑狼疮、硬皮病、动脉炎等；④组织损伤和坏死,如大范围的组织坏死或损伤、大手术导致的损伤,心肌梗死、肺梗死、骨折、严重创伤、烧伤等；⑤患有严重贫血、血液病、慢性肝炎、肝硬化、多发性骨髓瘤、甲状腺功能亢进症、重金属中毒、恶性淋巴瘤、巨球蛋白血症、慢性肾炎等疾病时,血沉也可呈现明显加快趋势。

四、止血、凝血的一般检查

（一）血小板计数（PC）

详见血常规检查。

（二）出血时间（BT）测定

【参考值】

出血时间测定器法（Simplate Ⅱ型）：（6.9±2.3）min,超过 9 min 为异常。

【临床意义】

1. 出血时间延长

（1）血小板数量异常　①原发性血小板减少性紫癜、血栓性血小板减少性紫癜（可因药物、中毒、感染、免疫等原因引起）；②血小板增多症,如原发性血小板增多症。

（2）血小板功能缺陷　①先天性血小板病,如血小板无力症；②获得性血小板病,如药物引起的血小板病、骨髓增生异常综合征等。

（3）血管性血友病。

（4）血管壁及结构异常（少见）　遗传性出血性毛细血管扩张症等。

（5）严重的凝血因子缺乏（偶见）　如凝血因子Ⅱ、Ⅴ、Ⅷ、Ⅸ或纤维蛋白原缺乏,弥漫性血管内凝血（DIC）,也见于接受大量输血后患者。

2. 出血时间缩短　主要见于某些严重的血栓前状态和血栓形成时,如妊娠高血压综合征、心肌梗死、脑血管病变、DIC 高凝期等。

（三）凝血时间（CT）测定

【参考值】

普通试管法　5～10 min

硅管法　15～32 min

活化凝血时间法　1.1～2.1 min

【临床意义】

1. 凝血时间延长　①凝血因子Ⅷ、Ⅸ减少：血友病甲、乙,凝血因子Ⅺ缺乏症。②血管性血友病。③严重的凝血因子Ⅴ、Ⅹ,以及纤维蛋白原、凝血酶原缺乏,如肝病、阻塞性黄疸、新生儿出血症、吸收不良综合征、口服抗凝剂、应用肝素以及低（无）纤维蛋白原血症。④继发性或原发性纤溶活力增强。⑤循环血液中有抗凝物（如抗凝血因子Ⅷ抗体和抗凝血因子Ⅸ抗体）、系统性红斑狼疮等。

2. 凝血时间缩短　见于血液高凝状态、血栓性疾病等。

（四）血浆凝血酶原时间（PT）

【参考值】

Quick 一步法：11～13 s，超出正常对照组 3 s 有价值。

【临床意义】

1. 血浆凝血酶原时间延长　意义同凝血时间。

2. 血浆凝血酶原时间缩短　见于血液高凝状态，如 DIC 早期及脑血栓形成等。

第二节　尿液检查

一、标本采集与保存

尿液的采集是尿液检查的关键环节之一，其采集、保存及送检的方法关系到检验结果的准确性与真实性。

（一）尿液标本的采集与保存

1. 尿液标本的采集

（1）成年女性留尿要避开月经期，且要清洗外阴；男性包茎者要求包皮翻开洗净。

（2）留中段尿时先用 0.1% 新洁尔灭清洗外阴、尿道口，将标本留于消毒试管，主要用于尿液培养及药物敏感试验。

2. 尿液标本的保存

（1）尿液送检　及时送检，一般不超过半小时，最长夏季不超过 1 h，冬季不超过 2 h，必要时用冰箱保存。送检时要核查容器上注明的标本种类、留取时间、加防腐剂的种类、与送检单要求是否相符等。

（2）收集的新鲜尿液最好半小时内送检，否则需经以下处理：①低温（4 ℃）冷藏。②加防腐剂：甲苯（0.5～1 mL/100 mL，用于蛋白定量）、盐酸（10 mL/24 h，用于肾上腺素、17-O、17-OH 检测）、醋酸（用于醛固酮检测）。

（二）尿液标本的主要种类

1. 晨尿　早晨第一次尿，要求尿液在膀胱内 8 h 以上。

2. 随机尿　患者任何时间内排出的尿。

3. 餐后尿　餐后 2 h 留取的尿液。

4. 清洁中段尿　用 0.1% 新洁尔灭清洗外阴、尿道口，将标本留于消毒试管。

二、尿液的物理学检查

（一）一般性状检查

1. 尿量

1）正常尿量　成人尿量为一昼夜 1000～2000 mL，尿量的多少与摄入水量及其他途径排出的体液量有关。

2）尿量异常

（1）多尿　每昼夜尿量超过 2500 mL 为多尿。病理性多尿见于尿崩症、糖尿病、慢性肾盂肾炎、慢性肾间质肾炎、慢性肾功能衰竭早期、急性肾功能衰竭多尿期。

（2）少尿　每昼夜尿量少于 400 mL 为少尿，少于 100 mL 为无尿。见于：①肾前性：如各种原因所致的休克、严重脱水等。②肾性：如急性肾小球肾炎、急性肾功能衰竭少尿期、慢性肾功能衰竭等。③肾后性：如各种原因所致的尿路梗阻。

2. 外观

1）正常尿液外观　为淡黄色或枯黄色透明液体。

2）异常尿液外观

（1）尿色变浅　见于尿崩症、糖尿病等，也可见于饮水或输液量过多使尿量增多。

（2）淡红色或红色　为肉眼血尿，见于肾结核、肾或泌尿道结石、肾肿瘤、急性肾小球肾炎、泌尿系统感染、出血性疾病等。

（3）浓茶色或酱油色　为血红蛋白尿，见于 G-6-PD 缺乏症、阵发性睡眠性血红蛋白尿、服用左旋多巴等药物，或进食卟啉类食物色素等。

（4）云雾状混浊　为菌尿或脓尿，见于泌尿系统感染，如肾盂肾炎、膀胱炎等。

（5）深黄色　见于：①阻塞性黄疸及肝细胞性黄疸；②尿液浓缩或服用痢特灵、核黄素等药物后尿色也可呈深黄色，但胆红定性试验为阴性。

（6）乳白色混浊　为乳糜尿，主要见于丝虫病。

3. 气味

（1）正常气味　因尿内含有挥发酸而呈特殊气味，久置后因尿素分解可出现氨臭味。

（2）异常气味　糖尿病因尿中含有大量酮体可有烂苹果味。

4. 酸碱反应

【参考值】

一般为弱酸性，pH 值为 6.5 左右，在 4.5～8.0 范围内波动。

【临床意义】

（1）尿酸度增高　见于酸中毒、发热、痛风、糖尿病及服酸性药物后。

（2）尿碱度增高　见于碱中毒、膀胱炎、肾小管性酸中毒及服用碱性药物后。

5. 比重

【参考值】

1.015～1.025

【临床意义】

（1）尿比重增高　见于急性肾小球肾炎、心力衰竭、脱水、高热等，尿量少而比重高；糖尿病者尿量多而比重高。

（2）尿比重降低　见于慢性肾功能衰竭、尿崩症等。肾实质损伤，浓缩稀释功能被破坏时，尿比重低且固定在 1.010±0.003。

三、尿液的化学检查

尿蛋白：正常人尿蛋白含量甚微，若尿蛋白含量高于 150 mg/L，尿蛋白定性试验为阳性，称为蛋白尿；若尿蛋白含量高于 3.5 g/24 h，称为大量蛋白尿。临床常用阴性（－）与阳性（＋）表示定性结果，同时用（＋）～（＋＋＋＋）表示尿蛋白阳性的程度，见表 10-1。

表 10-1　尿蛋白定性与定量结果

表 示 方 法	结　果	尿蛋白含量	
		一次尿	24 h 尿
（－）	无混浊	0～0.08 g/L	0.02～0.08 g/24 h
（±）	微混浊	<0.1 g/L	<0.1 g/24 h
（＋）	混浊	0.1～0.5 g/L	<0.5 g/24 h
（＋＋）	颗粒状混浊	0.5～2.0 g/L	<3.0 g/24 h
（＋＋＋）	絮状混浊	2.0～5.0 g/L	<10.0 g/24 h
（＋＋＋＋）	块状混浊	>5.0 g/L	>10.0 g/24 h

【参考值】

尿蛋白定性为阴性。

【临床意义】

1. 生理性蛋白尿 蛋白定性＜（＋），定量＜0.5 g/24 h，见于剧烈运动、发热、受寒或精神紧张，无泌尿系统器质性病变。

2. 病理性蛋白尿 见于器质性病变，蛋白量的多少不能反映病变的程度和预后。

（1）肾小球性蛋白尿 是最常见的一种蛋白尿，尿中的蛋白以大分子清蛋白为主，见于急慢性肾小球肾炎、肾病综合征及糖尿病、系统性红斑狼疮等继发性肾小球疾病。

（2）肾小管性蛋白尿 肾小管因炎症或中毒损害，不能重吸收滤过的小分子蛋白所致。见于肾盂肾炎、肾间质损害等。

（3）混合性蛋白尿 肾脏病变的同时累及肾小球及肾小管，具有前述两种蛋白尿的特点。见于各种肾小球疾病后期、肾脏炎症、中毒引起的肾小管间质性病变、全身性疾病如糖尿病等引起的肾损害。

（4）溢出性蛋白尿 血中出现大量小分子蛋白质，如异常免疫球蛋白轻链或急性溶血时的血红蛋白，经肾脏滤过增多而超过肾小管的吸收能力所致的蛋白尿。见于多发性骨髓瘤、巨球蛋白血症、急性溶血性疾病。

3. 尿糖

【参考值】

尿糖定性为阴性，定量为 0.56～5.0 mmol/24 h 尿。

【临床意义】

尿糖阳性见于：

（1）血糖增高性糖尿 常见于糖尿病，此外也可见于甲状腺功能亢进、腺垂体功能亢进、嗜铬细胞瘤、Cushing 综合征等。

（2）血糖正常性糖尿 最常见于肾性糖尿，是肾糖阈降低所致。见于家族性肾性糖尿、慢性肾小球肾炎或肾病综合征。

（3）暂时性糖尿 见于：①摄入大量碳水化合物；②颅脑外伤、脑血管意外、急性心肌梗死、癫痫发作及精神刺激等，可导致一过性血糖和尿糖增高。

（4）其他糖尿 肝功能严重破坏所致果糖或半乳糖性糖尿；妊娠期及哺乳期的乳糖尿；某些药物（如阿司匹林、水杨酸等）以及尿中含维生素 C、尿酸等浓度过高时，可呈假阳性。

4. 尿酮体

【参考值】

定性实验为阴性。

【临床意义】

阳性主要见于糖尿病酮症酸中毒、严重呕吐、禁食过久、感染性疾病及全麻术后。

四、尿沉渣显微镜检查

用显微镜对新鲜尿液标本中的沉渣进行镜检，寻找有无各种类型的细胞、管型和结晶等。计数结果可用（＋）～（＋＋＋＋）表示，对肾和尿路疾病的诊断、鉴别分析、病情监测和预后判断有重要意义。

1. 上皮细胞 正常可有少量扁平上皮细胞和移行上皮细胞，如出现肾小管上皮细胞则提示肾实质已有损害，见于急性或慢性肾小球肾炎、肾移植后排异反应期。

2. 白细胞和脓细胞 正常只有少量白细胞。若每高倍视野中白细胞数超过 5 个，称为镜下脓尿。各种肾脏疾病均可引起尿中白细胞增多，泌尿系统感染可明显增多。淋巴细胞性白血病、肾移植术后尿中可见淋巴细胞增多。

3. 红细胞 正常尿液中见不到或偶见红细胞。每高倍视野中红细胞数超过 1 个即为增多；超过 3 个，尿外观正常者，称为镜下血尿，可分为以下类型：

（1）均一红细胞血尿　多见于非肾小球源性血尿,如肾结石、肾盂肾炎等。

（2）变形红细胞血尿　多见于肾小球源性血尿,如急慢性肾小球肾炎等。

4.管型

（1）细胞管型　包括上皮细胞、红细胞、白细胞管型等,意义同相应细胞增多一致,但是多具有定位价值,常提示肾实质损伤。

（2）颗粒管型　粗颗粒多见于慢性肾小球肾炎及药物中毒所致的肾小管损伤;细颗粒多见于慢性肾小球肾炎及急性肾小球肾炎后期。

（3）透明管型　见于:①急慢性肾小球肾炎、急性肾盂肾炎、心力衰竭及恶性高血压等;②剧烈运动、发热及麻醉可暂时出现;③老年人清晨浓缩尿中偶见。

（4）蜡样管型　提示肾小管病变严重,预后差,见于慢性肾小球肾炎晚期、肾功能衰竭及肾淀粉样变性等。

（5）脂肪管型　见于肾病综合征及中毒性肾病等。

第三节　粪便检查

一、标本的采集与送检

（一）标本容器

清洁干燥的塑料盒、蜡纸盒,及时送检(1 h内),如做细菌检查应采用无菌、有盖的容器。

（二）标本采集

1.标本自然排出或肛诊采集新鲜大便,不可混入尿液。

2.大便常规取拇指大小(5 g),查虫卵时可取30 g以上,以提高阳性率(漂浮集卵法等),如带有黏液、脓、血,则应取异常部分。

3.检查活体标本时,要注意保暖,如查阿米巴滋养体和细菌培养。

4.查大便隐血时要注意食物及药物因素的影响。

5.查蛲虫及卵时,在肛周用拭子取,且需及时送检。

二、常规检查

（一）一般性状检查

1.量　正常排便为1～2次/日,量为100～250 g。排便的增多或减少与进食及肠管蠕动功能有关,进食大量粗纤维食物及胃肠、胰腺功能紊乱时可使量增多或伴有异常成分。

2.颜色、性状　正常粪便为棕黄色成形软便,可因食物种类、量及消化功能状态不同而有所差异。小儿粪便呈黄色或金黄色,颜色可受食物及药物影响。

【临床意义】

①鲜血便可见于内外痔及肛裂出血、直肠癌出血等;②柏油便(黑而有光泽)见于上消化道出血;③脓血便见于细菌性痢疾、溃疡性结肠炎、大肠癌等;④灰白色便见于胆道梗阻(陶土样便)及行钡餐检查后(排钡);⑤带有黏液见于小肠及大肠炎症;⑥便稀可见于感染性或非感染性腹泻,如急性胃肠炎;⑦呈米汤样见于霍乱、副霍乱;⑧若量大、次数多,呈黄绿色并有膜状物则考虑肠道菌群失调,如伪膜性肠炎。

3.气味　正常粪便有蛋白质分解产物如吲哚及粪臭素所致的臭味。肉食者粪便气味重,素食者气味较轻,婴儿便无明显臭味。

【临床意义】

慢性肠炎、胰腺疾病,尤其是直肠癌溃烂继发感染时,有恶臭味;消化不良可产生酸臭味。

4. 寄生虫虫体 寄生虫感染后可排出寄生虫虫体,如蛔虫、蛲虫、绦虫等。

三、化学检查

粪便隐血试验:上消化道少量出血,红细胞被分解破坏以至显微镜下不能被发现,故称为隐血,现多用特异性较高的反向被动血凝法检测。正常人大便隐血试验呈阴性。当消化道疾病引起出血时,如消化道溃疡、胃肠道肿瘤、炎症等,大便隐血试验呈阳性,甚至强阳性。但此试验应排除食物或药物因素所致假阳性,必要时可禁食动物内脏、血、瘦肉及绿叶菜 3 天后复查。多次大便隐血试验阳性,应警惕胃肠道肿瘤的可能。

四、显微镜检查

1. 细胞 正常粪便中偶见白细胞,无红细胞。肠炎时每高倍视野白细胞数小于 15 个;急性细菌性痢疾时每高倍视野大于 15 个,甚至满视野。肠道下段炎症(如结肠炎、细菌性痢疾)及出血(息肉、肿瘤、痔等)可见红细胞;过敏性肠炎及肠道寄生虫感染时可见嗜酸性白细胞,并伴有夏克-雷登氏结晶;细菌性痢疾及直肠炎症时,可见巨噬细胞;大肠癌患者粪便中有时可找到癌细胞。

2. 食物残渣 正常可见少量淀粉颗粒、肌肉纤维和脂肪小滴,若其增多提示消化吸收不良,多见于慢性胰腺炎、胰腺功能不全(如胰头癌等)。

3. 寄生虫卵 人体感染不同寄生虫,粪便中即可出现相应虫卵,常见有蛔虫卵、钩虫卵、蛲虫卵、华支睾吸虫卵、姜片虫卵及阿米巴滋养体等。

第四节 临床常用生化检查

一、肝功能检查

（一）蛋白质代谢功能检查

【正常参考值】

血清总蛋白(TP) 60～80 g/L

白蛋白(A) 40～55 g/L

球蛋白(G) 20～30 g/L

A/G (1.5～2.5)∶1

【临床意义】

1. 急性肝损害 一般无明显变化。

2. 慢性肝病 如慢性肝炎、肝硬化、肝癌等,白蛋白降低,球蛋白升高。当 A/G<1.25 时,提示肝功能异常;当 A/G<1 时,提示有严重的肝病,预后不良。

3. 肝外疾病

(1) 白蛋白减低 见于:①蛋白质丢失过多,如肾病综合征;②消耗过多,如甲状腺功能亢进症、恶性肿瘤等;③摄入不足,如营养不良、慢性胃肠道疾病等。

(2) 球蛋白增高 可见于黑热病、亚急性细菌性心内膜炎、系统性红斑狼疮等。

（二）胆红素代谢功能检查

【参考值】

总胆红素 3.4～17.1 μmol/L

结合胆红素 0～6.8 μmol/L

非结合胆红素 1.7～10.2 μmol/L

【临床意义】

1. 判断有无黄疸及黄疸的程度　血清中总胆红素在 17.1～34.2 $\mu mol/L$ 时,患者皮肤黏膜黄染不明显,称为隐性黄疸;34.2～171 $\mu mol/L$ 为轻度黄疸;171～342 $\mu mol/L$ 为中度黄疸;高于 342 $\mu mol/L$ 为重度黄疸。

2. 协助诊断产生黄疸的疾病　总胆红素及非结合胆红素增高为溶血性黄疸;总胆红素及结合胆红素增高为阻塞性黄疸;总胆红素、非结合胆红素及结合胆红素均增高见于肝细胞性黄疸。

（三）酶学检查

1. 血清丙氨酸氨基转移酶（ALT）

【参考值】

小于 40 U/L(37 ℃)。

【临床意义】

(1) 急性肝炎　早期即有 ALT 升高,通常 ALT＞300 U/L、AST＞200 U/L,ALT/AST＞1,是诊断急性病毒性肝炎重要的检测手段。

(2) 慢性肝炎、肝硬化、肝癌等病时 ALT 可中度升高。

(3) 胆道疾病、心肌炎、心肌梗死、脑血管疾病时 ALT 可轻度升高。

2. 血清天门冬氨酸氨基转移酶（AST）

【参考值】

小于 45 U/L(37 ℃)。

【临床意义】

(1) 急性心肌梗死　AST 显著升高且速度快、幅度大。

(2) 急性肝炎　AST 也升高,但不如 ALT 显著。

(3) 慢性肝炎、肝硬化、肝癌、心肌炎、胆道疾病、胸膜炎、皮肌炎、脑血管疾病等　AST 可轻度升高。

3. 血清碱性磷酸酶（ALP、AKP）

【参考值】

连续监测法(37 ℃):成人小于 150 U/L。

【临床意义】

ALP 显著升高见于肝癌、梗阻性黄疸等,而骨组织病(骨细胞瘤、骨折恢复期、变形性骨炎等)也可见升高。

4. γ-谷氨酰转肽酶（γ-GT）

【参考值】

连续监测法(37 ℃):成人小于 50 U/L。

【临床意义】

在肝癌(原发性或继发性)、梗阻性黄疸时 γ-GT 显著升高,而其他肝病时也轻度升高。

（四）病毒性肝炎标志物的检查

1. 甲肝病毒（HAV）　感染 HAV 后,血清中可出现抗 HAV-IgG 和抗 HAV-IgM 抗体。其中抗 HAV-IgM 抗体的特异性高,早期(发病后 2 周最高)即可出现,一旦出现即可确诊;抗 HAV-IgG 抗体的出现,说明曾感染过 HAV。

2. 乙肝病毒（HBV）　有三种不同的抗原-抗体系统,即两对半:①HBsAg 和抗 HBs;②HBeAg 和抗 HBe;③抗 HBc。它们出现的临床意义如下:

(1) HBsAg(＋)　说明为乙肝感染期,有以下几种情况:①HBV 潜伏期;②乙肝急性期;③慢性或迁延性 HBV 活动期;④肝炎后肝硬化或原发性肝癌;⑤无症状 HBsAg 长期携带者。

(2) 抗 HBs(＋)　抗 HBs 是一种保护性抗体,其阳性说明机体有一定的免疫力。其意义有:①曾患过 HBV;②注射疫苗后:如抗体滴度明显升高,表明免疫效果好;③观察乙肝病程:抗 HBs 出现,表示疾病处于恢复期,预后好。

（3）抗 HBc（＋）　说明患者正处于感染期,有传染性。

（4）HBeAg（＋）　说明血液中有大量病毒,传染性强。如出现 HBsAg（＋）、HBeAg（＋）和抗 HBc（＋）,俗称大三阳,具有高度的传染性,难以转阴;如出现 HBsAg（＋）、抗 HBe（＋）和抗 HBc（＋）,俗称小三阳,为急性 HBV 感染者趋向恢复。

（5）抗 HBe（＋）　表示大部分乙肝病毒被消除,复制减少,传染性减低,但并非无传染性。

二、肾功能检查

（一）内生肌酐清除率

【参考值】

80～120 mL/min

【临床意义】

内生肌酐清除率是判断肾小球损害的敏感指标,常用于评估肾小球滤过功能的受损程度:①轻度损害:51～70 mL/min。②中度:31～50 mL/min。③重度:＜30 mL/min。④早期肾功能衰竭:＜20 mL/min。⑤晚期肾功能衰竭:＜10 mL/min。

（二）血清尿素氮（BUN）、血清肌酐（Scr）

1. 血清肌酐

【参考值】

男性　53～106 μmol/L

女性　44～97 μmol/L

【临床意义】

①急慢性肾功能衰竭均可引起血清肌酐增高。②可鉴别肾前性和肾实质性少尿:器质性肾功能衰竭血清肌酐常超过 200 μmol/L;肾前性少尿血清肌酐常低于 200 μmol/L。③BUN/Cr（单位为 mg/dL）的意义:器质性肾功能衰竭时,BUN/Cr≤10∶1;肾前性少尿时,BUN/Cr＞10∶1。

2. 血清尿素氮

【参考值】

成人　3.2～7.1 mmol/L

【临床意义】

血清尿素氮增高见于:①各种原因引起的急慢性肾功能衰竭。②肾前性少尿:如严重脱水、大量腹腔积液、心功能衰竭等所致的血容量不足、肾血流灌注不足导致的少尿。③急性传染病、高热、上消化道出血、大面积烧伤、高蛋白饮食等。

三、电解质检查

（一）血清钾测定

【参考值】

3.5～5.5 mmol/L

【临床意义】

1. 血钾增高　当血钾＞5.5 mmol/L 时,称为高钾血症。血钾高于 7.5 mmol/L 时可出现心律失常甚至心跳骤停。血钾升高常见于:①肾功能不全致少尿、无尿,排钾减少;②严重组织损伤或溶血,红细胞内的钾释放到细胞外;③组织缺氧和代谢性酸中毒,大量细胞内的钾移至细胞外;④补钾或摄入过多。

2. 血钾减低　当血钾＜3.5 mmol/L 时,称为低钾血症。血钾低于 3.0 mmol/L 时可出现心跳骤停。血钾降低常见于:①摄入不足:如长期禁食者。②丢失过多:如严重呕吐、腹泻、大汗及大量使用排钾利尿剂等。③大量输入无钾液体或大量使用胰岛素治疗。④周期性低钾麻痹症。

（二）血钠测定

【参考值】

135～145 mmol/L

【临床意义】

1. 血钠升高　见于肾上腺皮质功能亢进症、补钠过多等。

2. 血钠降低　见于：①丢失过多，如严重呕吐、腹泻、大汗、肠瘘等；②慢性肾炎、糖尿病酮症酸中毒，钠从尿中大量丢失；③大量利尿；④大量放腹腔积液；⑤大面积烧伤；⑥摄入不足。

（三）血氯测定

【参考值】

96～105 mmol/L

【临床意义】

同血钠。

（四）血钙测定

【参考值】

成人　2.25～2.75 mmol/L

儿童　2.5～3.0 mmol/L

【临床意义】

1. 血钙升高　见于甲状旁腺功能亢进、骨肿瘤、维生素 D 治疗后等。

2. 血钙降低　见于甲状旁腺功能减低、维生素 D 缺乏症、骨软化症、佝偻病、婴幼儿手足搐搦症、钙吸收不良、急性坏死性胰腺炎、慢性肾炎尿毒症等。

四、血脂检查

血脂是胆固醇（TC）、甘油三酯（TG）、磷脂（PL）和游离脂肪酸（FFA）的总称。

（一）血清总胆固醇测定

【参考值】

成人　2.84～5.17 mmol/L

儿童　3.1～5.2 mmol/L

【临床意义】

1. 升高

(1) 轻度升高　5.17～6.47 mmol/L。高胆固醇症时，血清总胆固醇≥6.47 mmol/L；严重高胆固醇血症时，血清总胆固醇≥7.76 mmol/L。

(2) 血清总胆固醇升高见于　①长期高脂饮食者；②胆道梗阻，如胆道结石、胰头癌等致胆汁排出减少进而导致血清总胆固醇升高；③冠心病、动脉粥样硬化症；④其他，如糖尿病、肾病综合征、甲状腺功能减退症、脂肪肝等。

2. 降低　见于：①重症肝病；②慢性消耗性疾病、营养不良、甲状腺功能亢进症等。

（二）血清甘油三酯测定

【参考值】

男性　0.45～1.81 mmol/L

女性　0.40～1.53 mmol/L

【临床意义】

1. 减低　见于：严重的肝脏疾病、吸收不良、甲状腺功能亢进症、肾上腺皮质功能减退症、无 β-脂蛋白血症等。

2. 升高 见于：①食入过多脂肪；②肝病后释放过多的脂肪；③遗传性家族性高脂血症；④心脑血管疾病，如冠心病、动脉粥样硬化症、脑血栓等；⑤肥胖症、体力活动减少、酗酒后等；⑥其他，如肾病综合征、甲状腺功能减退症、糖尿病、胰腺炎、妊娠及口服避孕药等。

（三）脂蛋白与载脂蛋白测定

1. 低密度脂蛋白测定

【参考值】

2.1～3.1 mmol/L

【临床意义】

低密度脂蛋白是致动脉硬化因子，其含量越高，越易形成动脉硬化症。

2. 高密度脂蛋白测定 高密度脂蛋白可除去沉积于血管壁上的胆固醇，因此，高密度脂蛋白是一种保护因子，有抗动脉硬化症的作用。

【参考值】

男性 1.14～1.76 mmol/L

女性 1.22～1.91 mmol/L

【临床意义】

高密度脂蛋白降低可见于脑血管病、糖尿病、肝炎、肝硬化等；高甘油三酯血症者、肥胖者常常有高密度脂蛋白偏低。而吸烟可使高密度脂蛋白降低，少量饮酒、长期体力活动又可使高密度脂蛋白升高。

3. 载脂蛋白（APO）测定

【参考值】

$APOA_1$ 男性 0.96～1.76 g/L

女性 1.03～2.03 g/L

$APOB_{100}$ 男性 0.43～1.28 g/L

女性 0.42～1.12 g/L

$APOA_1/APOB_{100}$ 1.9±0.4

【临床意义】

载脂蛋白测定主要用于诊断和预防动脉粥样硬化。$APOA_1$代表高密度脂蛋白水平，$APOB_{100}$代表低密度脂蛋白水平。如果$APOB_{100}$增高，则易发生动脉粥样硬化及冠心病。

五、血糖测定

【参考值】

3.9～6.11 mmol/L

【临床意义】

1. 增高

（1）生理性高血糖 见于饭后1～2 h，情绪紧张、注射肾上腺素后、输入葡萄糖后等。

（2）病理性高血糖 见于糖尿病、肾上腺皮质功能亢进、垂体前叶功能亢进等。根据血糖高低分为三度：①轻度：7.0～8.4 mmol/L。②中度：8.4～10.1 mmol/L。③重度：>10.1 mmol/L。

2. 减低

（1）生理性低血糖 见于饥饿和剧烈运动。

（2）病理性低血糖 见于胰岛β细胞瘤、甲状腺功能减退、肾上腺皮质功能减退、腺垂体功能减退、长期营养不良、严重肝病等。

第五节　血　气　分　析

一、标本的采集和保存

（1）取 2 mL 消毒干空针,安上针头,吸入每毫升含 1500 U 肝素的溶液 0.5 mL,来回推动针芯,使肝素液涂布于针筒内壁。然后针尖朝上,驱除针筒内气泡和多余的肝素液,务必使针筒空隙为肝素溶液所充满。

（2）一般由股动脉、肱动脉、桡动脉采血。先用手指仔细触摸动脉搏动,辨清其走向和深度。然后用碘酒及酒精棉球消毒皮肤,以左手示指和中指固定动脉,右手持针筒将针尖经皮肤刺入动脉。血液借动脉压推动针芯上移,采血 0.5 mL。拔出针头,以酒精棉球压迫穿刺点约 5 min。排除针筒内气泡,将针头刺入软木塞以隔绝空气,转动针筒使血液与肝素溶液充分混匀以防凝血。

（3）详细填写血气分析申请单,除一般项目外,请注明患者的体温、血红蛋白含量、吸氧方法、吸入氧气浓度、呼吸机工作参数、人工气道以及酸性或碱性制剂补充情况等。

（4）采血后应立即送检,如有特殊原因不能马上测定,应将标本置于低温下保存。

二、血气及酸碱分析

（一）血液酸碱度（pH 值）

【参考值】

7.35～7.45（血气酸碱分析仪）

【临床意义】

人血处于恒定的弱碱性状态,$pH < 7.35$ 表示酸血症,$pH > 7.45$ 表示碱血症,可由代谢性和呼吸性疾病引起。pH 值正常并不能排除酸碱失衡。

（二）无呼吸影响的酸碱度（pHNR）

【参考值】

7.35～7.45（血气酸碱分析仪）

【临床意义】

pH 值大于或小于 pHNR,说明有呼吸因素影响 pH 值。

（三）动脉血氧分压（PaO_2）

【参考值】

初生儿　8.0～12.0 kPa（60～90 mmHg）

成人　10.6～13.3 kPa（80～100 mmHg）　（血气酸碱分析仪）

【临床意义】

1. PaO_2 是指溶解在血中的氧所产生的张力。氧分压降低见于各种肺部疾病,如慢性支气管炎、肺气肿、肺心病等。

2. $PaO_2 < 7.98$ kPa（60 mmHg）为缺氧;$PaO_2 < 6.65$ kPa（50 mmHg）为呼吸衰竭,严重影响生理及代谢功能;$PaO_2 < 3.9$ kPa（30 mmHg）将危及生命。

（四）动脉血氧饱和度（SaO_2）

【参考值】

0.92～0.99（92%～99%）（血气酸碱分析仪）

【临床意义】

1. SaO_2 反映血红蛋白结合氧的能力,主要取决于氧分压,故间接反映 PaO_2 的大小。

2. $SaO_2<90\%$ 表示呼吸衰竭,$SaO_2<80\%$(相当于 $PaO_2<6.65$ kPa)表示严重缺氧。贫血时 SaO_2 正常并不表示不缺氧,应予以注意。

（五）动脉血二氧化碳分压（$PaCO_2$）

【参考值】

婴儿　3.5～5.5 kPa(27～41 mmHg)

成人　4.65～5.98 kPa(35～45 mmHg)（血气酸碱分析仪）

【临床意义】

1. $PaCO_2$ 增高　常见于慢性支气管炎、肺气肿、肺心病等,肺通气量减少,常造成呼吸性酸中毒。$PaCO_2>6.65$ kPa(50 mmHg)为呼吸衰竭,$PaCO_2$ 9.31～10.64 kPa(70～80 mmHg)可引起肺性脑病。

2. $PaCO_2$ 降低　常见于哮喘,代谢性酸中毒所致通气过度产生的呼吸性碱中毒。

（六）血浆实际碳酸氢根（AB）和标准碳酸氢根（SB）

【参考值】

AB　儿童 21～25 mmol/L,成人 22～28 mmol/L

SB　儿童 20～24 mmol/L,成人 21～25 mmol/L　（血气酸碱分析仪）

【临床意义】

AB 是实际血浆中 HCO_3^- 含量,SB 是温度 37 ℃、$PaCO_2$ 5.32 kPa(40 mmHg)、SaO_2 100% 条件下所测得的 HCO_3^- 含量,也就是排除了呼吸因素改变的影响,故 SB 能更准确地反映代谢性酸碱平衡状态。

正常人 SB=AB。患者 SB 正常,若 AB>SB 提示有呼吸性酸中毒存在,若 AB<SB 提示有呼吸性碱中毒存在。如患者 AB=SB,同时又都低于参考值下限,为失代偿性代谢性酸中毒;如二者同时高于参考值上限,则为失代偿性代谢性碱中毒。

（七）血清二氧化碳总量（TCO_2）

【参考值】

初生儿　13～22 mmol/L

儿童　20～28 mmol/L

成人　22～32 mmol/L

【临床意义】

TCO_2 为血清中以所有形式存在的 CO_2 总量,其中 95% 为 HCO_3^- 形式,少量为物理溶解的 CO_2。

1. 增高　常见于呼吸性酸中毒、代谢性碱中毒。

2. 降低　常见于代谢性酸中毒、呼吸性碱中毒。

（八）二氧化碳结合力（CO_2CP）

【参考值】

成人　22～29 mmol/L

儿童　18～27 mmol/L

（血气酸碱分析仪、离子电极法）

【临床意义】

CO_2CP 是温度 25 ℃、$PaCO_2$ 5.32 kPa(40 mmHg)、100 mL 血浆中以 H^+ 形式存在的 CO_2 量。

1. CO_2CP 降低　见于代谢性酸中毒或呼吸性碱中毒的代偿。

2. CO_2CP 增高　见于代谢性碱中毒和呼吸性酸中毒的代偿。

（九）缓冲碱（BB）

【参考值】

42～54 mmol/L（血气酸碱分析仪）

【临床意义】

BB 是指血液中能中和酸性物质（H^+）的负离子总量，主要为 HCO_3^-、蛋白质阴离子和 Hb。

BB 增高常为代谢性碱中毒，BB 降低常为代谢性酸中毒。如 AB 正常而 BB 降低，则表示血浆蛋白降低或贫血、失血。

（十）剩余碱（BE）

【参考值】

初生儿　$-10～-2$ mmol/L

婴儿　　$-7～-1$ mmol/L

儿童　　$-4～+2$ mmol/L

成人　　$-3～+3$ mmol/L

【临床意义】

BE 是指在标准大气压下，温度 37 ℃、$PaCO_2$ 5.3 kPa、SaO_2 100％的条件下，将血液调整至 pH 值 7.4，即达到正常缓冲碱（NBB）水平所需的酸或碱量，也就是 BB 与 NBB 相比的差值 ΔBB（$\Delta BB = BB - NBB$），它表示血液碱储备增加或减少的情况。BE 为正值加大，称为碱超，表示代谢性碱中毒；BE 为负值加大，称为碱缺，表示代谢性酸中毒。

（十一）阴离子隙（AG）

【参考值】

8～16 mmol/L

【临床意义】

AG 是血清中未测定的阳离子与阴离子总数之差，即 Hb 和有机酸的阴离子的量。公式：$AG = [Na^+] - ([Cl^-] + [HCO_3^-])$，因 K^+ 含量少，常在计算中忽略不计。

AG 增高，见于 HCO_3^- 减少，有机酸根增加引起的代谢性酸中毒，如糖尿病酮症酸中毒、尿毒症酸中毒、乳酸性中毒等。大量使用羧苄青霉素或其他阴离子药物，AG 也会增加，但无酸中毒。高血氯性代谢性酸中毒 AG 可正常。

AG 减低，见于代谢性碱中毒、低蛋白血症、多发性骨髓瘤、高镁血症、高钙血症和锂中毒等。

第六节　其他常用检查

一、血清免疫球蛋白检测

【参考值】

IgG：于出生后三个月开始合成，3～5 岁接近成人水平，是血液中含量最高的 Ig，占血清总 Ig 的 75％～80％，是抗感染的主要抗体，是唯一能通过胎盘的抗体。

IgA：分为分泌型和血清型，分泌型的合成和分泌部位在肠道、呼吸道、乳腺、唾液腺和泪腺，血清型占总 Ig 的 10％～20％。

IgM：分子质量最大的 Ig，占血清总 Ig 的 5％～10％，是个体发育过程中最早出现的抗体，在胚胎发育晚期的胎儿即能产生 IgM。在机体受抗原刺激后，是最先产生的抗体。IgM 是血管内抗感染的主要抗体。

IgE：正常人血清中含量最少的 Ig，为 0.1～0.9 mg/L，占总血清 Ig 的 0.02％，为亲细胞抗体。参与Ⅰ型超敏反应，与变态反应、寄生虫病及皮肤过敏有关。

【临床意义】

1. 免疫球蛋白增高

（1）单克隆免疫球蛋白增高（M 蛋白血症）　IgG、IgA、IgD 或 IgE 增高见于多发性骨髓瘤、巨球蛋白血症、淋巴样异常增生性疾病等。

（2）多克隆免疫球蛋白增高　①感染：特别是慢性感染，如细菌、寄生虫、螺旋体感染，IgG、IgM 增高。②自身免疫性疾病：系统性红斑狼疮以 IgG、IgA 或 IgG、IgM 增高多见，类风湿性关节炎以 IgM 增高为主。③慢性肝病：IgG、IgA、IgM 可增高，慢性活动性肝炎 IgG、IgM 增高明显。

（3）IgD 增高　见于 IgD 型多发性骨髓瘤、妊娠末期、大量吸烟者。

（4）IgE 增高　见于 IgE 型多发性骨髓瘤、变态反应性疾病、寄生虫病及皮肤过敏、急慢性肝炎、肾病综合征。

2. 免疫球蛋白减少　IgG＜6.0 g/L，IgM、IgA＜0.4 g/L。

（1）先天性　见于先天性无丙种球蛋白血症、先天性无胸腺症。

（2）获得性　见于：①大量蛋白丢失性疾病：肾病综合征、剥脱性皮炎、中毒性骨髓病、白血病。②淋巴网状系统肿瘤：淋巴瘤、霍奇金病、长期使用免疫抑制剂。

（3）Ig 减少易引起反复感染，如 IgG 缺乏易患化脓性感染；IgM 缺乏易患革兰阴性杆菌败血症；IgA 缺乏易患呼吸道感染。

二、补体检测

（一）总补体溶血活性（CH50）测定

【参考值】

50～100 kU/L

【临床意义】

1. 增高　见于急性炎症、组织损伤。

2. 降低　见于：①急慢性肾小球肾炎；②各种自身免疫性疾病；③感染性疾病；④作为判断肝病严重程度的指标。

（二）补体 C3 检查

【参考值】

0.79～1.52 g/L

【临床意义】

补体中含量最高，是经典途径和旁路途径的关键物质，也是一种急性时相反应蛋白。

1. 增高　见于急性炎症或传染病早期、急性组织损伤、恶性肿瘤、移植排异反应。

2. 降低　见于：①补体合成能力降低，如慢性肝病、肝坏死；②补体合成原料不足，如营养不良；③补体消耗或丢失太多，如急性肾小球肾炎、链球菌感染后肾炎、狼疮性肾炎、系统性红斑狼疮活动期、化疗后；④先天性补体缺乏。

（三）补体 C4 测定

【参考值】

0.20～0.60 g/L

【临床意义】

1. 增高　见于各种传染病、急性炎症（如急性风湿热、皮肌炎、关节炎等）和组织损伤等。

2. 降低 见于自身免疫性肝炎、狼疮性肾炎、系统性红斑狼疮、类风湿性关节炎、IgA 型肾病等。在系统性红斑狼疮,C4 的降低常早于其他补体成分,且缓解时较其他成分回升迟。

三、细胞免疫学检测

(一)T 细胞亚群测定

【参考值】

$CD3^+$　　0.50±0.85

$CD4^+$　　0.30±0.57

$CD8^+$　　0.20±0.41

$CD4^+/CD8^+$　　1.2~1.8

【临床意义】

1. $CD4^+$ 降低　　见于病毒感染(CMV、HIV、HBV)。

2. $CD4^+/CD8^+$ 增高　　见于自身免疫性疾病、变态反应、排异反应。

3. $CD4^+/CD8^+$ 减低　　见于艾滋病、恶性肿瘤、传染性单核细胞增多症及乙肝急性期。

4. $CD3^+$、$CD4^+$、$CD8^+$ 均增高　　见于 T 细胞性淋巴细胞恶性疾病。

(二)组织相容性抗原 B_{27}(HLA-B_{27})检查

【参考值】

阴性

【临床意义】

组织相容性抗原 B_{27} 和强直性脊柱炎、青少年类风湿性关节炎、莱特尔综合征、虹膜炎等疾病有高度的相关性,检查组织相容性抗原 B_{27} 有助于诊断或者鉴别诊断这些疾病。

四、自身免疫检测

(一)类风湿因子(RF)测定

【参考值】

胶乳凝集法　　阴性

【临床意义】

类风湿因子是由变性 IgG 刺激机体产生的一种自身抗体,主要存在于类风湿性疾病患者的血清或关节液内。它有 IgM 型,也有 IgG、IgA、IgD 和 IgE 型。

1. 类风湿性关节炎(RA)时,阳性率可达 79.6%,高滴度 RF 支持对早期 RA 的诊断,RF 滴度与临床表现正相关。

2. 系统性红斑狼疮、多发性硬化、干燥综合征时可见阳性。

3. 部分老年人可见 RF 阳性。

(二)抗核抗体检测

【参考值】

阴性

【临床意义】

抗核抗体(ANA)是指抗各种核成分[脱氧核糖核蛋白(DNP)、DNA 和可提取的核抗原(ENA)等]自身抗体的总称。ANA 的性质主要是 IgG,也有 IgM、IgA、IgD,无器官和种属特异性。ANA 主要存在于血清中,也可以存在于其他体液如滑膜液、胸腔积液和尿液中。

抗核抗体(ANA)检测可作为自身免疫性疾病的筛选试验。

（三）抗 dsDNA 抗体检测

【参考值】

阴性

【临床意义】

抗 dsDNA 抗体：系统性红斑狼疮特征性标志抗体，特异性 95%～100%，敏感度 30%～50%，抗体滴度与疾病活动度相关（阳性率 70%～90%）。

五、肿瘤标志物检测

（一）甲胎蛋白（AFP）测定

【参考值】

血清　<5 μg/L

【临床意义】

1. 原发性肝癌的诊断与鉴别诊断，10%阴性。

2. 生殖腺胚胎癌、胃癌、胰腺癌可升高。

3. 动态检测原发性肝癌治疗前、后病情变化。

4. 孕妇可升高。

（二）癌胚抗原（CEA）测定

【参考值】

CEA<3.04 ng/L

【临床意义】

1. 90%胰腺癌、74%结肠癌、60%乳腺癌、肺癌等常明显升高。

2. 某些良性肿瘤和良性病变：直肠息肉、胰腺炎、结肠炎、肝脏疾病、哮喘可轻度升高。

3. 动态观察，判断恶性肿瘤的预后。

（唐永岗）

第四篇

临床常用急救技术

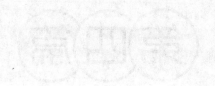

第十一章

心肺复苏术

心肺复苏是对心搏骤停所致的全身血液循环中断、呼吸停止、意识丧失等所采取的旨在恢复生命活动的一种急救措施。徒手心肺复苏术常采用单人和双人两种方式。徒手心肺复苏术是以徒手操作来恢复心搏骤停患者的自主循环、自主呼吸和意识,抢救发生突然、意外死亡的患者。

第一节　徒手心肺复苏术

一、教学目的

通过模拟急救场景及仿真模型教学,能让学生掌握心肺复苏的操作方法。

二、操作步骤

（一）复苏前准备

1. 评估患者

（1）判断患者意识　呼叫患者、轻拍患者肩部。若无反应,继续予以压眶、掐人中等,无反应则可确认患者意识丧失。应立即呼救,寻求他人帮助。

（2）判断患者呼吸　通过看、听、感觉(看胸部或腹部有无起伏;听口、鼻有无呼吸音;感觉有无呼吸气流)三步来完成,判断时间不超过 10 s,无反应表示呼吸停止,立即给予人工呼吸。

（3）判断患者颈动脉搏动　术者示指和中指指尖触及患者气管正中部(男性相当于喉结的部位),旁开两指,至胸锁乳突肌前缘凹陷处以示指和中指指腹感触颈动脉。判断时间不超过 10 s。如无颈动脉搏动,立即进行胸外心脏按压。

2. 评估环境　患者是否睡在坚硬、平坦地面或木板,或硬板床上。

3. 操作者自身评估　动作迅速,具有急救意识。

4. 根据急救场所与施救者人数决定采用单人或双人徒手心肺复苏术。

（二）复苏步骤

1. 胸外心脏按压

（1）按压部位　胸骨中下 1/3 处或两乳头连线中点。

（2）按压手法　术者以一手掌部放于按压部位,另一手平行重叠于此手背上,手指并拢,只以掌根部接触按压部位,双臂应垂直于患者胸部,双肘关节伸直,利用上身重量垂直于胸骨按压。儿童和婴儿因心脏位置较成人稍高,故按压部位应在胸骨中部。对幼儿可用单手掌根部按压,对婴儿或新生儿可用一手的示指和中指挤压,或双手环抱胸廓用两拇指按压。

（3）按压幅度　为保证按压有效,一般宜使胸廓下陷,儿童为 2~3 cm、婴儿为 1~1.5 cm、成人至少 5 cm,而后迅速放松,反复进行。

（4）按压时间与放松时间之比为 1∶1。

（5）按压频率　不低于 100 次/分,每连续按压 30 次后给予 2 次人工呼吸(胸外按压与人工呼吸的按压次数比为30∶2)。操作5个循环后再次判断颈动脉搏动,如已恢复,进行进一步生命支持;如颈动脉搏动未恢复,继续上述操作5个循环后再次判断,直至高级生命支持人员及仪器设备到达。

2.开放呼吸道

(1)将床放平,如果是软床,患者背下需垫胸外按压板,将患者取仰卧位,移开被盖,将患者双手放于躯干两侧,解开上衣暴露胸廓,松解裤带。

(2)如有明确呼吸道分泌物,应当清理患者呼吸道,取下活动义齿。

(3)开放呼吸道,采用仰头抬颏法。也可采用仰头抬颈法(对有颈椎损伤者不宜)或双手托颌法。

3.人工呼吸

(1)口对口人工呼吸 吹气时捏住患者鼻腔,口唇包紧患者口唇,保持密封不漏气,吹气时见患者胸廓抬起说明吹气量充足,吹气时间成人为2 s,儿童为1~1.5 s,然后松开患者口、鼻,呼气时间1 s,呼气时注意患者胸廓是否回落。

(2)应用简易呼吸机 将简易呼吸机连接氧气,氧流量8~10 L/min,一手以"EC"手法固定面罩;另一手有规律挤压呼吸气囊,每次送气400~600 mL,频率为成人12~20次/分,小儿应酌情增加。

4.对于复苏有效患者,进行床旁监护和继续高级生命支持治疗。

5.对于意识恢复患者,整理患者衣服、保暖,给予心理安抚和床旁守护,记录抢救经过。

三、注意事项

1.人工呼吸时送气量不宜过大,以免引起患者胃部胀气。

2.胸外心脏按压时要确保足够的频率及深度,尽可能不中断胸外按压,每次胸外按压后要让胸廓充分回弹,以保证心脏得到充分的血液回流。

3.胸外心脏按压时肩、肘、腕在一条直线上,并与患者身体长轴垂直。按压时,手掌掌根不能离开胸壁。

四、效果评价

1.缺氧情况明显改善。

2.瞳孔由大变小。

3.动脉收缩压＞60 mmHg。

4.有知觉反应、呻吟或出现自主呼吸。

5.患者情绪稳定,无恐惧和紧张感。

徒手心肺复苏操作步骤及评分标准见表11-1。

表11-1 徒手心肺复苏操作步骤及评分标准

内容	步骤及操作方法	分值(100分)	实际得分	备注
复苏前准备	1.判断环境是否安全:有无煤气泄漏、高空坠物、高压电线等(口述)	2		
	2.看表记录抢救开始时间(有看表动作)	2		
	3.判断意识:凑近患者耳旁(双侧)大声呼唤并轻拍双肩;观察患者自主呼吸是否正常。判断方法正确;在规定时间内完成(≤4 s)	2		
	4.呼救:"快来人呀!"或"救人呀!",呼叫他人拨打"120"电话并嘱咐回来帮忙。在规定时间内完成(≤3 s)	2		
	5.摆放复苏体位,解开衣服。体位正确,3 s内完成	2		

内容	步骤及操作方法	分值（100分）	实际得分	备注
复苏过程	6.判断循环：以一手中指与示指从颈部前正中线向外滑行，置于气管与胸锁乳突肌之间触摸颈动脉搏动；第1秒就抬头观察面色、有无咳嗽反射及顺时针巡视四肢有无抽动。 检查动作规范，口述：患者无心跳、呼吸，应立即进行心肺复苏	10		
	7.胸外心脏按压 ①姿势和定位：跪于患者右侧胸旁；先找到肋弓下缘，沿肋弓下缘向上摸至肋缘与胸骨连接处的切迹，以一手中指、示指放于该切迹上方，将第二只手以掌跟部置于定位指旁，再将第一只手叠放在第二只手上	15		
	②胸外心脏按压操作方法：保持肘关节伸直，按压时以髋关节为支点，双臂垂直利用自身重量向下按压胸骨，放松时要让胸廓完全复原，但手不能离开胸壁。 姿势、用力正确，定位动作正确（10分）；频率≥100次/分；连续不中断（5分）	15		
	8.口对口人工呼吸：用手指深入口腔清除异物；用一只手轻抬其下颌，另一只手压前额，使头后仰90°，保持打开气道位置，给予人工呼吸，捏住其鼻腔，深吸一口气后将嘴唇包住患者嘴唇吹气直至胸廓上升。 姿势正确规范（10分），吹气2次，每次吹气时间成人为2 s，儿童为1～1.5 s，频率为10～12次/分，按压与通气次数比为30：2（5分）	15		
效果评估	9.自主呼吸恢复（检查并口述）	2		
	10.颈动脉有搏动（检查并口述）	2		
	11.瞳孔由大变小（检查并口述）	2		
	12.唇、面及甲床转红润（检查并口述）	2		
	13.口述血压值	2		
	14.在规定时间（5～10 s）内完成	2		
术后处理	15.复原体位：拉好衣服拉链，口述摆放的体位，在规定时间（3～5 s）内完成	3		
综合评价	16.整个操作过程熟练，动作标准、规范	5		
	17.充分体现人文关怀，关爱患者	5		
	18.从判断环境开始至复原体位，全过程要求在180 s内完成。170 s内完成奖励1分，160 s内完成奖励2分。超过180 s扣2分	5		
	19.提问：心肺复苏的目的及注意事项	5		

第二节　简易呼吸机使用技术及操作规程

一、教学目的

简易呼吸机是应用机械装置建立压力差，从而产生肺泡通气的一种简易工具。可用于无氧情况下各种原因引起的呼吸停止，也可用于代替、控制或改变人体的自主呼吸运动。通过教学，使学生学会简易呼吸机的使用方法。

二、操作步骤

（一）术前准备

1. 迅速、准确判断患者有无呼吸　看胸部或腹部有无起伏；听有无呼吸音；感觉有无呼吸气流,判断时间为 5～10 s,无反应表示呼吸停止,应立即给予人工呼吸。

2. 用物准备　简易呼吸机、合适的面罩、供氧设备、抢救用物及抢救药物。

3. 操作者自身准备　着装整齐,洗手、戴口罩。

（二）实施操作

1. 摆好体位　患者去枕仰卧、头充分后仰,清除口腔异物,如有活动义齿应取下。

2. 开放呼吸道　采用仰头抬颏法打开气道。

3. 将简易呼吸机连接氧气,调整氧流量 8～10 L/min。

4. 一手以"EC"手法固定面罩;另一手挤压呼吸气囊,氧流量 8～10 L/min,每次送气 400～600 mL,频率 10～12 次/分。

5. 观察、记录病情并做好解释工作。

6. 整理床单位、用物,患者取舒适体位。

三、注意事项

1. 面罩的选择决定最佳使用效果。

2. 应用储氧袋调节氧流量使其鼓起。

3. 应随时观察应用效果,并注意并发症。

4. 接氧气时,注意氧气管是否连接稳固。

5. 如果操作中单向阀受到呕吐物、血液等污染时,用力挤压呼吸气囊数次,将积物清除,将单向阀卸下用水清洗。

6. 简易呼吸机的清洁与消毒　①将简易呼吸机各配件依顺序拆开。②置入2%戊二醛碱性溶液中浸泡 10 h。③取出后用清水冲洗所有配件。④储氧袋因易损坏禁用消毒剂浸泡。⑤特殊感染患者,可用环氧乙烷熏蒸。⑥消毒后的部件应完全干燥后检查是否有损坏,将部件依顺序组装好。⑦做好测试工作。

7. 操作过程应注意安抚患者,使患者情绪稳定以配合治疗。

8. 交代患者应用简易呼吸机辅助呼吸后必须继续氧疗。应用氧气筒吸氧时,应注意防火、防油、防热、防震。

四、效果评价

1. 操作熟练,手法正确,实施有效。

2. 患者呼吸平稳,缺氧症状改善。

3. 呼吸气囊挤压力度和频率适宜,动作精炼、准确。

4. 患者无并发症。

简易呼吸机使用的操作步骤及评分标准见表 11-2。

表 11-2　简易呼吸机使用的操作步骤及评分标准

内容	步骤及操作方法	分值（100分）	实际得分	备注
术前准备	1.迅速、准确判断患者有无呼吸。通过一看、二听、三感觉三步来完成,判断时间为 5～10 s	10		
	2.用物准备　简易呼吸机、合适的面罩、供氧设备、抢救用物及抢救药物	10		
	3.操作者自身准备　着装整齐,洗手、刷手等口述准确	5		

内容	步骤及操作方法	分值 (100分)	实际 得分	备注
操作 过程	4. 摆好体位,口述正确	5		
	5. 开放呼吸道动作规范,描述准确	5		
	6. 将简易呼吸机连接氧气,调节氧流量8~10 L/min	10		
	7. 一手以"EC"手法固定面罩,另一手挤压呼吸气囊,动作规范;口述氧流量8~10 L/min,每次送气400~600 mL,频率10~12次/分	10		
	8. 整理床单、用物,协助患者取舒适体位	10		
	9. 安抚患者,交代注意事项	5		
效果 评估	10. 操作熟练,手法正确,实施有效	10		
	11. 呼吸气囊挤压力度和频率适宜,动作精炼、准确	10		
	12. 充分体现人文关怀,关爱患者	5		
	13. 提问:使用简易呼吸机的目的及注意事项	5		

第三节 电除颤技术及操作规程

一、教学目的

心脏电除颤是用电能治疗异位性快速心律失常,使之转复为窦性心律的方法,亦称为心脏电复律。心脏电复律的方式有同步和非同步两种。同步电复律是利用患者心电图中R波触发同步装置放电,使电流仅在心动周期的绝对不应期发放,避免诱发心室颤动,常用于转复心室颤动以外的各类异位性快速心律失常;非同步电复律则不用同步触发装置,可在心动周期的任何时间放电,常用于心室颤动的转复。通过模拟教学能使学生熟悉电除颤的基本操作技术。

二、术前准备

1. 评估患者

(1)病情状况 患者病情是否符合电除颤适应证,有无禁忌证。

(2)意识状态 患者是否有心搏骤停、意识丧失。

(3)心电图状况 有无室颤波出现,要排除心电监测的电极脱落或心电波形受到干扰而产生的假性室颤波形。

(4)除颤部位 是否有伤口、潮湿,有无敷料。如患者佩戴植入性起搏器,应避开起搏器部位至少10 cm。

2. 评估用物

(1)使用前应检查除颤器各项功能是否完好,电源有无故障,充电是否完好,各种导线有无断裂和接触不良,同步性能是否正常。对选择性电复律术前要特别检查同步性能。

(2)备好各种抢救药品和心肺复苏所需的器械,如氧气、吸引器、气管插管用品、心电监测设备、呼吸机等,并建立静脉通道。

3. 评估环境 操作前确定周围人员没有直接或间接与患者接触。

4．操作者自身评估　操作者身体不能与患者接触，不能与金属类物品接触。

三、操作步骤

1．迅速携除颤器及导电糊或者生理盐水纱布至患者旁，向患者或家属说明电除颤的必要性。

2．将患者平卧于硬板床上，充分暴露胸壁。

3．在电极板上涂以适量导电糊或者生理盐水纱布，涂抹均匀。

4．监测患者心律，判断心律失常类型，确认电复律方式为同步或非同步，选择合适的能量。

5．正确安放电极板位置，电极板分别置于胸骨右缘第2肋间和心尖部，电极板与皮肤紧密接触，压力适当。

6．再次观察心电示波，确实需要除颤，大声嘱其他人员离开，充电后双手拇指同时按压放电按钮电击除颤。

7．放电后将电极固定在原位片刻，观察患者心电图的改变。

8．如复律未成功，立即重新充电，重复以上步骤。

9．操作完毕，将能量开关回复至零位。

10．清洁皮肤，安置患者于合适体位。

11．持续心电监护，并遵医嘱用药。

12．记录抢救时间及过程。

四、注意事项

1．除颤前确定患者除颤部位无潮湿、无敷料。如患者佩戴植入性起搏器，应注意避开起搏器部位至少10 cm。

2．除颤前确定周围人员无直接或者间接与患者接触。

3．操作者身体不能与患者接触，不能与金属类物品接触。

4．动作迅速，准确。

5．保持除颤器完好，备用。

6．常见并发症及处理。

（1）皮肤烧伤：因多次电除颤或电极板未紧贴患者皮肤所致。患者皮肤可有轻度的红斑以及疼痛，3～5 d能自行缓解。如有出血、肿胀、破损皮肤消毒即可，必要时给予抗生素预防感染。

（2）心律失常：除颤后可能发生多种一过性心律失常，室颤患者可能出现窦性停搏、房室传导阻滞等，应立即给予相应药物处理和电起搏治疗。

（3）心肌细胞损伤：多次电击除颤对心肌有直接损伤，放电能量越大，次数越多，损伤越重。可出现ST-T改变与心肌酶升高。放电对应的心脏位置早期病理表现为变性、肿胀，与热损伤的结果基本类似，后期可出现纤维化。

（4）肌肉疼痛：电击时局部皮下组织或骨骼肌热损伤导致，无需特殊处理。

7．患者除颤前若意识清楚，应向患者做必要的说明，尽量放松，避免紧张。

8．嘱咐患者术后绝对卧床休息。

五、效果评价

1．患者除颤部位皮肤完好，无损伤。

2．自主心律或窦性心律恢复，无并发症发生。

3．患者情绪稳定。

电除颤的操作步骤及评分标准见表11-3。

表 11-3 电除颤的操作步骤及评分标准

内容	步骤及操作方法	分值(100分)	实际得分	备注
术前准备	1.评估患者病情状况、意识状态、心电图状况、除颤部位等,患者病情是否符合电除颤适应证,有无禁忌证(口述准确)	5		
	2.评估用物(口述准确) (1)使用前应检查除颤器各项功能是否完好,电源有无故障,充电是否完好,各种导线有无断裂和接触不良,同步性能是否正常。对选择性电复律术前要特别检查同步性能。 (2)备好各种抢救药品和心肺复苏所需的器械,如氧气、吸引器、气管插管用品、心电监测设备、呼吸机等,并建立静脉通道	10		
	3.评估环境(口述) 操作前确定周围人员没有直接或间接与患者接触	5		
操作过程	4.迅速携除颤器及导电糊或者生理盐水纱布至患者旁,向患者或家属说明电除颤的必要性	5		
	5.将患者平卧于硬板床上,充分暴露胸壁。在电极板上涂以适量导电糊或者生理盐水纱布,涂抹均匀	5		
	6.监测患者心律,判断心律失常类型,确认电复律方式为同步或非同步,选择合适的能量	10		
	7.正确安放电极板位置,电极板分别置于胸骨右缘第2肋间和心尖部,电极板与皮肤紧密接触,压力适当	10		
	8.再次观察心电示波,确实需要除颤,大声嘱其他人员离开,充电后双手拇指同时按压放电按钮电击除颤	10		
	9.放电后将电极固定在原位片刻,观察患者心电图的改变	5		
	10.如复律未成功,立即重新充电,重复以上步骤	5		
	11.操作完毕,将能量开关回复至零位	5		
	12.清洁皮肤,安置患者于合适体位	5		
	13.持续监测心率、心律,并遵医嘱用药。记录抢救时间及过程	5		
效果评估	14.操作熟练,手法正确,实施有效	5		
	15.充分体现人文关怀,关爱患者	5		
	16.提问:电除颤的目的、并发症及处理、操作的注意事项	5		

(邓小红)

第十二章

鼻导管吸氧术和电动吸痰术

一、鼻导管吸氧术

（一）工作原理

通过人为连接吸氧设备，从外界向人体输入所需浓度的氧气，以达到纠正人体缺氧状态的目的。

（二）设备或用品

吸氧导管、消毒镊子缸、小镊子、污物缸、生理盐水、无菌棉签、弯盘、绷带、胶布、氧气表、湿化瓶、瓶内盛蒸馏水 1/2、氧气筒等。

（三）操作方法

（1）戴口罩，洗手。

（2）打开总开关，使少量氧气从气门流出（吹尘），随即迅速关好开关。

（3）将氧气表接于氧气筒的气门上用手初步旋紧，将表略向后倾，用扳手旋紧，再使表直立于氧气筒旁。

（4）连接湿化瓶，湿化瓶内长管连接氧气筒。

（5）关闭流量表开关，打开总开关，再开流量表，检查氧气流出是否通畅。

（6）关闭流量表，待用。

（7）携物品至患者床前，核对患者姓名、床号、治疗方法及患者意识是否清楚。

（8）选择合适鼻孔，用棉签蘸生理盐水清洁鼻腔。

（9）连接鼻导管，湿润鼻导管前端。

（10）打开流量表开关，调节好流量。缺氧伴有严重二氧化碳潴留患者，1～2 L/min；无二氧化碳潴留患者，2～4 L/min；心脏病、肺水肿患者，可用 4～6 L/min（一般成人氧流量 2～4 L/min，严重缺氧者 4～6 L/min，小儿 1～2 L/min）。观察吸氧情况，并记录吸氧时间。

（11）量好长度。

（12）将鼻导管轻轻插入鼻腔，固定在面颊部。

（13）停用氧气时先取下鼻导管，关流量表。

（14）关总开关，然后打开流量表小开关，放出余气，最后关闭流量表。

（15）清洁口鼻，恢复舒适体位。

二、电动吸痰术

（一）工作原理

电动吸引器由马达、偏心轮、气体过滤器、压力表、储液瓶、安全瓶组成。储液瓶、安全瓶是 2 个 1000 mL 的容器，瓶塞上有两个玻璃管，并由橡胶管相互连接，接通电源后马达带动偏心轮，从吸气孔吸出瓶内空气，并由排气孔排出，不断循环转动，使瓶内产生负压，将痰液吸出。

（二）用品

吸引器装置一套（配吸痰管数根、连接吸痰管及吸引器导管）、消毒手套、消毒钳、消毒镊子、纱布数块、棉签、压舌板、开口器、带盖缸内盛生理盐水或温开水、冲洗液。

（三）操作方法

（1）气管内吸引要实行无菌操作。吸引导管要柔软,前端开口并有侧孔,粗细以气管或气管导管管径的 1/2 为宜。

（2）吸引前应充分给氧。术者戴消毒手套。行气管内插管及气管切开吸引,以消毒钳或手持吸痰管徐徐将吸引管推进至呼吸道,一边插入一边略旋转吸引管,反复开放、关闭压力控制孔,气道分泌物逐步吸出后退出吸引管。每次吸引时间不超过 15 s,以免缺氧,导致心搏骤停。

（3）吸引不充分时,给氧换气后再反复吸引。

（4）吸引前,用气囊使肺膨胀 4～5 次,以利于将分泌物送至支气管。

（5）必要时可用支气管镜吸引分泌物。新式气管切开导管和插管都有用于插入支气管镜或吸引管的通道口,气管吸引与人工通气可同时进行。用支气管镜吸引时还可观察气管和支气管情况。

（6）经鼻腔气管内吸引用于清醒较合作的受检者。吸引管自一侧鼻腔轻轻插入达到鼻咽腔后,令受检者深吸气,迅速将吸引管送入气管。由于操作技术高,且要受检者密切配合,常需数次才能成功。

（四）注意事项

（1）严格执行无菌操作,治疗盘内用物每日更换 1～2 次,吸痰管应每次更换,勤做口腔护理。

（2）如痰液黏稠,可叩拍胸背或交替使用超声雾化吸入,使痰液稀释,便于吸出。

（3）患儿吸痰时,吸痰管宜细,吸力要小。

（4）吸痰过程中,及时观察呼吸频率的改变,吸出物的性状、量及颜色等。

（5）定时吸痰,如发现喉头有痰鸣音或排痰不畅,应及时抽吸。

（黄　伟）

第十三章

洗胃术、气管插管术

一、洗胃术

洗胃术(洗胃法)是将胃管从鼻腔或口腔插入,经食管到达胃内,先吸出毒物,然后注入洗胃液,并将胃内容物排出,如此反复多次进行的操作。

(一)目的

(1)通过实施洗胃抢救中毒患者,清除胃内容物,减少毒物吸收,利用不同的灌洗液中和解毒。

(2)减轻胃黏膜水肿,预防感染。

(二)适应证

(1)一切经口入胃的非腐蚀性毒物中毒都可以洗胃,如有机磷农药中毒、安眠药、重金属、生物碱、有机溶剂及对人体有害的物质,无禁忌证者均应采用胃管洗胃术。

(2)催吐洗胃法无效或有意识障碍、不合作者。

(3)需留取胃液标本送毒物分析者应首选胃管洗胃术。

(4)某些手术的术前准备。

(三)禁忌证

(1)强酸、强碱及其他对消化道有明显腐蚀作用的毒物中毒。

(2)近期有上消化道出血、肝硬化,伴食管静脉曲张、胃穿孔、胃癌等,由于洗胃要在患者胃内插管,很容易造成胃壁破裂、黏膜出血,从而使病情恶化。

(3)中毒诱发惊厥未控制者。

(4)酒精中毒时,因呕吐反射亢进,插胃管时容易发生误吸,所以慎用胃管洗胃术。

(5)高龄患者以及主动脉瘤、严重心脏疾病等患者是洗胃的慎用者。

(四)洗胃的时间

(1)口服毒物的患者有条件时应尽早插胃管洗胃,不要受时间限制。洗胃越早吸收越少,对服大量毒物且在 4～6 h 之内者,应首选此种洗胃方法。

(2)胃内有大量(如肉类食物等)不容易消化的食物或高浓度、大分子或颗粒状脂溶性农药易残留在胃黏膜皱襞,虽经过 4 h,毒物仍有残留,即使服毒超过 6 h 也要洗胃。

(五)用物准备

1. 治疗盘　根据不同的洗胃方法准备下列用物:治疗盘内置量杯、压舌板、毛巾、塑料围裙、水温计、盛水桶 2 个(分别盛洗胃溶液和污水)、自动洗胃机、胃管、镊子、液体石蜡、纱布、棉签、胶布、弯盘、开口器、橡胶单、治疗巾、试管等。

2. 洗胃溶液　根据毒物性质进行准备。毒物不明时,备生理盐水或温开水,可按需准备液体量,一般为 10000～20000 mL,温度为 25～38 ℃。

(六)准备

(1)衣帽整洁、洗手、戴口罩。

(2)患者准备:向清醒患者解释操作目的、程序、所需时间、操作过程中的感觉和配合方法,以减轻痛苦;根据病情和洗胃法的要求取合适卧位。如为拒绝治疗的服毒患者洗胃,可给予必要的约束,有活动义齿者应取下义齿。

（七）操作方法

（1）头低位并侧向一方,昏迷者应先行气管插管。

（2）洗胃管涂上止痛凝胶,开口,安放牙垫,经口插入洗胃管。洗胃管插入 50 cm 可到胃内,用注射器吸出胃内容物后即可确认。启动自动洗胃机,灌入温水或解毒用液体,将机器水管与胃管相连,启动洗胃机,向胃内慢慢注入洗胃液 300～500 mL。

（3）反复灌洗直至吸出液澄清、无味为止。拔出胃管时应将远端封闭,迅速拔出,防止管内液体误入气管。

二、气管插管术

（一）适应证

（1）呼吸、心搏骤停者。

（2）呼吸衰竭、呼吸肌麻痹和呼吸抑制者。

（3）为保持呼吸道通畅,便于清除气管、支气管内分泌物。

（4）较长时间的全身麻醉或使用肌松剂的大手术。

（二）器材及用品

（1）喉镜:注意镜片大小,电源接触及亮度。

（2）气管导管及管芯:选择管径合适的导管,并备用比选用导管大及小一号的导管各一根。

（3）喷雾器:应注明麻药名称和浓度。

（4）口塞、衔接管、管钳等。

（三）操作方法

根据插管的途径,气管内插管术可分为经口腔和鼻腔插管;根据是否使用喉镜显露声门,分为明视插管和盲探插管。在临床急救中最常用的是经口腔明视插管术,其方法如下。

（1）将患者头部后仰,加大经口腔和经喉头轴线的角度,便于显露声门。

（2）喉镜应由口腔的右边放入(在舌右缘和颊部之间),当喉镜移向口腔中部时,舌头便自动被推向左侧,不致阻碍插管的视线和操作(不要将舌头压在镜片下)。

（3）首先看到悬雍垂,然后将镜片提起前行,直到看见会厌。

（4）挑起会厌以显露声门。如用直镜片,可伸至会厌的声门侧后再将镜柄向前上方提起,即可显露声门;如采用弯镜片,则将镜片置于会厌舌根交界处(会厌谷),用力向前上方提起,使舌骨会厌韧带紧张,会厌翘起紧贴喉镜片,声门才能得以显露。

（5）显露声门后,如果两条并列的浅色声带(声襞)已经分开且不活动,即可进行插管。如清醒插管时声带仍敏感,应予以表面麻醉。

（6）插管时以右手持管,用拇指、示指及中指如持笔式持住管的中、上段,由右侧方进入口腔,直到导管已接近喉头才将管端移至喉镜片处,同时双目经过镜片与管壁间的狭窄间隙监视导管前进方向,准确灵巧地将导管尖插入声门。插入气管内深度成人以不超过 5 cm 为度。

（7）当借助管芯插管时,在导管尖端入声门后,可令助手小心将其拔出,同时操作者必须向声门方向顶住导管,以免将导管拔出。管芯拔出后,立即顺势将导管插入气管内。

（8）导管插入气管经前述方法确认,且两肺呼吸音都好后再予以固定。

（四）注意事项

（1）插管前,检查插管用具是否齐全合用,特别是喉镜是否完好。

（2）气管插管时患者应呈中度或深度昏迷,咽喉反射消失或迟钝;如嗜睡或浅昏迷,咽喉反应灵敏,应行咽喉部表面麻醉,然后插管。

（3）喉镜的着力点应始终放在喉镜的顶端,并采用上提喉镜的方法。声门显露困难时,可请助手按压喉结部位,可有助于声门显露,或利用导管管芯将导管弯成"L"形,用导管前端挑起会厌,施行盲探插管。

必要时,可施行经鼻腔插管、逆行导管引导插管或纤维支气管镜引导插管。

(4)插管动作要轻柔,操作迅速、准确,勿使缺氧时间过长,以免引起反射性心跳、呼吸骤停。

(5)插管后吸痰时,必须严格执行无菌操作,吸痰持续时间一次不应超过 30 s,必要时于吸氧后再吸引。经导管吸入气体必须注意湿化,防止气管内分泌物稠厚而结痂,影响呼吸道通畅。

(6)目前所用套囊多为高容低压,导管留置时间一般不宜超过 72 h。72 h 后病情不见改善者,可考虑行气管切开术。导管留置期间,每 2~3 h 套囊放气 1 次。

（黄　伟）

第十四章 呼吸机的使用

呼吸机是一种能代替、控制或改变人的正常生理呼吸，增加肺通气量，改善呼吸功能，减轻呼吸功消耗，节约心脏储备能力的装置。

呼吸机必须具备四项基本功能，即向肺充气、吸气向呼气转换、排出肺泡气及呼气向吸气转换，且这四项功能依次循环往复。

一、呼吸机的类型

（1）简易呼吸机：由呼吸囊、呼吸活瓣、面罩、衔接器组成。

（2）定压型呼吸机：将预定压的气流压入患者呼吸道，使预定压转为零压或负压，转为呼气。

（3）定容型呼吸机：将预定潮气量压入呼吸道，使其转为呼气。

（4）定时型呼吸机：吸气与呼气、呼气与吸气的转换，按预定时间转换。

二、呼吸机与患者的连接

（1）面罩：适用于神志清醒、能合作并间断使用呼吸机的患者。

（2）气管内插管：适用于神志不清的患者，应用时间不超过 72 h。

（3）气管套管：需较长时间做加压人工呼吸治疗的患者，应行气管切开术，放置气管套管。

三、通气模式及通气参数

（一）控制通气、辅助通气、持续气道正压通气、同步间歇指令通气的模式

1. 控制通气　控制通气（controlled ventilation，CV）是指由呼吸机完全替代患者自主呼吸的通气方式。可根据产生通气的机制分为容量控制通气和压力控制通气。操作者设定通气参数（如呼吸频率、潮气量、通气压力、流速和吸气与呼气时间比）后，由呼吸机在规定时间内按照设定值向患者送气。送气停止后，靠患者胸廓和肺本身的弹性回缩力将气体呼出体外。如此周而复始地充气、呼气，达到通气和气体交换的目的。这种模式适用于自主呼吸消失或呼吸明显减弱、镇静或麻醉药引起的呼吸中枢严重抑制、ARDS 等情况。

2. 辅助通气　AV（assisted ventilation，AV）是患者在自主吸气时引起气道压的轻微下降或气道气体流速的改变来触发呼吸机，呼吸机被触发后就以预设条件提供通气辅助，呼吸频率由患者控制，而呼吸方式和潮气量由呼吸机控制的通气方式。这种通气方式适应于自主呼吸节律较稳定的呼吸衰竭患者及撤离呼吸机时的患者。

3. 持续气道正压通气　CPAP（continuous positive airway pressure，CPAP）是指患者在自主呼吸条件下，呼吸机在整个呼吸周期内施以一定程度的气道正压，并且气道开口处的压力均维持在高于大气压水平的自主通气方式。

4. 同步间歇指令通气　SIMV（synchronized intermittent mandatory ventilation，SIMV）是一种控制通气与自主呼吸相结合的特殊通气方式。患者可在同步强制通气的间歇时间内进行自主呼吸。SIMV 时的机械通气可与自主呼吸同步协调，适用于具有部分自主呼吸能力的患者及呼吸机在撤离时。其优点是：使自主呼吸易与通气机协调；增加患者的舒适感；能较好地维持酸碱平衡，减少呼吸性碱中毒的发生；改善通气量与血流量的比例；可根据患者的需要，提供不同的通气辅助功，并具有预设指令保证通气水平的安全性。缺点是：自主呼吸的存在在一定程度上增加了呼吸功耗；当自主呼吸突然停止或明显减弱时可能发

生急性通气不足。

（二）常用通气参数的意义和设置

1. 潮气量 潮气量（VT）是指静呼吸时每次吸入或呼出的气体量。成人选择的 VT 通常设置为10～15 mL/kg。

2. 通气频率 通气频率（RR）是指每分钟机械通气的次数。RR 通常设置为12～20 次/分。

3. 每分通气量 每分通气量（MV）=通气频率×潮气量,通常设定为 6～8 L/min。

4. 吸气与呼气时间比 正常人平静呼吸时吸气时间为 0.8～1.2 s,吸气与呼气时间比（I/E）为 1：（1.5～2.0）。机械通气时吸气与呼气时间比的设置主要取决于疾病的病理生理特点、氧合状态、血流动力学状态对通气的反应,以及自主呼吸的水平。

5. 吸入氧浓度 大多数呼吸机可以在21％～100％范围内随意调节吸入氧浓度（FiO$_2$）。一般来讲,原则上以较低氧浓度维持 PaO$_2$在 60 mmHg 以上、SaO$_2$＞90％即可满足机体正常氧代谢的需求。

6. 呼气末正压水平 呼气末正压水平（PEEP）是指借助于呼吸机管道呼气端的限流活瓣装置,使呼气末期的气体压力高于大气压。应用 PEEP 可增加肺泡内压和功能残气量,可使萎缩的肺泡复张,改善通气血流比例。一般调节范围为 5～25 cmH$_2$O。

四、呼吸机的调节

（1）每分通气量（每分钟出入呼吸道的气体量）=潮气量×通气频率。

（2）肺泡通气量=（潮气量－死腔量）×通气频率,为每次通气量的 2/3。

（3）死腔量=存在于呼吸道内不起气体交换作用的气体量,为每次通气量的 1/3。

（4）正负压调节：一般常用压力为＋12～＋24 cmH$_2$O,一般不使用负压,但在肺泡过度膨胀及呼吸频率太快时适当运用－4～－2 cmH$_2$O 负压。

（5）通气频率与呼吸时间比：通气频率成人一般为 10～12 次/分,小儿为 25～30 次/分,呼吸时间比为 1：（1.5～3）。

五、呼吸机与自主呼吸的协调

呼吸机与患者自主呼吸的节律合拍协调,这是治疗成功必须注意的关键问题之一。

（1）对神志清醒的患者,在使用之前要解释,争取患者的合作。

（2）呼吸急促、躁动不安、不能合作者,可先使用简易呼吸机作为过渡,以使患者慢慢适应。

（3）少数患者用简易呼吸机仍不能合作者,可先用药物抑制自主呼吸,然后使用呼吸机。常用药物有安定、吗啡。

六、适应证

（1）严重通气不足：如常见的慢性阻塞性肺疾病并发急性呼吸衰竭、哮喘持续状态、中枢性呼吸衰竭（如麻醉药中毒、呼吸肌麻痹等）。

（2）严重换气障碍同时并发通气功能障碍：如老年人肺部感染、婴儿肺炎、急性呼吸窘迫综合征、急性肺水肿给氧无效时（吸入 100％氧气的情况下,动脉血氧分压仍达不到 50 mmHg）。

（3）其他：胸部和心脏手术、严重胸部创伤时用于预防呼吸衰竭。

七、加压人工呼吸法

（一）简易呼吸机加压人工呼吸法

1. 用物 简易呼吸机、吸引器、氧气治疗盘（治疗碗、镊子、压舌板、吸痰导管）。

2. 操作步骤

（1）患者平卧,解开衣扣及裤带,脸侧向医师,操作时应先以导管吸尽患者口腔及呼吸道的分泌物、呕吐物及其他异物。

（2）移枕至患者肩背下，医师立于患者头顶侧，左手托起患者下颌，尽量使其头后仰。

（3）右手握住呼吸活瓣处，将面罩置于患者口鼻部，以固定带固定或以衔接管与气管相接，左手仍托住患者下颌，使其头部维持后仰位。

（4）右手按压呼吸气囊，继而放松，有节奏地反复进行，每分钟 14～16 次。

（5）如需给氧，可将氧气接于呼吸气囊入口处，以每分钟 6 L 左右的流量给氧。

3. 注意事项

（1）辅助加压呼吸必须和患者自主呼吸同步。

（2）加压握力适当，一般以 15 cmH$_2$O 为宜。

（3）按压呼吸气囊握力与节律要稳定，潮气量控制在男性 600 mL，女性 400 mL。

（二）机械呼吸机加压人工呼吸法

1. 用物　所需类型的呼吸机、吸引器、氧气治疗盘(治疗碗、镊子、压舌板、吸痰导管)。

2. 操作步骤

（1）检查呼吸机各部件、衔接各部件及管道的连接。

（2）根据病情调节各使用参数。

（3）打开动力电源，观察呼吸机运行，检查各衔接部件是否漏气，单向活瓣、开关是否灵活，观察潮气量及压力表指数。

（4）依据室温和通气量，调节雾化器温度。

（5）连接气管导管或套管施行呼吸机呼吸。

3. 注意事项

（1）使用过程中，随时注意各工作参数是否正常。

（2）如患者有自主呼吸，应观察是否与呼吸机同步。

（3）定期放出套囊内(气管插管或气管切开的套囊内)气体，每 4 h 放一次，一次 3～5 min。

（4）避免将呼吸机的管道折叠或牵拉，防止脱出。

八、撤离呼吸机

病情好转，应尽早撤离呼吸机。可选择直接脱机或以持续气道正压及同步间歇指令的方式脱机。

（黄　伟）

第五篇

外科基本技能

第十五章

外科无菌技术及手术器械的辨识与使用

第一节 手术区域消毒和铺巾

I 手术区域消毒

为防止皮肤表面的细菌进入切口内,患者在手术前一日或当日应进行手术区域清洁工作,又称备皮。如下腹部手术,剃除腹部及会阴部的毛发;胸部和上肢的手术应剃除胸部及腋下毛发。头颅手术应剃除一部分或全部头发。皮肤上若留有油垢或胶布粘贴痕迹需用乙醚或松节油擦净,除去皮肤上的污垢并进行沐浴,更衣。骨科的无菌手术除常规准备皮肤外,术前每天一次,连续三天,用70%酒精消毒手术部位,并用无菌巾包裹。

手术之日患者进入手术室,麻醉师实行麻醉后由手术医师对患者手术区域进行消毒。此过程一般由助手在手、臂消毒后,尚未穿手术衣和戴手套之前进行。

一、目的

手术区消毒旨在消灭拟作为切口处及其周围皮肤的微生物,以达到无菌的要求。

二、要求

1. 操作全过程遵循无菌原则,能准确判断无菌区与污染区。
2. 持握消毒器械姿势正确,手法熟练。
3. 掌握皮肤消毒的范围和涂擦顺序。
4. 操作有始有终,无遗漏项目,未违反注意事项。

三、操作步骤

手术者穿着洗手衣在完成洗手、泡手后进入手术间,开始进行皮肤消毒操作。

1. 消毒者从器械护士手中接过盛有浸蘸消毒液纱球的消毒弯盘与持物钳。

2. 消毒(在消毒区域一端涂擦至另一端抬起)一般由手术区中心开始,沿躯干或肢体长轴方向向周围皮肤无遗漏地做纵向涂擦,每一次涂擦应覆盖上次涂擦的1/3,两次涂擦之间不留空隙。注意消毒液不能浸蘸过多,以免流淌至所需消毒的区域以外引起周围皮肤黏膜的刺激与损伤。小型门诊手术则可以手术切口为中心向外周做螺旋形涂擦(图15-1)。

3. 待第一遍消毒(消毒液完全涂擦手术消毒区域)液晾干后,再换持物钳以同样方式涂擦消毒液一遍。若使用碘酊、酒精消毒,则需在碘酊进行第一遍消毒晾干后,再使用酒精进行两遍涂擦消毒、脱碘。

4. 消毒完毕将所使用的物品交还给巡回护士。

5. 消毒液可采用0.5%～1%碘伏、2%碘酊、75%酒精等。如用碘酊消毒,必须使用75%酒精涂擦脱碘两次。

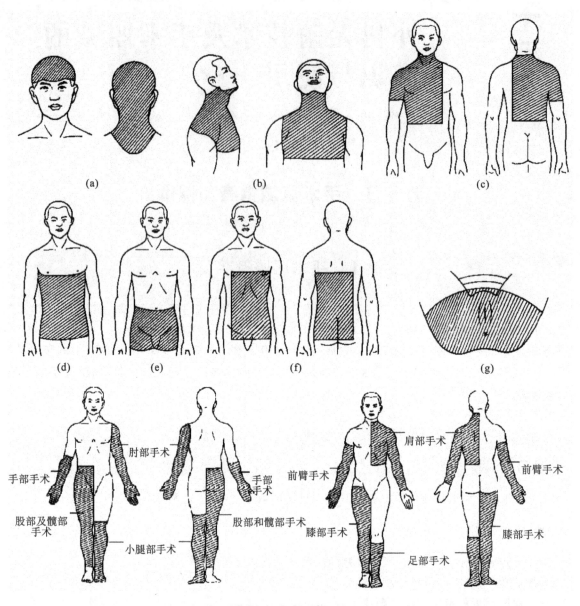

图 15-1　手术消毒区域
(a)颅脑手术；(b)颈部手术；(c)胸部手术；(d)腹部手术；
(e)腹股沟和阴囊手术；(f)肾脏手术；(g)会阴部手术

四、注意事项

1. 黏膜、面颈部、会阴部、植皮区等不宜用碘酊及酒精消毒,一般用 1∶1000 新洁尔灭或 1∶200 洗必泰或 0.5%~1%碘伏消毒 2~3 遍。

2. 如为污染或感染伤口,以及肛门等处的手术,消毒液应由手术区周围向中心涂擦;已经接触污染部位的消毒液纱球不可再反擦清洁处。

3. 手术区皮肤消毒范围应至少包括手术切口周围 15 cm 的区域。如手术有延长切口的可能,则应适当扩大消毒范围。

4. 消毒时手不可碰到手术区皮肤;操作者所持持物钳必须正确持握,保持下垂姿势,手应高于消毒液纱球,防止消毒液流到手上后再反流到消毒液纱球上。

5. 如为腹部手术,在进行第一遍皮肤消毒时,消毒液纱球不得涂擦脐部,留待其他部位消毒完毕后方可小心抹拭脐部。

6. 每一遍消毒,其边缘区域范围须较前次缩窄 1 cm。如进行腹部手术使用碘酒、酒精消毒时,确定手术消毒区域后,第一遍消毒范围应比原定消毒区域在上界、下界、两侧界各超出 2 cm,第二遍消毒范围则应比原定消毒区域在上界、下界、两侧界各超出 1 cm,第三遍与原定消毒区域一致。

7. 消毒完毕后,所使用物品应视为污染物,不得放回手术器械台面或交还器械护士。

手术区域皮肤消毒操作规程及评分标准见表 15-1。

表 15-1　手术区域皮肤消毒操作规程及评分标准(以上腹部手术为例)

内容	步骤及操作方法	分值 (100分)	实际 得分	备注
操作 前准备	1. 操作者需戴手术室专用一次性口罩、帽子。帽子必须遮盖发际,将头发完全包住;口罩不得露出口、鼻	5		
	2. 操作者需更换手术室专用洗手衣、裤及拖鞋	5		
	3. 双上肢拱手于胸前站立,上肢不得贴及洗手衣	5		
操作 过程	4. 自器械护士手中接过消毒器械,不得接触器械护士的手,不得直接自器械台面拿取物品	5		
	5. 消毒范围:上至乳头平面,下至耻骨联合平面,两侧至腋中线。第一遍消毒上界、下界、两侧界各超出消毒范围 2 cm,第二遍消毒上界、下界、两侧界各超出消毒范围 1 cm,第三遍消毒不超过消毒范围	15		
	6. 消毒顺序:自上而下,自中间向两侧,两次涂擦之间不留空隙,仅第一遍消毒越过脐部,待第一遍消毒涂擦完毕后再抹拭脐部。每一遍涂擦完毕将消毒液纱球扔进污物桶	10		
操作 后处理	7. 操作完毕将消毒器械交给巡回护士,不得放回手术器械台面或交还器械护士	5		
	8. 双上肢拱手于胸前站立,上肢不得贴及洗手衣	5		
综合 评价	9. 帽子、口罩,洗手衣、裤穿着得体、整齐	5		
	10. 操作过程熟练、流畅,动作标准、规范,重复操作较少,无顺序错误	15		
	11. 操作全程未违反无菌操作及注意事项	20		
	12. 提问:手术区域皮肤消毒的目的及注意事项	5		

II　手术区域铺巾

手术区消毒完毕后,铺无菌布单。小手术仅盖一块孔巾即可,对于较大的手术,一般须按顺序依次铺四块无菌巾,两块中单和一块剖腹单。原则是除手术野外,至少要有两层无菌巾遮盖,可防止皮肤上尚存的细菌在术中进入伤口。

一、目的

手术区铺巾应做到除显露手术切口所必需的最小皮肤区以外,其他部位均需予以遮盖,其目的是避免和尽量减少手术中的污染,保证将手术区域和周围隔离。

二、要求

1. 操作全过程遵循无菌原则,能准确判断无菌区与污染区。
2. 铺无菌巾,接、递中单和剖腹单动作正确,未污染无菌巾及操作配合者的无菌区域。
3. 铺无菌巾的顺序和位置正确,范围符合要求。
4. 操作有始有终,无遗漏项目,未违反注意事项。

三、操作步骤

铺无菌巾可由两名手术医师或由器械护士配合一名手术医师完成。一般在手术医师完成手术区域消毒后继续进行,多为穿着洗手衣进行操作;也可以在穿无菌手术衣,戴无菌手套后进行,但在操作顺序上稍有不同。以下以腹部手术为例。

1. 从器械护士手中接过一边稍许折叠的无菌巾,折边向下,按设计的手术切口方向铺在手术切口的四边。

2. 铺设顺序应按对侧—足侧—头侧—己侧进行。若手术切口距相对不洁区较近,如下腹部、腹股沟区手术切口距会阴部较近,则应先遮盖相对不洁侧,按相对不洁侧—对侧—头侧—己侧的顺序进行(图15-2)。

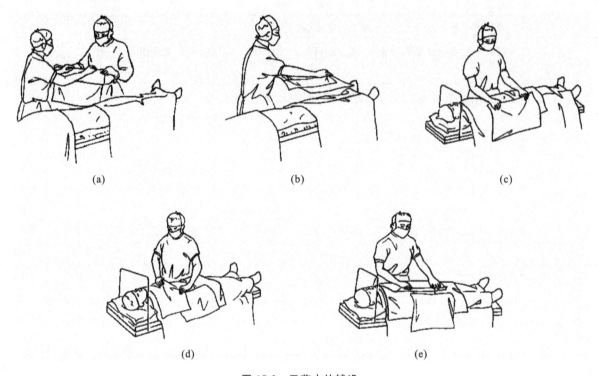

(a)   (b)   (c)

(d)   (e)

图 15-2　无菌巾的铺设

(a)自器械护士手中接过无菌巾;(b)第一块无菌巾铺相对不洁侧;

(c)第二块无菌巾铺对侧;(d)第三块无菌巾铺头侧;(e)第四块无菌巾铺己侧

3. 无菌巾铺设完毕后用布巾钳夹住交角处,固定无菌巾。

4. 自器械护士手中接过中单,在患者上方将中单一头递给操作配合者,两人同时将中单展开,各执中单一侧的两角将中单铺于手术切口部位上、下两侧,上、下方各一块(图15-3)。

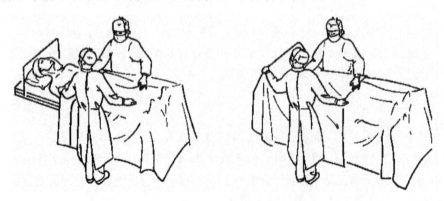

图 15-3　中单的铺设

5. 自器械护士手中接过剖腹单,开口正对切口,置于无菌巾和中单之上,在无菌巾和中单上与操作配合者展开剖腹单的上侧,铺设,盖住麻醉头架,再展开剖腹单下侧,铺设,盖住手术托盘及手术床尾(图15-4)。

6. 若为穿着手术衣、戴无菌手套后铺巾,则铺设无菌巾的顺序应为先铺己侧或相对不洁侧,最后铺上方及对侧。

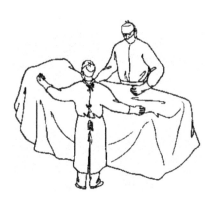

图 15-4　剖腹单(大单)的铺设

四、注意事项

1. 进行铺巾的单项技能训练时,可穿着洗手衣进行铺巾的全程训练。但是必须知道,巾铺设完毕后,要求在麻醉头架上,手术床台边30 cm以上部分的剖腹单上面为绝对无菌区,在铺巾过程中不允许接触污染区或相对无菌区。

虽然所有巾、单、器械在操作者由器械护士手中接过以前,均为绝对无菌,但患者手术区域即使经过消毒,以及操作者手、臂即使经过洗手、泡手,也应视为相对无菌区,不得接触剖腹单上面,所以在进行手术室无菌技能综合训练以及临床工作中进行铺巾时需注意,铺设无菌巾和中单穿洗手衣或手术衣均可,但在铺设剖腹单时,操作者和操作配合者必须穿着无菌手术衣、戴无菌手套进行铺巾操作。

2. 铺设无菌巾时应注意,一经铺巾,不可移动,如位置不准确,只能由手术区域向外移动。

3. 铺巾过程中操作者双手不得高于头部,不得低于腰部,展开铺设中单、剖腹单时应用布单一角翻卷包裹手部,以免手触及无影灯、麻醉头架、手术托盘、手术床,导致污染。

4. 铺巾结束,剖腹单头端应盖住麻醉头架,两侧和足端应垂下超过手术床台边30 cm。

手术区域铺巾操作规程及评分标准见表15-2。

表 15-2　手术区域铺巾操作规程及评分标准(以上腹部手术为例)

内容	步骤及操作方法	分值 (100分)	实际 得分	备注
操作 前准备	1.操作者需戴手术室专用一次性口罩、帽子。帽子必须遮盖发际,将头发完全包住;口罩不得露出口、鼻	5		
	2.操作者需更换手术室专用洗手衣、裤及拖鞋	5		
	3.双上肢拱手于胸前站立,上肢不得贴及洗手衣	5		
操作 过程	4.所有巾、单均须由器械护士手中接取	5		
	5.按对侧—足侧—头侧—己侧的顺序铺设无菌巾	10		
	6.用布巾钳夹住交角处,固定无菌巾	5		
	7.与操作配合者合作铺设中单2块	10		
	8.与操作配合者合作铺设剖腹单。剖腹单头端应盖住麻醉头架,两侧和足端应垂下超过手术床台边30 cm	10		
操作 后处理	9.拱手于胸前站立,上肢不得贴及洗手衣	5		
综合 评价	10.帽子、口罩,洗手衣、裤穿着得体、整齐	5		
	11.操作过程熟练、流畅,动作标准、规范,重复操作较少,无顺序错误	10		
	12.操作全程未违反无菌操作及注意事项	20		
	13.提问:手术区域铺巾的目的及注意事项	5		

第二节 洗手、穿无菌手术衣、戴无菌手套

I 洗 手

一、目的

1. 清除指甲、手、前臂的污物和暂居菌。
2. 将长居菌减少到最低程度。
3. 抑制微生物的快速再生。

二、要求

1. 操作全过程遵循无菌原则,能准确判断无菌区与污染区。
2. 掌握洗手的正确流程,可基本把握每一遍刷手的时间。
3. 掌握泡手的要领。
4. 操作有始有终,无遗漏项目,未违反注意事项。

三、操作步骤

洗手的范围包括双手、腕、前臂、肘部至上臂肘上 10 cm 的皮肤。洗手的方法有多种,一般包括两个步骤,即机械刷洗和化学药品浸泡。通过洗手法,可使洗手操作所及范围达到相对无菌的程度,显著降低手术感染率。常用洗手方法有如下几种。

(一)肥皂洗手并酒精(或新洁尔灭)浸泡法

1. 用普通肥皂和水清洗手、臂及肘部,洗去手、臂上的污物。

2. 第 1 遍刷手,使用持物钳夹取无菌毛刷,蘸消毒肥皂液,按三段式刷手法,先交替刷洗双手,自远端向近段,依次刷洗指尖、甲缝、甲沟、指腹、指背、指间、指蹼、掌心、掌背;双手刷洗完毕后继续交替刷洗双前臂;最后刷洗双上臂至肘上 10 cm。一遍刷手大约需时 3 min。

3. 扔掉毛刷,用水冲洗。冲洗时双手合拢,手指朝上,肘部朝下,从手指冲向肘部,将肥皂沫冲洗干净。

4. 直接用手拿取无菌毛刷,蘸消毒肥皂液,继续刷洗第 2、3 遍,过程同第 1 遍。

5. 第 3 遍刷手、冲洗完毕后,拿取 2 块对角折叠成三角形的无菌小毛巾,将双手拭干;抽取一块小毛巾搭于一侧手腕部,三角尖端指向手部,另一手抓住小毛巾下垂两角,拉紧小毛巾旋转,同时相对于擦拭上肢前臂做逆向旋前、旋后动作,配合小毛巾拭干前臂,逐渐向上移动至肘上拭干上臂。松开小毛巾外侧角,仅抓住小毛巾内侧角,将小毛巾由被擦拭上臂上方向外扔至回收托盘内。拿取另一块小毛巾同法擦拭另一侧前臂、上臂。

6. 将手和手臂浸泡在盛有 70% 酒精(或 0.1% 新洁尔灭)的桶内 5 min,注意浸泡范围应达肘上 6 cm。浸泡时各手指分开,用桶内小毛巾轻擦双手及前臂。浸泡完毕,屈曲肘部使酒精由肘部流入泡手桶内。拧干小毛巾,交替擦拭双手、双前臂、双上臂,双手保持拱手姿势自然晾干。

(二)碘伏和灭菌王洗手法

1. 用普通肥皂和水清洗手、臂及肘部,洗去手、臂上的污物。

2. 用持物钳夹取无菌毛刷蘸 0.5% 碘伏溶液,按肥皂水刷手法的相同顺序和范围,刷洗手、臂 3 min。

3. 用流水冲净,用消毒小毛巾或纱布擦干。

4. 用 0.5% 碘伏纱布块涂擦手、臂,待手、臂皮肤晾干。

灭菌王洗手法与碘伏洗手法步骤基本相同。

（三）连续手术洗手法

在施行无菌手术后，接连下一台手术时，要更换手术衣、口罩、手套并洗手。洗手法按以下步骤。

1. 在第一台手术后由他人解开手术衣腰带，将手术衣自背部向前反折脱下，使手套口随衣袖口翻转于手上。

2. 右手抓住左手手套翻折部外面拉下；然后，以左手指插入右手手套内面将右手手套推下。

3. 用消毒液涂擦 1 次即可；或在 70% 酒精（或 0.1% 新洁尔灭）内浸泡 5 min；或重新刷手 1 遍 3 min，在 70% 酒精（或 0.1% 新洁尔灭）内浸泡 5 min。

四、注意事项

1. 一旦夹取无菌毛刷即为无菌操作开始，需注意无菌操作原则。

2. 第 1 次刷手不可用不洁的手直接于盛放无菌毛刷的容器内拿取无菌毛刷，而需手持持物钳拿取；第 2、3 次刷手时手已被视为相对无菌，不可接触不洁的持物钳柄端，应直接于盛放无菌毛刷的容器内拿取无菌毛刷。

3. 刷手过程中为避免手、臂接触洗手衣，可稍弯腰、弓背，上肢前伸，肩关节内旋、外展，肘关节半屈曲，使上肢远离前胸。

4. 刷手过程中应注意手始终高于肘部，以避免无菌级别较低的上臂、肘部、前臂的肥皂液或消毒液、水流至无菌级别较高的手部造成污染。尤其注意每一遍刷手完毕丢弃毛刷时，松开手丢弃即可，手不可下垂抛掷毛刷。

5. 刷手过程中上肢始终置于胸前，不可抬高高于头部，下垂低于腰部。

6. 任何一遍刷手均为三段式刷手，先交替刷洗双手，再交替刷洗双前臂，最后交替刷洗双上臂。用毛刷刷洗前臂后，即禁止反刷手；用毛刷刷洗上臂后，禁止反刷手和前臂。刷手的手需注意不得在刷手过程中触碰前臂、上臂。

7. 每一遍刷手完毕后冲洗时，双手仅可相互擦拭，不可接触前臂或上臂。冲洗完毕，手指向上，肘部向下待水基本流尽，不可甩动上肢，以免前臂、上臂的水甩至手造成污染。

8. 拿取无菌小毛巾擦拭时，应自远端向近段擦拭，不得反擦。小毛巾擦拭至前臂后，接触过前臂和上臂的部分不得接触抓持小毛巾的手。注意抓持小毛巾的手及同侧前臂、上臂在擦拭摆动过程中不得触碰洗手衣及其他污染物。

9. 刷手完毕后于泡手桶内泡手时，上肢浸入消毒液内至肘上 6 cm，手、臂不得接触桶壁。

10. 因连续手术进行洗手时，若为污染手术衣，或脱手术衣、手套时污染手、臂，需按标准程序重新刷手。

术前洗手操作规程及评分标准见表 15-3。

表 15-3　术前洗手操作规程及评分标准（肥皂刷手法）

内容	步骤及操作方法	分值（100分）	实际得分	备注
操作前准备	1.操作者需戴手术室专用一次性口罩、帽子。帽子必须遮盖发际，将头发完全包住；口罩不得露出口、鼻	5		
	2.操作者需更换手术室专用洗手衣、裤及拖鞋	5		
	3.双上肢拱手于胸前站立，上肢不得贴及洗手衣	5		
操作过程	4.第 1 次刷手使用持物钳夹取毛刷，第 2、3 次刷手直接用手取毛刷	5		
	5.用毛刷蘸取肥皂液自远端向近段交替刷洗，先刷双手，再刷双前臂，最后双上臂	20		
	6.每遍刷手完毕后流水自手至肘冲洗肥皂沫	5		
	7.3 遍刷手完毕后拿取 2 块小毛巾，每块小毛巾自手经过前臂向上臂擦干双上肢刷手区域	5		
	8.于泡手桶内泡手 5 min 后用泡手桶内的毛巾交替擦干双手、双前臂及双上臂	5		

续表

内容	步骤及操作方法	分值(100分)	实际得分	备注
操作后处理	9.拱手于胸前站立,上肢不得贴及洗手衣	5		
综合评价	10.帽子、口罩、洗手衣、裤穿着得体、整齐	5		
	11.操作过程熟练、流畅,动作标准、规范,重复操作较少,无顺序错误。每一遍刷手约3 min,每少于或多于1 min扣1分	15		
	12.操作全程未违反无菌操作及注意事项	15		
	13.提问:外科洗手目的及注意事项	5		

Ⅱ 穿无菌手术衣、戴无菌手套

一、目的

手、臂的刷洗、消毒仅能清除皮肤表面的细菌,而在皮肤褶皱内和皮肤深层如毛囊、皮脂腺等存在的细菌不易完全消灭。手术中这些细菌会逐渐转移到皮肤表层,所以在手和手臂消毒后还必须穿无菌手术衣和戴无菌手套,以防细菌污染手术区域。

二、要求

1. 操作全过程遵循无菌原则,能准确判断无菌区、相对无菌区与污染区。
2. 掌握穿无菌手术衣、戴无菌手套的正确方法和流程。
3. 操作有始有终,无遗漏项目,未违反注意事项。

三、操作步骤

洗手完毕,进入手术间,在巡回护士的协助下穿无菌手术衣、戴无菌手套。常用的无菌手术衣有两种:一种是对开式手术衣,另一种是包背式手术衣。在手术中,手术人员的背部,往往会触及手术器械台以及手术人员相互接触而造成无菌区的污染。包背式手术衣是在对开式手术衣的背部增加了一块三角巾,穿好后可将术者背部包裹,减少了手术中污染的机会。两种手术衣的无菌范围不同,穿法也稍有不同。

（一）穿对开式手术衣（图15-5）

对开式手术衣无菌区域为肩部以下,腰以上,腋中线以前的前胸、侧胸、上臂、前臂、手。

1. 自器械护士手中接过无菌手术衣,站在较宽敞的地方一手托住手术衣,另一只手提住手术衣衣领外缘,开口向前让手术衣自然下垂。

2. 双手捏住手术衣领口两角提起手术衣轻轻抖开。

3. 将手术衣轻轻向前上方抛起,两手臂顺势插入衣袖内,手向前伸。

4. 请巡回护士从身后抓住两侧的衣领角向后拉衣、系背部系带,操作者双手向前伸出袖口。

5. 操作者稍弯腰使腰带悬空,两手交叉提起腰带中段向侧后传递,请巡回护士将腰带系好。

（二）穿包背式手术衣（图15-6）

包背式手术衣无菌区域为肩部以下,腰以上的前胸、侧胸、后背、上臂、前臂、手。

1～4步同对开式手术衣。

5. 操作者穿上手术衣后,自器械护士手中接过并戴好无菌手套。

6. 器械护士将前襟腰带传递给已戴好无菌手套的操作者,操作者自己系扎于腰间,包背式手术衣的后页盖住术者的身后部分使其背后亦为无菌区。

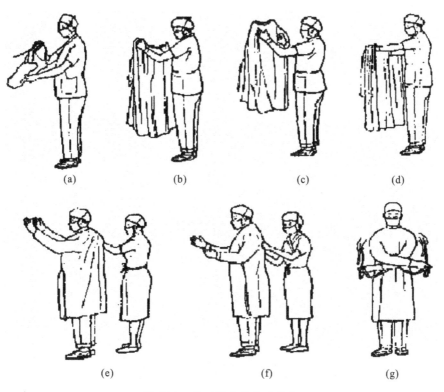

(a)   (b)   (c)   (d)

(e)   (f)   (g)

图 15-5　穿对开式无菌手术衣

(a)接过无菌手术衣,开口向前打开;(b)抖开手术衣;(c)将手术衣向上抛起;(d)双前臂伸入袖内;

(e)巡回护士拉紧无菌手术衣;(f)巡回护士系紧背带;(g)操作者向后递腰带

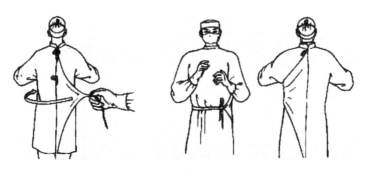

图 15-6　穿包背式手术衣

（三）戴无菌干手套（图 15-7）

1. 穿好无菌手术衣后自器械护士手中接过手套。

2. 双手各捏起手套的翻折部将两手套分开。

3. 分辨左、右手手套（两手套的拇指相对并朝向前方），一只手捏起两手手套的翻折部的外面（为手套内面），先将另一只手插入一只手套内（注意手勿触及手套的外面），再用已戴好手套的手指插入另一只手套的翻折部里面（为手套外面），帮助未戴手套的手插入手套内。

4. 双手整理好手套后折叠腕部衣袖,将手套翻折部（为手套内面腕部）拉上盖住手术衣袖口。

5. 用无菌生理盐水冲净手套外面的滑石粉。

（四）戴无菌湿手套（图 15-8）

1. 在穿无菌手术衣前进行。从盛手套的容器内取出湿手套一双,盛水于手套内。

2. 如先戴左手套,则顺序为左手先伸入左手套,稍抬高左手,让积水顺腕部流出,然后已戴手套的左手伸入右手套翻折部里面（实为手套外面）,右手伸入戴右手套,抬起右手,使积水顺腕部流出。如先戴右手套则顺序相反。

3. 穿好手术衣,将手套反折部位拉到袖口上,不可露出手腕。

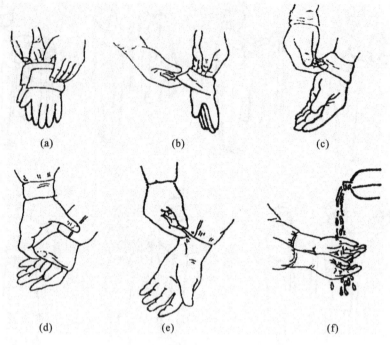

图 15-7　戴无菌干手套

（a）将右手插入手套；（b）右手四指插入手套翻折部协助左手插入手套；

（c）、（d）、（e）右手四指插入左手手套翻折部，右手拇指按压手术衣，将手套翻折部盖住手术衣袖口；

（f）用无菌生理盐水冲净手套外面的滑石粉

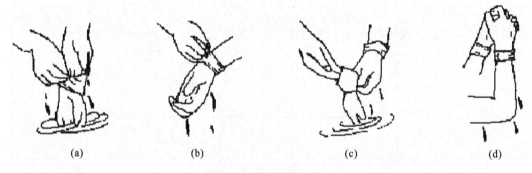

图 15-8　戴无菌湿手套

（a）从容器内取出湿手套；（b）右手持手套翻折部外面使左手插入；

（c）左手四指插入手套翻折部协助右手插入手套；（d）抬高双手使手套内积水流出

四、注意事项

1. 操作者经过洗手后，手、前臂、上臂至肘上 6 cm 为相对无菌区，原则上不得直接于绝对无菌区的手术器械台上拿取物品，须由器械护士递给，注意不得触碰器械护士的手部。若必须于手术器械台上拿取无菌手术衣、无菌手套，注意不得接触其他物品，也不得接触折叠好的无菌手术衣内面（领口以下的胸前部分）及无菌手套的外面。

2. 操作必须在手术间内进行，四周有足够空间，操作者面向无菌区。

3. 从器械护士或手术器械台上拿取无菌手术衣时，应一次整件地拿起，不能只抓衣领将手术衣拖出无菌区。

4. 穿无菌手术衣时，双手不能高举过头、低于腰部或过度外展，否则手部超出视野范围，容易碰触未消毒物品。不要让手术衣接触地面及周围的人或物，若不慎接触，应立即更换。

5. 未戴手套的手不能触及手术衣的正面，更不能将手插入胸前衣袋里。

6. 双手交叉向后传递手术衣腰带时，腰带不交叉；手不得超过腋中线，不得低于腰部或接触手术衣。

7. 穿包背式手术衣时,操作者必须戴好无菌手套,方可接取腰带。

8. 戴无菌干手套时,必须先穿无菌手术衣,方可戴无菌干手套;戴无菌湿手套时,必须先戴无菌湿手套,方可穿无菌手术衣。

9. 戴无菌手套时,手只能接触手套内面,不得接触手套外面;任何一只手戴上无菌手套后,手套外面不得接触手套内面。尤其需注意翻转手套腕部遮盖无菌手术衣袖口时,已戴手套的手勿触及手套翻折部的外面(实为手套内面)及皮肤。

穿无菌手术衣、戴无菌手套操作规程及评分标准见表15-4。

表15-4 穿无菌手术衣、戴无菌手套操作规程及评分标准(对开式手术衣及干手套)

内容	步骤及操作方法	分值(100分)	实际得分	备注
操作前准备	1.操作者需戴手术室专用一次性口罩、帽子。帽子必须遮盖发际,将头发完全包住;口罩不得露出口、鼻	5		
	2.操作者需更换手术室专用洗手衣、裤及拖鞋	5		
	3.双上肢拱手于胸前站立,上肢不得贴及洗手衣	5		
操作过程	4.自器械护士手中接过无菌手术衣	5		
	5.看清并拿住领口外缘,领口开口向前使手术衣下垂,双手拿住手术衣领角抖开手术衣	5		
	6.向上抛起手术衣,两手臂顺势插入衣袖内,手向前伸	5		
	7.待巡回护士拉紧手术衣,系好背带后,双手交叉提起腰带向侧后方传递给巡回护士	5		
	8.自器械护士手中取过无菌手套	5		
	9.单手捏住手套翻折部先戴好一只手套	5		
	10.用戴好手套的手插入另一只手套翻折部内协助戴好另一只手套	5		
	11.将手套翻折部拉上盖住手术衣袖口	5		
操作后处理	12.双手抱拳,双上肢贴于胸前或双手插入手术衣胸前兜内	5		
综合评价	13.帽子、口罩,洗手衣、裤穿着得体、整齐	5		
	14.操作过程熟练、流畅,动作标准、规范,重复操作较少,无顺序错误	15		
	15.操作全程未违反无菌操作及注意事项	15		
	16.提问:穿无菌手术衣、戴无菌手套的目的及注意事项	5		

第三节　外科常用器械的辨识与使用

一、目的

1. 认识常用的手术器械。
2. 掌握外科常用器械的结构特点和基本性能。
3. 掌握常用手术器械的正确使用方法。
4. 熟悉几种特殊器械的结构特点、基本性能和使用方法。

二、要求

1. 能够熟练辨识各类常用手术器械的名称,熟悉其功能。
2. 能够正确掌握各种手术器械的持握方式。

3. 在常规实践训练和动物实验中,能够熟练使用各种手术器械。

三、常用器械的辨识与使用

在正确使用各类手术器械之前,首先应当能够正确识别各类手术器械的名称,才能进一步了解其功能、作用、操作方法,从而更好地使用它们。

下面逐一介绍手术中经常使用的各种手术器械,并就此种手术器械的详细分类加以说明。

I 手 术 刀

手术刀由刀柄和可装卸的刀片两部分组成。

刀柄一般根据其长短及大小来分型,常用的有 3 号、4 号、7 号刀柄(图 15-9)。一把刀柄可以对应安装几种不同型号的刀片。

刀片的种类较多,按其形态可分为圆刀、弯刀及三角刀等;按其大小型号可分为大刀片、中刀片和小刀片,在刀片末端刻有号码(图 15-10),表示各种刀片的具体型号。如 9~17 号属于小刀片,适用于眼科及耳鼻喉科;20~24 号属于大刀片,适用于大切口切开。

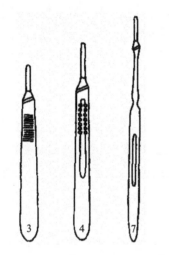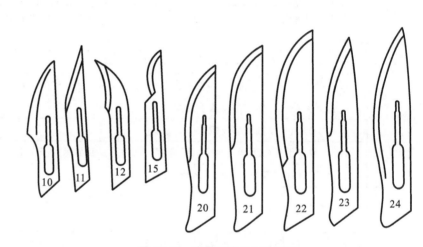

图 15-9 常用手术刀刀柄型号　　　　　　　　图 15-10 常用手术刀刀片型号

常用手术刀柄与手术刀片对应关系及用途见表 15-5。

表 15-5 常用手术刀柄与手术刀片对应关系及用途

型号	长度/mm	惯用称呼	适用刀片	用 途
3	125	小号刀柄	小刀片(20 号以下)	浅部切割
4	140	普通刀柄	中、大号刀片(20 号以上)	浅部切割
7	160	细长刀柄	小刀片	深部切割
3 L	200	长 3 号刀柄	小刀片	深部切割
4 L	220	长 4 号刀柄	小刀片	深部切割

手术时根据实际需要,选择合适的刀柄和刀片。刀柄通常与刀片分开存放和消毒。刀片应用持针器夹持安装,切不可徒手操作,以防割伤手指。装载刀片时,用持针器夹持刀片前端背部,使刀片的缺口对准刀柄前部的刀楞,稍用力向后拉动即可装上(图 15-11)。卸下时,用持针器夹持刀片尾端背部,稍用力提起刀片向前推即可卸下(图 15-12)。手术刀主要用于切割组织,有时也用刀柄尾端钝性分离组织。

（一）执刀方式(图 15-13)

1. 执弓式　执弓式是最常用的一种执刀方式,动作范围广而灵活,用力涉及整个上肢,主要在腕部。用于较长的皮肤切口和腹直肌前鞘的切开等。

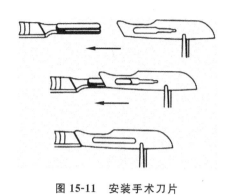

图 15-11 安装手术刀片

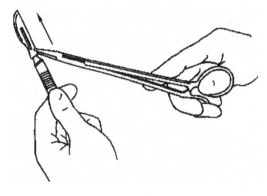

图 15-12 卸下手术刀片

2. 执笔式　用力轻柔,操作灵活、准确,便于控制刀的动度,其动作和力量主要在手指。用于短小切口及精细手术,如解剖血管、神经及切开腹膜等。

3. 握持式　全手握持刀柄,拇指与示指紧捏刀柄刻痕处。此法控刀比较稳定。操作的主要活动力点是肩关节。用于切割范围广、组织坚厚、用力较大的切开,如截肢、肌腱切开、较长的皮肤切口等。

4. 反挑式　反挑式是执笔式的一种转换形式,刀刃向上挑开,以免损伤深部组织。操作时先刺入,动点在手指。用于切开脓肿、血管、气管、胆总管或输尿管等空腔脏器,切断钳夹的组织或扩大皮肤切口等。

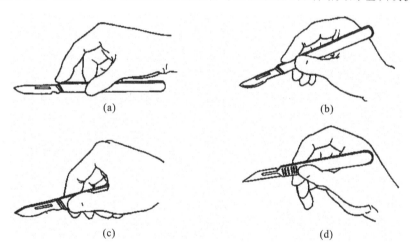

图 15-13 执刀方式

(a)执弓式;(b)执笔式;(c)握持式;(d)反挑式

(二) 手术刀的传递(图 15-14)

传递手术刀时,传递者应握住刀柄与刀片衔接处的背部,将刀柄尾端送至术者的手里,不可将刀刃对着术者传递以免造成损伤。

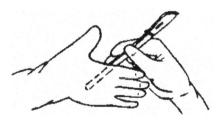

图 15-14 手术刀的传递

Ⅱ 手 术 剪

手术剪分为组织剪和线剪两大类(图 15-15)。

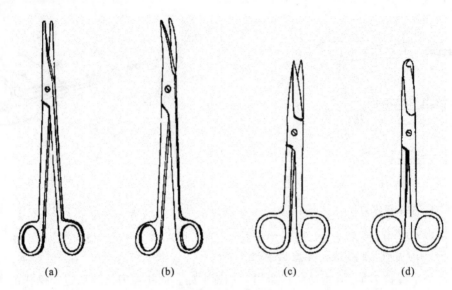

图 15-15　常用手术剪

(a)直组织剪；(b)弯组织剪；(c)剪线剪；(d)拆线剪

组织剪刀薄、锐利，有直、弯两型，大小长短不一，主要用于分离、解剖和剪开组织，通常浅部手术操作用直组织剪，深部手术操作一般使用中号或长号弯组织剪。

线剪多为直剪，又分为剪线剪和拆线剪，前者用于剪断缝线、敷料、引流物等，后者用于拆除缝线。

结构上组织剪的刃较薄，线剪的刃较钝厚，使用时不能用组织剪代替线剪，以免损坏刀刃，缩短剪刀的使用寿命。拆线剪的结构特点是一页钝凹，一页尖而直。

正确的执剪方式(图 15-16)为拇指和无名指分别扣入剪刀柄的两环，中指放在无名指的剪刀柄上，示指压在轴节处起稳定和导向作用。

初学者执剪常犯错误是将中指扣入柄环(图 15-17)，而这种错误的执剪方法不具有良好的三角形稳定作用，从而直接影响动作的稳定性。

剪割组织时，一般采用正剪法(图 15-18)，也可采用反剪法(图 15-19)，还可采用扶剪法(图 15-20)或其他操作(图 15-21 和图 15-22)。

剪刀的传递：术者示、中指伸直，并做内收、外展的"剪开"动作，其余手指屈曲对握(图 15-23)。

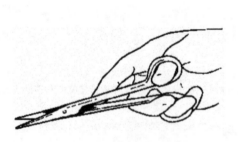

图 15-16　正确的执剪方式

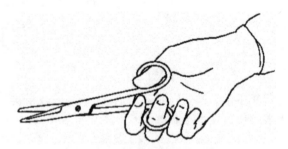

图 15-17　错误的执剪方式

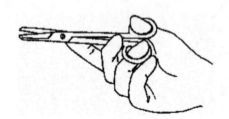

图 15-18　正剪法

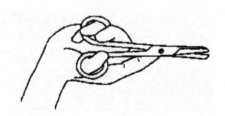

图 15-19　反剪法

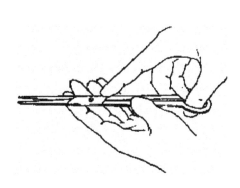

图 15-20　扶剪法

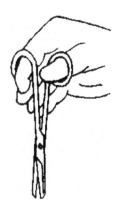

图 15-21　垂剪法

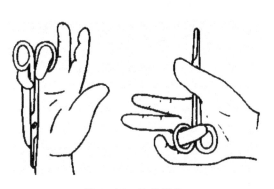

图 15-22　执剪操作

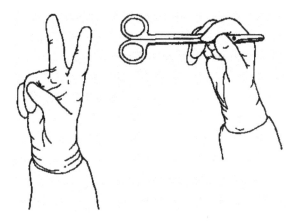

图 15-23　手术剪的传递

Ⅲ　血　管　钳

　　血管钳(图 15-24)是主要用于止血的器械,故也称止血钳,此外,还可用于分离、解剖、夹持组织;也可用于牵引缝线,拔出缝针或代替镊子使用。代替镊子使用时不宜夹持皮肤、脏器及较脆弱的组织,切不可扣紧钳柄上的轮齿,以免损伤组织。临床上血管钳种类很多,其结构特点是前端平滑,依齿槽床的不同可分为弯、直、直角、弧形、有齿、无齿等,钳柄处均有扣锁钳的齿槽。

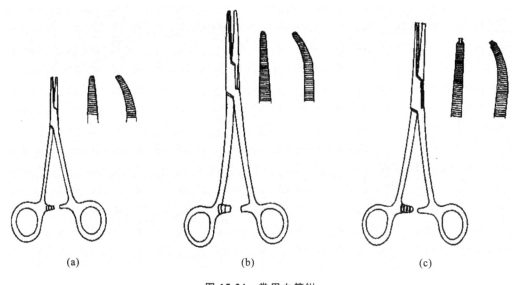

(a)　　　　　　　　　　(b)　　　　　　　　　　(c)

图 15-24　常用血管钳

(a)直弯式蚊式血管钳;(b)直弯式血管钳;(c)有齿血管钳

1. 蚊式血管钳　有弯、直两种,为细小、精巧的血管钳,可做微细解剖或钳夹小血管;用于脏器、面部及整形等手术的止血,不宜用于大块组织的钳夹。

2. 直血管钳　用于夹持皮下及浅层组织,止血,协助拔针等。

3. 弯血管钳　用于夹持深部组织或内脏血管,止血,有长、中、短三种型号。

4. 有齿血管钳　用于夹持较厚组织及易滑脱组织内的血管,止血,如肠系膜、大网膜等,也可用于切除组织的夹持牵引。注意前端钩齿,可防止滑脱,对组织的损伤较大,不能用作一般的止血。

血管钳的正确持法基本同手术剪(图15-25),有时还可采用掌握法(图15-26)或执钳操作(图15-27),应避免执钳方法错误(图15-28)。关闭血管钳时,两手动作相同,但在开放血管钳(图15-29)时,两手操作则不一致。开放时用拇指和示指持住血管钳一个环口,中指和无名指持住另一环口,将拇指和无名指轻轻用力对顶一下,即可开放。血管钳的传递:术者掌心向上,拇指外展,其余四指并拢伸直,传递者握血管钳前端,以柄环端轻敲术者手掌,传递至术者手中(图15-30)。

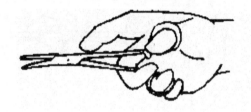

图15-25　一般持钳法

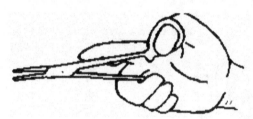

图15-26　掌握法

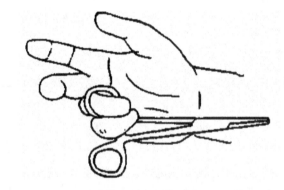

图15-27　持钳操作

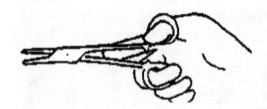

图15-28　错误的持钳方式

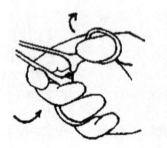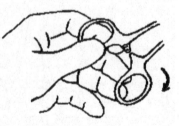

图15-29　血管钳的开放

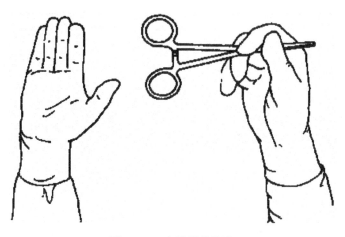

图 15-30 血管钳的传递

Ⅳ 手 术 镊

手术镊(图 15-31)用以夹持或提取组织,便于分离、剪开和缝合,也可用来夹持缝针或敷料等。其种类较多,有不同的长度,镊的尖端分为有齿和无齿(平镊),还有为专科设计的特殊手术镊。

1. 有齿镊　前端有齿,齿分为粗齿与细齿,粗齿镊用于提起皮肤、皮下组织、筋膜等坚韧组织;细齿镊用于肌腱缝合、整形等精细手术,夹持牢固,但对组织有一定的损伤作用。

2. 无齿镊　前端平,其尖端无钩齿,分为尖头和平头两种,用于夹持组织、脏器及敷料。浅部操作时用短镊,深部操作时用长镊。无齿镊对组织的损伤较轻,用于脆弱组织、脏器的夹持。尖头平镊用于神经、血管等精细组织的夹持。

正确的持镊姿势(图 15-32)是拇指对示指与中指,把持两镊脚的中部,稳而适度地夹住组织。错误执镊(图 15-33)既影响操作的灵活性,又不易控制夹持力度大小。手术镊的传递见图 15-34。

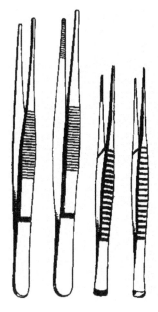

图 15-31 常用手术镊

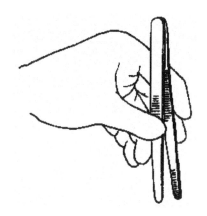

图 15-32 正确的手术镊持握方式

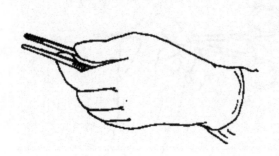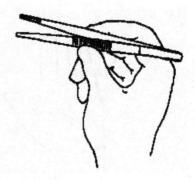

图 15-33　错误的手术镊持握方式

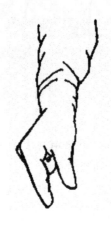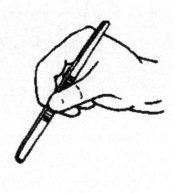

图 15-34　手术镊的传递

V　持　针　钳

　　持针钳也称为持针器(图 15-35)，主要用于夹持缝合针来缝合组织，有时也用于器械打结，其基本结构与血管钳类似。持针器的前端齿槽床部短，柄长，钳叶内有交叉齿纹，使夹持缝针稳定，不易滑脱。使用时将持针器的尖端夹住缝针的中、后 1/3 交界处(图 15-36)，并将缝线重叠部分也放于内侧针嘴内。若夹在齿槽床的中部，则容易将针折断。

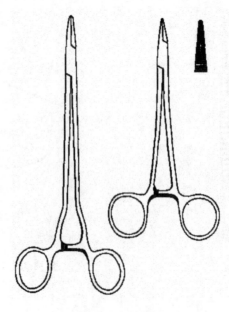

图 15-35　持针钳

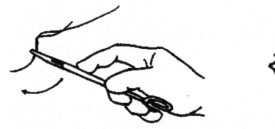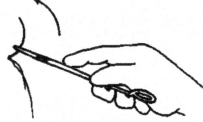

图 15-36 持针钳夹针

（一）持针钳的传递

传递者握住持针钳中部,将柄端递给术者。在持针器的传递和使用过程中切不可刺伤其他手术人员
（图 15-37）。

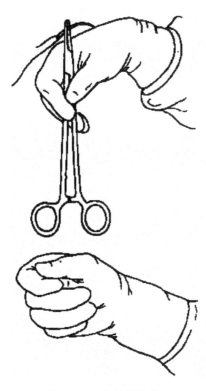

图 15-37 持针器的传递

（二）持针钳的执握方法

1. 把抓式（图 15-38）　也称为掌握法,即用手掌握拿持针钳,钳环紧贴大鱼际肌上,拇指、示指、无名指及小指分别压在钳柄上,示指压在持针钳中部近轴节处。利用拇指及大鱼际肌和掌指关节活动维持、张开持针钳柄环上的齿扣。

2. 指扣式（图 15-39）　为传统执法,用拇指、无名指套入钳环内,以手指活动力量来控制持针钳关闭,并控制其张开与合拢时的动作范围。

3. 单扣式（图 15-40）　也称为掌指法,拇指套入钳环内,示指压在钳的前半部作支撑引导,其余三指压钳环固定于手掌中,拇指可上下开闭活动,控制持针钳的张开与合拢。

4. 掌拇法（图 15-41）　即示指压在钳的前半部,拇指及其余三指压住一柄环固定于手掌中。此法关闭、松钳较容易,进针稳妥。

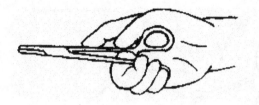

图 15-38　把抓式

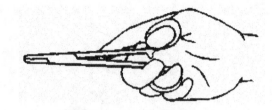

图 15-39　指扣式

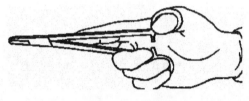

图 15-40　单扣式

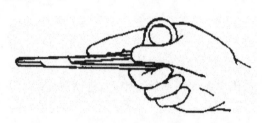

图 15-41　掌拇法

Ⅵ　其他常用钳类器械

其他常用钳类器械有布巾钳、组织钳、卵圆钳、直角钳、肠钳、胃钳、肾蒂钳、脾蒂钳、肺蒂钳等(图 15-42)。

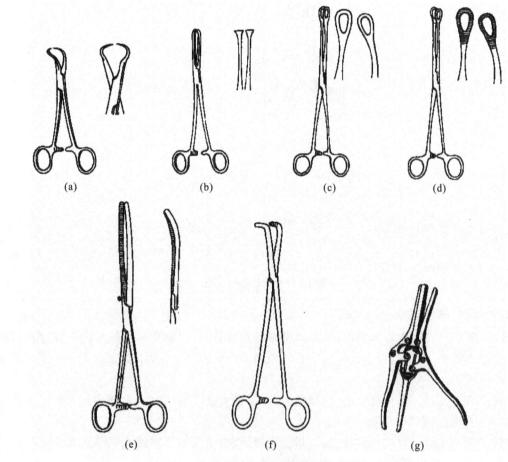

图 15-42　其他常用钳类器械

(a)布巾钳;(b)组织钳;(c)无齿卵圆钳;(d)有齿卵圆钳;(e)直、弯肠钳;(f)直角钳;(g)胃钳

1. 布巾钳　简称巾钳,前端弯而尖,似蟹的大爪,能交叉咬合,主要用以夹持固定手术巾,并夹住皮肤,以防手术中移动或松开。注意使用时勿夹伤正常皮肤组织。

2. 组织钳　又称为鼠齿钳或 Allis 钳,其前端稍宽,有一排细齿似小耙,闭合时互相嵌合,弹性好,对组织的压榨较血管钳轻,创伤小,一般用于夹持组织,不易滑脱,如皮瓣、筋膜或即将被切除的组织,也用于钳夹纱布垫与皮下组织的固定。

3. 卵圆钳　也称为持物钳,钳的前部呈环状,分有齿和无齿两种,前者主要用以夹持、传递已消毒的器械、缝线、缝合针及引流管等,也用于夹持敷料做手术区域皮肤的消毒,或用于手术深处拭血和协助显露、止血;后者主要用于夹提肠管、阑尾、网膜等脏器组织。夹持组织时,一般不必将钳扣关闭。

4. 直角钳　用于游离和绕过重要血管及管道等组织的后壁,如胃左动脉、胆道、输尿管等。

5. 肠钳　有直、弯两种,钳叶扁平有弹性,咬合面有细纹,无齿,其臂较薄,轻夹时两钳叶间有一定的空隙,钳夹的损伤作用很小,可用以暂时阻止胃肠壁的血管出血和肠内容物流动,常用于夹持肠管。

6. 胃钳　胃钳有一多关节轴,压榨力强,齿槽为直纹,且较深,夹持组织不易滑脱,常用于钳夹胃或结肠。

7. 肾蒂钳、脾蒂钳和肺蒂钳　分别在术中夹持肾蒂、脾蒂或肺蒂时使用。

Ⅶ　缝　合　针

缝合针简称缝针,是用于各种组织缝合的器械,它由针尖、针体和针尾三部分组成。针尖形状有圆头、三角头及铲头三种(图15-43);针体的形状有近圆形、三角形及铲形三种,一般针体前半部分为三角形或圆形,后半部分为扁形,以便于持针钳牢固夹紧;针尾的针眼是供引线所用的孔,分为普通孔和弹机孔。目前有许多医院采用针线一体的无损伤缝针,其针尾嵌有与针体粗细相似的线,这种针线对组织所造成的损伤较小,并可防止在缝合时缝线脱针(图15-44)。临床上根据针尖与针尾两点间有无弧度,将缝针分为直针、半弯针和弯针;按针尖横断面的形状分为角针和圆针。

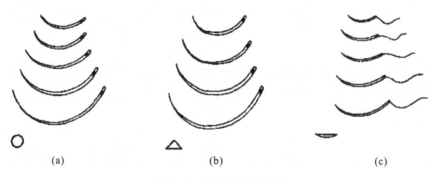

(a)　　　　　　(b)　　　　　　(c)

图 15-43　缝合针针尖形状

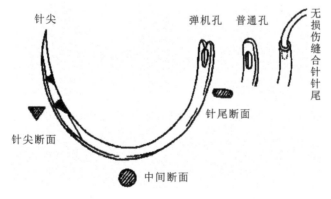

图 15-44　缝合针局部形状

1. 直针　适合于宽敞或浅部操作时的缝合,如皮肤及胃肠道黏膜的缝合,有时也用于肝脏的缝合。

2. 弯针　临床应用最广,适于狭小或深部组织的缝合。根据弧弯度不同分为1/2、1/4、3/8、5/8弧度等(图15-45)。几乎所有组织和器官均可选用不同大小、弧度的弯针做缝合。

3. 无损伤缝针　主要用于小血管、神经外膜等纤细组织的吻合。

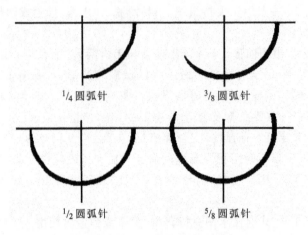

图 15-45　缝合针针体弧度

4. 三角针　针尖前面呈三角形(三菱形),能穿透较坚硬的组织,用于缝合皮肤、韧带、软骨和瘢痕等组织,但不宜用于颜面部皮肤缝合。

5. 圆针　针尖及针体的截面均为圆形,用于缝合一般软组织,如胃肠壁、血管、筋膜、腹膜和神经等。临床上应根据需要合理选择缝针,原则上应选用针径较细损伤较小者。

Ⅷ　牵　开　器

牵开器(图 15-46)又称拉钩,用以牵开组织,显露手术野,便于探查和操作,可分为手持拉钩和自动拉钩两类。有各种不同形状和大小的规格,可根据手术需要选择合适的拉钩。常用的拉钩有以下几种。

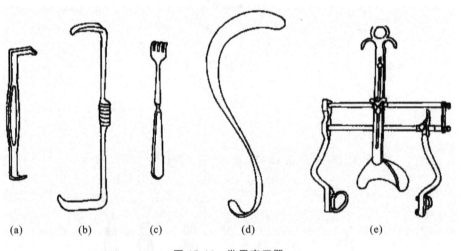

图 15-46　常用牵开器

(a)甲状腺拉钩;(b)腹腔拉钩;(c)皮肤拉钩;(d)S形拉钩;(e)自动拉钩

1. 甲状腺拉钩　也称直角拉钩,为平钩状,常用于甲状腺部位牵拉暴露,也常用于其他手术,可牵开皮肤、皮下组织、肌肉和筋膜等。

2. 腹腔拉钩　也称方钩,为较宽大的平滑钩状,用于腹腔较大的手术。

3. 皮肤拉钩　也称爪形拉钩,外形如耙状,用于浅部手术的皮肤牵开。

4. S形拉钩　也称弯钩,是一种"S"形腹腔深部拉钩,用于胸腔、腹腔深部手术,有大、中、小、宽、窄之分。注意 S形拉钩的正确使用方法(图 15-47)。

5. 自动拉钩　为自行固定牵开器,也称自持性拉钩,如二叶式、三叶式自动牵开器,腹腔、胸腔、盆腔、腰部、颅脑等部位的手术均可使用。

使用拉钩时,应掌握正确的持钩方法和使用方法,拉钩下方应衬垫盐水纱布垫或湿治疗巾,特别是在使用腹腔拉钩时更应注意。敷料衬垫可以帮助显露手术野,保护周围器官及组织免受损伤。使用手持拉

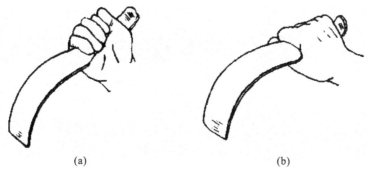

(a) (b)

图 15-47　"S"形拉钩的持握方法

（a）正确的方法；（b）错误的方法

钩时，牵引动作应轻柔，避免用力过猛，根据术者的意图及手术进程及时调整拉钩的位置，以达到最佳显露。

Ⅸ　吸　引　器

吸引器用于吸引手术野中的出血、渗出物、脓液、空腔脏器中的内容物、冲洗液，使手术野清楚，减少污染机会。吸引器由吸引器头、橡皮管、接头、吸引瓶及动力部分组成。动力又分为马达电力和脚踏吸筒两种。吸引器头（图 15-48）的结构和外形有多种，金属或一次性硬塑料双套管、单管。双套管的外管有多个孔眼，内管在外套管内，尾部以橡皮管接于吸引器上，多孔的外套管可防止内管吸引时被周围的组织堵塞，保持吸引通畅。

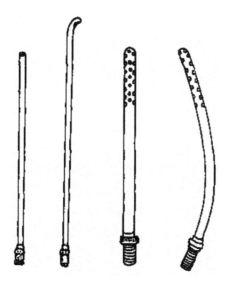

图 15-48　吸引器头

（刘齐元）

第十六章

手术基本操作技术

医学专业及医学相关专业学生自开始学习手术科室课程(如外科学、妇产科学、五官科学等课程),于实训课中,经过实习工作,一直到毕业进入正式工作岗位,都会或多或少接触到手术的基本操作。手术是治疗疾病的一种手段,尽管临床工作中的手术种类繁多,涉及临床科室不同、手术部位不同、手术脏器不同、复杂程度不同,但是各类手术的基本操作是相同的。手术基本操作包括切开、分离(显露)、止血、结扎、缝合,这些基本操作不但是完成手术的基础,正确而熟练的手术基本操作也是减少手术风险的前提条件。

第一节 组织切开

一、目的

组织切开是外科手术的第一步,是指使用各种类型的手术刀在组织上造成切口的外科操作过程,是外科手术最基本的操作之一。

二、要求

1. 切口应选择在病变附近,能充分显露手术野,直达手术区域,并便于必要时延长切口。

2. 切口应对组织损伤小,如皮肤切开时应尽量与该部位的血管和神经走行相平行,避免损伤重要的血管和神经。

3. 愈合后尽量美观,不影响生理功能

(1) 避开负重部位,如手的掌面、足底部和肩部等,以防负重时引起瘢痕性疼痛。

(2) 颜面及颈部切口须考虑与皮纹是否一致,以减少愈合后的瘢痕。

(3) 避免纵形切口超过关节,遇关节手术可做横切口或S形切口,以免因瘢痕挛缩而影响关节活动。

4. 切口必须有足够的长度,使之能容纳手术操作和放进必要的器械,切口宁可稍大而避免太小,应根据患者的体型、病变深浅、手术的难易及麻醉条件等因素来规划切口的大小。

5. 切开操作简单,经过的组织层次少,缝合切口所需的时间短。

三、操作步骤

1. 皮肤切开时,术者右手执刀,左手拇指和示指分开,固定并绷紧切口上端两侧的皮肤(较大的切口,由术者与助手分别用左手压在切口两旁或切口上、下极将皮肤固定)(图16-1)。

2. 手术刀的刀腹与皮肤垂直,防止斜切。刀切入皮肤后以刀腹继续切开,预计达到皮肤切口终点时又将刀渐竖起呈垂直状态而终止,这样可避免切口两端呈斜坡状(图16-2)。切开时要掌握用刀力量,力求一次切开全层皮肤,使切口呈线状,切口边缘平滑。

3. 切开皮肤和皮下组织后,随即用手术巾保护切口周围皮肤,以减少在手术操作时,器械和手同皮肤的接触机会,从而避免带入细菌。

4. 皮肤及皮下组织切开后,按解剖学层次依次向深面切开,注意防止损伤主要神经、血管及深部组织器官。

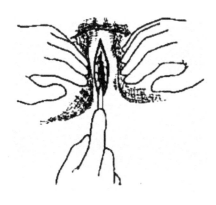

图 16-1 皮肤的切开

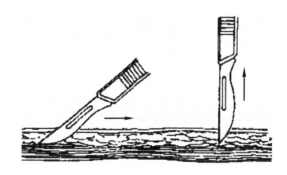

图 16-2 手术刀的正确角度

四、注意事项

1. 手术结束进行缝合时,浅表组织原则上分层缝合,以保证相同层次组织对合紧密,消除死腔,利于一期愈合。所以在手术开始进行切开时,亦需分层切开,分层处理。若皮下组织较薄,可连同皮下组织与皮肤同时切开,缝合时也一并缝合。

2. 在切开前,应先了解切口处皮肤与皮下组织的厚度、弹性,以保证同一层次组织尽可能一次切开。若对切开组织的情况掌握不清,很容易在切开时出现多次划切才能进入下一层组织,此时,多次划切在被切开的组织上可能留下多道未重合的切痕,加重组织损伤。

3. 在切开一些特殊层次或特殊组织、器官时,需按特殊要求的切开方式进行,如切开腹膜时需多次交叉钳夹并提起腹膜,确认未钳及腹腔脏器后方可切开腹膜,以防止损伤腹腔内脏器。动物试验时,做胃、肠、胆管和输尿管等管腔切开时,因管腔内可能存在污染物或感染性液体,须用纱布保护准备切开脏器或组织部位的四周,可边切开、边由助手用吸引器吸出腔内液体以免手术野污染。

组织切开操作规程及评分标准见表 16-1。

表 16-1 组织切开操作规程及评分标准

内容	步骤及操作方法	分值 (100 分)	实际 得分	备注
操作 前准备	1. 操作者选择合适的刀柄及所对应的型号的刀片,使用持针器夹持刀片前端背部,使刀片的缺口对准刀柄前部的刀楞,稍用力向后拉动安装刀片	10		
	2. 操作者任选 4 种执刀方式中的 1 种,执刀姿势正确	10		
操作 过程	3. 术者右手执刀,左手拇指和示指分开,固定并绷紧切口上端两侧的皮肤(较大的切口,由术者与助手分别用左手压在切口两旁或切口上、下极将皮肤固定)	5		
	4. 切开时,手术刀的刀腹与皮肤垂宜,防止斜切	5		
	5. 刀切入皮肤后执刀约成 45°角,以刀腹继续切开组织	10		
	6. 预计达到皮肤切口终点时将刀渐竖起呈垂直状态而终止,避免切口两端呈斜坡状	10		
操作 后处理	7. 切开操作完毕,用持针器夹持刀片尾端背部,稍用力提起刀片向前推动卸下刀片	10		
综合 评价	8. 切开时掌握用刀力量,力求一次切开全层皮肤,使切口呈线状,切口边缘平滑	10		
	9. 操作过程熟练、流畅,动作标准、规范,重复操作较少,无顺序错误	10		
	10. 提问:执刀的 4 种方式及适用的部位或组织	20		

第二节　分　　离

一、目的

分离是显露深部组织和切除病变组织的重要步骤。一般按照正常组织层次,沿解剖间隙进行,不仅容易操作,而且出血和损伤较少。操作得当的分离与显露可使得手术野清晰,暴露充分,更有利于手术的进行,大大减少手术风险,降低手术并发症。

二、要求

1. 掌握分离技术在手术中的重要性。
2. 熟悉分离技术所选用的不同器械和不同的分离方法。
3. 能够在活体动物实验中熟练应用分离技术进行试验操作。

三、操作步骤

组织的分离方法有锐性分离和钝性分离两种,可视情况灵活使用。不论采用哪种方法,首先必须熟悉局部解剖关系。

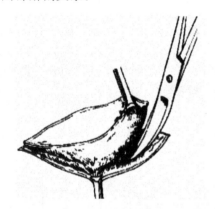

图16-3　手术剪进行锐性分离

1. 锐性分离　锐性分离是用手术刀或手术剪在直视下做细致的切割与剪开。此法对组织损伤最小,适用于精细的解剖和分离致密组织。用刀分离时先将组织向两侧拉开使之紧张,再用刀沿组织间隙做垂直、短距离的切割。用剪分离时先将剪尖伸入组织间隙内,不宜过深,然后张开剪柄分离组织,看清楚后再予以剪开(图16-3)。分离较坚韧的组织或带较大血管的组织时,可先用两把血管钳逐步夹住要分离的组织,然后在两把血管钳间切断。

2. 钝性分离　钝性分离是用血管钳(图16-4)、手术刀柄、敷料块(图16-5)、剥离子或手指进行。此方法因使用牵拉、撕扯等方式,对组织损伤较大,但剥离较为完全,适用于疏松结缔组织、器官间隙、正常肌肉、肿瘤包膜等部位的分离。钝性分离方法是将这些钝性器械伸入疏松的组织间隙,用适当力量轻轻地逐步推开周围组织。手指分离可在非直视情况下进行,借助于手指的"感觉"来分离病变周围的组织。

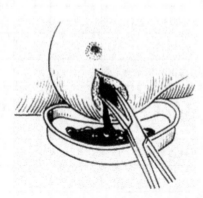

图16-4　血管钳进行钝性分离

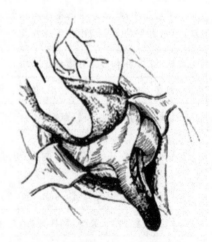

图16-5　敷料块进行钝性分离

四、注意事项

1. 锐性分离必须尽可能在直视下进行,在充分显露需分离的组织后,确认无重要血管、神经通过,方可进行分离操作。若需分离组织周边有重要组织、脏器,应选择手术剪而不是手术刀进行分离。

2. 若所需分离的组织间境界不清,或组织间结构彼此交错,缺乏明显的分界线,应选择钝性分离,从所需分离的组织间结合疏松的区域将其剥离。

3. 钝性分离需根据组织间结合的紧密程度施加不同力量,但切忌粗暴,防止重要组织在不该分离的位置被撕裂损伤。

组织分离显露操作规程及评分标准见表 16-2。

表 16-2　组织分离显露操作规程及评分标准

内容	步骤及操作方法	分值（100分）	实际得分	备注
操作前准备	1. 术者选择合适的手术刀和手术剪拟行锐性分离,器械持握方式正确	10		
	2. 术者选择合适的手术刀柄和血管钳拟行钝性分离,器械持握方式正确	10		
操作过程	3. 用刀分离时先将组织向两侧拉开使之紧张,再用刀沿组织间隙做垂直、短距离的切割	10		
	4. 用剪分离时先将剪尖伸入组织间隙内,不宜过深,然后张开剪柄分离组织,看清楚后再予以剪开	10		
	5. 使刀柄伸入疏松的组织间隙,用适当力量轻轻地逐步推开周围组织进行钝性分离	10		
	6. 使血管钳插入组织间隙,用适当力量轻轻地逐步推开周围组织。多次重复该动作进行钝性分离	10		
综合评价	7. 锐性分离全程在直视下操作,未损伤不该损伤的组织	10		
	8. 钝性分离动作轻柔,未出现不该分离的组织被撕裂损伤	10		
	9. 提问:锐性分离和钝性分离各适用于哪些组织的解剖或分离	20		

第三节　术中止血

一、目的

手术及动物实验过程中的组织切开、分离等都会引起出血。及时、完善的止血,既能减少失血量,保持手术野清晰,还可避免术后出血与继发感染,是一项最重要的基本操作。外科医生控制出血的能力是衡量其技术熟练与否的标准之一。

二、要求

1. 掌握术中止血的常用操作方法。

2. 掌握不同的术中止血方法的适应证。

3. 能够在动物实验中灵活运用常用的止血方法完成术中局部止血。

三、操作步骤

1. **压迫止血法**　压迫止血法是术中最常用的止血方法。其原理是以一定的压力使血管破口缩小或闭合,继而由于血流减慢,血小板、纤维蛋白、红细胞可迅速形成血栓,使出血停止,适用于手术中有较广泛的毛细血管出血或渗血,可用敷料或 40～50 ℃的温盐水敷料压迫止血。加压需有足够的时间,一般需2～

5 min,垂直移去敷料,必要时重复2~3次。较大血管出血,一时又无法显露出血的血管时,也可用敷料暂时压迫止血,然后在辨明出血的血管后,再采用其他方法止血,以免造成失血过多。

2. 结扎止血法 结扎止血法是指用血管钳钳夹出血部位的血管及周边少许软组织,然后予以结扎(图16-6)或缝扎(图16-7)。此法在手术中最为常用,也是最有效的止血方法。

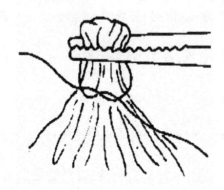

图 16-6 钳夹结扎止血

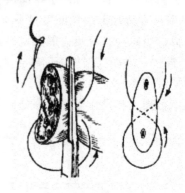

图 16-7 钳夹缝扎止血

在手术操作过程中,对可能出血的部位或已见的出血点,首先要进行钳夹,钳夹出血点时要求准确,最好一次成功。结扎线的粗细要根据钳夹组织的多少以及血管粗细进行选择,血管较粗应当将其单独游离后结扎。

扎线时血管钳平放,尖部朝上稍挑起结扎组织以便于结扎线收紧时将所需结扎的组织完全套住,而不会误套血管钳尖部。在收紧第一结时将提起的血管钳慢慢松脱,可使结扎线扎紧结扎组织。打第二个结时,注意手法轻柔,不可牵拉结扎线太紧,张力太大,以免结扎线脱落。

缝扎主要是为了避免结扎线脱落,或因为单纯结扎有困难,常用"8"字缝合或贯穿缝合的方法。出血时必须看清出血的血管,然后进行钳夹。难以显露出血的血管时,可用纱布暂时压迫后再用血管钳钳夹,尽可能一次夹住,不宜钳夹血管以外过多的组织,更不能盲目乱夹。较稳妥的方法是在切断血管之前预先结扎血管,然后切断。例如,在处理大、中血管时,可先游离一小段,再用两把血管钳夹住拟切断血管的两端,然后在两把血管钳之间切断,血管两断端分别结扎;在处理重要部位的血管时,也可以在游离血管后,用血管钳或直角钳绕血管后壁两次带线结扎拟切断血管的两端,再从两结扎线之间剪断血管。对血管的离断操作见图16-8。

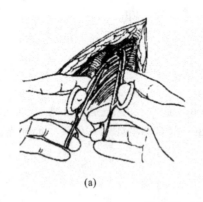

(a)

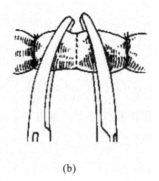

(b)

图 16-8 对血管的离断操作

(a)先钳夹、离断后再结扎;(b)先钳夹,结扎后再离断

四、注意事项

1. 皮肤和皮下组织在切开后毛细血管和微动脉、微静脉等损伤出现的创面渗血,可用敷料压迫一段时间止血,但切忌在压迫时抹擦出血的创面以充分显露出血创面,此举会进一步加重创面损伤,加重出血。

2. 使用温盐水敷料压迫止血的原理在于增加局部温度,促进凝血酶活性,加快凝血的过程,所以要注意温度的掌控——低于体温会降低酶活性,高于体温太多则损伤局部组织,扩张血管,增加血管通透性,反而加重出血和渗出。

3. 钳夹止血时,并非是准确地钳夹血管,而是连带损伤血管断端及其周边少许软组织一同钳夹,一同结扎。过分强调尽量少钳夹周边组织,会导致结扎时或结扎后结扎线脱落;而过多钳夹周边组织则会导致结扎不牢靠,也会出现结扎线脱落或未能扎紧血管,无法有效止血,还可能因结扎线残留太多,出现局部排异反应影响愈合。

4. 结扎重要血管时,为避免结扎线在操作时未能及时发现所致结扎线脱落而出现术后出血,可采用三重结结扎;或者采用双道结扎,即在不同结扎平面先后进行两次结扎,一旦其中任何一道结扎线脱落,另一道结扎线仍然能够有效的起作用。

术中钳夹止血操作规程及评分标准见表16-3。

表 16-3　术中钳夹止血操作规程及评分标准

内容	步骤及操作方法	分值（100分）	实际得分	备注
操作前准备	1. 操作者选择合适的血管钳拟行钳夹止血,器械持握方式正确	5		
	2. 操作者选择合适的结扎线	5		
	3. 操作者选择合适的持针器、针和缝扎线拟行缝扎操作,器械持握、夹持方式正确	10		
操作过程	4. 用血管钳钳夹出血部位的血管及周边少许软组织	10		
	5. 助手持握血管钳,操作者使用结扎线进行徒手打结	10		
	6. 助手持握血管钳,操作者使用持针器夹持针线进行缝扎	10		
	7. 操作者使用持针器进行器械打结	10		
操作后处理	8. 操作者双手或使用器械轻提结扎线,助手剪线	5		
综合评价	9. 钳夹出血点一次成功,钳夹软组织适量	5		
	10. 徒手打结动作轻柔,未扯脱结扎线	5		
	11. "8"字或贯穿缝扎及器械打结动作正确	10		
	12. 提问:结扎与缝扎的区别及其适用部位	15		

第四节　打结与剪线

打结的种类分为如下几种。

1. **单结**　外科结扣的基本组成部分,易松脱、解开,仅用于暂时阻断,如胆囊逆行切除暂时阻断胆囊管,而永久结扎时不能单独使用单结。

2. **方结**　也称为平结,由方向相反的两个单结组成(第二单结与第一单结方向相反),是外科手术中主要的结扎方式。其特点是结扎线来回交错,着力均匀,打成后越拉越紧,不会松开或脱落,因而牢固可靠,多用于结扎较小血管和各种缝合时的结扎。

3. **三重结或多重结**　在完成方结之后再重复一个或多个单结,任意两个相邻的结彼此方向相反,以加强结扎线间的摩擦力,使结扣更加牢固。适用于直径较大的血管、张力较大的组织间缝合后的结扎。使用肠线或化学合成线等易于松脱的线打结时,通常需要打多重结。缺点为组织内的结扎线头较大,易使较大异物遗留在组织中。

4. **外科结**　第一个线扣重绕两次,使线间的摩擦面及摩擦系数增大,从而增加了安全系数,同时使打第二个线扣时不易滑脱和松动,比较牢固。用于较大血管和组织张力较大部位的结扎。

5. **假结**　由同一方向的两个单结组成,结扎后易于滑脱而不宜采用。

6. 滑结 尽管其结扣的构成类似于方结,但是,由于操作者在打结拉线时双手用力不均,一紧一松甚或只拉紧一侧线头而用另外一侧线头打结,所以完成的结扣并非方结而是极易松脱的滑结,术中尤其要注意避免(图 16-9)。

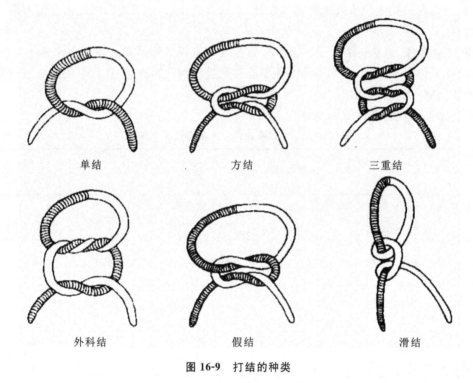

图 16-9 打结的种类

一、目的

手术中的止血和缝合都离不开结扎,而结扎是否牢固、可靠又与打结有密切关系。打结是外科手术中最常用和最基本的操作之一,打结的质量和速度对手术时间的长短、手术的安全以及患者的预后都会产生重要的影响。结扣打得不正确就有可能松动滑脱,导致出血或缝合的组织裂开不愈,给患者带来痛苦甚至危及其生命。因此,熟练地掌握外科打结法是外科医生所必备的条件。

二、要求

1. 学会外科手术中的诸种打结法。
2. 掌握外科打结法的技巧。
3. 熟悉打结时的注意事项。
4. 掌握手术中的剪线和外科拆线的方法。

三、操作步骤

(一)打结递线

术中打结递线一般有两种方法,即手递线法和器械递线法(图 16-10)。

手递线法适用于表浅部位的组织结扎,是指打结者一手持打结线的一端,将打结线的另一端绕钳夹组织的血管钳递给另一只手。

器械递线法则适用于深部组织的结扎,是指在打结前用一把血管钳夹住丝线的一端,将该钳夹线头绕钳夹组织的血管钳递给另一只手从而打结的方法;也可将带线的血管钳绕钳夹组织的血管钳递给另一只手,从而使双手握住线的两端打结。

(二)打结的方法

术中打结可用徒手或借助器械两种方式来完成。徒手打结在术中较为常用,可分为双手打结法和单

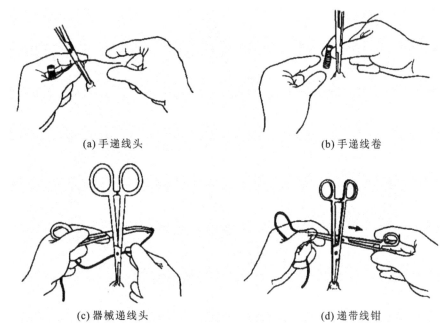

(a) 手递线头　　　　　　　　　　　　(b) 手递线卷

(c) 器械递线头　　　　　　　　　　　(d) 递带线钳

图 16-10　打结递线的方法

手打结法，根据操作者的习惯不同又将单手打结法分为左手打结法和右手打结法。器械打结是借助于持针钳或血管钳打结，又称为持钳打结法。

1. 单手打结法　简便迅速的打结方法，易学易懂，术中应用最广泛，应重点掌握和练习。右利手或者左利手的操作者可选用右手打结法或左手打结法。任何一侧手打结都分为示指结和中指结，同一侧手分别打示指结和中指结是方向相反的两个单结。

为方便学生深入了解打结的过程，熟悉打结过程中可能出现的不同情况，建议分别在横杆以及纵杆上架线进行训练，因为两种方式打结线两端的来源方向不同，细节上也略有不同。打结过程以右利手打结为例。

1）在横杆上架线　临床手术中，见于肠道吻合、腹膜缝合、皮肤纵切口缝合等切缘与操作者左右平行的情况。来自于结扎部位打结线的两端，其位置相对于操作者为前、后两根线段，在横杆上相当于来自于杆上、下的两根线段，打结后单结线圈为矢状面。

当右手持来自于横杆上方的线段时，必须先打示指结，然后打中指结；若右手持来自于横杆下方的线段时，必须先打中指结，然后打示指结（图 16-11）。

（1）示指结　起始动作为右手持来自于横杆上方的线段，右手掌心向下，拇、中指末节夹持来自于横杆上方的线段，虎口朝向左前。右手示指在所持握线段右侧推动线段向左，此时右手虎口转向后，右手拇指、中指与示指之间的线段架于左手所持线段之上，形成"4"字形。右手示指屈曲，用示指末节指背将两线段交叉点及右手拇指、中指夹持点之间的线段挑向前上方，自两线段所形成的"4"字的三角中间挑起。保持被挑起线段在右手示指向上，右手翻转，掌心向上，变成右手示指末节指腹挑起线段，夹持右手线尾的拇指、中指与右手示指靠拢，右手拇指与右手示指夹持被右手示指挑起的线段，此时右手中指即可离开，松脱其与右手拇指所夹持的线尾。左手夹持原来自于横杆下方的线段交叉向上拉，右手拇指、示指夹持原来自于横杆上方的线段交叉后向下拉。两手持握点和结的交叉点，三点一线，180°拉线，双手拉力均衡，示指结打结完毕。

（2）中指结　示指结打结完毕后的终止动作即为中指结的起始动作——左手夹持来自于横杆上方的线段，右手拇指、示指末节指夹持来自于横杆下方的线段。

右手中指、环指并拢，掌心向上，在横杆与右手拇指、示指之间的线段右侧推动线段向左侧移动，将此线段架于左手所持线段之下，虎口朝向右前方，形成"4"字形。右手中指、环指在"4"字三角中间屈曲夹持两线段交叉点与右手拇指、示指夹持点之间的线段，夹紧后右手拇指、示指即可松开所持线尾。右手翻转，掌心向下，将中指、环指所夹持线段自"4"字三角中间夹出，保持该线段张于右手中指末节指腹上，并与右手

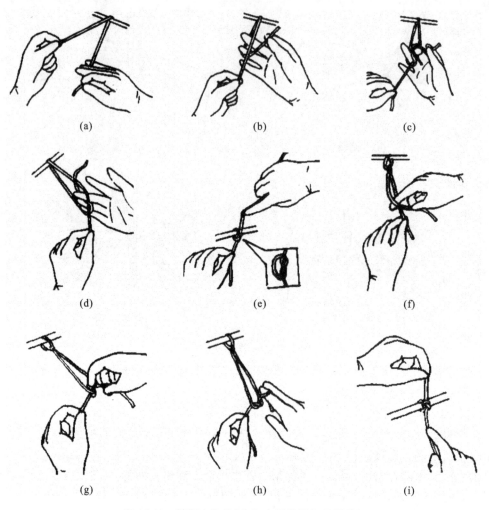

图 16-11　横杆上打结（先打中指结再打示指结）

(a)右手拇指、示指末节夹持来自于横杆下方的线段；(b)右手夹持线段与左手夹持线段形成"4"字形；

(c)右手中、环指自"4"字内夹持线段；(d)右手拇、示指开所夹持线尾；

(e)右手拇、中指夹持线段经过交叉向上方牵引完成中指结；

(f)右手拇指、中指夹持线段，示指推线段架于左手线段之上形成"4"字形；

(g)示指末节背侧自"4"字内挑线；(h)右手示指将线挑出；

(i)右手拇、示指夹持线段经过交叉后向下方牵引完成示指结

拇指靠拢夹持由"4"字中间穿过的线段。左手夹持原来自于横杆上方的线段交叉向下拉，右手拇指、中指夹持原来自于横杆下方的线段交叉后向上拉。两手持握点和结的交叉点，三点一线，180°拉线，双手拉力均衡，中指结打结完毕。

（3）三重结　中指结打结完毕后的终止动作即为示指结的起始动作，示指结打结完毕后的终止动作即为中指结的起始动作，可以继续打示指结或中指结形成三重结。

在横杆上打结较为简单，仅需熟练掌握夹持线段的来源方向与打结类型的关系即可。一旦熟练掌握在横杆上打示指结和中指结，即可以开始在纵杆上练习打结。

2）在纵杆上架线　临床手术中，见于结扎血管或肠道吻合、腱膜缝合、皮肤横切口缝合等切缘与操作者前、后平行或上、下平行的情况。来自于结扎部位打结线的两端，其位置相对于操作者为左、右两根线段，在纵杆上相当于来自杆左、右的两根线段，打结后线圈为水平面（在纵杆上）或冠状面（图 16-12）。

（1）示指结　起始动作及手指操作过程基本同在横杆上架线的示指结方法，不同的是左手夹持来自于纵杆左侧的线段，右手拇指、中指夹持来自于纵杆右侧的线段，而不是来自于上、下方的线段；另外，打结后交叉拉线时若双臂交叉，左前臂必须在右前臂上方。

（2）中指结　起始动作及手指操作过程基本同在横杆上架线的中指结方法，不同的是左手夹持来自

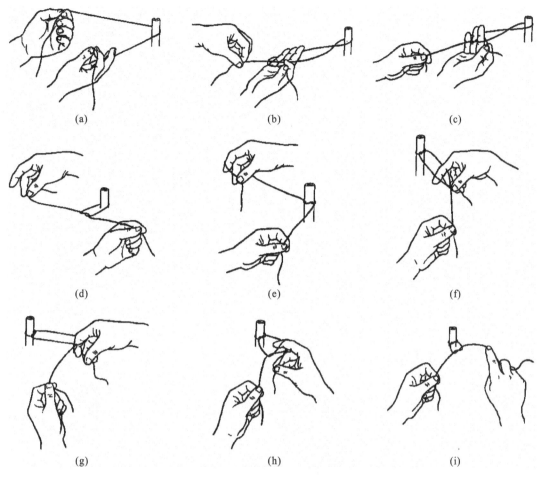

图 16-12　纵杆上打结（先打中指结后打示指结）

(a)右手拇、示指夹持右侧线段；(b)右手中、环指推右手线段于左手线段下方形成"4"字形；

(c)右手中、环指于"4"字形内夹持线段；

(d)右手中、环指夹持线段带出后由右手拇、中指夹持线段经过交叉后向左侧牵引（右前臂在左前臂上方）；

(e)右手拇、中指夹持线段；(f)右手示指推右手线段与左手线段形成"4"字形；

(g)右手示指末节背侧自"4"字内挑线；(h)右手示指将线挑出；

(i)右手拇、示指夹持线段经过交叉后向右方牵引完成示指结

于纵杆左侧的线段，右手拇指、示指夹持来自于纵杆右侧的线段，而不是来自于上、下方的线段；另外，打结交叉后拉线时若双臂交叉，右前臂必须在左前臂上方。

纵杆上打结，第一个结可以打示指结，也可以打中指结，打完后两侧线段交叉，同时双臂也交叉；再继续打第二个结后，两侧线段再次交叉，此时双臂位置也再次互换，回到打第一个结前未交叉的状态。

左手打结与右手打结原理及操作过程一致，仅方向相反（图 16-13）。

若打结前两侧线段已经交叉，即右手在右侧夹持来自纵杆左侧的线段，左手在左侧夹来自纵杆右侧的线段，则视右手所夹持线段交叉后的位置：右手所夹持的线段架在左手所夹持线段上方，则先打示指结；反之，则先打中指结。

2. 双手打结法　又可分为双手动作不同的双手打结法（图 16-14）和双手动作相同的双手打结法（左右开弓，图 16-15）。前者在打结过程中左、右手所持线两端始终保持一定张力，故在打第二个结的时候，第一个结不易松脱，牢固可靠，除用于一般结扎外，还可用于深部或组织张力较大的，如腱膜、骨膜的缝合结扎，缺点在于打结过程较为复杂；后者因左、右手使用同一种打结方法，为方向相反的两个单结，即左、右手先后都打示指结或者左、右手先后都打中指结。因打结方便，不会出现假结。

3. 持钳打结法　使用血管钳或持针钳绕长线、夹短线进行打结，即所谓持钳打结法（图 16-16）。可用于浅、深部结扎。血管钳或持针钳既是线的延长，也是操作者手的延伸。此法适用于线头太短，徒手打结有困难时或打结空间狭小时的结扎；有时也是为了节省缝线和穿线时间。

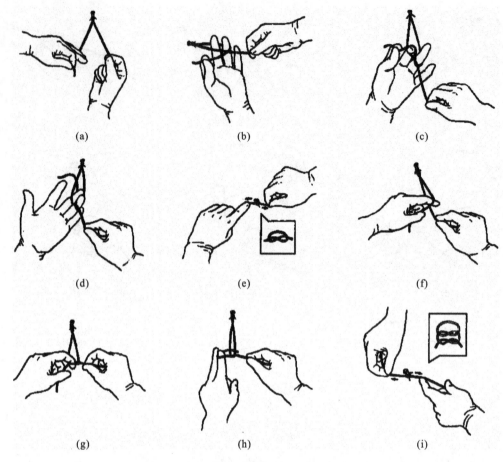

图 16-13　左手打结(先打中指结再打示指结)

（三）剪线与拆线

1. 剪线　手术进行过程中的剪线就是将缝合或结扎打结后残余的缝线剪除,一般由助手操作完成。在组织内打结完成后,打结者将双线尾并拢提起稍偏向左侧,剪线者右手持剪,左手托住微微张开的线剪,按"顺、滑、斜、剪"的顺序:将剪刀一侧刃尖端顺着缝线向下滑至线结的上缘,再将剪刀沿纵向倾斜一定的角度,然后将缝线剪断。倾斜的角度越大,遗留的线头越长;角度越小,遗留的线头越短。一般来说,倾斜45°左右剪线,遗留的线头较为适中(2～3 mm)(图 16-17)。

所要注意的是在深部组织结扎、较大血管的结扎和肠线或尼龙线所做的结扎,线头应稍留长一些,如丝线留 2～3 mm,羊肠线留 3～5 mm,钢丝线留 5～6 mm 并将钢丝两断端拧紧,肠线或尼龙线留 5～10 mm,皮肤缝线留 0.5～1 cm 为宜。线头过短的线结易于滑脱,而线头过长就会导致组织对线头的异物反应。

2. 拆线　只有皮肤缝线需要拆除,所以外科拆线尤指在缝合的皮肤切口愈合以后或手术切口发生某些并发症时(如切口化脓性感染、皮下血肿压迫重要器官等)拆除缝线的操作过程。

拆线时应注意不使原来显露在皮肤外面的线段经过皮下组织,以免导致细菌感染。缝线的拆除时间应结合切口部位、局部血液供应情况、患者的年龄及营养状况、切口的大小与张力等因素综合考虑来决定。一般来说,头、面、颈部切口在术后 4～5 日拆线;下腹部、会阴部在术后 6～7 日拆线;胸、上腹、背、臀部在术后 7～9 日拆线;四肢在术后 10～12 日(近关节处还可适当延长一些)拆线;减张缝合在术后 14 日拆线。有时可先采用间隔拆线;已化脓伤口应立即拆线;青少年患者可适当缩短拆线时间;年老、营养不良、糖尿病患者可延迟拆线时间。拆线具体方法是首先按换药的方法常规消毒切口区域,左手持镊子将线结轻轻提起,右手将微微张开的线剪尖端插入线结与皮肤之间的间隙,平贴针眼处的皮肤将线剪断,然后,快速轻巧地将缝线朝剪断侧拉出(图 16-18),这样就可以避免拉开切口、患者不适或皮下污染。最后用酒精棉球消毒切口,再盖以无菌纱布、胶布固定。

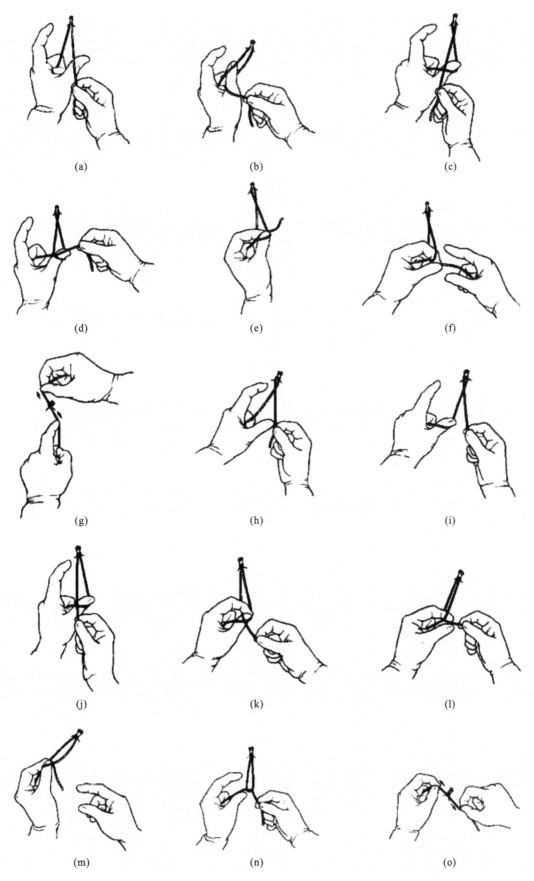

图 16-14　双手动作不同的双手打结法

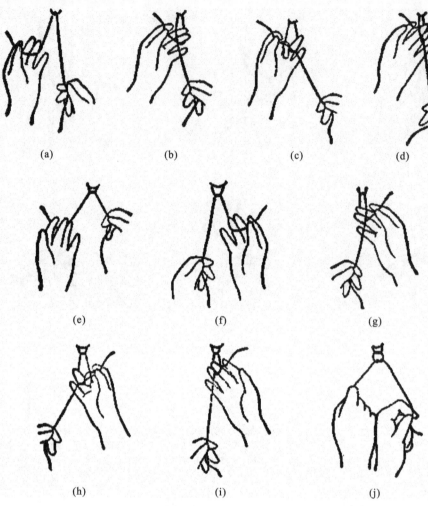

图 16-15　双手动作相同的双手打结法（左右开弓）

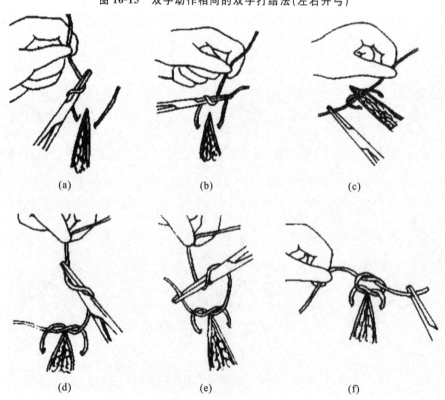

图 16-16　持钳打结法

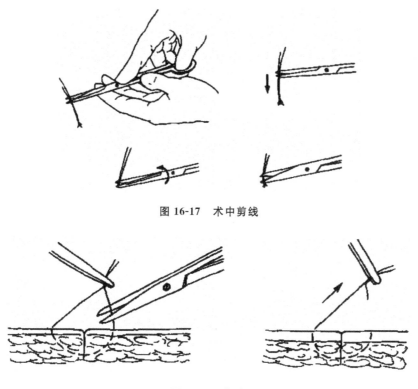

图 16-17　术中剪线

图 16-18　拆线

四、注意事项

1. 无论用何种方法打结,相邻两个单结的方向不能相同,否则易做成假结而松动。

2. 打结后将线收紧时必须交叉。交叉并非指双手交叉,而是指打结线段交叉,即来源于任何一端的线段,无论打结前有否交叉,打结后都必须交叉至对侧。如来自于创缘左、右侧的线段,无论打结前有否交叉,在打结后,必须分别交叉至右侧和左侧后拉紧;而来自于创缘上、下方的线段,无论打结前有否交叉,在打结后,必须分别交叉至下方和上方后拉紧。

3. 打结后拉紧线段时两手用力点和结扎点三点应成一条直线,如果三点连线成一定的夹角,在用力拉紧时易使结扎线折断(图 16-19)。而且两手用力要均匀,如果一手紧一手松,则易成滑结而滑脱。

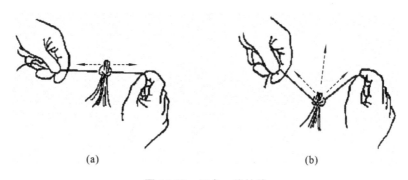

(a) (b)

图 16-19　三点一线拉线

(a)正确的拉线方法;(b)不正确的拉线方法

4. 在打结全过程中的任何时间,绕过结扎组织的任何一条线段都必须至少被两根手指所夹持,在换指时线段未交接到确切的手指上,原夹持线段的手指不能松开,以免线段从手上滑脱掉入手术切口,影响打结的进行。

5. 根据打结处的深度和结扎对象选择一段适当长短和粗细的结扎线,打结前用盐水浸湿可增加线的韧性和摩擦力,既易拉紧又不易折断。

6. 深部打结时,因空间狭小因而两手难以同时靠近结扎处,此时可以在打结后以一手拉住线的一端,另一线端用另外一只手的示指在近结扣处反向推移,徐徐收紧结扣(图16-20)。遇张力较大的组织结扎时,往往在打第二个结时第一个结扣已松开,此时可在收紧第一个结扣以后,助手用一把无齿镊夹住结扣,待收紧第二个结扣时再移除镊子。

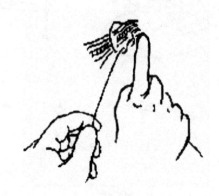

图16-20 深部打结

徒手打结操作规程及评分标准见表16-4。

表16-4 徒手打结操作规程及评分标准

内容	步骤及操作方法	分值 (100分)	实际 得分	备注
操作 前准备	1.准备长20～30 cm的缝合线	5		
	2.准备徒手打结用缝合线固定架	5		
	3.准备计时器	5		
操作 过程	4.选横杆或纵杆固定架,搭挂缝合线,双手持线方向正确	5		
	5.进行示指结或中指结操作	5		
	6.进行中指结或示指结操作	5		
	7.完成一个方结后,继续下一个方结,持续打结1 min	5		
操作 后处理	8.1 min内完成30个单结不加分,每增加10个单结加10分,最高30分	30		
综合 评价	9.打结过程中未打成假结	5		
	10.打结过程中未打成滑结	5		
	11.打结拉紧时两线段交叉,三点一线成180°	10		
	12.提问:打结时如何避免产生假结或滑结	15		

第五节　缝　　合

一、目的

缝合的目的是使切开或离断的组织创缘相互对合,消灭死腔,促进伤口早期愈合。另外,缝合还可以起到止血、重建器官结构或整形的作用。吻合也属于缝合的范畴,是指将空腔脏器或管道结构做对合性缝合,维持其连续性。

二、要求

1.掌握间断缝合、连续缝合以及单纯缝合、内翻缝合、外翻缝合的缝合方法。

2. 熟悉不同缝合方法的适应证。

3. 能够在动物实验中进行正确的缝合操作。

三、操作步骤

临床上使用的缝合方法有多种,但根据缝合后切口两侧的对合状态可将基本缝合方法分为单纯缝合、内翻缝合和外翻缝合,其中每一类又根据缝线是否具有连续性而分为连续缝合和间断缝合两种形式。

使创缘两侧组织直接平行对合的缝合方法称为单纯缝合。使创缘两侧部分组织呈内翻状态以保持伤口表面光滑的缝合方法称为内翻缝合。而外翻缝合则是使创缘两侧部分组织呈外翻状态,被缝合或吻合的管腔结构内衬面保持光滑。连续缝合是指用一根缝线缝合整个伤口,在缝合起针和末针各打一结。此法的优点是缝合操作省时,节省缝线,创缘对合严密,止血彻底;缺点是缝线的一处折断可使整个切口全部裂开,用于皮肤切口缝合后不能做间断拆线,用于管道结构吻合时可能引起吻合口狭窄,一般不提倡采用或仅用于张力较小的不需拆线或一次性拆线的伤口缝合。间断缝合是指每缝一针打一个结,以多个独立的线结完成伤口的缝合。此法的优点是操作简单、易于掌握,伤口缝合牢固、可靠,切口的张力由每个独立的结扣分担,一针拆开后,不影响整个切口;缺点是操作费时,所用缝线较多。

(一)缝合手法

绝大部分缝合方法,进针、出针时手法相同:使用手术镊或血管钳提起一侧缝合组织(应注意不同组织禁止使用的器械),持针钳夹持缝合针,针尖垂直缝合组织对准进针点,使前臂旋前、腕部屈曲或前臂旋后、腕部背伸旋转持针钳,顺着缝针的弧度将缝针刺入组织内,经组织的深面达对侧相应点穿出缝针的头端部分,用镊子夹持固定,然后用持针钳夹持针前部,或由助手持血管钳夹持针前部,顺针的弧度完全拔出缝合针后,握持手术镊的手改由环、小指握持手术镊,用拇指和示指或中指捏住缝合针尾及穿过针孔的缝合线,带出缝线(图 16-21)。

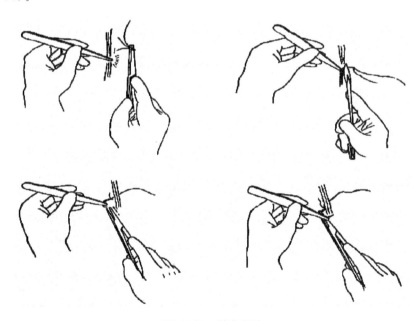

图 16-21　缝合手法

(二)常用缝合方法

1. 单纯缝合

1)单纯间断缝合　使组织缝合缘的两侧直接对合的一类缝合方法,是最常用、最基本的缝合方法,常用于皮肤、皮下组织、肌肉、腱膜和内脏器官等多种组织的缝合。缝合过程由一侧平行进针,另一侧出针,带出缝线直至缝线返回段自组织中抽出,进行器械打结;或者带出缝线后,去除缝合针,徒手打结(图 16-22)。此缝合法的优点是操作简单、易于掌握,因为每一个缝合结都是单独打结,故一根缝线断裂,不影响整个组织缝合部。

2）双间断缝合　也称为"8"字缝合。由两个相连的间断缝合组成，缝扎牢靠，不易滑脱。常用于肌腱、韧带的缝合或较大血管的止血缝扎。缝合过程由一侧平行进针，对侧出针，继续在低于第一针的进针侧平行进针，对侧出针带出缝线，最后将第一针进针侧的缝线同第二针出针侧的缝线打结；或者由一侧斜行进针，对侧出针，继续在第一针进针侧与第一针出针点平行的位置上斜行进针，在第一针的出针侧与第一针的进针点平行的位置上出针，最后将第一针进针侧的缝线同第二针出针侧的缝线打结（图16-23）。

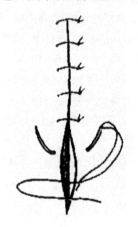

图 16-22　单纯间断缝合

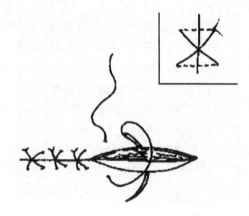

图 16-23　双间断缝合（"8"字缝合）

缝合过程缝线交叉在缝合组织之外，称为外"8"字缝合；缝合过程缝线交叉在缝合组织之内，称为内"8"字缝合。

3）单纯连续缝合　可用于张力较小的胸膜或腹膜的关闭缝合。缝合过程：由一侧平行进针，对侧出针后带出缝线返回段，打第一个结，线结置于出针侧，不可剪线。在低于第一针的进针侧继续平行进针，对侧出针，用一根缝线缝合组织。缝合最后一针，出针时不将缝线的返回段带出，用留于进针侧的缝线返回段同出针侧的重叠双道缝线打第二个结（图16-24）。此缝合法的优点是缝合操作省时，节省缝线；缺点是一处缝线断裂即可使整个组织缝合部裂开。

4）连续锁边缝合　亦称毯边缝合，常用于胃肠道后壁全层缝合或整张游离植皮的边缘固定，现很少使用。缝合过程：由一侧平行进针，对侧出针后带出缝线返回段，打第一个结，线结置于进针侧，不可剪线。在低于第一针的进针侧继续平行进针，对侧出针，然后缝合针及缝线在第一针、第二针进针点之间的缝线与缝合组织之间穿过后继续在低于第二针的进针侧平行进针，在对侧出针。以后每次进针前，缝合针、缝线都需在前两针之间的缝线与缝合组织间穿过，将缝线挂在前一针进针点处的缝线线脚上（图16-25）。

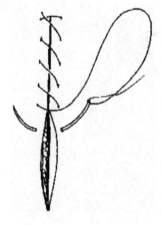

图 16-24　单纯连续缝合

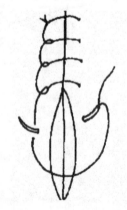

图 16-25　连续锁边缝合

5）皮内缝合　分为皮内间断缝合（图16-26）和皮内连续缝合（图16-27）。选用细小三角针和细丝线（0号或0/2号）或细的可吸收缝线。缝针与切缘平行方向交替穿过切缘两侧的真皮层，最后抽紧。此法的优点是皮肤表面不留缝线、切口瘢痕小而整齐。此法多用于外露皮肤切口的缝合，如颜面部、颈部手术切口。

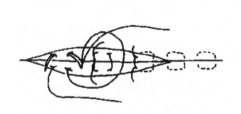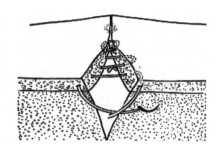

图 16-26　皮内间断缝合

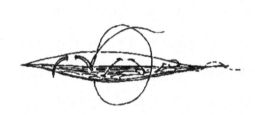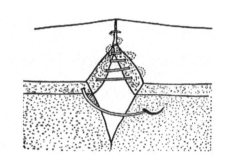

图 16-27　皮内连续缝合

6）减张缝合　可减少切口的张力，常用于较大张力切口的加固缝合。如张力较大的腹部切口依常规方法缝合后可能发生切口裂开，此时可在常规缝闭腹壁各层组织的同时，每间隔 2～3 针加缝一针减张缝合，针距 3 cm 左右。其方法是采用粗丝线或不锈钢丝线，于切口一侧距切缘 2 cm 处皮肤进针，达腹直肌后鞘与腹膜之间出针，再从切口对侧的腹直肌后鞘与腹膜之间进针，穿过除腹膜外的腹壁各层达切口对侧皮肤的对应点出针(图 16-28)。为避免缝线割裂皮肤，在结扎前缝线需套上一段橡皮管或硅胶管以做枕垫，减少缝线对皮肤的压力。

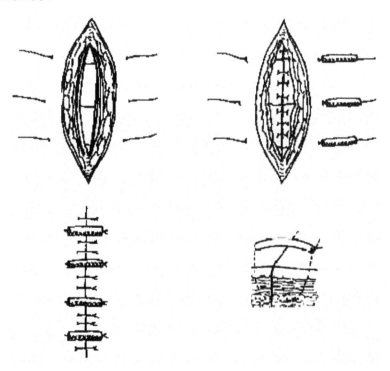

图 16-28　减张缝合

7）贯穿缝扎　此法多用于钳夹的组织较多，单纯结扎困难或线结滑脱导致严重并发症的组织的结扎，如脾蒂的缝合结扎等。缝合要点是术者将钳夹组织的血管钳平放，从血管钳深面的组织穿过缝针，依次绕过针点两侧的钳夹组织后收紧结扎(图 16-29)。

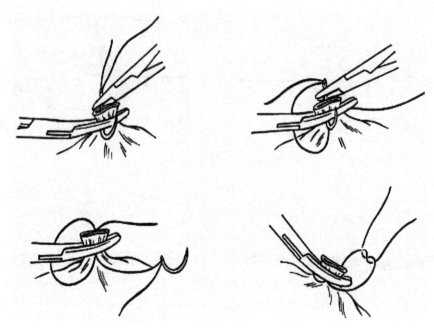

图 16-29　贯穿缝扎

2. 内翻缝合　常用于胃肠道和膀胱的缝合或吻合。其优点是缝合后切缘两侧呈内翻状态,浆膜层紧密对合,有利于伤口粘连愈合;愈合后伤口表面光滑又减少了伤口与其邻近组织器官的粘连;内翻缝合防止了因黏膜外翻所致的伤口不愈或胃肠液、尿液外漏。但是,内翻过度有可能引起内腔狭窄。

1)间断垂直褥式内翻缝合(Lembert)　为胃肠道手术最常用的浆肌层内翻缝合法,可在胃肠道全层吻合后加固吻合口、减少张力。其特点是缝线穿行方向与切缘垂直,缝线不穿透肠壁黏膜层。具体缝合方法是于距一侧切缘 0.4～0.5 cm 处浆膜层进针,缝针经浆肌层与黏膜层之间自同侧浆膜层距切缘 0.2 cm 处引出,跨吻合口于对侧距切缘 0.2 cm 处浆膜层进针,经浆肌层与黏膜层之间自距切缘 0.4～0.5 cm 处浆膜层引出,打结后,吻合口肠壁自然内翻包埋(图 16-30)。可总结为"远进近出,近进远出,打结"。

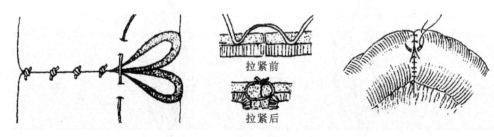

拉紧前

拉紧后

图 16-30　间断垂直褥式内翻缝合

2)间断水平褥式内翻缝合(Halsted)　又称为双间断内翻组合"U"字法。可用于胃肠道吻合口前壁浆肌层的吻合。进出针类似于 Connell,缝针仅穿过浆肌层而不是全层,缝线穿行于浆肌层与黏膜层之间(图 16-31)。

3)连续全层水平褥式内翻缝合(Connell)　适用于胃肠道前壁全层的吻合。其方法是开始第一针做肠壁全层单纯对合缝合即从一侧浆膜层进针通过全层,对侧黏膜层进针浆膜层出针,打结之后,距线结 0.3～0.4 cm 的一侧浆膜层进针穿过肠壁全层,再从同侧肠壁黏膜层进针,浆膜层出针引出缝线;缝针达对侧肠壁,同法进针和出针,收紧缝线使切缘内翻。如此连续缝合整个前壁后打结。同侧进、出针点距切缘 0.2 cm,进、出针点连线应与切缘平行(图 16-32)。

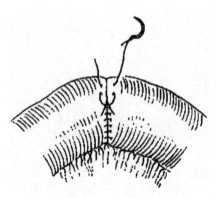

图 16-31　间断水平褥式内翻缝合

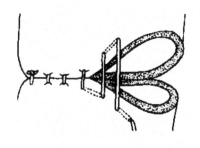
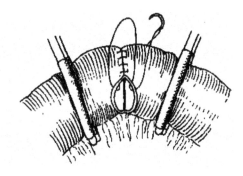

图 16-32　连续全层水平褥式内翻缝合

4）连续水平褥式浆肌层内翻缝合（Cushing）　可用于胃肠道前后壁浆肌层的吻合，缝合方法类似于 Connell，只是缝合的层次有所不同。这种方法缝针仅穿过浆肌层而不是全层，缝线穿行于浆肌层与黏膜层之间（图 16-33）。

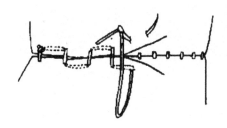
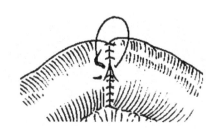

图 16-33　连续水平褥式浆肌层内翻缝合

5）外荷包缝合（external purse—string suture）　小范围的内翻缝合，以欲包埋处为圆心于浆肌层环形连续缝合一周，结扎后中心内翻包埋，表面光滑，利于愈合，减少粘连（图 16-34）。常用于阑尾残端的包埋、胃肠道小伤口和穿刺针眼的缝闭、空腔脏器造瘘管的固定等。

6）半荷包缝合　适用于十二指肠残端上下角部或胃残端小弯侧角部的包埋加固（图 16-35）。

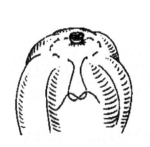
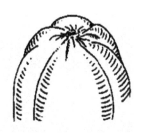
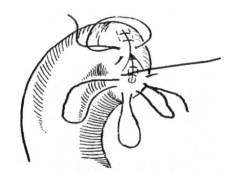

图 16-34　外荷包缝合　　　　　　　　　　　**图 16-35　半荷包缝合**

3. 外翻缝合　常用于血管的吻合和较松弛皮肤的吻合。血管吻合后吻合口两侧的血管边绕组织向外翻出，而血管内壁光滑，遗留线头少，避免血栓形成；也有人将此法应用于缝合腹膜或胸膜，可使腹、胸腔内衬更光滑，减少内脏与腹或胸壁的粘连；松弛的皮肤缝合后皮肤切缘外翻，真皮层和表皮层对合良好，利于皮肤伤口的愈合。

1）间断垂直褥式外翻缝合　可用于阴囊、腹股沟、腋窝、颈部等处较松弛皮肤的缝合。方法是距切缘 5 mm 处进针，穿过表皮和真皮，经皮下组织跨切口至对侧于距切缘 5 mm 的对称点穿出，接着再从出针侧距切缘 1～2 mm 处进针，对侧距切缘 1～2 mm 处穿出皮肤，由 4 个进、出针点连接的平面应与切口垂直，结扎使两侧皮缘外翻（图 16-36）。可总结为"远进远出，近进近出，打结"。

2）间断水平褥式外翻缝合　适用于血管破裂孔的修补、血管吻合口有渗漏处的补针加固。与连续水平褥式外翻缝合所不同的是此法每缝合一针便打一个结（图 16-37）。

3）连续水平褥式外翻缝合　适用于血管吻合或腹膜、胸膜的缝闭。血管吻合的具体方法是采用无损伤血管针线在吻合口的一端作对合缝合一针打结,接着距线结 2~3 mm 于线结同侧血管外膜进针,内膜出针,对侧内膜进针,外膜出针;收紧缝线使切缘外翻。如此连续缝合整个吻合口后打结。同侧进、出针点连线应与切缘平行(图 16-38)。同侧出针点、进针点连线应与切缘平行。

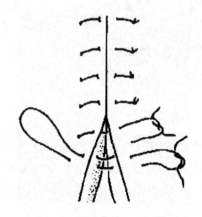

图 16-36　间断垂直褥式外翻缝合

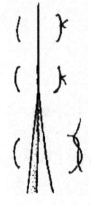

图 16-37　间断水平褥式外翻缝合

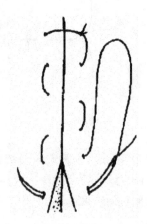

图 16-38　连续水平褥式外翻缝合

四、注意事项

1. 不管是进行哪种缝合训练,操作者都需自行完成穿线、持针、进针、出针和打结等基本步骤。

2. 根据不同的组织器官类型,选择适当的缝针、缝线和缝合方法。皮肤伤口的缝合宜选用三角针,软组织的缝合一般选用圆针。粗丝线可耐受较大的张力和避免脆性组织的割裂,细丝线可减少组织反应,可吸收缝线在伤口愈合后被机体组织吸收而不留异物,无损伤针线用于血管吻合可避免在血管内壁形成血肿。内翻缝合一般用于胃肠道和膀胱的缝合,既避免了黏膜外露所致的伤口不愈或瘘的形成,又可使伤口表面平滑,粘连较少。

3. 进针、出针时均需按照针的弯曲弧度穿过组织,避免随意进针或拔出缝合针,以免阻力过大,过度牵拉导致损伤甚至撕裂缝合组织。

4. 针距、边距应均匀一致、整齐美观,过密和过稀均不利于伤口愈合。

5. 连续缝合每一针出针带出缝线后,助手均需将出针侧的缝线拉紧,以收紧缝合组织两侧缘使其紧密贴合。

6. 缝合线的结扎松紧度取决于缝合的对象,如血管缝扎的打结应稍紧一些,而皮肤切口的缝合结扎应以切口两侧边缘靠拢对合为准,缝线结扎张力过大时,即结扎太紧易致切口疼痛或局部血液循环障碍,组织肿胀,缺血坏死,切口感染化脓,愈合后遗留明显的缝线瘢痕;结扎过松则不利于切缘间产生纤维性粘连,影响切口愈合,甚至遗留间隙或死腔而形成积液,导致伤口感染或延迟愈合。

7. 组织分层缝合、严密对合、勿留死腔,是保证伤口愈合的前提,不同的组织对合将致伤口不愈。如表皮对筋膜、空腔脏器的黏膜对浆膜、伤口深处积液等都是导致伤口延迟愈合甚或伤口感染的主要原因。

缝合操作规程及评分标准见表 16-5。

表 16-5　缝合操作规程及评分标准(皮肤单纯间断缝合)

内容	步骤及操作方法	分值 (100 分)	实际 得分	备注
操作 前准备	1.操作者准备缝合操作器械:齿镊 2 把,持针器 1 把,三角针 1 个,缝合线,线剪 1 把	10		
	2.操作者使用持针器夹持三角针中后 1/3 交界处,将浸湿的缝合线穿过针孔,2 线段长短之比为 3∶1	10		
	3.操作者一手持有齿镊,另一手持有持针器,持握方式正确	10		

续表

内容	步骤及操作方法	分值 （100分）	实际 得分	备注
操作 过程	4.用齿镊夹持提起一侧皮肤,持针钳夹持缝合针,针尖垂直于皮肤对准进针点,使前臂旋后、腕部屈曲或前臂旋前、腕部背伸旋转持针钳,顺着缝针的弧度将缝针刺入组织内,经组织的深面达对侧相应点穿出缝针的头端部分	20		
	5.用齿镊夹持固定缝合针尖,然后用持针钳夹持针前部,顺针的弧度完全拔出缝针,握持手术镊的手以环、小指握持手术镊,用拇指和示指或中指夹持缝合针尾带出缝线	10		
	6.使用持针器进行器械打结	10		
	7.一手夹持缝合针尾连带缝合线,另一手握持持针器夹持缝合线提起缝合线,助手剪线	5		
操作 后处理	8.完全缝合皮肤结束后,使用2把有齿镊将皮缘对合使其稍许外翻	5		
综合 评价	9.手术器械握持方式正确	5		
	10.器械打结未形成假结或滑结	5		
	11.缝合进针、出针距皮缘等距,缝合深度相同	10		

（刘齐元）

第十七章

外科常用医疗技术

第一节 换 药

伤口换药(简称换药)又称敷料交换,它是处理伤口和创面的必要措施。医护人员应根据伤口创面的具体情况,选择不同的换药方法。

伤口包括清洁伤口(无菌伤口)和感染伤口。清洁伤口换药就是交换伤口敷料,维持伤口无菌。感染伤口换药就是清除伤口炎性物、异物、坏死组织,控制伤口感染,促进伤口愈合。

一、目的

1. 了解和观察伤口情况。

2. 改善伤口局部环境,控制局部感染。清除伤口异物、坏死组织、分泌物和保持伤口引流通畅,减少细菌的繁殖。

3. 减少毒性分解产物的吸收,减少分泌物的刺激。

4. 直接湿敷有效的药物,使炎症局限,促进新生上皮和肉芽组织生长及伤口愈合。

5. 包扎、固定和保护伤口,防止进一步的损伤和污染。

二、要求

1. 熟悉各类伤口换药前需准备的物品。

2. 能够正确区分清洁伤口和感染伤口。

3. 掌握换药的正确操作方法。

三、操作步骤

1. 换药前准备 穿工作服,戴口罩、帽子,剪短指甲,用肥皂水洗净双手,根据伤口情况,一般需准备治疗盘、换药碗,手术镊2把,手术剪,无菌敷料若干,碘伏或酒精、新洁尔灭、生理盐水棉球若干,固定用胶布等。如果换药伤口、创面需要特殊器械或消毒液,亦需提前准备。

2. 换药步骤 用手自外向内揭开固定胶布和外层敷料,内层敷料用镊子沿长轴方向揭起。若伤口或创面渗液干结与敷料黏结,可先用生理盐水棉球轻轻按压敷料使盐水渗透敷料,便于敷料与伤口、创面分离。

去除敷料后了解伤口的情况,大致判断是清洁伤口还是感染伤口。根据不同的伤口、创面情况使用不同的换药方法。

1) 一般清洁伤口或创面的换药方法 这一类伤口主要是术后缝合的Ⅰ类、Ⅱ类手术切口,或者在6~8 h内清创的一期缝合外伤,以及未感染的烧伤创面等。

用手术镊夹取碘酊自伤口中心向外周涂擦1遍,待干燥后用75%酒精脱碘1~2遍;或使用酒精棉球或碘伏涂擦2遍,如为创面,可使用无刺激性的新洁尔灭棉球。涂擦范围覆盖至伤口周边3~5 cm。

待消毒液干后,选择合适大小的敷料或用手术剪剪裁手术镊夹持的敷料至合适大小,原则上,敷料应覆盖伤口、创面达到其周围 3 cm 左右。敷料厚度依据伤口、创面的渗出情况而定。伤口干燥无渗出，放置 1～2 块敷料即可；若伤口、创面渗出或分泌物较多，可于伤口、创面表面覆盖凡士林纱条，适当增加覆盖的敷料数，或加盖棉垫。伤口、创面覆盖敷料后用胶布按平行于皮纹的方向粘贴固定，粘贴前擦干净皮肤表面的污渍。少数患者皮肤对一般医用胶布过敏，可更换氧化锌胶布。躯干较大的伤口、创面或四肢等部位因活动度大，胶布固定不牢靠，可在胶布固定后或直接使用绷带缠绕固定，或在胶布固定后使用各种类型的巾、布带，如三角巾、四头带，腹带等固定。

清洁伤口隔 3～5 天换药一次即可。创面则根据愈合情况以及渗出液多少、有无渗透覆盖敷料等情况随时换药。

2）有感染迹象，但并未化脓的已缝合切口的换药方法　换药过程基本同清洁伤口，但消毒液棉球消毒的顺序应自伤口周围向中心涂擦。

感染伤口一般需每天换药，必要时可随时换药并检视伤口感染情况变化。

3）感染的开放性伤口或创面的换药方法　这一类伤口主要是手术切口感染、化脓拆除缝线后的引流的伤口，浅表软组织脓肿切开引流的伤口以及感染的烧伤创面等。一些怀疑特异性感染的伤口也属于此类，如敞开引流不能一期缝合的破伤风伤口、犬咬伤的伤口等。

早期伤口的致病菌大多是金黄色葡萄球菌，有的是多种细菌的混合感染。继而，致病菌种类可增多，如变形杆菌、克雷伯氏菌等。换药时首先要检视伤口范围、周围组织的炎症程度，脓液的性状，创底、创缘的组织性状等。必要时应在换药前取脓液做细菌培养和药敏试验以指导用药。

用 75% 酒精或碘伏棉球在伤口、创面周围皮肤由外周向中心消毒，再用生理盐水棉球或新洁尔灭棉球轻拭伤口、创面，去除表面的渗出物、脓苔。用手术剪清除坏死组织、缝线头、异物，并进一步清理伤口深部或窦道内的脓性物。用棉球或纱布清除伤口分泌物时，要做到仔细耐心、动作轻巧、清除彻底，勿将棉球或纱布遗留在伤口内。

清理伤口、创面后根据导致感染的程度或病原微生物的种类，使用不同的消毒液进行消毒。

（1）感染程度较轻　可使用新洁尔灭溶液清洗伤口、创面。

（2）感染程度较重　可使用 3% 过氧化氢或 0.2% 高锰酸钾溶液清洗伤口、创面。

（3）部分特异性感染　如破伤风患者的伤口，用大量 3% 过氧化氢溶液或高锰酸钾溶液清洗、湿敷。

伤口、创面清理完毕后，再次用 75% 酒精或碘伏消毒伤口、创面周围皮肤后填塞或覆盖引流纱条。一般使用生理盐水纱条即可，感染较重可使用 0.2% 呋喃西林、0.1%～0.2% 雷夫奴尔纱条；真菌感染选用碘甘油或酮康唑溶液湿敷；创面渗出较多易与敷料粘连但感染易于控制，可覆盖凡士林纱条。

3. 换药后处理　更换废弃的敷料、消毒液棉球等，须集中倾倒入污物桶内。使用过的器械须清洗后重新消毒灭菌。高度传染性伤口，如破伤风、气性坏疽、铜绿假单胞菌感染，应遵守严格隔离术，换下的敷料应焚毁，用过的器械应用 2% 来苏尔溶液浸泡 1 h 后再清洁灭菌，换药者应洗手再用 1‰ 新洁尔灭或 75% 酒精浸泡消毒。

四、注意事项

1. 多个患者或多个伤口同时换药应有一定的次序，先换无菌伤口，再换感染轻的伤口，最后换感染重的伤口。

2. 如病情许可、条件允许，应在换药室而不是病房进行换药。

3. 如果伤口、创面表面覆盖敷料已被浸湿，应随时换药。

4. 清洁无菌的器械和敷料与污染的必须分开使用、放置，不可混用。如使用第一把手术镊自无菌换药碗内夹持棉球或敷料，应递给第二把手术镊进行消毒操作。第二把手术镊不得直接去夹取无菌棉球、敷料或其他器械。

换药操作规程及评分标准见表 17-1。

表 17-1　换药操作规程及评分标准(清洁创口换药)

内容	步骤及操作方法	分值(100分)	实际得分	备注
操作前准备	1.操作者穿工作服、戴口罩、帽子、剪短指甲,用肥皂水洗净双手	10		
	2.操作者准备治疗盘、换药碗,手术镊2把,手术剪,无菌敷料若干,碘伏或酒精、新洁尔灭、生理盐水棉球若干,固定用胶布等	10		
操作过程	3.操作者用手自外向内揭开固定胶布和外层敷料,用生理盐水棉球轻轻按压内层敷料使盐水渗透敷料,便于敷料与伤口、创面分离,然后用镊子沿长轴方向揭起内层敷料	20		
	4.用手术镊夹取碘酊自伤口中心向外周涂擦1遍	15		
	5.待碘伏干燥后用75%酒精脱碘1~2遍	15		
	6.消毒液干后,选择合适大小的敷料1、2块,覆盖伤口、创面达到其周围3 cm左右。创面覆盖敷料后用胶布按平行于皮纹的方向粘贴固定	10		
操作后处理	7.换药使用过的消毒棉球及原覆盖创口的辅料倾倒于污物桶	5		
综合评价	8.清洁无菌的器械与敷料与污染的必须分开使用、放置,不可混用。使用第一把手术镊自无菌换药碗内夹持棉球或敷料,应递给第二把手术镊进行消毒操作。第二把手术镊不得直接去夹取无菌棉球、敷料或其他器械	15		

第二节　开放性伤口的止血与包扎

Ⅰ　开放性伤口的止血

一、目的

应用急救止血技术,根据不同的出血情况,采取有效的止血措施,达到迅速止血的目的,使失血量降至最低程度,避免严重后果的发生。常用的外伤止血有指压止血法、加压包扎止血法、屈肢加垫止血法、止血带止血法等。

二、要求

1. 熟悉指压止血法所压迫动脉的走行、覆盖范围、压迫的具体位置以及压迫手法。
2. 掌握止血带止血法的适应证、禁忌证和注意事项。

三、操作步骤

1. 指压止血法　最为方便和最快捷的止血方法,但不能持久。医生用手指、手掌或拳头压迫出血区域近侧动脉干或直接压迫伤口出血处,可以临时性控制出血。适用于头、面、颈部及四肢动脉出血的急救。压迫点的选择要在易于找到的动脉路径上,并可压向骨骼方向,方可有效地控制出血。

1) 头顶部、颞部出血　在伤侧耳前,用拇指对准下颌关节处,压迫颞浅动脉(图17-1)。

2) 面部出血　无论是单侧出血还是双侧出血,操作者均需要用拇指、示指或中指压迫双侧下颌骨与咬肌前缘交界处的面动脉(图17-2)。

3) 头面、颈部出血　用示指、中指、环指三指放在搏动的颈总动脉(胸锁乳突肌前缘中点,平环状软骨)上,拇指放在颈后,将颈总动脉压向第6颈椎横突上(图17-3)。但是,不能同时压迫双侧颈总动脉,以

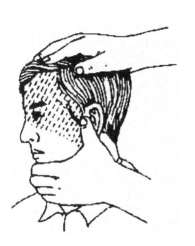
图 17-1　压迫颞浅动脉止血

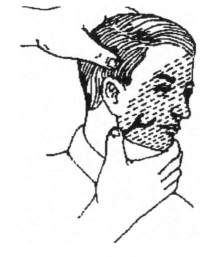
图 17-2　压迫面动脉止血

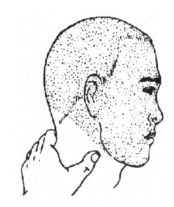
图 17-3　压迫颈总动脉止血

免造成脑缺血坏死;并且压迫时间也不宜过久,以免引起颈动脉化学感受器反应而出现生命危险。

4)耳后出血　用拇指压迫同侧耳后动脉。

5)后半部头皮出血　压迫耳后乳突与枕骨粗隆间的枕动脉。

6)肩部、腋部出血　用拇指压迫同侧锁骨上窝中部、胸锁乳突肌外缘,将锁骨下动脉压向第 1 肋骨(图 17-4)。

7)上肢出血　用四指压迫腋动脉或对着肱骨压迫肱动脉(图 17-5),并将四肢抬高。

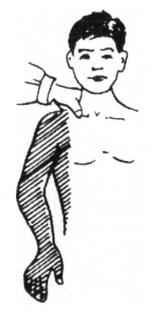
图 17-4　压迫锁骨下动脉止血

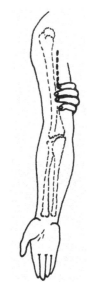
图 17-5　压迫肱动脉止血

8)前臂出血　在肘窝部压迫肱动脉。

9)手掌出血　在腕部压迫桡、尺动脉(图 17-6)。

10)手指出血　用拇指、示指分别压迫手指两侧手指固有动脉(图 17-7)。

11)下肢出血　于腹股沟中点稍下方,摸到股动脉跳动后,双手掌重叠在其上,用力压向骨盆缘,或者双手拇指于腹股沟中点稍下方压迫股动脉(图 17-8)。

12)足部出血　用两手拇指分别压迫足背中部近脚踝处的足背动脉和足根内侧与内踝之间的胫后动脉(图 17-9)。

2.加压包扎止血法　用厚敷料覆盖伤口后,略施压力加绷带缠绕,以能够适度控制出血而不影响伤部血运为度。此种方法适用于四肢的小动脉或静脉出血,头皮下出血等,是最常用的止血方法。

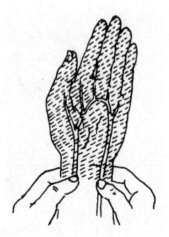

图 17-6　压迫尺、桡动脉止血

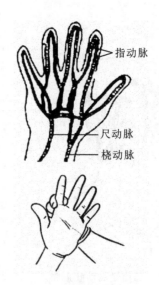

指动脉

尺动脉

桡动脉

图 17-7　压迫指动脉止血

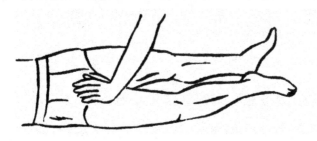

图 17-8　压迫股动脉止血

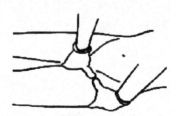

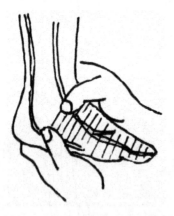

图 17-9　压迫足背动脉和胫后动脉止血

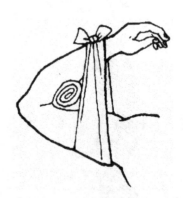

图 17-10　强屈关节止血

3. 强屈关节止血法　前臂和小腿动脉出血不能止血时,如果伤者无合并骨折或脱臼时,可在肘窝或腘窝内放置纱垫(现场急救可用毛巾或衣服等物品代替),强屈肘关节或膝关节,并用绷带固定(图17-10),即可控制出血,以利于迅速转运。

4. 填塞止血法　将纱布或可吸收的明胶海绵等止血剂填塞在伤口内,再用加压绷带固定。填入的纱布应在2～3天取出。用这种敷料填塞止血容易带入感染和加重伤口组织的损伤,故非万不得已时不宜采用。明胶海绵对实质脏器破裂的止血有良好的作用。

5. 止血带止血法　一般只适用于四肢大、中动脉伤出血,采用其他止血方法后仍不能有效控制的大出血时才用,若使用不当会造成严重的出血或肢体缺血坏死。伤肢远端明显缺血或有严重挤压伤时禁用此种方法止血。

1) 橡胶管止血带止血法　先在上止血带部位垫一层布或单衣,再以左手拇指、示指、中指持止血带头端,另一手拉紧止血带绕肢体缠2～3圈,并将橡胶管末端压在紧缠的橡胶管下固定(图17-11)。

2）弹性橡皮带（驱血带）止血法　用宽约 5 cm 的弹性橡皮带，抬高患肢，在肢体上重叠加压，包绕几圈，达到止血的目的。

3）充气止血带止血法　充气止血带面宽而软，施压部位压力均匀，并有压力表测定压力，此法比较安全，常用于四肢活动性大出血或在四肢手术时采用（图 17-12）。

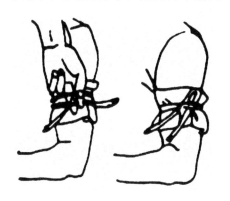

图 17-11　橡胶管止血

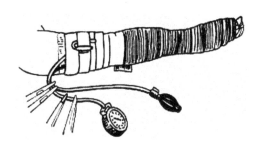

图 17-12　充气止血带止血

4）绞紧止血法　如无橡皮止血带，可根据当时情况，就便取材，如三角巾、绷带、领带、布条等均可，折叠成条带状，即可当做止血带使用。上止血带的部位加好衬垫后，用止血带缠绕，然后打一活结，再用一短棒、筷子、铅笔等的一端插入活结一侧的止血带下，并旋转绞紧至停止出血，再将短棒、筷子或铅笔的另一端插入活结套内，将活结拉紧即可（图 17-13）。

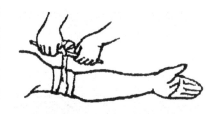

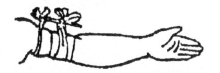

图 17-13　绞紧止血法

四、注意事项

1. 止血带缠扎部位　扎止血带的标准位置在上肢为上臂上 1/3 处，下肢为股中、下 1/3 交界处。上臂中、下 1/3 处扎止血带容易损伤桡神经，应视为禁忌。

2. 缠扎止血带时松紧要合适　止血带的松紧应该以出血停止、远端不能摸到脉搏为度。使用充气止血带，成人上肢需维持在 40 kPa（300 mmHg），下肢以 66.7 kPa（500 mmHg）为宜。

3. 上好止血带后必须有明显标志，标明上止血带的时间和部位。原则上应尽量缩短使用止血带的时间，一般允许在 1 h 左右，最长不宜超过 3 h，需要长时间上止血带时，每隔 45～60 min 放松止血带一次，每次放松止血带的时间为 3～5 min。

4. 解除止血带时，要在输液、输血和准备好有效的止血措施后，在密切观察病情变化下放松止血带。若止血带缠扎过久，组织已发生广泛坏死时，在截肢前不宜放松止血带。

5. 止血带不可直接缠在皮肤上，上止血带的相应部位要有衬垫，如利用纱垫、三角巾、毛巾、衣服等，衬垫要平整，避免有皱折。

6. 切不可将电线、铁丝等用作止血带。

7. 若止血带压力不足，未能阻断动脉，只压住静脉，则可使静脉血液回流受阻，反而加重出血。若止血带压力过大，则可引起周围神经损伤。

Ⅱ　绷带包扎

一、目的

1. 固定敷料、夹板、受伤部位。

2. 保护伤口，减少感染，避免再损伤。

3. 局部加压,促进止血。

4. 纠正肢体畸形。

二、要求

1. 掌握不同绷带包扎法的适应证。

2. 掌握各种绷带包扎法的包扎手法和包扎步骤。

3. 掌握绷带包扎的注意事项。

三、操作步骤

1. 卷轴绷带包扎

1) 环形包扎　用于肢体较小或圆柱形部位,如手、足、腕部及额部,亦用于各种包扎起始时(图17-14)。

(1) 将绷带做环行的重叠缠绕(不少于2周)。

(2) 下一周将上一周绷带完全遮盖。

(3) 将绷带末端毛边反折,用胶布或安全别针固定;或自绷带中间剪开分成两头,在分开处打结,一头环绕肢体一周后与另一头避开伤区打结固定(以下所有绷带包扎均按此法固定)。

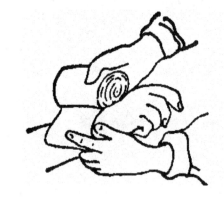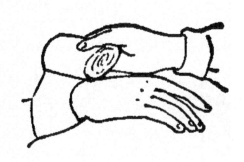

图 17-14　环形绷带包扎

2) 螺旋形绷带包扎　用于周径近似均等的部位,如上臂、手指、躯干、大腿等(图17-15)。

(1) 自远端绷带固定起始部将绷带环行缠绕两圈。

(2) 再向近端成30°角螺旋形缠绕,每周遮盖上一周绷带的1/3～1/2。

(3) 至近端绷带固定终点处再次将绷带环行缠绕两圈,固定。

3) 螺旋反折包扎　用于周径不等的部位,如前臂、小腿、大腿等(图17-16)。

(1) 自远端绷带固定起始部将绷带环行缠绕两圈。

(2) 再向近端成30°角螺旋形缠绕,每周遮盖上周绷带的1/3～1/2。

(3) 每缠绕一周均把绷带向下反折,遮盖其上一周的1/3～1/2,反折部位应相同,使之成一直线。

(4) 至近端绷带固定终点处再次将绷带环行缠绕两圈,固定。注意不可在伤口上或骨隆突处反折。

4) "8"字绷带包扎　用于肩、肘、腕、踝等关节部位的包扎和固定锁骨骨折(图17-17)。

(1) 屈曲关节后在关节远端环形缠绕两周。

(2) 绷紧绷带后从关节远端越过并斜架于关节屈侧向关节近端上方绷扎,绕过关节伸侧后在关节近端缠绕两周。

(3) 绷紧绷带后从关节近端越过并斜架于关节屈侧向关节近端上方绷扎,与上一道自远端向近端斜架于关节屈侧的绷带交叉(图17-18)。

(4) 重复(2)、(3)步骤数次,每次在关节远、近端缠绕一周即可。

(5) 在关节远、近端缠绕的绷带形成的两环,与交叉斜架于关节屈侧的绷带形似"8"字。包扎完毕后环形缠绕两周固定。

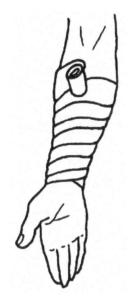

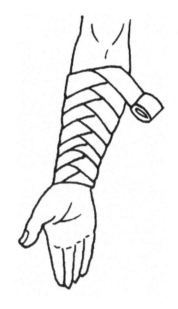

图 17-15 螺旋形绷带包扎

图 17-16 螺旋反折包扎

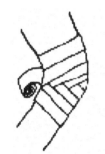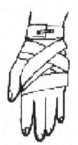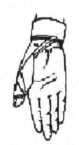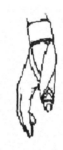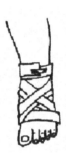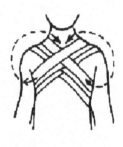

图 17-17 不同部位的"8"字绷带包扎和固定

5)回返包扎法 用于头顶、指端和肢体残端的包扎(图 17-19)。

以头部包扎为例。

(1)将绷带在额头经颞部至枕部环绕两周。

(2)左手固定绷带于额部后,将绷带自额部覆盖颅顶至枕部后,助手协助固定绷带于枕部。

(3)绷带在枕部反折再覆盖颅顶回至额部。

(4)如此重复(2)、(3)步骤多次,每道绷带覆盖上一道绷带的 1/3~1/2。绷带先覆盖颅顶中部,交替反折向两侧覆盖颅顶左、右两边。

(5)绷带完全覆盖颅顶后再将绷带自额头经颞部至枕部环绕两周,固定。

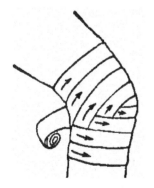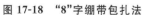

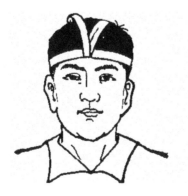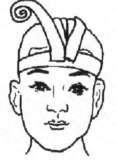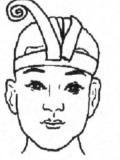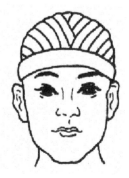

图 17-18 "8"字绷带包扎法

图 17-19 回返包扎法

四、注意事项

1. 卷轴绷带包扎 一般应自远心端向近心端包扎。

2. 卷轴绷带包扎于开始处做环形两周缠绕以固定绷带头,以后缠绕应使绷带平贴肢体或躯干,并紧握绷带勿使落地,包扎完毕,要环形再缠绕两周。

3. 包扎时每周用力要均匀适度,并遮过前周绷带的 1/3~1/2,太松易滑脱,太紧易致血运障碍。

4. 一般指、趾端应暴露在外面,以观察肢体血液循环情况。

5. 包扎完毕后用胶布固定,或将绷带包扎终端处剪开分成两股,两股打结后环绕一周再次打结固定。但注意打结处不应在伤处及炎症部位、骨突起处、四肢内侧面、患者坐卧受压部位及易受摩擦部位。

包扎操作规程及评分标准见表 17-2。

表 17-2　包扎操作规程及评分标准(肘关节"8"字绷带包扎)

内容	步骤及操作方法	分值 (100分)	实际 得分	备注
操作 前准备	1.操作者准备包扎用绷带 1~2 卷	10		
	2.操作者将被操作者置于肩关节前屈,肘关节屈曲 90°位	10		
操作 过程	3.操作者于关节远端环形缠绕绷带两周以将绷带固定于肢体关节远端	20		
	4.操作者张紧绷带后从关节远端越过并斜架于关节屈侧向关节近端上方绷扎,绕过关节伸侧后在关节近端缠绕两周以将绷带固定于肢体关节近端	20		
	5.反复将绷带斜架于关节屈侧缠绕绷扎于关节远端、近端,每次缠绕 1~2 周	20		
	6.绷扎完毕后将绷带在关节远端或近端环绕两周固定绷带末端,胶布粘贴固定	10		
综合 评价	7.缠绕绷带时手法轻柔,松紧适宜	10		

第三节　大隐静脉切开术

患者因创伤、大面积烧伤、大量失血、失液以及其他原因如心功能不全、严重感染、过敏所致休克时,急需迅速建立静脉通道以输注液体和抢救药物,但静脉瘪陷导致穿刺困难或输液速度达不到要求,可行大隐静脉切开术插入输液导管,建立静脉通道,抢救生命。

一、目的

迅速建立各种液体和抢救药物的输注通道,抢救生命。

二、要求

1. 掌握大隐静脉切开的解剖学位置。
2. 掌握大隐静脉切开的具体步骤。
3. 掌握大隐静脉切开术的注意事项。

三、操作步骤

1. 切开部位的选择 内踝前上方(图 17-20)。

2. 麻醉 0.5%~1%利多卡因于切开部位行局部浸润麻醉。

3. 切开静脉 在内踝前上方,做与静脉走行方向平行或垂直的切口,长约 2 cm,切开时注意皮肤韧性及皮下组织厚度,不可用力过度,以免损伤大隐静脉。

4. 分离静脉　切开皮肤后,用血管钳沿血管走行方向分离皮下组织,寻找静脉。严重失血、失液的患者,可能因大隐静脉瘪陷,寻找困难,可适当扩大切口,在内踝边缘仔细寻找。找到后,自皮下组织内钝性分离出大隐静脉,长约 1 cm(图 17-21)。

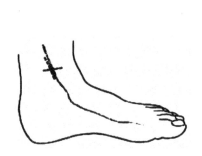

图 17-20　大隐静脉切开术切口选择

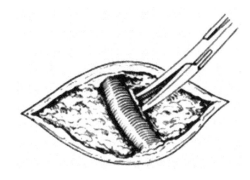

图 17-21　钝性分离大隐静脉

5. 结扎静脉远端　用血管钳挑起已分离静脉,自大隐静脉深部递线,结扎大隐静脉远端;再自大隐静脉近端深部递线,留置,不结扎(图 17-22)。

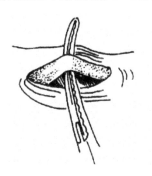

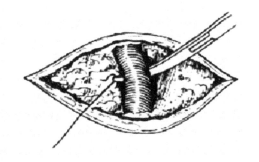

图 17-22　分离、结扎大隐静脉

6. 剪开静脉　牵引远端结扎线提起大隐静脉,于结扎部近侧 1 cm 用血管剪斜行剪开静脉壁 1/3～1/2(图17-23)。

7. 静脉置管　提起远端结扎线,将粗细合适的输液管垂直对准静脉切口,轻轻插入静脉腔内,使管端抵达血管对侧壁,然后顺势沿对侧管壁将管端向上滑进近端静脉管内(图 17-24),一般插入 6～7 cm 深。也可用静脉切开针头插入。插管时动作要轻巧、准确,以免撕破或拉断静脉或将导管插入静脉管壁的夹层中。若出现上述情况则扩大切口,在原静脉切口的近心端另作切口,重新插管。若静脉壁已瘪陷,导管不能插进时,可用微型血管钳轻轻提起血管切口的上缘,张开切口后,再行插管。

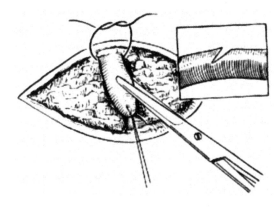

图 17-23　提起并剪开大隐静脉管壁

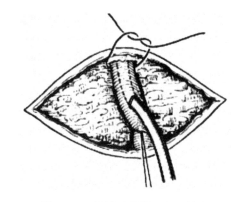

图 17-24　将输液管置入大隐静脉

8. 结扎静脉近端　将输液管连接输液吊瓶,如液体输入顺利,即可在导管部位扎紧近心端丝线,以防漏血或渗液。

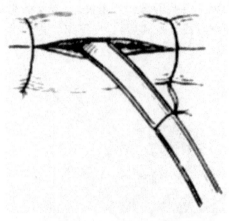

图 17-25　缝合切口,缝线固定输液管

9.缝合切口,固定插管　间断缝合皮肤切口,并用缝线之一将导管一同结扎固定,以防脱落(图 17-25)。加盖无菌纱布包扎切口。

四、注意事项

1.操作全程注意无菌原则,切勿污染切口。

2.切口不可太深,以免损伤血管。

3.自皮下组织内分离大隐静脉时注意与周围组织剥离干净,以免结扎与之并行的隐神经,而引起术后局部长期疼痛。

4.剪开静脉壁时,剪刀口应斜向近心端,且不可太深,以免剪断静脉。

5.静脉输液管插入静脉前,应用无菌生理盐水冲洗干净,并充满液体,以防空气窜入。

6.局部插管一般可维持 3 天,但不应超过 1 周,以免导致静脉炎。

7.保持切口敷料干燥、清洁,如局部明显渗液或发生静脉炎,即应拔管。

大隐静脉切开术操作规程及评分标准见表 17-3。

表 17-3　大隐静脉切开术操作规程及评分标准

内容	步骤及操作方法	分值 (100 分)	实际 得分	备注
操作前准备	1.操作者准备切开包 1 个,包括刀柄 1 把,刀片 1 个,蚊式血管钳直、弯各 1 把,小血管剪 1 把,组织镊 1 把,持针器 1 把,三角针 1 个,缝合线 1 卷	5		
	2.常规术区消毒	5		
	3.0.5%～1%利多卡因切口局部浸润麻醉	5		
操作过程	4.在内踝前上方,做与静脉走行方向平行或垂直的切口,长约 2 cm	10		
	5.用血管钳沿血管走行方向分离皮下组织,寻找静脉,找到后,自皮下组织内钝性分离出大隐静脉,长约 1 cm	10		
	6.用血管钳挑起已分离静脉,自大隐静脉深部递线,结扎大隐静脉远端;再自大隐静脉近端深部递线,留置,不结扎	10		
	7.牵引远端结扎线提起大隐静脉,于结扎部近侧 1 cm 用血管剪斜行剪开静脉壁 1/3～1/2	5		
	8.提起远端结扎线,将粗细合适的输液管垂直对准静脉切口,轻轻插入静脉腔内,使管端抵达血管对侧壁,然后顺势沿对侧管壁将管端向上滑进近端静脉管内,插入 6～7 cm 深	10		
	9.将输液管连接输液吊瓶,如液体输入顺利,即可在导管部位扎紧近心端结扎线,以防漏血或渗液	10		
	10.间断缝合皮肤切口,并用缝线之一将导管一同结扎固定,以防脱落。加盖无菌纱布包扎切口	10		
综合评价	11.操作全程遵循无菌原则,未污染切口	10		
	12.自皮下组织内分离大隐静脉时与周围组织剥离干净,以免损伤隐神经	5		
	13.静脉输液管插入静脉前,应用无菌生理盐水冲洗干净,并充满液体,以防空气窜入	5		

第四节　石膏绷带和小夹板固定

Ⅰ　石膏绷带固定

一、目的

1. 固定关节,防止出现骨折移位或关节活动,避免其他组织包括血管、神经、肌腱、韧带、关节囊的再损伤,加快损伤组织的愈合速度。

2. 制动患肢,限制患肢关节活动,避免感染、炎症扩散。

3. 矫正肢体畸形。

二、要求

1. 掌握石膏绷带包扎的基本方法。

2. 掌握肢体石膏夹板固定的方法。

3. 了解肢体管形石膏固定。

三、操作步骤

因石膏绷带凝固后较为坚硬,长时间摩擦、压迫会造成皮肤损伤,局部皮肤坏死,形成压疮,甚至长时间的压迫血管、神经会导致局部供血障碍、神经功能障碍、坏死。所以进行石膏绷带固定前,需在石膏绷带固定部位内衬软垫,如棉垫、纱布等,尤其在关节和骨隆突处(图 17-26)。

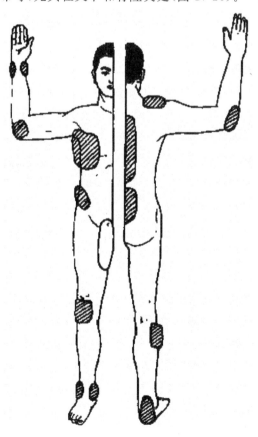

图 17-26　石膏固定需加厚软垫处

1. 石膏夹板及石膏托固定　不适宜立即行管形石膏固定的骨与关节损伤和伴有软组织肿胀的患者，或不需要管形石膏固定的患者，如骨折内固定手术后的辅助外固定，可采用石膏夹板或石膏托。

(1) 将石膏绷带根据需要，定出长、短、宽、窄，在平板上铺开，来回重叠，上肢 8～10 层，下肢 10～12 层，做成石膏条（图17-27）。

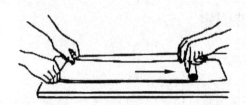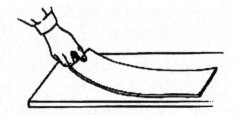

图 17-27　石膏条的制作

(2) 将石膏条卷叠浸入水中，待水完全浸湿石膏条后双手握持石膏条侧面向中间轻挤，将水分挤出（图 17-28），展开放置于操作台上，用手推挤压平。

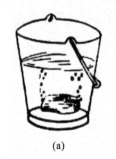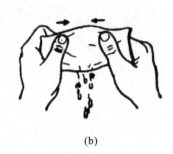

(a)　　　　　　　　　　　　　　　　　　(b)

图 17-28　浸泡石膏条或石膏绷带

(a)将石膏条或石膏绷带浸入水中直至不再冒气泡为止；

(b)捏住石膏条或石膏绷带两侧向中间轻挤，挤去多余水分

(3) 使用石膏夹板固定时，使患肢关节维持于需固定体位，放置 2 条石膏条于患肢屈侧及伸侧，用纱布绷带螺旋形包扎固定。

(4) 使用石膏托固定时，使患肢关节维持于需固定体位，放置一条石膏条，上肢一般置于患肢关节伸侧，下肢一般置于患肢关节屈侧，用纱布绷带螺旋形包扎固定（图 17-29）。

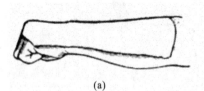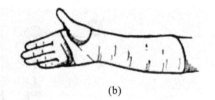

(a)　　　　　　　　　　　　　　　　　　(b)

图 17-29　石膏托固定

(a)将浸泡好已抹平的石膏条铺于上肢关节伸侧；(b)纱布绷带螺旋形包扎固定石膏条

(5) 于干燥处维持肢体及石膏夹板或石膏托于固定体位 15 ～20 min，待石膏硬化。

2. 管形石膏

(1) 先将待固定的肢体，置于所需固定体位，由助手扶持，按要求加软垫。

(2) 将浸透的石膏绷带由上而下地，围绕着固定肢体上均匀滚动进行螺旋形包扎，绷带边相互重叠 1/3。必要时可先将 1～2 条石膏条置于软垫外面，做成石膏夹板或石膏托，在石膏夹板或石膏托外面再缠绕石膏绷带制成管形石膏。

(3) 缠绕石膏绷带时，术者应逐层用手掌均匀抚摸，促使各层紧密接触，一般最少要 10 层。在石膏绷带边缘部、关节部、骨折部应多包 2～3 层加固。

(4) 维持肢体及管形石膏于固定体位 20 ～30 min，待石膏硬化（图 17-30）。

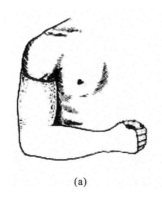 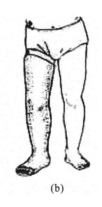

(a) (b)

图 17-30　管形石膏

(a)上肢管形石膏;(b)下肢管形石膏

四、注意事项

1. 为避免石膏压迫局部组织,在骨隆突处和软组织稀少处尤应加厚内衬软垫。

2. 在水中浸泡石膏绷带时应使其全部浸透,石膏绷带内气泡全部排出后方可取出。

3. 挤去石膏绷带多余水分时,不可用双手拧石膏卷,以免石膏浆过多流失,影响固定效果。双手握石膏绷带两侧向石膏绷带中央轻轻对挤,挤去多余水分即可。

4. 管形石膏在制作过程中,石膏绷带是缠绕粘贴于躯干、肢体表面的,而不是绷紧勒扎上去的。为了适应肢体粗细不匀,缠绕时应与肢体纵轴垂直,折叠石膏绷带多余部分于已置好的石膏条表面,以适应肢体形态。

5. 无论任何石膏固定,其石膏托与皮肤相接触的内面必须平整,以免局部压迫。从开始制作石膏托直至石膏托干燥硬化以前,固定肢体关节须维持固定体位,不可活动,以免石膏托断裂。

6. 制作石膏托的过程中,托持肢体的手必须以手掌部托持,不可以手指托持,以免在未干燥硬化的石膏托上形成压痕,导致局部皮肤受压。

7. 石膏托制作完成后,立即按肢体轮廓进行塑形,以增强石膏绷带对肢体的固定性能。整理石膏托两端不整齐部分,充分暴露肢端,以观察患肢血运。

8. 石膏托硬化后,在其表面用笔注明石膏托制作日期。

石膏绷带固定操作规程及评分标准见表17-4。

表 17-4　石膏绷带固定操作规程及评分标准(前臂石膏托固定)

内容	步骤及操作方法	分值 (100分)	实际 得分	备注
操作 前准备	1.操作者准备石膏绷带、纱布绷带及清水	5		
	2.将棉纸或棉花铺成长短适宜的内衬软垫	5		
操作 过程	3.将石膏绷带根据需要,定出长、短、宽、窄,在平板上铺开,来回重叠8～10层,做成石膏条	5		
	4.将石膏条卷叠浸入水中,待水完全浸湿石膏条后双手握持石膏条侧面向中间轻挤,将水分挤出,展开放置于操作台上,用手推挤压平	10		
	5.将棉纸或棉花铺成的内衬软垫铺于石膏条上,完全覆盖石膏条	5		
	6.将需固定肢体置于需固定体位,内衬在内,放置石膏条于前臂及手的外侧	10		
	7.用纱布绷带螺旋形包扎固定石膏条	10		
	8.维持肢体于需固定体位,在干燥处待石膏硬化	5		
操作 后处理	9.石膏完全硬化后,在其表面用笔注明石膏托制作日期	5		

续表

内容	步骤及操作方法	分值 (100分)	实际 得分	备注
综合 评价	10.为避免石膏压迫局部组织,在尺桡骨茎突处骨隆突处加厚内衬软垫	5		
	11.在水中浸泡石膏绷带时应使其全部浸透,石膏绷带内气泡全部排出后方可取出。挤去石膏绷带多余水分时,不可用双手拧石膏卷,以免石膏浆过多流失,影响固定效果。双手握石膏绷带两侧向石膏绷带中央轻轻对挤,挤去多余水分即可	15		
	12.石膏条与皮肤相接触的内面必须平整,以免局部压迫。从开始制作石膏托直至石膏托干燥硬化以前,固定肢体关节须维持固定体位,不可活动,以免石膏托断裂	10		
	13.制作石膏托过程中,托持肢体的手必须以手掌部托持,不可以手指托持,以免在未干燥硬化的石膏托上形成压痕,导致局部皮肤受压	10		

(刘齐元)

Ⅱ 小夹板固定

一、目的

1. 固定关节,防止出现骨折移位或关节活动,避免其他组织包括血管、神经、肌腱、韧带、关节囊的再损伤,促进损伤组织愈合。

2. 制动患肢,限制患肢关节活动,避免感染、炎症扩散。

3. 矫正肢体畸形。

二、要求

1. 掌握 Colles 骨折小夹板固定的基本方法。

2. 熟悉小夹板固定的适应证和禁忌证。

3. 了解小夹板的可用类型。

三、操作步骤

(一)术前准备

1. 表明身份,向患者讲明小夹板固定的目的及术后注意事项。

2. 用物准备:药膏、绷带、压垫、夹板、扎带、剪刀。

3. 术者衣帽整齐,规范洗手,认真检查伤员伤情。

(二)Colles 骨折小夹板固定过程

1. 骨折整复 骨折复位并指导两名助手维持复位。

2. 敷药包扎 骨折用手法复位后,在骨折部敷好消肿膏。敷药范围要大一些,尤其在关节附近的骨折,应包括关节远端部分肢体在内,而后用绷带缠绕2～3周。要点如下。

① 膏药:放置桡背侧。

② 包扎:绷带缠绕自腕关节开始,缠绕膏药2～3周后,向上缠绕至前臂上 1/3 位置(约与所选夹板等长)。

③ 松紧度:以能插进小手指为宜。

3. 放置压力垫 将选好的压力垫,准确地放在肢体的适当部位,用胶布固定。压力垫放置位置及顺序如下。

① 骨折远端、桡背侧;

② 骨折近端、桡掌侧;

③ 桡侧骨折端;

④ 尺侧远端。

4. 放夹板 按骨折的具体要求,依次放好夹板,由助手托住并加以固定。夹板位置及顺序。

① 1号板:远端至第Ⅱ、Ⅲ、Ⅳ掌骨底部。

② 2号板:远端至腕关节。

③ 3号板:远端至第Ⅰ掌骨底部。

④ 4号板:远端至尺骨小头。

5. 捆绑扎带 共捆四道。先捆中间两道,后捆近、远两端。各捆两周,打活结固定。捆绑时两手用力要均匀。

6. 调节扎带松紧度 上下活动以不超过1 cm为宜。

7. 修剪扎带长度 尾端留出2 cm为宜。

8. 悬挂 采用绷带双悬挂法。要点:截取两段适宜长度的绷带,一根置于远端扎带处,另一根置于近端扎带处,指导患者将患肢置于胸前,两绷带绕于颈后打活结,使患肢置于胸前,屈肘90°。

（三）术后处理

1. 小夹板固定后注意观察伤肢末端的血液循环及感觉情况。检查要点:拇指按压指甲以观察甲床毛细血管反应时间,一般为3~5 s;示指、中指指腹触顶患者指腹,以感觉指腹张力大小。如一般情况良好,再行X线检查骨折端对位情况。

2. 注意指导患者做掌指关节、指间关节、肘关节功能锻炼。

四、注意事项

（一）抬高伤肢

观察肢体血液循环情况（颜色、感觉、肿胀等,加压垫部位有无剧痛）。

（二）调整布带

一般在复位固定后3~4天内,损伤部位因静脉回流受阻,肿胀加重,夹板内压力增大,可能发生组织变性或坏死,应每天检查布带一次,防止有过紧现象发生,大体上以保持布带能上、下活动1 cm左右为宜。

（三）同时检查小夹板的位置有无移动

是否影响关节活动,要及时进行必要的调整。

（四）定期进行骨折对位情况的X线检查

如有断端移位或压力垫移动,都应及时纠正。

（五）及时指导伤员进行功能锻炼

充分发挥伤员的主观能动性,并使伤员自己认识到功能锻炼的重要性。

（六）严格把握适应证和禁忌证

1. 适应证 适用于四肢长管状骨闭合性骨折。包括肱骨骨折,尺、桡骨骨折;股骨骨折,胫、腓骨骨折和踝部骨折等。

2. 禁忌证

1）开放性骨折,伤口未闭合。

2）皮肤损伤、感染、血供障碍者。

3）伤肢严重肿胀,末端已有血液循环障碍者。

4）骨折严重移位,整复对位不佳者。

5）骨折肢体已有神经损伤症状,局部加垫可加重神经损伤者。

6）患肢肥胖,皮下脂肪多,因固定不牢易发生延迟连接或不连接者。

小夹板固定操作规程及评分标准见表17-5。

表 17-5 小夹板固定操作规程及评分标准（Colles 骨折小夹板固定）

内　容	步骤及操作方法	分值 (100 分)	实际 得分	备注
准备	环顾四周评估环境安全并报告(1分)，表明身份(0.5分)，安慰患者(0.5分)，物品准备齐全(3分，每项0.5分)，准备时间在20 s内(1分)	6		
检查	检查并报告伤情(3分)，口述：助手协助助牵引，腕关节掌屈尺偏复位，在助手协助维持复位的基础上，再做以下膏药等小夹板固定(1分)	4		
敷药包扎	膏药放置位置正确(2分)；绷带缠绕正确，自腕关节开始，缠绕膏药两周后(1分)，向上缠绕至前臂上 1/3，约与所选夹板等长(1分)；绷带卷无脱落(1分)，松紧度适宜，"以能插进小手指为宜"(口述2分；动作2分)	9		
放置压垫	压垫放置位置准确(4分，4处位置，每处1分)；口述(8分，每处2分)；顺序正确(4分，错误一处即不得分)；压垫无脱落(1分)	17		
放置夹板	夹板放置位置准确(4分，4处位置，每处1分)；口述(8分，每处2分)；顺序正确(4分，错误一处即不得分)；夹板无脱落(1分)	17		
捆绑扎带	扎带捆绑位置正确(3分，3道扎带，每处1分)；打结位置正确(3分，每处1分)；活结(1分)；顺序正确(3分，错误一处即不得分)；调节扎带松紧度(动作2分)，口述："扎带上下活动1 cm"(2分)；修剪扎带长度(动作2分)，口述："扎带尾端2 cm"(2分)	18		
三角巾悬挂	选取长度适宜的三角巾(2分)；三角巾位置正确(2分)；患肢置于胸前，屈肘90°(1分)；颈后打活结(1分)；口述："请将患肢置于胸前，屈肘90°"(2分)	8		
观察末梢血液循环	拇指按压指甲观察甲床毛细血管反应时间，示指、中指指腹触顶患者指腹，感觉指腹张力大小，手法正确(4分)；口述："末梢血运良好，指腹张力适中！"(2分)	6		
指导患者	指导患者做掌指关节、指间关节、肘关节功能锻炼，手法正确(3分)；口述："请注意做掌指关节、指间关节、肘关节屈伸锻炼！"(2分)	5		
整体质量	操作熟练，动作规范	5		
	整体操作在180 s内完成，181～190 s得3分，191～200 s得2分，201～210 s得1分，≥210 s不得分	5		

（黄　伟）

第五节　脊柱损伤患者的搬运

一、目的

1. 迅速转送患者至有条件进行治疗的医疗单位进行救治。

2. 尽可能减少患者在搬运、转送过程中乃至院内检查过程中对脊柱骨性结构、神经、脊髓的再损伤。

二、要求

1. 掌握脊柱损伤患者平托法和滚动法搬运的要领。

2. 掌握合并颈椎损伤患者的搬运方法。

3. 避免脊柱损伤患者错误的搬运方法。

三、操作步骤

1. 必须保持脊柱伸直位,采用平托法或轴向滚动法搬动患者。

2. 平托法采用担架、木板运送,使患者双下肢伸直,三人用手将患者平托至担架或木板上(图 17-31)。

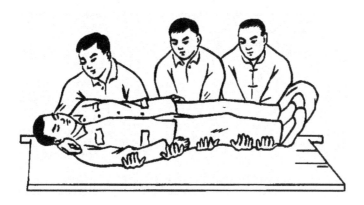

图 17-31　脊柱损伤患者平托法搬运

3. 2～3 人采用滚动法,使患者保持平直状态,成一整体滚动至担架或木板上(图 17-32)。

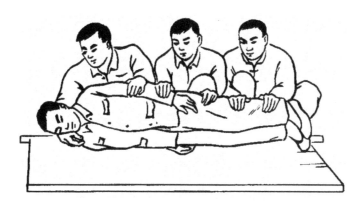

图 17-32　脊柱损伤患者滚动法搬运

4. 对颈椎损伤者,应有专人托扶头部,略加牵引(图 17-33)。

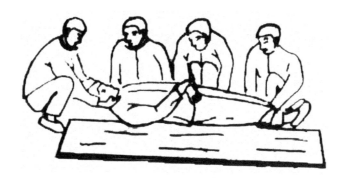

图 17-33　合并颈椎损伤患者的搬运方法

四、注意事项

对于脊柱损伤患者,严禁采用一人抬头,一人抬脚或搂抱的搬运方法(图 17-34)。

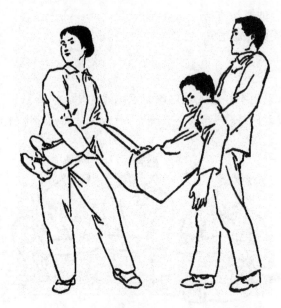

图 17-34 脊柱损伤患者错误的搬运方法

（刘齐元）

第六篇

妇产科基本技能

第十八章 产科基本技能

第一节　妊娠中晚期检查法(产科四步触诊法、听胎心法)

一、教学目的

1. 掌握腹部视诊的内容及方法。
2. 掌握四步触诊的方法。
3. 掌握听胎心的方法。

二、适应证

妊娠 20 周后的孕妇。

三、准备工作

用物准备:皮尺、胎心听筒或多普勒胎心仪、孕妇模型。

四、操作方法

1. 视诊　孕妇腹形及大小、腹部有无妊娠纹、手术瘢痕及水肿等。
2. 触诊　腹壁肌紧张度,注意羊水多少及子宫肌敏感程度,手测子宫底高度。
3. 尺测宫高腹围　孕妇排空膀胱,取仰卧位,塑料软尺测量子宫底到耻骨联合上缘中点的距离,此为宫高。用软尺经脐水平测量腹周径,此为腹围,并做记录。
4. 腹部四步触诊法　孕妇排空膀胱后取仰卧位,两腿稍屈曲。前 3 步手法,检查者面向孕妇,第 4 步手法时,检查者面向孕妇右侧。

第一步手法:检查者双手置于子宫底部,确定子宫底高度,估计胎儿大小与妊娠周数是否相符,再以双手指腹交替轻推,分辨宫底处是胎体的哪一部分。圆而硬有浮球感的为胎头,宽而软且形状不规则的为胎臀。

第二步手法:检查者双手置于腹部左、右侧,一手固定,另一手轻轻深按检查,两手交替进行。分辨胎背及胎儿四肢各在母体腹壁的哪一侧。平坦饱满部分为胎背,并确定胎背向前、向侧方或向后;触到可变形的高低不平部分为胎儿肢体,有时感到胎儿肢体在活动。

第三步手法:检查者右手拇指与其余四指分开,置于耻骨联合上方,握住胎先露部,进一步查清先露是头还是臀,再左右推动先露部,以确定是否衔接。能被推动,表示尚未衔接入盆。若已衔接,则胎先露部不能被推动。

第四步手法:检查者左、右手分别置于先露部两侧,沿骨盆入口向下深按,再一次核对先露部的诊断是否正确,并确定先露部入盆程度。先露为胎头时,一手能顺利进入骨盆入口,另一手则被胎头隆起部阻挡,该隆起部称为胎头隆突。枕先露时,胎头隆突为额骨,与胎儿肢体同侧;面先露时,胎头隆突为枕骨,与胎背同侧。

5. 听诊　使用胎心听筒或多普勒胎心听诊器在胎背一侧听取胎心,头先露时胎心于脐下右侧或左侧;臀先露时胎心于脐上右侧或左侧;肩先露时,胎心于脐周听到,正常胎心 110～160 次/分。

五、注意事项

1. 用皮尺测量腹围和宫高时,皮尺松紧要适宜,如果腹围和宫高增长缓慢,不符合孕周,应注意胎儿生长受限。

2. 做腹部检查时,检查者手要温暖,用力适当,不宜过重或过轻。

3. 听胎心时,应注意胎心的频率及节律是否齐,注意与脐带杂音、孕妇脉搏相鉴别。

妊娠中晚期检查操作规程及评分标准见表18-1。

表 18-1　妊娠中晚期检查操作规程及评分标准

内容	步骤及操作方法	分值(100分)	实际得分	备注
术前准备	1. 准确说出适应证	5		
	2. 用物准备:皮尺、胎心听筒或多普勒胎心仪、孕妇模型	5		
	3. 术者衣帽整齐,规范戴口罩、帽子、手套	5		
操作过程	4. 体位:排空膀胱后取仰卧位	5		
	5. 说出视诊内容:描述孕妇腹形及大小、腹部有无妊娠纹、手术瘢痕及水肿等	10		
	6. 触诊内容:正确说出触诊内容;手测子宫底高度手法正确	10		
	7. 正确用尺测量宫高、腹围:测量部位正确,手法规范	5		
	8. 腹部四步触诊法:四步检查内容描述准确无误(每步5分)	20		
	9. 听诊:准确描述听诊部位、正常胎心	5		
术后处理	10. 交代注意事项;整理用物,处理医疗废物	5		
综合评价	11. 整个操作过程熟练,动作标准、规范	5		
	12. 充分体现人文关怀,关爱患者	5		
	13. 15 min 内完成,每超时 1 min 扣 1 分	5		
	14. 提问:四步触诊内容、听诊胎心位置	5		

第二节　骨盆外测量

一、教学目的

掌握骨盆外测量的步骤及方法。

二、适应证

妊娠 20 周以后的孕妇。

三、准备工作

用物准备:骨盆外测量器、骨盆出口测量器。

四、操作方法

孕妇排尿后,仰卧于检查床上,露出腹部。检查者位于孕妇右侧进行检查。

1. 髂棘间径(IS)　孕妇取伸腿仰卧位,测量两髂前上棘外缘的距离,正常值 23～26 cm。

2. 髂嵴间径(IC)　取伸腿仰卧位,测量两髂嵴外缘最宽的距离,正常值为 25～28 cm。

3. 骶耻外径(EC) 孕妇取左侧卧位,右腿伸直,左腿屈曲,测量第5腰椎棘突下至耻骨联合上缘中点的距离,正常值18～20 cm。第5腰椎棘突下相当于米氏菱形窝的上角,或相当于髂嵴后连线中点下1～1.5 cm处。根据此径线间接推断骨盆入口前后径长度,是骨盆外测量中最重要的径线。骶耻外径与骨质厚薄相关,EC值减去1/2尺桡周径(围绕右侧尺骨茎突及桡骨茎突测得的前臂下端周径)值,即相当于骨盆入口前后径值。

4. 坐骨结节间径(IT)或称出口横径(TO) 孕妇取仰卧位,两腿向腹部弯曲,双手抱双膝,测量两坐骨结节内缘间的距离,正常值8.5～9.5 cm。也可用检查者的手拳大致测量,能容纳成人横置手拳则属正常。根据此径线直接测量骨盆出口横径长度。若小于8 cm应加测骨盆出口后矢状径。

5. 耻骨弓角度 体位同上,用两手拇指指尖斜着对拢,置于耻骨联合下缘,左、右两拇指平放在耻骨降支上面,测量两拇指间的角度,正常值为90°,小于80°为异常。此角度反映骨盆出口横径的宽度。

五、注意事项

1. 孕妇检查前必须排空膀胱,检查时必须放松腹部。

2. 必须准确找出骨性标志才能正确测量各条径线。

骨盆测量操作规程及评分标准见表18-2。

表 18-2 骨盆测量操作规程及评分标准

内容	步骤及操作方法	分值 (100分)	实际 得分	备注
术前 准备	1.准确说出适应证	5		
	2.用物准备:骨盆外测量器、骨盆出口测量器、孕妇模型	5		
	3.术者衣帽整齐,规范戴口罩、帽子、手套	5		
操作 过程	4.体位:排空膀胱后取仰卧位	5		
	5.测量髂棘间径:准确找出骨性标志;描述正常值	10		
	6.测量髂嵴间径:准确找出骨性标志;描述正常值	10		
	7.测量骶耻外径:准确找出骨性标志;描述正常值	10		
	8.测量坐骨结节间径:准确找出骨性标志;描述正常值	10		
	9.测量后矢状径:准确找出骨性标志;描述正常值	10		
	10.测量耻骨弓角度:准确找出骨性标志;描述正常值	5		
术后 处理	11.整理用物	5		
综合 评价	12.整个操作过程熟练,动作标准、规范	5		
	13.充分体现人文关怀,关爱患者	5		
	14.15 min内完成,每超时1 min扣1分	5		
	15.提问:骨盆外测量的正确值	5		

第三节　正常分娩基本操作(接生过程)

一、教学目的

1. 熟悉分娩临床经过。

2. 掌握枕前位的各产程的处理步骤及注意事项。

二、适应证

产妇宫口开全,经产妇宫口扩张 4～5 cm,且宫缩规律时,应做接产准备工作。

三、准备工作

用物准备:产包、消毒棉球、便盆、碘伏、消毒手套 2 副、孕妇模型、分娩机转模型等。

四、操作方法

1. 臀下置一便盆,消毒外阴部顺序:大阴唇、小阴唇、阴阜、大腿内侧上 1/3、会阴,铺无菌单。

2. 接生人员按无菌操作常规洗手、消毒、穿手术衣。

3. 接生人员站在孕妇右侧,当胎头拨露时,应保护会阴,保护会阴的方法是在会阴部盖上一块消毒巾,接产者的右肘支在产床上,右手拇指与其余四指分开,利用手掌大鱼际肌顶住会阴部。每当宫缩时应向上内方托压,同时左手应轻轻下压胎头枕部,协助胎头俯屈和缓慢下降。宫缩间歇期保护会阴的右手稍放松,以免压迫过久引起会阴水肿。当胎头枕部在耻骨弓下露出时,左手协助胎头仰伸。此时若宫缩强,应嘱产妇张口哈气以便缓解腹压。让产妇在宫缩间歇期稍向下屏气,使胎头缓慢娩出。当胎头娩出后,右手仍然注意保护会阴,不要急于娩出胎肩,而应以左手自鼻根部向下颏挤压,挤出口鼻内的黏液和羊水。然后协助胎头复位及外旋转,使胎儿双肩径与骨盆出口前后径相一致。接产者的左手将胎儿颈部向下轻压,使前肩自耻骨弓下先娩出,继之再托胎向上,使后肩从会阴前缘缓慢娩出。双肩娩出后,右手方可放松,最后双手协助胎体及下肢相继以侧位娩出。

4. 新生儿娩出后首先清理呼吸道,即使用吸管清除新生儿口腔、鼻腔的黏液和羊水,呼吸道清理干净后仍无哭声时,应拍打新生儿足底促其啼哭,并作 Apgar 评分。

5. 断脐:用两把血管钳夹紧脐带,在中间剪断,在距脐轮 0.5 cm 处用专用橡胶圈扎紧或用粗丝线结扎,如用丝线结扎脐带应再在结扎线外 0.5 cm 处结扎第二道。脐带断端用 20％高锰酸钾溶液消毒,待脐带断端干燥后,用无菌纱布包扎。将新生儿交台下,由台下人员处理新生儿。

6. 观察子宫收缩、阴道出血及胎盘拨露征象。当子宫体变硬、宫底升高、阴道口外露脐带下降变长,阴道有少量出血或手压耻骨联合上子宫下段时,子宫体上升脐带不再回缩时,为胎盘剥离征象。当确定胎盘剥离后,于子宫收缩时,将左手握于子宫底按压子宫底部,右手轻拉脐带,协助胎盘娩出,当胎盘至阴道口时,接产者双手捧住胎盘,向一个方向旋转并缓慢向外牵拉,将胎盘完整剥离排出。

7. 检查胎盘胎膜:将胎盘铺平,先检查母体面,有无胎盘小叶缺损,然后将胎盘提起,检查胎膜是否完整,再检查胎盘胎儿面边缘有无血管断裂,及时发现副胎盘。副胎盘为一小胎盘,与正常胎盘分离,但两者间有血管相连。若有副胎盘、部分胎盘残留或大块胎膜残留时,应在无菌操作下,手伸入宫腔内,取出残留组织;若仅有少量胎膜残留,可给予子宫收缩剂待其自然排出。

8. 检查软产道:在胎盘娩出后,应仔细检查会阴、阴道壁及宫颈有无裂伤,若有裂伤,应立即缝合。

9. 注意子宫收缩及阴道出血。

五、注意事项

1. 胎儿未娩出前,不能静脉注射或肌内注射催产素。

2. 保护会阴时,用力不可过大,并应协助胎头俯屈,让胎头以最小径线在宫缩间歇时缓慢通过阴道,宫缩间歇时保护会阴的手稍放松,以免压迫过久引起会阴水肿。

3. 胎头娩出后,仍应注意保护会阴,初步处理新生儿口鼻内的黏液和羊水后,再娩胎肩。

4. 胎盘未全部剥离不应强行压宫底或牵拉脐带,以免引起胎盘部分剥离甚至子宫内翻。

正常分娩操作规程及评分标准见表 18-3。

表 18-3　正常分娩操作规程及评分标准

内容	步骤及操作方法	分值（100分）	实际得分	备注
术前准备	1.准确说出适应证	5		
	2.用物准备:产包、消毒棉球、便盆、碘伏、消毒手套2副、孕妇模型、分娩机转模型等	5		
	3.外阴消毒:按照消毒程序消毒,动作规范	5		
	4.术者衣帽整齐,规范戴口罩、帽子、手套	5		
操作过程	5.体位:膀胱截石位	5		
	6.保护会阴:描述保护会阴的时机;在模型上正确演示保护会阴	10		
	7.正确协助娩出胎头	10		
	8.正确协助娩出胎儿其余部分	10		
	9.正确处理新生儿	10		
	10.描述产后检查内容:胎盘、软产道的检查内容	5		
	11.产后观察:描述产后出血量、子宫收缩、产妇情况	5		
术后处理	12.交代注意事项;整理用物,处理医疗废物	5		
综合评价	13.整个操作过程熟练,动作标准、规范	5		
	14.充分体现人文关怀,关爱患者	5		
	15.15 min内完成,每超时1 min扣1分	5		
	16.提问:保护会阴的方法、新生儿处理内容、产后观察内容	5		

（邓小红）

第十九章

妇科基本技能

第一节　妇科检查法

妇科检查(盆腔检查)的范围包括外阴、阴道、子宫颈、子宫体、子宫附件及其他宫旁组织,它是借助窥阴器、双合诊、三合诊及直肠-腹部诊行女性生殖器官的视诊、触诊检查。

一、教学目的

1. 能辨认女性外生殖器的各种结构。
2. 掌握妇科检查前的各项准备工作。
3. 掌握妇科检查的注意事项。
4. 掌握妇科检查的内容、方法及步骤。

二、适应证

疑为妇产科疾病或需排除妇产科疾病的患者及体检中妇科盆腔检查者。

三、准备工作

1. 用物准备:一次性会阴垫、窥阴器、消毒手套等。
2. 患者排空膀胱后,取膀胱截石位。有尿失禁者,检查前不需排空膀胱。检查者面向患者,立在患者两腿之间。

四、操作方法

1. 外阴部　观察外阴发育及阴毛分布的情况,有无皮炎、溃疡及肿块,分开小阴唇暴露阴道前庭、尿道口和阴道口。嘱患者用力向下屏气,观察有无阴道前后壁的脱垂和子宫脱垂。
2. 窥阴器检查　检查者用左手将两侧阴唇分开,用右手将窥阴器斜行沿着阴道后侧壁缓慢插入阴道内,插入后逐渐旋转至前方,摆正后缓慢张开两叶,暴露宫颈、阴道壁及穹隆部,然后旋转至一侧以暴露侧壁。观察阴道黏膜、阴道分泌物及宫颈有无异常。
3. 双合诊　检查者戴手套,右手(或左手)示、中两指顺阴道后壁轻轻插入,检查阴道通畅度和深度,再扪及宫颈大小、形状、硬度及外口情况,有无接触性出血。随后将阴内两指放在宫颈后方,另一只手掌心朝下手指平放在患者腹部平脐处。当阴道内手指向上前抬举宫颈时,腹部手指往下、往后按压腹壁,并逐渐向耻骨联合部移动,扪及子宫的位置、大小、形状、软硬度、活动度以及有无压痛。将阴道内两指由宫颈后方移至一侧穹隆部,尽可能往上向盆腔深部扪触;与此同时另一手从同侧下腹壁髂嵴水平开始,由上往下按压腹壁,与阴道内手指相互对合,以触摸附件区有无肿块、增厚或压痛。
4. 检查结果记录。
(1) 外阴:发育情况及婚产式(未婚、已婚未产或经产式),有异常发现时详细记录。
(2) 阴道:是否通畅,黏膜情况,分泌物量、色、性状以及有无臭味。
(3) 宫颈:大小、硬度,有无糜烂、撕裂、息肉、腺囊肿,有无接触性出血、举痛等。
(4) 宫体:位置、大小、硬度、活动度,有无压痛等。

（5）附件：有无肿块、增厚或压痛，若扪及肿块，记录其位置、大小、硬度、表面光滑与否、活动度、有无压痛以及与子宫及盆壁的关系。左、右两侧分别记录。

五、注意事项

1. 检查者态度严肃、语言亲切、检查仔细、动作轻柔，每次检查不应超过 3 人。
2. 男医生检查时，应有其他女性医务人员在场。
3. 避免经期做盆腔检查。若异常阴道出血必须检查，检查前消毒外阴，戴无菌手套，使用无菌器械。
4. 未婚或无性生活史患者禁做双合诊及窥阴器检查，可行直肠-腹部诊。
5. 双合诊检查不满意或检查骶韧带、子宫直肠窝病变、肿瘤与盆腔关系时应做三合诊。

妇科检查操作规程及评分标准见表 19-1。

表 19-1 妇科检查操作规程及评分标准

内容	步骤及操作方法	分值（100分）	实际得分	备注
术前准备	1. 准确说出妇科检查的适应证	10		
	2. 器械物品准备：一次性会阴垫、窥阴器、妇科检查模型、消毒手套等	5		
	3. 患者准备：正确说出患者的准备内容（患者解小便，排空膀胱后，取膀胱截石位。有尿失禁者，检查前不需排空膀胱。检查者面向患者，立在患者两腿之间）	5		
	4. 术者衣帽整齐，规范戴口罩、帽子、手套	5		
操作过程	5. 外阴部检查：描述外阴检查的内容	10		
	6. 正确使用窥阴器	10		
	7. 双合诊检查：在模型上正确演示双合诊检查	10		
	8. 三合诊检查：在模型上正确演示三合诊检查	10		
	9. 正确描述妇科检查的记录内容：外阴、阴道、宫颈、宫体、附件的检查结果	10		
术后处理	10. 交代注意事项；整理用物，处理医疗废物	5		
综合评价	11. 操作过程熟练、动作标准、规范	5		
	12. 充分体现人文关怀，关爱患者	5		
	13. 10 min 内完成，每超时 1 min 扣 1 分	5		
	14. 提问：妇科检查目的及注意事项	5		

第二节 诊断性刮宫术

诊断性刮宫简称诊刮，其目的是刮取宫腔内容物做病理检查协助诊断。若同时疑有宫颈管病变时，需对宫颈管及宫腔分步进行刮宫，称为分段刮宫。

一、教学目的

1. 掌握诊断性刮宫的适应证。
2. 掌握诊断性刮宫的方法与步骤。

二、适应证

1. 子宫异常出血或阴道排液，疑为子宫内膜癌或宫颈管癌者。
2. 月经失调，如功能失调性子宫出血或闭经，需了解子宫内膜变化及其对性激素的反应。

3. 不孕症,需了解有无排卵或疑有子宫内膜结核者。

4. 因宫腔内有组织残留或功能失调性子宫出血者长期大量出血时,刮宫不仅有助于诊断,还有止血效果。

三、禁忌证

各种急性阴道炎、宫颈炎、急性或亚急性盆腔炎。

四、术前准备

1. 器械准备　消毒无菌洞巾、窥阴器、无菌棉球、无菌手套和帽子、口罩及子宫探针、宫颈钳、5~10号扩宫器、刮匙、无菌纱布、碘伏等。

2. 详细了解病史。

3. 外阴消毒。

4. 戴好无菌手套、口罩和帽子。

五、操作步骤

一般不需麻醉。对宫颈内口较紧者,酌情给予镇痛剂,局麻或静脉麻醉。

1. 排尿后取膀胱截石位,外阴、阴道常规消毒、铺无菌巾;做双合诊了解子宫大小及位置;用窥阴器暴露宫颈,再次消毒宫颈与宫颈管,钳夹宫颈前唇或后唇,用子宫探针探子宫方向及宫腔深度。若宫颈内口过紧,可用宫颈扩张器扩张至小刮匙能进入为止。

2. 阴道后穹隆处置盐水纱布一块,用刮匙顺序刮取宫腔内组织,特别注意刮宫底及两侧宫角处。取下纱布上的全部组织送病理检查,查看无活动性出血后,术毕。

3. 为排除子宫内膜癌,应做分段刮宫。先不要探查宫腔深度,以免将宫颈管组织带入宫腔混淆诊断。先以小刮匙自宫颈内口至外口顺序刮一周,刮取宫颈管组织后再探宫腔深度并刮取子宫内膜。刮出宫颈管及宫腔组织分别装瓶、固定,送病理检查。

若刮出物肉眼观察高度怀疑为癌组织时,不应继续刮宫,以防出血及癌扩散。若肉眼观察未见明显癌组织时,应全面刮宫,以防漏诊。

六、注意事项

1. 不孕症或功能失调性子宫出血患者,应选在月经前或月经来潮 12 h 内刮宫,以判断有无排卵或黄体功能不良。

2. 出血、子宫穿孔、感染是刮宫的主要并发症。

(1) 有些疾病可能导致刮宫时大出血,术前应输液、配血并做好开腹准备。

(2) 哺乳期、绝经后及患子宫恶性肿瘤者,均应查清子宫位置并仔细操作,以防子宫穿孔。

(3) 有阴道出血者,术前、术后应给予抗生素,术中严格执行无菌操作;刮宫患者术后 2 周内禁性生活及盆浴,以防感染。

3. 术者在操作时唯恐不彻底,反复刮宫,不但伤及宫内膜基底层,甚至刮出肌纤维组织,造成子宫内膜炎或宫腔粘连,导致闭经,应注意避免。

诊刮术操作规程及评分标准见表 19-2。

表 19-2　诊刮术操作规程及评分标准

内容	步骤及操作方法	分值 (100分)	实际 得分	备注
术前 准备	1. 准确说出适应证及禁忌证	5		
	2. 器械物品准备:消毒无菌洞巾、窥阴器、无菌棉球、无菌手套和帽子、口罩及子宫探针、宫颈钳、5~10 号扩宫器、刮匙、无菌纱布、碘伏等	5		
	3. 外阴消毒:正确按照消毒程序消毒	5		
	4. 术者衣帽整齐,规范戴口罩、帽子、手套	5		

内容	步骤及操作方法	分值 (100分)	实际 得分	备注
操作 过程	5.体位:膀胱截石位	5		
	6.外阴、阴道常规消毒、铺无菌巾后做双合诊检查	5		
	7.用窥阴器暴露宫颈,再次消毒宫颈与宫颈管	5		
	8.钳夹宫颈前唇或后唇,用子宫探针探子宫方向及宫腔深度。若宫颈内口过紧,可用宫颈扩张器扩张至小刮匙能进入为止	10		
	9.阴道后穹隆处置盐水纱布一块,以刮匙顺序刮取宫腔内组织,特别注意刮宫底及两侧宫角处	5		
	10.取下纱布上的全部组织送病理检查	5		
	11.查看有无活动性出血	5		
	12.分段刮宫。先不要探查宫腔深度,先以小刮匙自宫颈内口至外口顺序刮一周,刮取宫颈管组织后再探宫腔深度并刮取子宫内膜	10		
	13.刮出宫颈管及宫腔组织分别装瓶、固定,送病理检查	5		
术后 处理	14.交代注意事项;整理用物,处理医疗废物;及时送检	5		
综合 评价	15.整个操作过程熟练,动作标准、规范	5		
	16.充分体现人文关怀,关爱患者	5		
	17.15 min 内完成,每超时 1 min 扣 1 分	5		
	18.提问:诊刮术目的及注意事项	5		

第三节 宫颈脱落细胞检查

一、巴氏刮片法

(一)适应证

宫颈防癌筛查。

(二)准备工作

用物准备:一次性窥阴器、会阴垫、镊子、无菌棉球、刮板、玻片、95%酒精。

(三)操作方法

1. 使用窥阴器扩张阴道、暴露宫颈,若白带过多,应先用无菌干棉球轻轻拭净黏液。

2. 取材应在宫颈外口鳞-柱状上皮交界处,以宫颈外口为圆心,用刮板轻轻刮取一周,在玻片上涂抹。将涂好的玻片置入 95%酒精中固定 15 min 后,染色、阅片。

3. 核实玻片序号,填写申请单。

4. 结果判定(巴氏分级)。

(1)巴氏Ⅰ级 正常。

(2)巴氏Ⅱ级 炎症。一般属良性改变或炎症。

(3)巴氏Ⅲ级 可疑癌。主要是核异质,表现为核大深染,核形不规则或双核不典型细胞,性质尚难肯定。

(4)巴氏Ⅳ级 高度可疑癌。细胞有恶性特征,但在涂片中恶性细胞较少。

（5）巴氏 V 级　癌。具有典型的多量癌细胞。

（四）注意事项

1. 刮取细胞时避免因损伤组织而引起出血，最终影响检查结果。

2. 涂片不宜太厚，也不要来回涂抹，以防细胞破坏。

3. 检查时阴道不宜用润滑剂，必要时可用生理盐水润滑。

4. 检查前 24 h 不宜性交、冲洗阴道、阴道上药。

二、薄层液基细胞检查法

（一）适应证

宫颈防癌筛查。

（二）准备工作

1. 用物准备：一次性窥阴器、会阴垫、采样器、样本瓶（内有细胞保存液）、申请单。

2. 填写申请单及样本瓶上的有关内容，核对序号。

（三）操作方法

1. 使用窥阴器扩张阴道、暴露宫颈，若白带过多，应先用无菌干棉球轻轻拭净黏液。

2. 取样：使用扫帚状采样器的中央刷毛部分轻轻插入宫颈口内，较短的毛刷完全接触外子宫颈，按一个方向旋转 5 圈。

3. 漂洗：将已取得细胞的采样器放入样本瓶底，迫使毛刷分散开来，上下漂洗共 10 次，最后在溶液中快速转动扫帚状采样器以便进一步将细胞标本漂洗下来。

4. 拧紧样本瓶盖，送至实验室，进行过滤。使细胞随机均匀分散，转移到静电处理过的载玻片上，制成直径为 2 cm 的薄层细胞涂片。

5. 用 95% 酒精固定，巴氏染色。

6. 结果判断（TBS 分类法）。

1）感染：有无真菌、细菌、原虫、病毒等感染。

2）良性反应性和修复性改变：如炎症引起的上皮细胞反应性改变。

3）上皮细胞异常：

（1）鳞状上皮细胞异常：

①不典型鳞状上皮细胞，性质待定。

②低度鳞状上皮内病变：包括 HPV 感染、鳞状上皮轻度不典型增生、宫颈上皮内瘤样病变 I 级。

③高度鳞状上皮内病变：包括鳞状上皮中度和重度不典型增生及原位癌、宫颈上皮内瘤样病变 II 级和 III 级。

④鳞状上皮细胞癌。

（2）腺上皮细胞异常：

①绝经后出现子宫内膜细胞良性增生。

②不典型腺上皮细胞，性质待定。

③宫颈腺癌。

④子宫内膜腺癌。

⑤宫外腺癌。

⑥腺癌，性质及来源待定。

（四）注意事项

1. 采样时，采样器的中央刷毛部分应与宫颈贴紧，并要有一定力度，以免取材过少，按一个方向转动 5 圈，切勿来回转动。

2. 取材后的采样器应弃之。

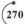

3. 注意完整填写申请单,并与样品瓶核对。

4. 取材时避免因损伤组织而引起出血,最终影响检查结果。

5. 检查时阴道不宜用润滑剂,必要时可用生理盐水润滑。

6. 检查前 24 h 不宜性交、冲洗阴道、阴道上药。

宫颈脱落细胞检查操作规程及评分标准(巴氏刮片法)见表 19-3,宫颈脱落细胞检查操作规程及评分标准(薄层液基细胞检查法)见表 19-4。

表 19-3　宫颈脱落细胞检查操作规程及评分标准(巴氏刮片法)

内容	步骤及操作方法	分值 (100 分)	实际 得分	备注
术前 准备	1. 说出适应证	5		
	2. 器械物品准备:一次性窥阴器、会阴垫、镊子、无菌棉球、刮板、玻片、95%酒精	5		
	3. 术者衣帽整齐,规范戴口罩、帽子、手套	5		
操作 过程	4. 体位:膀胱截石位	5		
	5. 双合诊检查	5		
	6. 使用窥阴器扩张阴道、暴露宫颈,若白带过多,应先用无菌干棉球轻轻拭净黏液	10		
	7. 取材部位:宫颈外口鳞-柱状上皮交界处	10		
	8. 使用扫帚状采样器的中央刷毛部分轻轻插入宫颈口内,较短的毛刷完全接触外子宫颈,按一个方向旋转 5 圈	10		
	9. 将涂好的玻片置于 95%酒精中固定 15 min 后,染色、阅片	10		
	10. 查看有无活动性出血	10		
术后 处理	11. 交代注意事项;整理用物,处理医疗废物;及时送检	5		
综合 评价	12. 整个操作过程熟练,动作标准、规范	5		
	13. 充分体现人文关怀,关爱患者	5		
	14. 5 min 内完成,每超时 1 min 扣 1 分	5		
	15. 提问:巴氏刮片法宫颈脱落细胞检查注意事项、结果判断	5		

表 19-4　宫颈脱落细胞检查操作规程及评分标准(薄层液基细胞检查法)

内容	步骤及操作方法	分值 (100 分)	实际 得分	备注
术前 准备	1. 说出适应证	5		
	2. 器械物品准备:一次性窥阴器、会阴垫、采样器、样本瓶(内有细胞保存液)、申请单	5		
	3. 术者衣帽整齐,规范戴口罩、帽子、手套	5		
操作 过程	4. 体位:膀胱截石位	5		
	5. 双合诊检查	5		
	6. 使用窥阴器扩张阴道、暴露宫颈,若白带过多,应先用无菌干棉球轻轻拭净黏液	10		
	7. 取材部位:宫颈外口鳞-柱状上皮交界处	10		
	8. 以宫颈外口为圆心,用刮板轻轻刮取一周,在玻片上涂抹	10		
	9. 漂洗:将已取得细胞的采样器放入样本瓶底,迫使毛刷分散开来,上下漂洗共 10 次,最后在溶液中快速转动扫帚状采样器以便进一步将细胞标本漂洗下来	10		
	10. 拧紧样本瓶盖,送至实验室。进一步制成直径为 2 cm 的薄层细胞涂片	10		

内容	步骤及操作方法	分值（100分）	实际得分	备注
术后处理	11.交代注意事项；整理用物,处理医疗废物；及时送检	5		
综合评价	12.整个操作过程熟练,动作标准、规范	5		
	13.充分体现人文关怀,关爱患者	5		
	14.5 min 内完成,每超时 1 min 扣 1 分	5		
	15.提问:薄层液基细胞检查法宫颈脱落细胞检查注意事项、结果判断	5		

第四节　宫颈活组织检查

一、适应证

1. 宫颈脱落细胞学涂片检查为巴氏Ⅲ级或Ⅲ级以上。

2. TBS 分类为不典型鳞状细胞、低度鳞状上皮内病变、高度鳞状上皮内病变。

3. 阴道镜检查时反复可疑阳性或阳性者。

4. 疑有宫颈癌或慢性特异性炎症,需进一步明确诊断者。

二、禁忌证

1. 外阴急性化脓性感染。

2. 月经期。

3. 疑有恶性黑色素瘤者。

三、准备工作

用物准备:活检钳、一次性窥阴器、一次性会阴垫、镊子、无菌棉球、纱布、标本瓶、10％甲醛、病理申请单。

四、操作方法

1. 患者取膀胱截石位,使用窥阴器扩张阴道、暴露宫颈,用无菌干棉球拭净宫颈黏液及分泌物。

2. 有条件者应在阴道镜检指引下或碘试验不着色区取材。如无阴道镜检,应在宫颈外口鳞-柱状上皮交界处或肉眼糜烂较深或特殊病变处取材。可疑宫颈癌者选 3、6、9、12 点处共 4 点取材。临床已明确宫颈癌,只为明确病理类型或浸润程度时可做单点取材。

3. 所取标本分瓶装,做好标记,并用 10％甲醛固定,填写病理申请单后送病理科。

4. 必要时在宫颈局部用纱布压迫止血,24 h 取出。

五、注意事项

1. 患有阴道炎症者应治愈后再取活检。

2. 妊娠期原则上不做活检,以避免流产、早产,但临床上高度怀疑为宫颈恶性病变者仍应检查。月经前期不宜做活检,以免与活检处出血相混淆,且月经来潮时创口不易愈合,有增加内膜在切口的种植机会。

3. 取材组织应有一定深度,所需组织深度应大于 0.5 cm。

宫颈活组织检查操作规程及评分标准见表 19-5。

表 19-5　宫颈活组织检查操作规程及评分标准

内容	步骤及操作方法	分值 (100分)	实际 得分	备注
术前 准备	1.说出适应证及禁忌证	5		
	2.器械物品准备:活检钳、一次性窥阴器、一次性会阴垫、镊子、无菌棉球、纱布、标本瓶、10%甲醛、病理申请单	5		
	3.术者衣帽整齐,规范戴口罩、帽子、手套	5		
操作 过程	4.体位:膀胱截石位	5		
	5.双合诊检查	5		
	6.使用窥阴器扩张阴道、暴露宫颈,若白带过多,应先用无菌干棉球轻轻拭净黏液	10		
	7.取材部位:宫颈外口鳞-柱状上皮交界处,可疑宫颈癌者选 3、6、9、12 点处共 4 点取材。临床已明确宫颈癌,只为明确病理类型或浸润程度时可做单点取材	10		
	8.标本分瓶装,做好标记,并用 10%甲醛固定	10		
	9.填写病理申请单后送病理科	10		
	10.查看有无活动性出血,必要时在宫颈局部用纱布压迫止血,24 h 取出	10		
术后 处理	11.交代注意事项;整理用物,处理医疗废物;及时送检	5		
综合 评价	12.整个操作过程熟练,动作标准、规范	5		
	13.充分体现人文关怀,关爱患者	5		
	14.5 min 内完成,每超时 1 min 扣 1 分	5		
	15.提问:宫颈活组织检查注意事项、结果判断	5		

(邓小红)

第一节　宫内节育器放置术

一、适应证

凡育龄妇女无禁忌证且自愿放置者。

二、禁忌证

1. 妊娠或妊娠可疑者。

2. 生殖道急性炎症。

3. 人流术后出血多,疑有组织物残留或感染者;中期妊娠引产、分娩或剖宫产胎盘娩出后,子宫收缩不良,有出血或潜在感染可能性。

4. 生殖器官肿瘤。

5. 生殖器官畸形。

6. 宫颈内口过松、重度陈旧性宫颈粘连或子宫脱垂。

7. 严重全身疾病不能耐受手术者。

8. 宫腔口小于 5.5 cm 或大于 9.0 cm。

9. 近 3 个月有月经失调、阴道不规则出血。

10. 有铜过敏史。

三、放置时间

1. 月经干净 3~7 d,无性交。

2. 人流术后立即放置。

3. 产后 42 d 恶露已净,会阴伤口愈合,子宫恢复正常。

4. 剖宫产术后半年。

5. 含孕激素的宫内节育器(IUD)在月经第 3 天放置。

6. 自然流产正常转经后、药物流产 2 次正常月经后放置。

7. 哺乳期排除妊娠后放置。

8. 性交后 5 d 放置,用于紧急避孕。

四、放置方法

1. 双合诊检查子宫大小、位置及附件情况。

2. 外阴阴道常规消毒、铺巾,使用窥阴器扩张阴道,暴露宫颈后消毒宫颈与宫颈管。

3. 用宫颈钳夹持宫颈前唇,用子宫探针顺子宫位置探测宫腔深度。

4. 用放置器将 IUD 推送入宫腔,IUD 上缘必须抵达宫底部,带有尾丝的 IUD 在距宫口 2 cm 处剪断尾丝。

5. 观察有无出血现象,取出窥阴器结束手术。

五、术后注意事项

1. 术后休息 3 d,1 周内忌体力劳动,2 周内忌性生活及盆浴,保持外阴清洁。
2. 术后第 1 年的 1、3、6、12 月进行随访,以后每年随访 1 次。

宫内节育器放置术操作规程及评分标准见表 20-1。

表 20-1 宫内节育器放置术操作规程及评分标准

内容	步骤及操作方法	分值 (100分)	实际 得分	备注
术前 准备	1. 说出适应证及禁忌证	5		
	2. 器械物品准备:一次性窥阴器、一次性会阴垫、碘伏、棉球、宫颈钳、宫颈探针、放置器	5		
	3. 术者衣帽整齐,规范戴口罩、帽子、手套	5		
操作 过程	4. 体位:膀胱截石位	5		
	5. 双合诊检查	5		
	6. 外阴阴道常规消毒、铺巾,使用窥阴器扩张阴道,暴露宫颈后消毒宫颈与宫颈管	10		
	7. 用宫颈钳夹持宫颈前唇,用子宫探针顺子宫位置探测宫腔深度	10		
	8. 用放置器将 IUD 推送入宫腔,IUD 上缘必须抵达宫底部,带有尾丝的 IUD 在距宫口 2 cm 处剪断尾丝	10		
	9. 观察有无出血现象,取出窥阴器结束手术	10		
术后 处理	10. 交代注意事项;整理用物,处理医疗废物	10		
综合 评价	11. 整个操作过程熟练,动作标准、规范	10		
	12. 充分体现人文关怀,关爱患者	5		
	13. 5 min 内完成,每超时 1 min 扣 1 分	5		
	14. 提问:宫内节育器放置术适应证、禁忌证、注意事项	5		

第二节　宫内节育器取出术

一、适应证

1. 计划再生育或其他原因无需避孕者。
2. 宫内节育器放置期限已满需更换者。
3. 绝经过渡期停经 1 年内。
4. 拟改用其他方法避孕或绝育。

二、禁忌证

1. 生殖道急性炎症。
2. 全身情况不良或在疾病的急性期。

三、取器时间

1. 月经干净 3～7 d。
2. 带器早期妊娠行人工流产同时取器。
3. 带器异位妊娠术前行诊断性刮宫时,或在术后取出。
4. 子宫不规则出血。

四、取出方法

1. 常规消毒外阴阴道,放置窥阴器后消毒宫颈。
2. 有尾丝者,用血管钳夹住尾丝轻轻牵引取出。
3. 无尾丝者,用宫颈钳夹持宫颈前唇,用子宫探针顺子宫位置探测宫腔深度及节育器位置。
4. 用取环钩取出 IUD。
5. 取器困难时,可在 B 超牵引下取环,必要时在宫腔镜下取器。

五、注意事项

1. 取器前应做 B 超或 X 线检查,确定节育器类型及位置。
2. 使用取环钩时应小心,以免损伤子宫壁。
3. 取出 IUD 后应落实其他避孕措施。

宫内节育器取出术操作规程及评分标准见表 20-2。

表 20-2 宫内节育器取出术操作规程及评分标准

内容	步骤及操作方法	分值 (100 分)	实际 得分	备注
术前 准备	1. 说出适应证及禁忌证	5		
	2. 器械物品准备:一次性窥阴器、一次性会阴垫、碘伏、棉球、宫颈钳、宫颈探针、取环钩	5		
	3. 术者衣帽整齐,规范戴口罩、帽子、手套	5		
操作 过程	4. 体位:膀胱截石位	5		
	5. 双合诊检查	5		
	6. 外阴阴道常规消毒、铺巾,使用窥阴器扩张阴道,暴露宫颈后消毒宫颈与宫颈管	10		
	7. 用宫颈钳夹持宫颈前唇,用子宫探针顺子宫位置探测宫腔深度	10		
	8. 有尾丝者,用血管钳夹住尾丝轻轻牵引取出。无尾丝者,用取环钩取出 IUD	10		
	9. 观察有无出血现象,取出窥阴器结束手术	10		
术后 处理	10. 交代注意事项;整理用物,处理医疗废物	10		
综合 评价	11. 整个操作过程熟练,动作标准、规范	10		
	12. 充分体现人文关怀,关爱患者	5		
	13. 5 min 内完成,每超时 1 min 扣 1 分	5		
	14. 提问:宫内节育器取出术适应证、禁忌证、注意事项	5		

第三节 人工流产术(负压吸引术)

一、适应证

妊娠 6~10 周以内非意愿妊娠而无禁忌证者或因医学原因不宜继续妊娠者。

二、准备工作

用物准备:手术包 1 个、腿套 2 个、会阴中单 1 个、腹部小单 1 个、卵圆钳、窥阴器、镊子、宫颈钳、探针、5~7.5 号宫颈扩张器、6 号吸管、7 号吸管、弯盘、吸引器管、负压吸引器、碘伏、棉球。

三、操作方法

1. 一般准备:术前排空膀胱,取膀胱截石位,按顺序消毒外阴,铺消毒巾于臀下。术者核实子宫位置、大小及附件情况。

2. 消毒:使用窥阴器扩张阴道,消毒阴道和宫颈。

3. 探测宫腔深度:用探针顺子宫方向,探测宫腔深度。

4. 扩张宫颈:扩张器按顺序扩张宫颈,扩张时用力要均匀,不宜过猛,以防宫颈内口损伤甚至引起子宫穿孔。

5. 吸引:将吸管末端与已消毒好的皮管相连,并与吸引器连接,按子宫位置方向将吸管头部缓慢送入宫底,深度不超过探针测得的宫腔深度,负压在 400～500 mmHg,吸管在子宫颈与子宫内口之间上下反复移动。子宫内容物吸净时,感宫壁粗糙。取出吸管时,应折叠胶管使吸口负压消失再从宫颈取出,预防刮伤宫颈管。

6. 检查宫腔是否吸净,必要时重新放入吸管,再开动负压吸引。

7. 检查吸出物有无绒毛及胚胎组织,与孕周是否相符,如无绒毛组织应送病检。再次检查是否有漏吸。详细填写手术记录单。

四、注意事项

1. 实施手术者应在门诊检查,确认为早孕后填表。

2. 有禁忌证者暂不宜行人流术。

3. 手术者术前应核实子宫位置、病史。

4. 扩宫时按顺序扩张宫口,切记跳号。

5. 吸宫后常规检查绒毛,以免漏吸或吸宫不全。

6. 术后观察 2 h,注意有无阴道流血、腹痛等异常情况。

7. 术后休息 2 周,1 个月内不宜性生活,禁止盆浴。术后给予抗生素及促进子宫收缩的药物。

8. 有发热、腹痛、阴道流血较多等异常情况应及时就诊。

9. 术后 14 日复诊,月经恢复后落实避孕措施并指导避孕。

人工流产术操作规程及评分标准见表 20-3。

表 20-3　人工流产术操作规程及评分标准

内容	步骤及操作方法	分值（100分）	实际得分	备注
术前准备	1. 说出适应证及禁忌证	5		
	2. 器械物品准备:一次性窥阴器、一次性会阴垫、碘伏、棉球、人工流产手术包	5		
	3. 术者衣帽整齐,规范戴口罩、帽子、手套	5		
操作过程	4. 患者取膀胱截石位,双合诊检查,明确子宫位置、大小	5		
	5. 外阴阴道常规消毒、铺巾,使用窥阴器扩张阴道,暴露宫颈后消毒宫颈与宫颈管,用宫颈钳夹持宫颈前唇,用子宫探针顺子宫位置探测宫腔深度	10		
	6. 扩张宫颈:用扩张器按顺序扩张宫颈,扩张时用力要均匀,不宜过猛,以防宫颈内口损伤甚至造成子宫穿孔	10		
	7. 吸引:将吸管末端与已消毒好的皮管相连,并与吸引器连接,按子宫位置方向将吸管头部缓慢送入宫底,深度不超过探针测得的宫腔深度,负压在 400～500 mmHg,吸管在子宫颈与子宫内口之间上下反复移动。子宫内容物吸净时,感宫壁粗糙	10		
	8. 检查宫腔是否吸净,必要时重新放入吸管,再开动负压吸引	10		
	9. 检查吸出物有无绒毛及胚胎组织,与孕周是否相符,如无绒毛组织应送病检,详细填写手术记录单	10		
	10. 观察有无出血情况,取出窥阴器结束手术	5		
术后处理	11. 交代注意事项;整理用物,处理医疗废物	5		

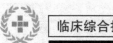
续表

内容	步骤及操作方法	分值 （100 分）	实际 得分	备注
综合 评价	12.整个操作过程熟练,动作标准、规范	5		
	13.充分体现人文关怀,关爱患者	5		
	14.5 min 内完成,每超时 1 min 扣 1 分	5		
	15.提问：人工流产术适应证、禁忌证、注意事项	5		

（邓小红）

第七篇

儿科基本技能

第二十一章 儿科基本技能

第一节 小儿体格发育的测量

一、目的

1. 掌握正确的小儿体重、身高、头围、前囟、皮下脂肪的测量方法,并能对检查结果作出正确的分析和判断。

2. 了解坐高、胸围、腹围、上臂围的测量方法。

二、用物准备

体重计、皮尺或测量床、腕关节 X 线摄片。

三、内容及方法

(一)体重

1. 操作前准备

(1)用物准备 磅秤、盘式秤、坐式秤、站式秤、尿布、衣服或毛毯、清洁布、记录本。

(2)环境准备 室内安静、整洁、光线充足,温度 26～28 ℃、湿度 55％～65％。

2. 操作步骤

(1)婴儿测量法(图 21-1)。

① 把清洁布铺在婴儿磅秤的秤盘上,调节指针到零点。

② 脱去婴儿衣服及尿布,将婴儿轻放于秤盘上,观察重量。

③ 准确读数至 10 g,记录测量结果。

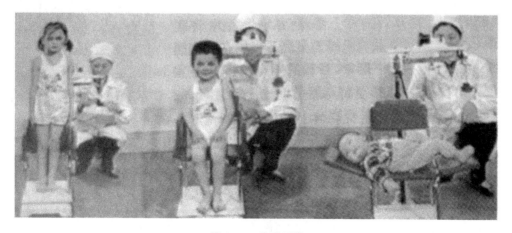

图 21-1 体重测量

(2)1 岁以上幼儿测量法(图 21-1)。

① 1～3 岁可坐位测量,坐稳后观察重量,准确读数至 50 g。

② 3 岁以上可站式测量,小儿站立于站板中央,两手自然下垂,站稳后观察重量,准确读数至 100 g。

③ 记录测量结果。

3. 注意事项

(1) 测量体重前必须校正测量秤。

(2) 每次测量应用同一测量秤、在同一时间进行,以晨起空腹排尿后或进食后 2 h 为佳。

(3) 若天气寒冷或体温偏低、病重婴儿,先称出婴儿的衣服、尿布、毛毯的重量,然后给婴儿穿上称过的衣服,包好毛毯再测量重量,减去衣物的重量即得婴儿体重。

(4) 测量体重应注意安全性,不合作或病重的患儿由成人抱着一起称重,称后再减去衣物及成人的重量即得小儿体重。

(5) 测量时小儿不可摇晃或接触其他物体。

(6) 若测的数值与前次差异较大时,应重新测量核对,小儿体重变化较大时应查找原因。

(二) 身高(长)

1. 操作前准备

(1) 用物准备　身长测量板、立位测量器、清洁布、记录本。

(2) 环境准备　室内安静、整洁、光线充足,温、湿度适宜。

2. 操作步骤

(1) 卧位测量法(图 21-2)　适合 3 岁以下小儿。

① 将清洁布铺在测量板上。

② 脱去小儿鞋、帽,使其仰卧在测量板上。

③ 将小儿头扶正,头顶轻贴测量板顶端。

④ 一手按住小儿双膝使双下肢伸直,一手推动滑板贴于足底。

⑤ 准确读数至 0.1 cm,记录测量结果。

(2) 立位测量法(图 21-2)。

① 脱去小儿鞋、帽,取立正姿势,站在立位测量器或有身高测量杆的测量秤上,双眼平视正前方,双臂自然下垂,足跟靠拢,足尖分开约 60°。

② 将推板轻轻拉至头顶。

③ 准确读数至 0.1 cm,记录测量结果。

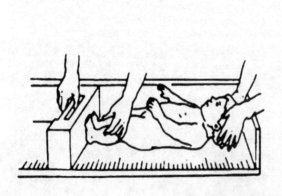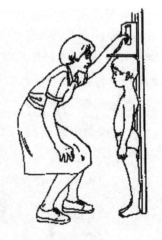

图 21-2　身高(长)测量

3. 注意事项

(1) 卧位测量时由于婴儿易动,推动滑板时动作应轻快,并准确读数至 0.1 cm。

(2) 立位测量时头部保持正直的标准是眼眶下缘与耳孔上缘在同一水平线上。

(3) 小儿身体站直的标准是足跟、臀部、两肩胛、枕骨粗隆均同时紧贴测量杆。

(4) 推板应与测量杆成 90°。

（三）顶臀长（坐高）

1. 操作前准备

用物准备　测量床或测量板、坐高计。

2. 操作步骤

（1）3 岁以下　使用测量床，小儿取平卧位。注意三个垂直：大腿与躯体，大腿与小腿，足板与测量床。准确读数至 0.1 cm。

（2）3 岁以上　使用坐高计，小儿身体先前倾使骶部紧靠测量板，再挺身坐直，大腿与躯体垂直，膝关节屈曲成直角，两脚平放在地面上，准确读数至 0.1 cm（图 21-3）。

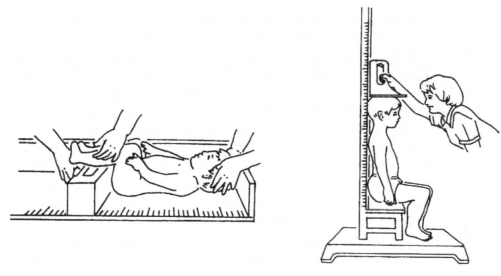

图 21-3　顶臀长（坐高）测量

（四）头围

1. 操作前准备

用物准备　软尺。

2. 操作步骤

（1）操作者左手持软尺，将零点固定于小儿右侧眉弓上缘，经枕后结节、左侧眉弓上缘绕头一周，再回到零点（图 21-4）。

（2）准确读数至 0.1 cm，记录测量结果。

3. 注意事项

（1）2 岁前测量最有价值。

（2）软尺宜紧贴皮肤。

（五）胸围

1. 操作前准备

用物准备　软尺。

2. 操作步骤

（1）小儿两手自然下垂，将软尺零点固定于一侧乳头下缘，将软尺紧贴皮肤，经两肩胛下角回到零点，取平静呼气和吸气时的平均值（图21-5）。

（2）准确读数至 0.1 cm，记录测量结果。

3. 注意事项

乳腺已发育的女孩，固定于胸骨中线第 4 肋间。

（六）上臂围

1. 操作前准备

用物准备　软尺。

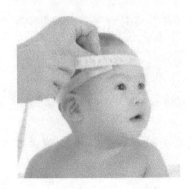

图 21-4　头围测量

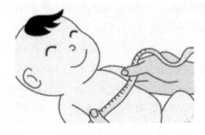

图 21-5　胸围测量

2. 操作步骤

（1）将软尺零点固定于小儿左上臂外侧肩峰至鹰嘴连线中点,取沿该点水平将软尺轻沿皮肤绕上臂一周的长度（图 21-6）。

（2）准确读数至 0.1 cm,记录测量结果。

（七）腹围

1. 操作前准备

用物准备　软尺。

2. 操作步骤

（1）1 岁以下　剑突与脐连线的中点,水平绕腹一周的长度。

（2）1 岁以上　经脐水平绕腹一周的长度。

（3）准确读数至 0.1 cm,记录测量结果。

（八）皮下脂肪

1. 操作前准备

用物准备　卡尺（图 21-7）。

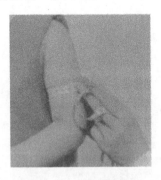

图 21-6　上臂围测量

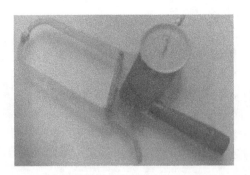

图 21-7　卡尺

2. 操作步骤

（1）用拇指和示指捏起测量部位的皮肤及皮下脂肪,捏起两指间的距离为 3 cm。

（2）将钳板置于捏起的皮褶两边至底部并钳住,测量其厚度,准确读数至 0.1 cm。

（3）重复两次取平均值,其标准为:Ⅰ度营养不良为 0.4～0.8 cm;Ⅱ度营养不良为 0.4 cm 以下;Ⅲ度营养不良为皮下脂肪消失。

3. 注意事项

（1）上臂三头肌部位　在肩峰与鹰嘴连线中点水平处,测量时要求小儿手臂放松下垂,掌心对着大腿侧面,测量时使皮褶方向与上臂长轴平行。

（2）背部　在肩胛下角下方稍偏外侧处,测量时要求被测量者取坐位或俯卧位,放松手臂及肩部,测量时皮褶方向应自外下向中间方向,与脊柱约成 45°。

（3）腹部 在腹部锁骨中线上平脐的部位,测量时皮褶方向应与躯干长轴平行(图21-8)。

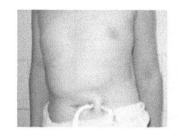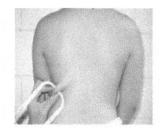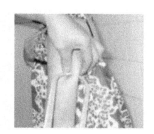

图 21-8 皮下脂肪的测量

（九）骨骼的发育

1. 前囟门 由额骨和顶骨组成,呈菱形。

在安静情况下,用示指和中指检查。先检查囟门是否闭合,如未闭合则应测量囟门大小(对边中点连线长度,新生儿1.5～2.0 cm)及压力高低(囟门张力)(图21-9)。

2. 后囟门 由两块顶骨和枕骨的间隙组成,呈三角形。

后囟门大多于出生时已闭合,迟至出生后6～8周闭合。

3. 脊柱的检查 小儿取直立位或坐位,观察脊柱自然弯曲曲线及活动情况,有无压痛及畸形。

新生儿脊柱轻微后凸,3个月能抬头,出现颈椎前凸;6个月会坐,出现胸椎后凸;1岁后能行走,出现腰椎前凸。

4. 骨化中心的检查 一般摄左腕部片,半岁前宜摄膝部及踝部片。腕部于出生时无骨化中心,1岁时3个,3岁时4个,1～9岁腕部骨化中心数约为岁数加1,10岁时全部出现,为10个。

5. 牙齿的检查 注意牙齿的数目、形状,有无龋齿,以及出牙顺序(图21-10)。

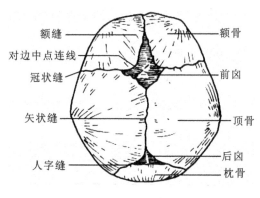

图 21-9 小儿囟门

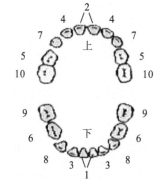

图 21-10 小儿出牙的顺序

乳牙自6个月(4～10个月)开始萌出,2～2.5岁出齐,共20个。2岁以内乳牙数为月龄减4～6。

小儿体格发育的测量操作规程及评分标准见表21-1。

表 21-1 小儿体格发育的测量操作规程及评分标准

内容		步骤及操作方法	分值（100分）	实际得分	备注
体重/kg	婴儿测量法	1.把清洁布铺在婴儿磅秤的秤盘上,调节指针到零点	4		
		2.脱去婴儿衣服及尿布,将婴儿轻放于秤盘上,观察重量,准确读数至10 g	4		
		3.记录测量结果	2		
	1岁以上幼儿测量法	4.1～3岁可坐位测量,坐稳后观察重量,准确读数至50 g	4		
		5.3岁以上可站式测量,小儿站立于站板中央,两手自然下垂,站稳后观察重量,准确读数至100 g	4		
		6.记录测量结果	2		

内容		步骤及操作方法	分值（100分）	实际得分	备注
身高（长）/cm	卧位测量法	7.将清洁布铺在测量板上	3		
		8.脱去小儿鞋、帽，使其仰卧在测量板上	3		
		9.将小儿头扶正，头顶轻贴测量板顶端	4		
		10.一手按住小儿双膝使双下肢伸直，一手推动滑板贴于足底	4		
		11.准确读数至0.1 cm，记录测量结果	2		
	立位测量法	12.脱去小儿鞋、帽，取立正姿势，站在立位测量器或有身高测量杆的测量秤上，双眼平视正前方，双臂自然下垂，足跟靠拢，足尖分开约60°	4		
		13.将推板轻轻拉至头顶	4		
		14.准确读数至0.1 cm，记录测量结果	2		
坐高/cm		15.3岁以下：使用测量床，取平卧位。注意三个垂直：大腿与躯体，大腿与小腿，足板与测量床。准确读数至0.1 cm	3		
		16.3岁以上：使用坐高计，身体先前倾使骶部紧靠测量板，再挺身坐直，大腿与躯体垂直，膝关节屈曲成直角，两脚平放在地面上，准确读数至0.1 cm	3		
头围/cm		17.操作者左手持软尺，将零点固定于小儿右侧眉弓上缘，经枕后结节、左侧眉弓上缘绕头一周，再回到零点。准确读数至0.1 cm	4		
胸围/cm		18.小儿两手自然下垂，将软尺零点固定于一侧乳头下缘，将软尺紧贴皮肤，经两肩胛下角回到零点，准确读数至0.1 cm。取平静呼气和吸气时的平均值	3		
上臂围/cm		19.将软尺零点固定于左上臂外侧肩峰至鹰嘴连线中点，取沿该点水平将软尺轻沿皮肤绕上臂一周的长度，准确读数至0.1 cm	3		
腹围/cm		20.1岁以下：剑突与脐连线的中点，水平绕腹一周的长度，准确读数至0.1 cm	3		
		21.1岁以上：经脐水平绕腹一周的长度，准确读数至0.1 cm	3		
皮下脂肪/cm		22.用拇指和示指捏起测量部位的皮肤及皮下脂肪，捏起两指间的距离为3 cm	3		
		23.将钳板置于捏起的皮褶两边至底部并钳住，测量其厚度	3		
		24.重复两次取平均值，准确读数至0.1 cm	2		
前囟门/cm		25.在安静情况下，用示指和中指检查，先检查囟门是否闭合，如未闭合则应测量囟门大小及压力高低	6		
后囟门		26.后囟门大多于出生时已闭合，迟至出生后6~8周闭合	3		
脊柱		27.取直立位或坐位，观察脊柱自然弯曲曲线及活动情况，有无压痛及畸形	3		
骨化中心		28.一般摄左腕部片，半岁前宜摄膝部及踝部片，腕部于出生时无骨化中心	4		
牙齿		29.注意牙齿的数目、形状，有无龋齿，以及出牙顺序	4		
综合评价		30.提问：小儿体格发育的测量目的和注意事项	2		
		31.操作熟练、准确	2		

第二节 婴儿喂养

一、目的

掌握婴幼儿喂养的方法及热量计算;实施科学的喂养方法;掌握辅食添加的原则及方法。

二、用物准备

牛乳、水、白糖。

三、操作前准备

1. 乳量计算 婴儿每日需能量 460 kJ/kg(110 kcal/kg),每日需水量 150 mL/kg。每 100 mL 鲜牛乳所产能量约 277 kJ(66 kcal)。

2. 哺喂次数 3~4 h 喂 1 次。

四、喂乳方法

1. 喂乳前应先给婴儿换尿布,喂乳者洗手。

2. 用乳瓶喂哺时,要选择开孔合适的胶皮乳头,即 1~3 个月婴儿应是在乳瓶倒置时,乳液能一滴一滴地流出,两滴之间稍有间隔;4~6 个月时乳液能连续滴出;6 个月以上乳液能呈线状流出。

3. 测试乳汁温度,将乳汁滴在喂乳者手背或前臂内侧,以不烫手为宜(图 21-11)。

4. 将婴儿抱起置于膝上,使之呈半卧位姿势。

5. 持乳瓶为斜位,使乳汁充满乳头进行喂哺。

6. 时间 15~20 min。

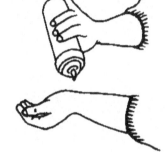

图 21-11 试乳汁温度的方法

五、注意事项

1. 喂哺结束后,应将婴儿竖抱起来,轻拍其背部(图 21-12),排出空气后再将婴儿置右侧卧位 30 min。

2. 乳液配制的量和浓度要适宜,以免引起营养不良或消化功能紊乱。

3. 要特别重视消毒,乳瓶、乳头、匙、盆、碗、杯等食具,每次用后都要刷洗干净,置锅内煮沸。配乳及喂乳前均须洗净双手。

4. 乳瓶中剩余的乳汁不能留到下次再喂。

婴儿喂养操作规程及评分标准见表 21-2。

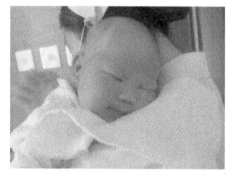

图 21-12 竖抱拍背

表 21-2 婴儿喂养操作规程及评分标准

内容	步骤及操作方法	分值 (100 分)	实际 得分	备注
操作前 准备	1.乳量计算	20		
	2.哺喂次数	5		
操作 步骤	3.喂乳前应先给婴儿换尿布,喂乳者洗手	5		
	4.用乳瓶喂哺时,要选择开孔合适的胶皮乳头	10		
	5.测试乳汁温度,将乳汁滴在喂乳者手背或前臂内侧,以不烫手为宜	10		

内容	步骤及操作方法	分值（100分）	实际得分	备注
操作步骤	6.将婴儿抱起置于膝上,使之呈半卧位姿势	10		
	7.持乳瓶为斜位,使乳汁充满乳头进行喂哺	10		
	8.时间15～20 min	5		
综合评价	9.提问:婴儿喂养目的和注意事项	15		
	10.操作正规,叙述准确	10		

第三节　预防接种

一、目的

通过有计划地将疫苗等生物制品接种到人体,使机体产生有益的抵抗感染的免疫反应,以达到预防相应疾病的目的。

二、儿童免疫程序

儿童免疫程序见表21-3。

表 21-3　儿童免疫程序

疫苗	接种月(年)龄	接种剂次	接种部位	接种途径	接种剂量（剂次）	备注
乙肝疫苗	出生、1个月、6个月	3	上臂三角肌	肌内注射	5 μg	出生后24 h内接种第1剂次,第1、2剂次间隔大于或等于28天
卡介苗	出生后2～3天至2个月内	1	上臂三角肌中部略下处	皮内注射	0.1 mL	接种数周后局部可发生脓疱
脊髓灰质炎减毒活疫苗糖丸	2～4个月	3	—	口服	1粒	第1、2剂次,第2、3剂次间隔时间大于或等于28天
百白破疫苗	3～5个月	3	大腿外侧深部肌肉	肌内注射	0.2～0.5 mL	第1、2剂次,第2、3剂次间隔时间大于或等于28天
麻疹减毒活疫苗	8个月	1	上臂外侧三角肌下缘附着处	皮下注射	0.2 mL	—
乙脑减毒活疫苗	8个月	1	上臂外侧	皮下注射	0.5 mL	—
A群流脑疫苗	6个月、9个月	2	上臂外侧	皮下注射	0.5 mL	间隔3个月

三、预防接种的注意事项

1. 严格掌握禁忌证

(1) 相对禁忌证,是指正患活动性肺结核、肝病、溃疡病发作期、发热、急性传染病等,待病情缓解、恢复健康后即可接种。

(2) 特殊禁忌证,是指某一种生物制品特有的,不是所有的生物制品都不能接种,如结核病患者不能接种卡介苗;发热或 1 周内每日腹泻 4 次以上的小儿禁服脊髓灰质炎减毒活疫苗糖丸;近 1 个月内注射过丙种球蛋白者,不能接种活疫苗;各种制品的特殊禁忌证应严格按照使用说明执行。

(3) 绝对禁忌证,指任何生物制品都不能接种的,如有明确过敏史者,患有自身免疫性疾病、恶性肿瘤、神经疾病、精神疾病、免疫缺陷病及皮肤病如湿疹等。

2. 严格执行免疫程序 严格按照规定的接种剂量接种。注意预防接种的次数,按要求完成全程基础免疫和加强免疫,按各种制品要求的间隔时间接种。一般接种活疫苗后需隔 4 周,接种死疫苗后需隔 2 周再接种其他疫苗。

3. 严格执行查对制度 严格核对小儿姓名和年龄。严格检查生物制品的标签,包括名称、批号、有效期及生产单位,并做好登记。严格检查安瓿瓶有无裂痕,药液有无发霉、异物、凝块、变色或冻结等,若发现药液异常,立即停止使用。

4. 严格遵守无菌操作 接种前生物制品要严格按照规定方法溶解、稀释。要求每人一个无菌注射器、一个无菌针头,准确抽取所需剂量。抽吸后如有剩余药液,需用无菌干纱布覆盖安瓿瓶口,在空气中放置不能超过 2 h。接种时用 2% 碘酊及 75% 酒精或 0.5% 碘伏消毒局部皮肤,待干后注射。接种活疫苗、菌苗时,只用 75% 酒精消毒,因活疫苗、菌苗易被碘酊杀死,影响接种效果。

5. 接种后剩余药液应废弃,活疫苗应烧毁。

6. 一次接种后发热温度比较高,下次接种时宜减少剂量。

7. 接种后留院观察 30 min,30 min 后再喂奶、喂温开水。

8. 接种当天避免吃羊肉、鱼虾、海参等海鲜类饮食,接种部位清洁,避免弄湿,以免感染。

四、预防接种后的反应及处理

(一) 一般反应

1. 局部反应 接种后数小时至 24 h 左右,注射局部会出现红、肿、热、痛,有时伴有局部淋巴结肿大,红肿直径小于 2.5 cm 为弱反应,2.6～5 cm 为中等反应,大于 5 cm 为强反应。局部反应持续 2～3 天不等,接种活疫苗后局部反应出现较晚,持续时间长。

2. 全身反应 于接种后 24 h 内出现体温升高,多为低、中度发热,持续 1～2 天,接种活疫苗需经过一定潜伏期(5～7 天)才有体温上升。体温 37.5 ℃ 左右为弱反应,37.6～38.5 ℃ 为中等反应,高于 38.6 ℃ 为强反应。此外,还伴有头晕、恶心、呕吐、腹痛、腹泻、全身不适等症状。

多数小儿的局部和(或)全身反应是轻微的,无需特殊处理,只要适当休息、多饮水即可。局部反应较重时,可用清洁毛巾热敷,若局部红肿继续扩大、高热持续不退,应到医院就诊。

(二) 异常反应

1. 过敏性休克 于注射后数秒钟或数分钟后发生。应立即使患儿平卧,头稍低,注意保暖,吸氧,并立即皮下或静脉注射 1∶1000 肾上腺素 0.5～1 mL,必要时可重复注射。病情稳定后,应尽快转至医院抢救。

2. 晕针 在接种时或接种后几分钟内发生。应立即使患儿平卧,头稍低,保持安静,饮少量温开水或糖水。数分钟不能恢复正常者,可针刺人中穴,也可皮下注射 1∶1000 肾上腺素。

3. 过敏性皮疹 荨麻疹最多见。服用抗组胺药后即可痊愈。

4. 全身感染 有严重原发性免疫缺陷或继发性免疫功能受损者,接种活疫苗后可扩散为全身感染,应积极抗感染及对症处理。

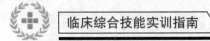

预防接种的操作规程及评分标准见表 21-4。

表 21-4 预防接种的操作规程及评分标准

内　容	步骤及操作方法	分值(100分)	实际得分	备注
操作前准备	1.接种当日应做好接种器材、疫苗或菌苗、药品及接种环境的准备	3		
	2.实行一人一针一管制,并严格消毒	3		
	3.认真核对疫苗或菌苗的名称、批号、有效期	3		
	4.开启过的疫苗或菌苗应冷藏保存,但超过 24 h 不能再使用。室温下存放不得超过 2 h	4		
	5.接种治疗室应宽敞、明亮、整洁,室内温度为 26～28 ℃,保证婴幼儿不受凉	3		

内　容	疫　苗	初种时间	复种时间	接种办法	分值	实际得分	备注
儿童计划免疫程序	6.卡介苗(减毒活结核菌混悬液)	出生后 2～3 天至 2 个月内	7 岁、12 岁复查,结核菌素阴性时加种	皮内	6		
	7.乙肝疫苗	出生、1 个月、6 个月	周岁复查,免疫成功者,3～5 年加强;失败者,重复基础免疫	肌内	6		
	8.脊髓灰质炎减毒活疫苗糖丸	2～4 个月	4 岁	口服	6		
	9.百白破疫苗	3～5 个月	1.5～2 岁加强百白破三联针,7 岁加强白破二联针	肌内	6		
	10.麻疹减毒活疫苗	8 个月	7 岁	皮下	6		
	11.乙脑减毒活疫苗	8 个月	2 岁时加强 1 次	皮下	6		
	12. A 群流脑疫苗	6 个月、9 个月	—	皮下	6		

内　容		步骤及操作方法	分值	实际得分	备注
预防接种反应及处理	一般反应	13.局部反应:接种后数小时至 24 h 左右,注射局部会出现红、肿、热、痛,有时伴有局部淋巴结肿大,红肿直径小于 2.5 cm 为弱反应,2.6～5 cm 为中等反应,大于 5 cm 为强反应	6		
		14.全身反应:于接种后 24 h 内出现体温升高,多为低、中度发热,持续 1～2 天,接种活疫苗需经过一定潜伏期(5～7 天)才有体温上升。体温 37.5 ℃ 左右为弱反应,37.6～38.5 ℃ 为中等反应,高于 38.6 ℃ 为强反应	6		
	异常反应	15.过敏性休克:于注射后数秒钟或数分钟后发生。应立即使患儿平卧,头稍低,注意保暖,吸氧,并立即皮下或静脉注射 1∶1000 肾上腺素 0.5～1 mL,必要时可重复注射。病情稳定后,应尽快转至医院抢救	6		
		16.晕针:在接种时或接种后几分钟内发生。应立即使患儿平卧,头稍低,保持安静,饮少量温开水或糖水。数分钟不能恢复正常者,可针刺人中穴,也可皮下注射 1∶1000 肾上腺素	6		
		17.过敏性皮疹:荨麻疹最多见。服用抗组胺药后即可痊愈	5		
		18.全身感染:有严重原发性免疫缺陷或继发性免疫功能受损者,接种活疫苗后可扩散为全身感染,应积极抗感染及对症处理	6		

续表

内　　容	步骤及操作方法	分值 (100分)	实际 得分	备注
综合 评价	19.掌握计划免疫程序,错一项扣1分	3		
	20.提问:预防接种禁忌证及注意事项	4		

第四节　新生儿窒息复苏

一、复苏的对象

1. 凡出生时无呼吸,心率<100次/分,皮肤青紫,反射能力差的新生儿均需要进行复苏。

2. 新生儿出生后1 min和5 min进行Apgar评分(表21-5),如有窒息,不能等待评分结果再复苏,应边评分,边进行复苏操作。凡遇评分低于7分者应在复苏过程的最先20 min内每隔5 min评分1次,直至连续2次评分达8分为止(为了如实评分,由非助产人员评分更客观,分娩前应充分了解病史,以便做好复苏的思想准备,备好全套复苏器械等)。

表21-5　新生儿Apgar评分表

体　　征	评分标准/分		
	0	1	2
皮肤颜色	青紫或苍白	身体红,四肢青紫	全身红
心率/(次/分)	无	<100	>100
弹足底或插鼻管反应	无反应	有些动作,如皱眉	哭、打喷嚏
肌张力	松弛	四肢略屈曲	四肢活动
呼吸	无	慢,不规律	正常,哭声响

二、复苏的目的

1. 尽量吸净呼吸道的黏液。

2. 增加通气,保证供氧。

3. 保证足够的心搏出量,恢复循环,纠正酸中毒。

4. 注意保暖,减少氧耗。

三、复苏的步骤

ABCDE复苏方案如下。

A(airway)　尽量吸净呼吸道的黏液。

B(breathing)　建立呼吸,增加通气。

C(circulation)　维持正常循环,保证足够心搏出量。

D(drug)　药物治疗。

E(evaluation)　评价。

前三项最为重要,其中A是根本,B是关键。

四、操作步骤

（一）最初复苏步骤

1. 保暖　婴儿娩出后即置于用远红外或其他方法预热的保暖台上。

2. 用温热干毛巾擦干头部及全身，减少散热。

3. 摆好体位（图 21-13）　肩部以布卷垫高 2～2.5 cm，使颈部轻微伸仰，咽后壁、喉和气管成直线。

4. 清理呼吸道（图 21-14）　在娩出后立即吸净口、咽、鼻黏液，吸引时间不超过 10 s，先吸口腔，再吸鼻腔黏液。

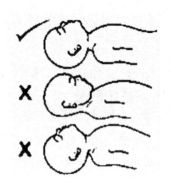

图 21-13　正确和不正确体位

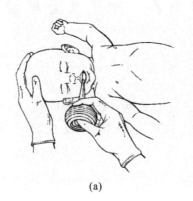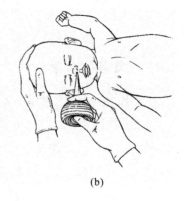

(a)　　　　　　　　　　(b)

图 21-14　清理呼吸道

(a)先吸口腔；(b)再吸鼻腔

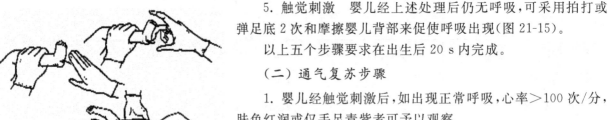

图 21-15　刺激新生儿呼吸的可行方法

5. 触觉刺激　婴儿经上述处理后仍无呼吸，可采用拍打或弹足底 2 次和摩擦婴儿背部来促使呼吸出现（图 21-15）。

以上五个步骤要求在出生后 20 s 内完成。

（二）通气复苏步骤

1. 婴儿经触觉刺激后，如出现正常呼吸，心率＞100 次/分，肤色红润或仅手足青紫者可予以观察。

2. 如无自主呼吸、喘息和（或）心率＜100 次/分，应立即用复苏器加压给氧。

3. 15～30 s 后心率如大于 100 次/分，出现自主呼吸者可予以观察。

4. 心率在 80～100 次/分，有增快趋势者宜继续用复苏器加压给氧。

5. 如心率不增快或小于 80 次/分，同时加胸外按压心脏 30 s，无好转则行气管插管术，同时给予 1∶10000肾上腺素 0.1～0.3 mL/kg，静脉或气管内注入。

6. 如心率仍小于 100 次/分，可根据病情酌情纠酸、用扩容剂，有休克症状者可给予多巴胺或多巴酚丁胺，每分钟 5～20 μg/kg，从小量开始，逐渐增量，最大量不超过每分钟 20 μg/kg；对其母在婴儿出生前 6 h 内曾用过麻醉药者，可用纳洛酮 0.1 mg/kg，静脉或气管内注入。

（三）复苏技术

1. 复苏器加压给氧法　面罩应密闭遮盖下巴尖端、口鼻，但不盖住眼睛（图 21-16）。通气率为 30～40 次/分，手指压与放的时间比为 1∶1.5，临床可见到胸部呈浅呼吸状，加压 2 min 以上者须插胃管，以免过多气体进入胃中而致腹胀。

2. 胸外心脏按压

（1）拇指法（图 21-17）　操作者双手拇指并排或重叠于患儿胸骨体中下 1/3 处，其他手指围绕胸廓托在后背。

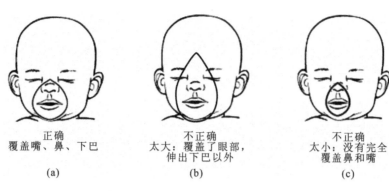

正确
覆盖嘴、鼻、下巴
(a)

不正确
太大：覆盖了眼部，
伸出下巴以外
(b)

不正确
太小：没有完全
覆盖鼻和嘴
(c)

图 21-16 正确和不正确的面罩型号

（2）双指法（图 21-17） 操作者一手的两个指尖压迫患儿胸部，用另一只手或硬垫支撑背部。

（3）按压速率为 90 次/分（每按压 3 次，间断加压给氧 1 次，即按压 90 次/分和呼吸 30 次/分，达到每分钟约 120 个动作），按压深度为前后胸直径的 1/3（为 1～2 cm），按压放松过程中，手指不离开胸壁。

（4）按压有效时：①可摸到股动脉搏动；②瞳孔收缩，对光反射恢复；③口唇、甲床颜色转红；④自主呼吸恢复。

3. 喉镜下经口气管插管（图 21-18）

在复苏过程中出现以下指征者要求在 20 s 内完成气管插管和一次吸引。

指征：胎粪黏稠或声门下有胎粪颗粒需吸净者；重度窒息需较长时间加压给氧或人工呼吸者；应用气囊面罩复苏器胸廓扩张效果不好，或心率在 80～100 次/分、不继续增快者；疑诊膈疝儿。

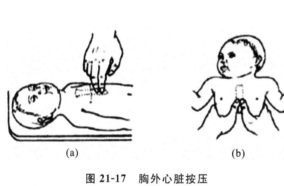

(a)　　　(b)

图 21-17 胸外心脏按压
(a)双指法；(b)拇指法

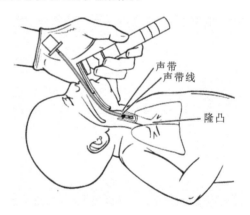

声带
声带线

隆凸

图 21-18 喉镜下经口气管插管

（四）复苏后观察监护

监护主要内容为体温、呼吸、心率、血压、尿量、肤色和窒息所导致的神经系统症状，注意酸碱失衡、电解质紊乱、大小便异常、感染和喂养等问题。

五、预后

慢性宫内缺氧、先天性畸形、重度窒息复苏不及时或方法不当者、20 min Apgar 评分低、出生 2 周神经系统异常症候仍持续者预后均不良。

六、预防

孕妇应定期做产前检查，发现高危妊娠应及时处理，避免早产和手术产；提高产科技术；对高危妊娠者进行产时胎心监护，及早发现胎儿宫内窘迫并进行处理；产时，当胎头娩出后，立即挤净口、鼻黏液，生后再次挤出或吸出口、鼻、咽部分泌物，并做好一切新生儿复苏准备工作。

新生儿窒息复苏操作规程及评分标准见表 21-6。

表 21-6 新生儿窒息复苏操作规程及评分标准

内容	步骤及操作方法	分值（100分）	实际得分	备注
操作前准备	1.洗手、戴口罩，衣帽整洁，戴无菌手套	2		每漏一项扣1分
	2.用物准备：新生儿复苏模型、辐射暖台或模拟暖台的桌子、手套、吸引球囊或吸管、听诊器、肩垫、擦干新生儿用的毛巾和毯子、自动充气式气囊或带压力表和氧源的气流充气式气囊、流量表、面罩（足月儿和早产儿的尺寸）、执行常压给氧的方式（氧气面罩、氧气管）、计时器、胶带、吸引器和导管、胎粪吸引管、功能良好的喉镜和镜片、气管导管、金属芯	10		
评估	3.新生儿：Apgar 评分	4		
	4.环境：温度、光线适宜	1		
复苏初步步骤	5.将新生儿放在预热的辐射保温台上	1		
	6.摆正体位（鼻吸气位）	2		
	7.清理呼吸道，先口后鼻（必要时气管插管）	2		
	8.擦干全身后拿开湿毛巾，给予刺激，重新摆正体位	2		
	9.评价呼吸、心率、肤色，要求根据评价讲述需采取的措施	1		
复苏气囊和面罩的使用	10.选择气囊，接上氧源，选择合适型号的面罩	1		
	11.检查气囊（压力、减压阀、性能等）	1		
	12.站在新生儿的一侧或头部，将新生儿的头部摆正到鼻吸气位	1		
	13.将气囊和面罩放置在新生儿面部，检查气道密闭性（用正确压力通气2～3次，观察胸廓扩张情况）	3		
	14.正压人工通气30 s（频率：30 次/分。压力：胸部略见起伏）用听诊器听心率6 s，评价	6		
	15.备注：氧流量5 L/min（2分），面罩不可压在面部，不可将手指或手掌置于患儿眼部（2分），念"一"时挤气囊，念"二、三"时放气（2分），正压通气时间超过2 min需插胃管（2分），30 s 正压通气后心率小于60 次/分，进行胸外按压（或气管插管）（4分）	12		
	16.用100%氧开始气囊面罩正压人工通气30 s 后，心率小于60 次/分或介于60～80 次/分无上升者，需要实行胸外按压	5		
	17.手的正确位置在胸骨下1/3处（两乳头连线中点下方）	5		
	18.双指法（用中指和示指或无名指指尖，垂直压迫）	5		
	19.拇指法（两拇指可并排放置或重叠，拇指第1节应弯曲，垂直压迫，双手环抱胸廓支撑背部）	5		
复苏气囊和面罩的使用	20.按压深度为前后胸直径的1/3（为1～2 cm），放松时指尖或拇指不离开胸骨，下压时间应稍短于放松时间，胸外按压和人工通气的次数比为3：1，即按压90 次/分和呼吸30 次/分，达到每分钟约120个动作	6		
	21.30 s 胸外按压后，听心率6 s，心率小于60 次/分，重新开始胸外按压（并使用药物）；若心率大于60 次/分，停止胸外按压继续人工通气	5		

续表

内容	步骤及操作方法	分值 (100分)	实际 得分	备注
药物 治疗	22.肾上腺素 (1)指征:心搏停止或在 30 s 的正压人工通气和胸外按压后,心率持续小于60次/分	1.5		
	(2)肾上腺素剂量:静脉或气管注入的剂量是 0.1～0.3 mL/kg 的 1∶10000 溶液(0.01～0.03 mg/kg),需要时 3～5 min 重复 1 次	1.5		
	23.碳酸氢钠 5%碳酸氢钠 3～5 mL/kg,用等量 5%葡萄糖稀释后静脉滴注以纠正酸中毒	1		
	24.纳洛酮 产妇使用麻醉药物引起的新生儿呼吸抑制,可给予 0.1 mg/kg 肌内注射	1		
评价	25.复苏过程中随时评价新生儿的皮肤、呼吸、心率、喉反射、肌张力,为确定进一步的抢救提供依据	5		
气管 插管	26.气管插管指征 (1)需要气管内吸引、清除胎粪时	1		
	(2)气囊面罩人工通气无效或要延长时	1		
	(3)经气管注入药物时	1		
	(4)特殊复苏情况,如先天性膈疝或超低出生体重儿	1		
	27.选择正确的气管导管 内径 2.5 mm——小于 1000 g,小于 28 周 3.0 mm——1000～2000 g,28～34 周 3.5 mm——2000～3000 g,34～38 周 4.0 mm——大于 3000 g,大于 38 周	0.5		
	28.整个操作要求在 20 s 内完成并常规做 1 次气管吸引	0.5		
综合 评价	29.操作熟练、准确	3		
	30.提问:抢救对象及目的	2		

第五节 温箱、蓝光箱的使用

I 温箱的使用

一、目的

1. 为早产儿提供适宜的温、湿度,以保持体温恒定,提高成活率,促进其生长发育。
2. 为硬肿症、体温不升的患儿复温。

二、操作前准备

1. 温箱准备

(1) 检查婴儿温箱(图 21-19),保证安全,使用前做好清洁、消毒工作。将蒸馏水加入温箱水槽中至水

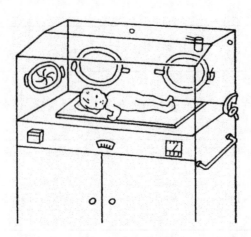

图 21-19　婴儿温箱

位指示线,并加蒸馏水于湿化器水槽中。

(2) 接通电源,打开电源开关,将预热温度调至 28～32 ℃,预热时间为 30～60 min,温度升到所需温度时红、绿灯交替亮。如果患儿体温不升,箱温应设置为比患儿体温高 1 ℃。

(3) 根据湿度计读数调整湿度控制旋钮,调节箱内湿度至 55%～65%。

2. 环境准备　调节室温至 24～26 ℃,以减少辐射热的损失。室内无对流风,关闭门窗。

3. 操作者准备　在入箱操作、检查、接触患儿前必须洗手、戴口罩。

三、操作步骤

1. 根据小儿体重、出生日龄及体温设定温箱的适宜温、湿度。

2. 铺好温箱内婴儿床,将小儿穿单衣、裹尿布后放于温箱内。

3. 一切护理操作应尽量在箱内进行,如喂奶、换尿布、清洁皮肤、观察病情及检查等。操作可从边门或袖孔伸入进行,尽量少打开箱门,以免箱内温度波动。若确因需要暂出温箱治疗、检查,也应注意在保暖措施下进行,避免患儿受凉。

4. 定时测量体温,根据体温调节箱温,并做好记录。在患儿体温未升至正常之前应每 1 h 监测 1 次,升至正常后可每 4 h 监测 1 次,注意保持体温在 36～37 ℃,并维持相对湿度。

5. 密切观察小儿面色、呼吸、心率及病情变化。

6. 保持温箱的清洁

(1) 温箱使用期间应每天用消毒液将温箱内、外擦拭,然后用清水再擦拭一遍,若遇奶迹、葡萄糖液等污染应随时将污迹擦去。每周更换温箱 1 次,以便清洁消毒,并用紫外线照射。要定期进行细菌培养,以检查清洁、消毒的质量。如培养出致病菌应将温箱搬出病房彻底消毒,防止交叉感染。

(2) 湿化器的水箱用水每天更换 1 次,以免细菌滋生。机箱下面的空气净化垫应每月清洗 1 次,若已破损则需更换。

(3) 患儿出箱后,温箱应进行终末清洁、消毒处理。

7. 出温箱的条件

(1) 体重达 2000 g 左右,体温正常者。

(2) 在不加热的温箱内,室温维持在 24～26 ℃时,患儿能保持正常体温者。

(3) 患儿在温箱中生活了 1 个月以上,体重虽不到 2000 g,但一般情况良好,并在 32 ℃温箱内,穿单衣可维持正常体温者。

四、注意事项

1. 使用温箱应随时观察使用效果,如温箱发出报警信号,应及时查找原因,妥善处理。

2. 温箱不宜放置在阳光直射、有对流风及取暖设备附近,以免影响箱内温度的控制。

3. 要掌握温箱性能,严格执行操作规程,并要定期检查有无故障、失灵现象,如有漏电应立即拔除电源进行检修,保证绝对安全使用。

4. 严禁骤然提高温箱温度,以免患儿体温突然上升造成不良后果。

温箱的使用操作规程及评分标准见表 21-7。

表 21-7　温箱的使用操作规程及评分标准

内容	步骤及操作方法		分值(100 分)	实际得分	备注
入箱前准备	1. 温箱准备	(1)检查婴儿温箱	10		
		(2)接通电源,打开电源开关,调节适宜温度	5		
		(3)根据湿度计读数调整湿度控制旋钮,调节箱内湿度至 55%~65%	5		
	2. 环境准备	调节室温至 24~26 ℃,以减少辐射热的损失	5		
	3. 操作者准备	在入箱操作、检查、接触患儿前必须洗手、戴口罩	5		
操作步骤	4. 根据小儿体重、出生日龄及体温设定温箱的适宜温、湿度		10		
	5. 铺好箱内婴儿床,将小儿穿单衣、裹尿布后放于温箱内		5		
	6. 一切护理操作应尽量在箱内进行,若确因需要暂出温箱治疗、检查,也应注意在保暖措施下进行,避免患儿受凉		5		
	7. 定时测量体温,根据体温调节箱温,并做好记录		10		
	8. 密切观察小儿面色、呼吸、心率及病情变化		5		
	9. 保持温箱的清洁		15		
	10. 出温箱的条件		5		
综合评价	11. 整个操作过程熟练、动作标准、规范		5		
	12. 提问:温箱的使用目的及注意事项		10		

Ⅱ　蓝光箱的使用

一、目的

蓝光箱临床上用于高胆红素血症的治疗。血中的间接胆红素经蓝光照射可转变为水溶性异构体,随胆汁、尿液排出体外。适用于间接胆红素升高的新生儿,防止核黄疸的发生。

二、操作前准备

1. 用物准备　光疗箱一般采用波长 425~475 nm 的蓝色荧光灯,灯管与患儿皮肤的距离为 33~50 cm,以 160~320 W 为宜。光疗箱有单面和双面光疗箱两种,双面光优于单面光。患儿护眼罩用墨纸或胶片剪成眼镜状,其他如长条尿布、尿布带、胶布、工作人员用的墨镜等(图 21-20)。

2. 光疗箱准备

(1)清洁光疗箱,清除灯管及反射板的灰尘。

(2)箱内湿化器加水至体积 2/3 处。

(3)接通电源,检查灯管亮度,并使箱温升至患儿适中温度(32~34 ℃),相对湿度达 55%~65%。

(4)光疗箱放置在干净,温、湿度变化较小,无阳光直射的场所。

3. 患儿准备　入箱前清洁患儿皮肤,禁止在皮肤上涂粉和油类;剪短指甲,防止抓破皮肤。测量患儿体温,必要时测体重,取血监测血清胆红素水平。

4. 操作者准备　操作前洗手、戴口罩、帽子、墨镜等。

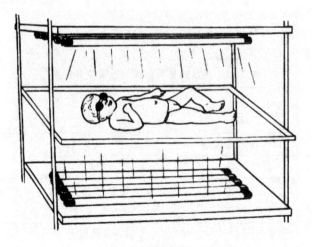

图 21-20　婴儿蓝光治疗

三、注意事项

1. 保持灯管与反射板的清洁,并及时更换灯管。灯管使用 300 h 后其灯光能量输出减弱 20%,900 h 后减弱 35%,因此蓝光灯管使用 1000 h 必须更换。

2. 光照 12～24 h 才能使血清胆红素下降,光疗总时间按医嘱执行。血清胆红素低于 171 μmol/L (10 mg/dL)时可停止光疗。

3. 光照时出现的轻度腹泻、排深绿色多泡沫稀便、小便深黄色、一过性皮疹等副作用,可随病情好转而消失。

4. 光疗中不显性失水增加,按医嘱静脉输液,按需哺乳,保证水分及营养供给。

5. 照射中注意观察患儿精神状态、反应、呼吸、脉搏及黄疸程度的变化;观察大小便颜色与性状;检查皮肤有无发红、干燥、皮疹,有无呼吸暂停、烦躁、嗜睡、发热、腹胀、呕吐、惊厥等;监测血清胆红素水平等。

6. 工作人员为患儿进行检查、治疗、护理时要戴墨镜。

蓝光箱的使用操作规程及评分标准见表 21-8。

表 21-8　蓝光箱的使用操作规程及评分标准

内容	步骤及操作方法	分值 (100 分)	实际 得分	备注
入箱 操作	1. 将患儿全身裸露,男婴要注意保护阴囊,用尿布遮盖会阴部,佩戴护眼罩。抱入已预热好的光疗箱中,记录入箱时间	10		
操作 过程	2. 使患儿皮肤均匀受光,尽量广泛照射身体	5		
	3. 单面光疗箱一般每 2 h 更换体位 1 次,仰卧、侧卧、俯卧时要有专人巡视,以免口鼻受压而影响呼吸	10		
	4. 照射时每小时测体温 1 次或根据病情、体温情况随时测量,使体温保持在 36～37 ℃	10		
	5. 根据体温调节箱温,如体温超过 37.8 ℃或低于 35 ℃,要暂停光疗,经处理体温恢复正常后再继续光疗	10		
	6. 严密观察病情	5		
出箱 准备	7. 出箱前先将衣物预热,再给患儿穿好	10		
	8. 关闭箱体电源开关	5		
	9. 除去护眼罩,抱回病房	5		
	10. 做好各项记录,如出箱时间、生命体征等	10		

续表

内容	步骤及操作方法	分值 (100分)	实际 得分	备注
整理 用物	11.光疗结束后切断电源,倒尽湿化器水箱内水,做好整机清洁、消毒,有机玻璃制品用0.1%苯扎溴铵溶液擦洗消毒	5		
综合 评价	12.操作熟练、有序	5		
	13.提问:蓝光箱的使用目的和注意事项	10		

（张国英）

第八篇

眼耳鼻咽喉科基本技能

第二十二章 眼科检查

第一节 视力、色觉、暗适应和外眼检查

一、目的

通过视力、色觉、暗适应和外眼检查等眼科体格检查,掌握双眼视功能以及眼部疾病的体征和全身疾病在眼部的症状、体征。

二、要求

1. 在开始检查之前,应先询问病史,主要是以下几方面:①视觉障碍;②疼痛及其他不适;③复视及头晕;④眼外观的改变;⑤分泌物的情况等。检查外眼时,可借助自然光线做一般视诊检查,再利用集合光线(斜照法)检查。眼底检查在暗室进行。必要时进一步做特殊检查。

2. 熟悉视力、色觉、暗适应和外眼检查的方法及标准。

3. 熟练掌握常用眼科检查器械的使用方法,如视力表、裂隙灯显微镜、眼压计、检眼镜等。

4. 记录客观、准确。

5. 操作时态度认真、关心患者、沟通有效,操作轻柔、熟练,对不合作者应耐心辅导。

三、操作步骤

(一)远视力检查

测定远视力常用国际标准视力表和我国缪天荣设计的对数视力表,我国卫生部 1989 年规定《标准对数视力表》于 1990 年 5 月 1 起在全国实施,本表优点是可以进行视力比较、视力平均及视力统计。

1. 检查前应向被检查者说明正确观察视力表的方法,被检查者应距离视力表 5 m。

2. 两眼分别检查,先查右眼,后查左眼。查一眼时,须以遮眼板将另一眼完全遮住。但注意勿压迫眼球。

3. 检查时,让被检查者先看清最大一行标记,如能辨认,则自上而下,由大至小,逐级将较小标记指给被检查者看,直至查出能清楚辨认的最小一行标记。如估计患者视力尚佳,则不必由最大一行标记查起,可酌情由较小标记行开始。

4. 记录方法如下。

(1)国际标准视力表上各行标记的一侧,均有注明在 5 m 距离看清楚该行时所代表的视力。检查时,如果被检查者仅能辨认表上最大的"0.1"行 E 字缺口方向,就记录视力为"0.1";如果能辨认"0.2"行 E 字缺口方向,则记录为"0.2",以此类推。能认清"1.0"行或更小的行次者,即为正常视力。

如被检查者在 5 m 距离外不能辨认出表上任何字标时,可让被检查者走近视力表,直到能辨认表上"0.1"行标记为止。此时的计算方法为:视力=0.1×被检查者所在距离(米)/5 m。如 4 m 处能认出则记录"0.08"(0.1×4/5=0.08);同样如在 2 m 处认出,则为"0.04"(0.1×2/5=0.04)。

如被检查者在 1 m 处尚不能看清"0.1"行标记,则让其背光数医生手指,记录能看清的最远距离,例如在 30 cm 处能看清手指数,则记录为"30 cm 指数"或"CF/30 cm"。如果将医生手指移至最近距离仍不能辨认指数,可让其辨认是否有手在眼前摇动,记录其能看清手动的最远距离,如在 10 cm 处可以看到,即记录为"HM/10 cm"。

对于不能辨认眼前手动的被检查者,应检查有无光感。光感的检查是在 5 m 长的暗室内进行,先用手巾或手指遮盖一眼,不得透光。检查者持一烛光或手电在被检查者的眼前方,时亮时灭,让其辨认是否有光。如 5 m 处不能辨认时,将光移近,记录能够辨认光感的最远距离。无光感者说明视力消失,临床上记录为"无光感"。

有光感者,为进一步了解视网膜机能,尚须检查光定位。方法是嘱被检查者注视正前方,在眼前 1 m 远处,分别将烛光置于正前上、中、下,颞侧上、中、下,鼻侧上、中、下共 9 个方向,嘱被检查者指出烛光的方向,并记录之,能辨出者记"＋",不能辨出者记"－",并注明眼别及鼻、颞侧。

(2) 对数视力表 5 分记录法:用 0～5 分表示视力的等级。0 分表示无光感;1 分表示有光感;2 分表示手动;3 分表示 50 cm 手动;3.0～3.9 分可用走近法测出;4.0～5.3 分为视力表置 5 m 处可测得视力范围;5.0 分为正常视力。记录时,将被检查者眼所看到的最小一行视标的视力按 5 分记录法记录,见表 22-1。也可把小数记录附在后面如 5.1(1.2)、5.2(1.5)、5.3(2.0)。

表 22-1　走近距离与视力记录对照表

走近距离(m)	4	3	2.5	2	1.5	1.2	1.0	0.8	0.6	0.5
视力	3.9	3.8	3.7	3.6	3.5	3.4	3.3	3.2	3.1	3.0

(二)近视力检查

现在我国比较通用的近视力表是耶格(Jaeger)近视力表和标准视力表(许广第)。前者表上有大小不同的 8 行字,每行字的侧面有号数;后者式样同远视力表(国际视力表)。检查时光源照在表上,但应避免反光,让被检查者手持近视力表放在眼前,随便前后移动,直到找出自己能看到的最小号字。若能看清 1 号字或 1.0 时,则让其渐渐移近,直到字迹开始模糊。在尚未模糊以前能看清之处,为近点,近点与角膜的距离即为近点距离,记录时以厘米为单位,例如 J1/10 cm 或 1.0/10 cm;若看不清 1 号字或 1.0,只记录其看到的最小字号,不再测量其距离。

(三)色觉检查

正常人能辨别各种颜色,凡不能准确辨别各种颜色者为色觉障碍。临床上按色觉障碍的程度不同,可分为色盲与色弱。色盲中以红绿色盲较为多见,蓝色盲及全色盲较少见。色弱者主要表现为辨色能力迟钝或易于疲劳,是一种轻度色觉障碍。

色盲有先天性及后天性两种,先天性者由遗传而来;后天性者为视网膜或视神经等疾病所致,偶见于服药之后,如内服山道年可以发生黄色盲,注射洋地黄可以发生蓝色盲。我国先天性色盲的发生率,男性约为 5.14%,女性约为 0.73%。

色觉是视器的重要功能之一,色觉功能的好坏,对要求辨色力的工作具有一定的影响。而对国防军事,尤其是特种兵具有重要意义。如在航空兵中,必须辨别各种颜色的信号。为此,在选兵时色觉检查被列为重要的检查项目之一。

色觉检查方法较多,现多采用假同色表(色盲本)检查法。常用的国外有石原忍氏、司狄林及拉布金等表,国内亦有俞自萍等检查表,通常采用其中一种检查,遇有疑问时,可用其他表来对照。

检查时,将色盲本置于明亮的自然光线下,但阳光不得直接照射在色盲本上,距离被检查者 70 cm,让被检查者迅速读出色盲本上的数字或图形,每图不得超过 10 s。按色盲本所附的说明,判定是否正确,若不正确,判断是哪一种色盲或色弱。

色觉检查的其他方法,有彩色绒线团挑选法、FM-100 色彩试验、D-15 色盘试验以及色觉镜等。

(四)暗适应检查

视网膜对弱光的感受性是由杆体细胞决定的,随照明的强度而变化。当一个人由明处进入暗处时,在最初的一瞬间看不见任何东西,之后由于杆体细胞内视紫红质的再合成,视网膜对弱光的敏感度逐渐增强,才能看到一些东西,这个过程称为暗适应(dark adaptation)。临床上维生素 A 缺乏、青光眼、某些视网膜及视神经疾病,均可使视网膜对感光的敏感度下降。

暗适应与夜间或黄昏时等弱光下的视力直接有关。暗适应能力减退或障碍的人(夜盲患者),弱光下视力极差,行动困难,使得夜间工作受到影响甚至无法进行。对于部队将影响夜间执勤、行军、打仗、飞行等任务的完成。因此暗适应检查,不论在临床上或军事上,都有重要的意义。

精确的暗适应检查,应用特制的仪器——暗适应计。简易的检查方法是让被检查者与检查者(正常暗适应)一起进入暗室,在微弱的光亮下,同时观察一个视力表或一块夜光表,比较被检查者与检查者能看到的视力表上字标或夜光表上的时间,以推断被检查者的暗适应是否正常。

(五)外眼检查

1. 眼睑、泪器、眼窝检查:检查眼睑有无内翻、外翻、倒睫毛、闭合不全、眼睑下垂、眼睑肿瘤等。检查泪器是否有泪水太多或太少、泪囊炎等。眼窝检查则注重是否有突眼、眼窝畸形等。

2. 眼肌检查:检查眼球转动的情况,检查眼球是否有斜视、复视,以及眼球偏斜的角度等。

3. 裂隙灯检查:裂隙灯生物显微镜是一种特殊的光学仪器,它以细灯光对焦在眼组织上,而由生物显微镜的检查,来观看眼组织的情况。裂隙灯可检查结膜、角膜、水晶体、瞳孔、玻璃体等情况。角膜白斑、角膜破皮、角膜炎、白内障、结膜或角膜异物,靠此项检查才能精确。

4. 眼压检查:眼压检查要靠眼压计。眼压计有很多种,一般用的是压平式眼压计或压凹式眼压计。使用前,先点麻药在眼角膜上,再以眼压计接触眼角膜测出眼压。正常眼压是 $10\sim20$ mmHg。另有一种气压式眼压计,此仪器不直接触碰到眼角膜,检查时会感觉有一股气压到眼角膜。

5. 瞳孔检查:正常的瞳孔对光会有反应。当强光照射时,瞳孔会收缩;光线昏暗时,瞳孔会散大。不正常的瞳孔反应表示眼部、脑神经或大脑有病症。

四、注意事项

1. 检查应按一定的顺序,先右眼后左眼,由外向内进行。

2. 检查距离应适当,视力表与检查者相距必须是 5 m。

3. 辨认时间过长或过短,每个视标允许的辨认时间是 $2\sim3$ s。

4. 遮眼板以遮挡视线为限,切勿压迫眼球。

5. 受检者头位不当或眯眼。

6. 色觉检查应在临近门窗的明亮昼光下进行,不宜在灯光下进行。

7. 色觉检查每页图表应该在 5 s 内认完,不允许持续不懈或摇头晃脑辨认不休。

8. 记录应客观、准确。

视力、色觉、暗适应和外眼检查操作规程及评分标准见表22-2。

表 22-2　视力、色觉、暗适应和外眼检查操作规程及评分标准

内容	步骤及操作方法	分值 (100分)	实际 得分	备注
检查 前准备	1.向患者讲明检查的目的、过程及注意事项,检查前应向被检查者说明正确观察视力表和色盲本的方法。取得患者的同意和配合	5		
	2.用物准备:视力表的表面须清洁、平整。表的高度以表上5.0的标记与被检查者的眼等高为准。有适当、均匀、固定不变的照明度,患者距表为5 m。小手电筒、色盲本等	5		
检查 过程	3.两眼分别检查,先查右眼,后查左眼。检查时用遮眼板遮盖一眼。如被检查者戴眼镜应先查裸眼视力,再查戴镜视力	5		
	4.检查时,让被检查者先看清最大一行标记,如能辨认,则自上而下,由大至小,逐级将较小标记指给被检查者看,直至查出能清楚辨认的最小一行标记。如估计患者视力尚佳,则不必由最大一行标记查起,可酌情由较小标记行开始	5		
	5.检查时倘若对某行标记部分能够看对,部分认不出,如"0.8"行有三个字不能辨认,则记录为"0.8－3";如该行只能认出三个字,则记录为"0.7＋3",以此类推	5		

续表

内容	步骤及操作方法	分值 (100分)	实际 得分	备注
检查 过程	6.如被检查者在5 m距离外不能辨认出表上任何标记时,可让被检查者走近视力表,直到能辨认表上"0.1"行标记为止。此时的计算方法为:视力＝0.1×被检查者所在距离(米)/5 m	10		
	7.如被检查者在1 m处尚不能看清"0.1"行标记,则让其背光数医生手指,记录能看清的最远距离。如果将医生手指移至最近距离仍不能辨认手指数,可让其辨认是否有手在眼前摇动,记录其能看清手动的最远距离	10		
	8.对于不能辨认眼前手动的被检查者,应测验有无光感。有光感者尚须检查光定位,并注明眼别及鼻、颞侧	10		
	9.检查色觉时,将色盲本置于明亮的自然光线下,距离被检查者70 cm,让被检查者迅速读出色盲本上的数字或图形,每图不得超过10 s。按色盲本所附的说明,判定是否正确,若不正确,判断是哪一种色盲或色弱	10		
	10.暗适应检查是让被检查者与检查者(正常暗适应)一起进入暗室,在微弱的光亮下,同时观察一个视力表或一块夜光表,比较被检查者与检查者能看到的视力表上字标或夜光表上的时间,以推断被检查者的暗适应是否正常	5		
	11.外眼检查包括眼睑、泪器、眼窝等的情况,应先检查右眼后左眼,由外向内进行	5		
	12.记录准确、完整	5		
综合 评价	13.整个操作过程熟练,动作标准、规范	5		
	14.充分体现人文关怀,关爱患者	5		
	15.20 min内完成,每超时1 min扣1分	5		
	16.提问:视力、色觉、暗适应和外眼检查的目的及注意事项	5		

第二节　眼底检查

一、目的

通过检眼镜(眼底镜)就能够大致看清眼底的结构,了解眼底概貌。眼底检查是检查玻璃体、视网膜、脉络膜和视神经乳头等是否存在疾病的重要方法。许多全身性疾病均会发生眼底病变,甚至会成为患者就诊的主要原因,检查眼底可提供重要的诊断资料。

二、要求

1. 能正确、规范地使用检眼镜。
2. 掌握正确的检查方法。
3. 按顺序检查眼底各部位。
4. 完整、准确地记录眼底情况。
5. 操作时态度认真、关心患者、沟通有效,操作准确、熟练。

三、操作步骤

眼底检查是指利用检眼镜检查玻璃体、视网膜、脉络膜及视神经乳头等眼球后部是否存在疾病的方法。分直接和间接两种:①直接检眼镜检查法。所见到的是放大16倍的正像。镜的构造包括照明系统和观察系统,灯光由一小镜反射入被检查者眼内,检查者可通过装有可调节屈光不正的系列镜盘检查眼底。检查眼底前,应先行透照法检查屈光间质有无混浊,查眼底应按顺序查视乳头、黄斑部和视网膜,一般由后极至周边部。②间接检眼镜检查法。所见到的是放大 4 倍的倒像。所见眼底范围大,立体感强,可同时看清眼底不在同一平面上的病变。利用巩膜压迫器,还可检查极周边的眼底。其工作原理与低倍显微镜的工作原理相同。检查时充分散瞳,检查者戴双目间接检眼镜,检查者与被检查者相距约 40 cm,将光线射入瞳孔区,检查者再手持一凸透镜(通常用＋20D),置于被检查者眼前,前后调节距离,即可看清眼底。其工作距离远,还可戴此镜在直视下做手术。另外还可利用裂隙显微镜加三面镜及眼底荧光血管造影检查眼底,后者由于注入的染料随血液运行可动态地观察眼底变化。当视网膜毛细血管与色素上皮屏障功能受损时,可发生染料渗漏而显示出用检眼镜发现不了的情况。临床工作中以使用直接检眼镜检查法为最常用。

（一）直接检眼镜检查法

1. 检查宜在暗室中进行,患者多取坐位,检查者取坐位或立位均可。检查右眼时检查者位于患者的右侧,用右手持镜,右眼观察;检查左眼时,则位于患者左侧,用左手持镜,左眼观察。

2. 正式检查眼底前,先用透照法检查眼的屈光间质是否混浊。用手指将检眼镜盘拨到＋8～＋10(黑色)屈光度处,距受检眼 10～20 cm,将检眼镜光线射入受检眼的瞳孔,正常时呈橘红色反光。如角膜、房水、晶体或玻璃体混浊,则在橘红色反光中见有黑影。此时令患者转动眼球,如黑影与眼球的转动方向一致,则混浊位于晶体前方;如方向相反,则位于玻璃体;位置不动,则混浊在晶体。

3. 检查眼底:嘱患者向正前方直视,将镜盘拨回到"0",同时将检眼镜移近到受检眼前约 2 cm 处观察眼底。如检查者与患者都是正视眼,便可看到眼底的正像,看不清时,可拨动镜盘至看清为止。检查时先查视神经乳头,再按视网膜动、静脉分支,分别检查各象限,最后检查黄斑部。检查视神经乳头时,光线自颞侧约 15°处射入;检查黄斑时,患者应注视检眼镜光源;检查眼底周边部时,嘱患者向上、下、左、右各方向注视、转动眼球,或变动检眼镜角度。

观察视神经乳头的形状、大小、色泽,边缘是否清晰。观察视网膜动、静脉,注意血管的粗细、行径、管壁反光、分支角度及动、静脉交叉处有无压迫或拱桥现象,正常动脉与静脉管径之比为 2∶3。观察黄斑部,注意其大小、中心凹反射是否存在,有无水肿、出血、渗出及色素紊乱等。观察视网膜,注意有无水肿、渗出、出血、剥离及新生血管等。

正常眼底情况如下所示。

(1)视盘:位于眼球后极偏鼻侧 3～4 mm,直径约 1.5 mm,呈椭圆形、淡红色,但颞侧颜色稍淡。边界清楚,上、下方因视神经纤维拥挤,稍呈模糊状态。颞侧边缘常有黑色弧,为视网膜色素上皮过度伸入形成。视盘中央呈漏斗形凹陷,颜色较白,称为生理凹陷,此凹陷的大小、深浅不一,但绝不会到达视盘边缘。有时在凹陷内可见暗灰色小点,为透明的巩膜筛板孔。凹陷与视盘垂直直径之比称为杯盘比(C/D),应将其记录。

(2)血管:视网膜中央动脉和静脉穿过视盘,分出上、下两支,再分成鼻上、颞上、鼻下、颞下四支,又分为许多小支,分布于整个视网膜。这些血管分支彼此不相吻合。动脉色鲜红,管径细而较直,中央有鲜明的反射光条,宽约为管径的 1/3。静脉色暗红,管径稍粗而较弯曲,管腔的反射较暗而细小。动脉与静脉的管径比例约为 3∶4 或 2∶3。在视盘内,有时可见静脉搏动,为正常现象;动脉如有搏动,则为病理现象。

(3)黄斑部:位于视盘颞侧稍偏下,距视盘约 2 个视盘直径(PD)处,范围约为 1 PD 大小,通常是一个圆形区域,较眼底其他部位稍暗,呈暗红色。颞上及颞下血管小支弯向此处,但黄斑中央部并无血管可见,其正中有一中心凹,呈现很强的点状反光,称为中心凹光反射。

(4)眼底的一般形态:视网膜本身是透明的,检眼镜灯光照射之下整个眼底呈现弥漫性橘红色,这是由于视网膜色素上皮及脉络膜的色素加脉络膜毛细血管内血液的色泽所形成的。色素多者眼底颜色较深,色素少者可透见脉络膜血管,如果脉络膜色素较多而聚集于血管之间,即呈现出红色和褐色相间的条纹状,称为豹纹状眼底。儿童时期视网膜表面反光较强,尤以血管附近更为显著。

4. 眼底检查记录:为说明和记录眼底病变的部位及其范围的大小,通常以视神经乳头,视网膜中央动、静脉行径,黄斑部为标志,表明病变部位与这些标志位置的距离和方向关系。距离和范围的大小一般以视神经乳头直径 PD(1 PD＝1.5 mm)为标准计算。记录病变隆起或凹陷程度,是以看清病变区周围视网膜面与病变隆起最高处或凹陷最低处的屈光度(D)差来计算,每差 3 个屈光度(3D)等于 1 mm。

(二)间接检眼镜检查法

间接检眼镜能将眼底放大 4.5 倍,所见为倒立的实像,看到的范围大,一次所见可达 25°～60°,立体感强,景深宽,对视网膜脱离、皱襞等不在眼底同一平面上的病变,可以同时看清。如配合巩膜压迫器,亦可看清锯齿缘乃至睫状体扁平部等眼底最周边的部分。眼底镜上配有半透明、半反射的侧视镜,可作为示教用。

新型双目间接检眼镜,戴在医生头部,内装有强光源及聚光调节系统,使投射出来的光线能靠近检查者的左、右眼视线,以利于检查者双眼观察使用。

检查时,被检查者采取坐位或卧位,检查距离为 50 cm 左右,检者用拇、示指持＋13D～28D 的透镜(为了提高像质,现多采用非球面透镜),用无名指及小指靠在被检查者额部作为依托,并提起上睑,透镜在被检查者眼前 4～9 cm 范围内移动,直至见到眼底影像为止。

四、注意事项

1. 检查眼底时虽拨动任何一个镜盘,仍不能看清眼底,说明眼的屈光间质有混浊,需进一步做裂隙灯检查。

2. 观察范围小,观察眼底周边部分困难。

3. 一般检查时可不散大瞳孔,但要详细检查眼底时,需要散大瞳孔后再检查。对于怀疑闭角型青光眼患者或浅前房者,散瞳时需格外小心,以免导致闭角型青光眼发作。

4. 直接检眼镜下检查所见比实际物像放大约 16 倍,并不是眼底的实际大小。

5. 由于直接检眼镜下单个光斑较小,因此检查范围较小,为看清眼底全貌,应当按顺序逐步检查眼底。

6. 检查结束时,应关闭电源,将直接检眼镜的转盘拨到"0"处,以免转盘镜片受到污染。

眼底检查的操作规程及评分标准见表 22-3。

表 22-3　眼底检查的操作规程及评分标准

内容	步骤及操作方法	分值(100 分)	实际得分	备注
检查前准备	1. 检查前详细询问病史,特别是全身性疾病史,向患者讲明眼底检查的目的、过程及注意事项,宣教相关配合知识,检查前应向被检查者说明正确的检查方法,取得患者的同意和配合	5		
	2. 用物准备:应在暗室内进行眼底检查。对直接检眼镜,检查灯光亮度、转盘灵活性等。患者多取坐位,检查者取坐位或立位均可	5		
检查过程	3. 两眼分别检查,先查右眼,后查左眼。检查右眼时,检查者位于患者的右侧,用右手持镜,右眼观察;检查左眼时,则位于患者左侧,用左手持镜,左眼观察	5		
	4. 正式检查眼底前,先用透照法检查眼的屈光间质是否混浊。用手指将检眼镜盘拨到＋8～＋10(黑色)屈光度处,距受检眼 10～20 cm,将检眼镜光线射入受检眼的瞳孔,正常时呈橘红色反光	5		
	5. 检查眼底:嘱患者向正前方直视,将镜盘拨回到"0"处,同时将检眼镜移近到受检眼前约 2 cm 处观察眼底	10		
	6. 检查时先查视神经乳头,再按视网膜动、静脉分支,分别检查各象限,最后检查黄斑部	10		

续表

内容	步骤及操作方法	分值 (100分)	实际 得分	备注
检查 过程	7.观察视神经乳头的形状、大小、色泽及边缘是否清晰。观察视网膜动、静脉,注意血管的粗细、行径、管壁反光、分支角度及动、静脉交叉处有无压迫或拱桥现象。正常动脉与静脉管径之比为2∶3。观察黄斑部,注意其大小、中心凹反射是否存在,有无水肿、出血、渗出及色素紊乱等。观察视网膜,注意有无水肿、渗出、出血、剥离及新生血管等	10		
	8.眼底检查记录:为说明和记录眼底病变的部位及其范围大小,通常以视神经乳头、视网膜中央动、静脉行径、黄斑部为标志,表明病变部位与这些标志位置的距离和方向关系	10		
	9.对小儿或瞳孔过小不易窥入时,常需散瞳观察,散瞳前必须排除青光眼	10		
	10.检查结束时,应关闭电源,将直接检眼镜的转盘拨到"0"处	5		
	11.记录准确、完整,描述详细易懂	5		
综合 评价	12.整个操作过程熟练,动作标准、规范	5		
	13.充分体现人文关怀,关爱患者	5		
	14.20 min内完成,每超时1 min扣1分	5		
	15.提问:眼底检查的目的及注意事项	5		

第三节 眼特殊检查

眼特殊检查对眼疾的诊断有特殊的价值,做过眼部常规检查后,为了确定诊断并作为治疗的依据,常需要进行眼科特殊的检查。这些检查包括验光、房角镜检查、泪液分泌排流试验、视野检查、荧光血管摄影检查、超声波检查、电气生理检查、电脑断层或磁振摄影检查等。本节主要讨论眼底荧光血管摄影检查,眼底荧光血管摄影检查是最常用到的特殊检查之一。

一、目的

1. 掌握眼特殊检查的适应证。
2. 掌握眼特殊检查的方法与步骤。
3. 准确进行报告分析。

二、适应证

1. 对视力不好,以及矫正视力也不正常的人,首先必须进行验光检查。

2. 眼底血管造影检查:对检查出有眼底视神经、视网膜疾病,特别是黄斑疾病的人,应酌情进行该项检查。

3. 眼压、视野、青光眼的眼底图像分析:对可疑青光眼的人,上述检查是必需的,以便尽早确诊,避免延误治疗。

4. 视觉电生理检查包括视觉诱发电位、视网膜电图、眼电图和多焦电生理技术等,主要反映视网膜、脉络膜、视神经以及视皮质的功能,可以从整体上了解患者视觉功能的状态。临床上主要应用于以下疾病:视神经疾病的诊断与疗效观察;对白内障患者术后视力的预测;对青光眼患者视神经损害程度的监测;弱视儿童的诊断及治疗效果的评价;眼外伤后的视力低下的客观界定;视力减退的医学鉴定;糖尿病视网膜病变、视网膜动、静脉阻塞、色盲、夜盲等血管性疾病的检查;视网膜色素上皮疾病及脉络膜疾病的检查等。

三、操作步骤

1. 操作前的眼底检查和准备事项　应根据情况预先用眼底镜、前置镜或三面镜对眼底做全面检查,询问患者有无心血管及肝肾疾病史、变态反应及药物过敏史,告知患者荧光素可引起恶心、呕吐、荨麻疹、低血压、皮肤暂时性黄染等反应。药物24~48 h后经小便排出,因而小便会变黄。充分散大瞳孔。准备好各种急救用品,如1∶1000(体积比)肾上腺素,注射用肾上腺皮质激素,异丙嗪、氨茶碱及阿拉明等,以备急需。

2. 在暗室中进行　先在蓝色光波下观察眼底检查部位的情况,注意有无假荧光。为了观察患者对荧光素有无过敏反应,先取10%荧光素钠溶液0.5 mL加入无菌等渗盐水4.5 mL稀释,作为预试验,缓慢地注入肘前静脉,询问患者有无不适。如无不良反应,可调换含有10%荧光素钠溶液5 mL或20%荧光素钠溶液2.5~3 mL的注射液,于10 s内迅速注入肘前静脉内,注射宜快,但不可漏出,方可使进入血管的荧光素钠很快达到较高的显影浓度,注射开始时必须计时。

如果进行荧光眼底照相,注射前应拍彩色眼底照片和不加滤光片的黑色照片各一张。肘前静脉注入荧光素钠后5~25 s,采用配备有滤光片系统装置的荧光眼底照相机立即拍照,拍照间隔时间随病情而定。

3. 荧光造影分析

1) 臂-视网膜循环时间(arm-retina circulation time,A-Rct)　荧光素从肘前静脉注射后,经右心→左心→主动脉→颈总动脉→颈内动脉→眼动脉→眼底,历时7~12 s,但亦有长达15~30 s,两眼相差不能超过0.5 s。

2) 视网膜血液循环的分期及荧光形态　荧光素钠经眼动脉流入睫状动脉及视网膜中央动脉系统,后者又由视网膜中央动脉主干→小动脉→毛细血管网→小静脉→视网膜中央静脉→眼静脉。在不同阶段,国内外学者有不同的分期法。Hayreh分期如下。①视网膜动脉前期:此期脉络膜先出现地图状荧光,视盘出现淡的朦胧荧光色,如有睫状视网膜动脉存在,也显荧光。②视网膜动脉期:见于脉络膜血管充盈0.5~1 s后,并在1~2 s内迅速分布至全部动脉系统。染料首先出现在血柱中央成为轴流,在分支处被分为2股,各沿分支一侧流动,形成一侧有荧光、一侧无荧光的层流,称为动脉层流,其内静脉完全不显荧光。③视网膜动、静脉期:视网膜动、静脉完全充盈,毛细血管呈网状,当充满染料的一支或数支小静脉进入大静脉时,染料便先沿着这一侧的静脉边缘向视盘方向流动,在静脉血管内的一侧或两侧呈现荧光而中央则无荧光,称为静脉层流。此期主要表现是染料在动、静脉中显影浓度比较均匀一致。④视网膜静脉期:1~2 s后动脉荧光浓度逐渐下降或消失,而静脉荧光均匀一致。⑤后期:指注射荧光素钠后10~15 min,静脉还存在淡淡的残余荧光。

3) 脉络膜血液循环的荧光形态　在荧光未进入视盘上中央动脉之前0.5~1 s,首先在黄斑周围显示模糊不清的花斑状荧光,随着荧光素进入视网膜血管中,则整个背景除黄斑部外,呈现条状、斑状及网状背景荧光。由于黄斑区的色素上皮较厚,脉络膜色素较密集,视网膜神经上皮层中的叶黄素等含量较多,正常情况下黄斑区看不见脉络膜荧光,称之为黄斑暗区。

4) 视盘荧光形态　①深层朦胧荧光,出现在动脉前期,呈模糊的亮斑,不超过视盘范围。②浅层葡萄状荧光,出现在动脉早期,荧光较亮,可分辨出毛细血管,不超过视盘范围。③视盘上表层呈辐射状毛细血管荧光,出现在动静脉期,超过视盘范围。在视盘缘外(1/2~1) PD以内区域。④晚期视盘晕轮,出现在造影后期,视盘缘有弧形或环形的模糊荧光轮,范围始终不超过视盘边缘。

5) 异常眼底荧光

(1) 自身荧光:指在注入造影剂之前所拍的照片上,反射率高的白色眼底部位,如视盘、脂类沉着斑、有髓神经纤维、脉络膜萎缩斑、白色突出物、白色巩膜暴露区等在照片上出现的荧光。

(2) 假荧光:由于激发片和屏障片组合不适当,在两者波长的重叠区所透过的蓝色青光而造成。

(3) 高荧光:即荧光增强,常见的如下。①透见荧光,特点为与早期的脉络膜荧光同时出现,其大小、形态、亮度很少或没有变化,且随脉络膜荧光消失而消失,是由于色素上皮的脱色素或萎缩,脉络膜荧光的透过增强所致,又称窗样缺损。②异常血管荧光,因眼部炎症、肿瘤、外伤、变性、先天异常所致血管异常,如新生血管、微血管瘤、毛细血管扩张、侧支循环、血管短路以及双循环等,而出现的异常血管荧光。③渗漏的特点为在动、静脉期出现,其范围逐步扩大,其亮度随之增强,视网膜、脉络膜荧光消退后持续存在,长达数小时,是由于视网膜血管内皮和色素上皮屏障受到破坏,染料渗入到组织间隙而形成渗漏,其表现可为池样充盈,或呈组织染色。

(4) 低荧光:即荧光减弱或消失。其表现有两种,一种是荧光遮蔽,如玻璃体和视网膜内出血、渗出、机化膜、肿瘤、变性等均可遮蔽视网膜和脉络膜荧光;另一种是充盈缺损,由于任何原因导致眼底血液循环障碍,荧光达不到供应区,造成荧光充盈减少,甚至完全没有。

四、注意事项

1. 一过性恶心:以空腹做此检查为好,易出现低血糖的患者请自备食物。

2. 过敏反应:发生率较低,多表现为荨麻疹;个别有发生过敏性休克,如休克发生,则有生命危险。故有过敏体质者要慎重考虑,对碘过敏者则禁止做脉络膜造影。

3. 注射局部荧光素渗漏引起的局部组织反应,可随时间逐渐吸收。

4. 面黄、尿黄:应于检查后多饮水,以尽早排除体内的荧光素,若患者肾功能降低则排除速度慢,故有肾功能异常者慎做。

5. 其他难以预料的、与患者本身身体状况相关的、可能危及生命的意外情况,如心脑血管疾病突发等,故有心脏病、高血压等疾病的患者,应在原发病控制稳定的情况下再酌情考虑做眼底荧光造影检查。

眼特殊检查的操作规程及评分标准见表 22-4。

表 22-4　眼特殊检查的操作规程及评分标准

内容	步骤及操作方法	分值（100分）	实际得分	备注
检查前准备	1.询问患者有无心血管及肝肾疾病史、变态反应及药物过敏史,告知患者荧光素可引起恶心、呕吐、荨麻疹、低血压、皮肤暂时性黄染等反应。药物 24～48 h 后经小便排出,因而小便会变黄	5		
	2.准确说出适应证及禁忌证	5		
	3.急救用品准备:1∶1000(体积比)肾上腺素,注射用肾上腺皮质激素,异丙嗪、氨茶碱及阿拉明等	5		
	4.检查衣帽整齐,规范戴口罩、帽子、手套	5		
操作过程	5.在暗室中进行	5		
	6.先取 10％荧光素钠溶液 0.5 mL 加入无菌等渗盐水 4.5 mL 稀释,作为预试验,缓慢地注入肘前静脉,询问患者有无不适	10		
	7.如无不良反应,调换含有 10％荧光素钠溶液 5 mL 或 20％荧光素钠溶液 2.5～3 mL 的注射液,于 10 s 内迅速注入肘前静脉内,注射宜快,但不可漏出,方可使进入血管的荧光素钠很快达到较高的显影浓度,注射开始时必须计时	5		
	8.进行荧光眼底照相,注射前应拍彩色眼底照片和不加滤光片的黑色照片各一张。肘前静脉注入荧光素钠后 5～25 s,采用配备有滤光片系统装置的荧光眼底照相机立即拍照,拍照间隔时间随病情而定	10		
	9.臂-视网膜循环时间,历时 7～12 s,两眼相差不能超过 0.5 s	5		
	10.视网膜血液循环的分期:视网膜动脉前期,视网膜动脉期,视网膜动、静脉期,视网膜静脉期,后期	5		
	11.脉络膜血液循环的荧光形态:在荧光未进入视盘上中央动脉之前 0.5～1 s,首先在黄斑部周围显示模糊不清的花斑状荧光,随着荧光素进入视网膜血管中,则整个背景除黄斑部外,呈现条状、斑状及网状背景荧光	5		
	12.视盘荧光形态:①深层朦胧荧光;②浅层葡萄状荧光;③视盘上表层呈辐射状毛细血管荧光;④晚期视盘晕轮	10		

续表

内容	步骤及操作方法	分值 （100分）	实际 得分	备注
术后 处理	13.交代注意事项；整理用物，处理医疗废物	5		
综合 评价	14.整个操作过程熟练，动作标准、规范	5		
	15.充分体现人文关怀，关爱患者	5		
	16.15 min 内完成，每超时 1 min 扣 1 分	5		
	17.提问：眼特殊检查的目的及注意事项	5		

（蒲　刚）

第二十三章

耳鼻咽喉检查

第一节 耳的检查

一、目的

熟悉耳的体格检查,熟练使用专科检查器械,掌握耳部疾病的临床表现和体征,对耳部疾病做出正确的诊断、治疗。

二、要求

1. 熟练掌握耳的检查方法。
2. 了解耳镜使用方法。
3. 完整记录病变情况。
4. 操作时态度认真、关心患者、沟通有效,注意动作要轻巧,忌粗暴操作。

三、操作步骤

(一)耳廓及耳周检查法

1. 视诊:看耳廓大小、形状、位置,有无畸形、缺损,有无增厚、红肿,两侧是否对称,耳周、乳突尖部有无异常。

2. 触诊:医生两手以同等压力触压两侧乳突部及周围淋巴结,注意有无触压痛、肿块、波动感等。指压耳屏或牵拉耳廓有无疼痛感。

(二)外耳道检查法

患者受检耳对着医生,侧坐或正面坐,头侧位,注意外耳道盯聍多少,有无异物,外耳道皮肤是否红肿,有无新生物、狭窄,骨段后上壁有无塌陷,有无分泌物以及分泌物的颜色、气味等。

(三)鼓膜检查法

1. 徒手检查法 鼓膜位于外耳道深处,必须在外耳道无阻挡时才能直观。

1)两手法

(1)医生一只手向后上、外方拉直外耳道,另一只手将耳屏向前推移,将外耳道口扩大,使软骨部变直才能看见鼓膜。

(2)婴幼儿外耳道呈裂隙状,因此应将耳廓向后下方拉,才能使外耳道变直,看清鼓膜。

2)单手法

(1)检查左耳时,医生右手在耳廓下中部以示指和中指持耳廓向后上、外方牵拉,同时以拇指推压耳屏向前。

(2)检查右耳时,左手则以拇指和中指从耳廓上方向后上牵拉耳廓,示指推压耳屏。

(3)单手检查的目的是空出一只手进行操作,如擦拭外耳道分泌物,取盯聍等。

2. 耳镜检查法　耳镜口径大小不一,可根据外耳道大小选择合适的耳镜。

1) 双手法

医生一只手拉耳廓向后上、外方,如为婴幼儿则拉向后下方,使耳道变直;另一只手持耳镜慢慢放入外耳道,使耳镜管轴方向与外耳道长轴方向一致。

2) 单手法

(1) 为了空出一只手进行操作,在双手法插入耳镜后,医生只能用一只手持耳镜,以中指从耳甲腔向后上方推压耳廓。

(2) 检查右耳时,以左手拇指和示指持耳镜,用中指和示指持耳廓向后上、外方牵拉,以便使外耳道变直,耳镜能相对固定,视线能直落在鼓膜上。

3. 鼓气耳镜检查法

(1) 鼓气耳镜主要用于观察鼓膜运动,其前端为耳镜端,另一端为放大 2 倍的镜片封闭。镜管下方有一小口,接一带皮球的橡皮管。

(2) 将鼓气耳镜放入外耳道后,在外耳道与鼓气耳镜接触较密切,几乎密闭的情况下,推压橡皮球向外耳道内送气。

(3) 当不断捏、松皮球时,就可看到在外耳道交替出现正、负压。鼓膜向内、外移动,甚至可看清鼓膜细小穿孔或因负压吸引而从穿孔处流出的分泌物。

(4) 鼓气耳镜还可用来检查镫骨足板的活动度(Gelle 试验)、迷路有无瘘管和进行鼓膜按摩治疗。

4. 电耳镜检查法　电耳镜是自带光源和放大镜的耳镜,可以发现鼓膜上肉眼不能察觉的、较细微的病变,并且便于携带,无需其他光源,尤其适用于卧床者及婴幼儿。

5. 耳内窥镜检查　除了具有电耳镜的优点,它还带有图像采集系统,使图像更清晰,有助于操作、教学和资料保存,对病情变化能够做到连续记录。

四、注意事项

(1) 必须清洁外耳道:外耳道分泌物必须拭净,包括附在鼓膜上的分泌物,外耳道耵聍必须取出。

(2) 检查前向患者讲清楚情况使患者配合:头部不要乱动,因耳镜开口较鼓膜小,因而持耳镜的手要不断活动耳镜才能看清鼓膜全貌,不然只能看到鼓膜的一部分。

(3) 耳镜插入时,如超过外耳道 1/3,则达到软骨部和骨部交界处,能引起疼痛和咳嗽反射,会增加患者痛苦,使患者不容易配合。

(4) 对小儿患者:争取在哭闹之前完成检查,因为哭闹或耳镜插入时间过长,可引起鼓膜血管反射性扩张,容易造成鼓膜充血的假象。

(5) 鼓膜检查时,注意鼓膜颜色,是否穿孔,尤其是松弛部和紧张部边缘性穿孔。有无充血、肉芽,表面标志是否清楚、增厚,有无萎缩、混浊、钙化斑等。

耳检查的操作规程及评分标准见表 23-1。

表 23-1　耳检查的操作规程及评分标准

内容	步骤及操作方法	分值 (100 分)	实际 得分	备注
检查 前准备	1.详细询问病史,家族史,使用药物史	5		
	2.光源:具有一定光亮的光源均可利用,以 100 W 亮度为宜,常用灯泡,以附聚光透镜的检查灯最好	5		
	3.物品准备:耳镜、鼓气耳镜、电耳镜、压舌板等	5		
	4.检查衣帽整齐,规范戴口罩、帽子、手套	5		

续表

内容	步骤及操作方法	分值（100分）	实际得分	备注
操作过程	5.检查时体位：患者与检查者相对而坐，两腿各稍向侧方。患者正面坐，腰靠检查椅背，上身稍前倾，腰直、头正。检查小儿时可让家长怀抱患儿，两腿将患儿腿部夹紧，一手将头固定于胸前，另一手抱住两上肢和身体	5		
	6.按由外向内，先右耳后左耳的顺序进行检查	5		
	7.耳廓及耳周：检查耳廓大小、形状、位置，有无畸形、缺损，有无增厚、红肿，两侧是否对称，耳周、乳突尖部有无异常。医生两手以同等压力触压两侧乳突部及周围淋巴结，注意有无触压痛、肿块、波动感等。指压耳屏或牵拉耳廓有无疼痛感	5		
	8.外耳道检查注意外耳道耵聍多少，有无异物，外耳道皮肤是否红肿，有无新生物、狭窄，骨段后上壁有无塌陷，有无分泌物以及分泌物的颜色、气味等	5		
	9.鼓膜徒手检查法：①两手法；②单手法	5		
	10.鼓气耳镜检查法，鼓气耳镜主要用于 Gelle 试验、迷路有无瘘管和进行鼓膜按摩治疗	10		
	11.电耳镜检查法，电耳镜是自带光源和放大镜的耳镜，可以发现鼓膜上肉眼不能察觉的、较细微的病变	10		
	12.耳内窥镜检查，除了具有电耳镜的优点，它还带有图像采集系统，使图像更清晰，有助于操作、教学和资料保存，对病情变化能够做到连续记录	10		
	13.记录详细，描述准确	5		
综合评价	14.整个操作过程熟练，动作标准、规范	5		
	15.充分体现人文关怀，关爱患者	5		
	16.15 min 内完成，每超时 1 min 扣 1 分	5		
	17.提问：耳检查的目的及注意事项	5		

第二节 鼻部检查

一、目的

熟悉鼻部的体格检查；熟练使用专科检查器械；掌握鼻部疾病的临床表现和体征，对鼻部疾病做出正确的诊断、治疗。鼻部检查包括外鼻、鼻腔、鼻窦及其功能检查。

二、要求

1. 熟练掌握鼻部检查方法。
2. 熟练掌握前鼻镜、间接喉镜、后鼻镜、鼻内窥镜等专科检查器械的使用方法。
3. 掌握鼻内窥镜适应证和使用方法。
4. 熟练掌握鼻内窥镜检查方法适应证。
5. 操作时态度认真、关心患者、沟通有效，注意动作要轻巧，忌粗暴操作。

三、操作步骤

（一）外鼻检查法

观察外鼻有无畸形，皮肤有无肿胀、缺损，色泽是否正常，触诊有无压痛、增厚、变硬，鼻骨有无骨折、移位及骨擦音。

（二）鼻腔检查法

鼻腔检查法包括：①鼻前庭检查法，以手指将鼻尖抬起，观察鼻前庭皮肤有无充血、肿胀、皲裂、溃疡、疖肿、隆起及结痂，有无鼻毛脱落等。②前鼻镜检查法，左手持前鼻镜，先将前鼻镜的两叶合拢，与鼻底平行伸入鼻前庭，不可越过鼻阈。右手扶持受检者头部，随检查需要变动头位。缓缓张开镜叶，依次检查鼻腔各部。先使受检者头位稍低（第一位置），由下至上按顺序观察鼻底、下鼻道、下鼻甲、鼻中隔前下部，再使受检者头后仰30°（第二位置），检查中鼻道、中鼻甲及嗅裂和鼻中隔中部，再使受检者头后仰60°（第三位置），观察鼻中隔上部、鼻堤、中鼻甲前端等。注意鼻甲有无充血、贫血、肿胀、肥厚、萎缩，中鼻甲有无息肉样变，各鼻道及鼻底有无分泌物及分泌物的性状，鼻中隔有无偏曲、穿孔、出血、血管曲张、溃疡糜烂或黏膜肥厚，鼻腔内有无新生物、异物等。如下鼻甲肥大，可用1‰麻黄碱生理盐水收缩后再进行检查。检查完毕，取出前鼻镜时勿将镜叶闭拢，以免夹住鼻毛。③后鼻镜检查法，见间接鼻咽镜检查法。

（三）鼻窦检查法

观察各鼻窦局部皮肤有无红肿、隆起，中鼻道及嗅裂有无分泌物、息肉或新生物，眼球有无移位或运动障碍，局部有无叩痛、压痛，骨质吸收或有破坏者可有乒乓球感或实质性感。另外，可行体位引流或上颌窦穿刺冲洗。

（四）鼻腔及鼻窦内窥镜检查

鼻内窥镜分硬管镜和纤维镜。无论是前鼻镜检查还是间接鼻咽镜检查，对鼻腔和鼻窦的观察都有一定的局限性。鼻部许多重要结构（如各鼻窦的开口）都位于狭窄、隐蔽的中鼻道、上鼻道和蝶筛隐窝内而无法直视，给临床诊断和病情判定带来困难，鼻内镜的应用使上述问题迎刃而解。

目前临床上常用的内镜为0°、30°和70°三种，直径4.0 mm，镜身长180 mm，这种内镜视野大，亮度好。儿童可用直径2.7 mm内镜。同时应备有冷光源和光源导线。为了能做一些简单操作，还应准备下列器械：0°和45°筛窦钳、直吸引管、弯吸引管、上颌窦套管穿刺针、上颌窦活检钳、蝶窦咬骨钳等。若有摄录系统，则有助于操作、教学和资料保存，检查前均应剪鼻毛。

1. 适应证

（1）寻找鼻出血部位，在内镜直视下止血。

（2）寻找脓性分泌物的来源。

（3）早期鼻腔、鼻咽肿瘤的定位和直视下活检。

（4）脑脊液鼻漏的瘘口定位。

2. 检查方法

（1）患者取坐位或斜坡卧位，头偏向检查者，常规鼻面部消毒，铺无菌巾。

（2）1‰丁卡因麻黄碱棉片做鼻腔黏膜表面麻醉及收缩黏膜血管。

（3）应用0°内镜从鼻底和（或）下鼻道进镜，从前向后观察下鼻甲前、中、后端，鼻中隔和下鼻道。应用30°内镜从鼻底进镜直达后鼻孔，以鼻中隔后缘为标志轻轻转动镜身，观察鼻咽侧壁及咽鼓管开门，注意咽鼓管圆枕及咽隐窝情况，将内镜轻轻退出，以下鼻甲上表面为依托，观察中鼻甲及中鼻道，注意钩突、筛泡和筛漏斗情况；沿中鼻甲下缘继续进镜，到达中鼻甲后端时将镜面向外转30°～45°，观察蝶筛隐窝和蝶窦开口。应用70°内镜从鼻底进镜直达后鼻孔，观察鼻咽顶部，然后将内镜退出，以下鼻甲表面为依托，从中鼻甲下缘进镜找到中鼻甲后端，将镜面向外转，从中鼻道后方向前寻找上颌窦开口；如果中鼻甲收缩好，并与鼻中隔有空隙，应用70°内镜在中鼻甲与鼻中隔之间进镜，可以观察上鼻甲与上鼻道，少数人还可以见到最上鼻甲与最上鼻道。

鼻腔内镜检查时应注意鼻腔与鼻咽黏膜有无充血、水肿、干燥、溃疡、出血、血管扩张及新生物；注意新生物的原发部位、大小和范围，以及脓性分泌物的来源；遇有可疑新生物应取活检，对窦内脓性分泌物可以吸出送细菌学检查。

（五）鼻部影像学检查法

常用方法有鼻窦X线片、鼻窦CT、鼻窦MRI。鼻窦CT是鼻内镜手术基本的辅助检查，可采用冠状位或轴位扫描,能清晰显示鼻腔、鼻窦细微的解剖结构,对鼻腔、鼻窦疾病诊断具有重要的临床意义。鼻窦MRI 对于软组织具有较高的分辨力,对诊断鼻息肉、鼻窦囊肿、肿瘤具有重要的临床意义。

1. 适应证

(1) X 线或 CT 影像学检查提示上颌窦模糊或怀疑有占位性病变。

(2) 上颌窦异物。

(3) 牙源性上颌窦炎。

(4) 上颌窦壁骨折或眶底爆折。

(5) 面颊部疼痛或面颊部肿胀原因不明。

(6) 上颌窦手术后仍有症状。

2. 检查方法

(1) 患者取坐位、斜坡卧位或仰位均可。常规鼻面部消毒,铺无菌巾。

(2) 可以采用下鼻道进路或尖牙窝进路。①下鼻道进路:1‰丁卡因麻黄碱棉片做鼻腔黏膜表面麻醉,重点麻醉下鼻道外侧壁黏膜,应用上颌窦套管穿刺针或环钻从下鼻道前端向内 1.0 cm 处进针,刺入上颌窦内。若使用环钻,可将骨质及两层黏膜同时取出,在上颌窦与下鼻道之间形成一圆形、直径 5～8 mm 通道,既有利于检查及器械进入窦内操作,又为以后窦内冲洗与引流创造条件,是具有诊断与治疗双重效果的方法。应用套管穿刺针刺出的骨孔,检查结束后很快闭锁。②尖牙窝进路:1‰利多卡因肾上腺素溶液做尖牙窝黏膜下浸润麻醉。手术者站在或坐在患者的右侧,用左手拇指翻开患者的上唇,左手示指摸到眶下缘,以免损伤眶下神经。将上颌窦套管穿刺针用旋转力,经尖牙窝刺入上颌窦,拔出穿刺针,保留套管。

(3) 将 0°、30°和 70°内镜依次经套管插入上颌窦内,旋转镜面即可看清上颌窦各壁及自然开口。如遇出血影响观察,可用肾上腺素棉片在造口处压迫止血,或用生理盐水反复冲洗及棉片压迫,一般出血很少,不会影响观察。若窦内有新生物,可以使用内镜活检钳取材,并仔细观察肿物外观,最好同时照相或同步打印照片。如果窦内已被肿物填满,取活检后可停止检查。若有脓性分泌物应吸取送细菌学检查及做抗生素敏感试验。

3. 几种常见的镜下形态

(1) 正常上颌窦:黏膜薄而透明,可看到黏膜下黄色骨壁,细小血管清晰可见,在内侧壁上方可看到自然开口,有时还可看到副口。在自然开口的后方有一凹陷,略呈蓝色,是上颌窦与后组筛窦之间的薄壁。

(2) 上颌窦炎:急性上颌窦炎黏膜充血呈鲜红色并有水肿,细小的血管扩张变粗、模糊不清,有黏液或脓性分泌物堆积。早期牙源性上颌窦炎来自根尖周围感染,可见窦底出现局限性充血和水肿。慢性上颌窦炎黏膜肿胀增厚,可有散在性水肿、息肉、纤维变性、囊肿及脓性分泌物,自然开口常被阻塞。

(3) 变态反应性上颌窦炎:黏膜苍白水肿,血管纹理消失,有时可见窦内充满息肉,若有继发性感染则可见黏膜充血和脓性分泌物堆积。

(4) 上颌窦囊肿:黏液囊肿常位于窦的下壁,囊壁甚薄,表面光滑,黄色透明,囊肿以外的黏膜形态正常。若囊壁被内镜触破,则囊肿因内容物流出而消失。牙源性囊肿通常较大,常在插入内镜时囊壁破裂,流出的液体为深褐色,内含胆固醇结晶。

(5) 上颌窦肿瘤:内镜可查出小的肿瘤和手术后复发的肿瘤,并可通过活检做出诊断。大的肿瘤应结合影像学判定肿瘤范围。

四、注意事项

1. 不适宜人群:无。

2. 检查前禁忌:注意动作要轻巧,忌粗暴操作。

3. 检查时要求:积极配合医生的检查。

鼻检查的操作规程及评分标准见表 23-2。

表 23-2 鼻检查的操作规程及评分标准

内容	步骤及操作方法	分值 (100 分)	实际 得分	备注
检查 前准备	1.详细询问病史,鼻部症状与全身症状相关性	5		
	2.光源:具有一定光亮的光源均可利用,以 100 W 亮度为宜,常用灯泡,以附聚光透镜的检查灯最好	5		
	3.物品准备:喷雾器、直压舌板、角开压舌板、枪状镊、卷棉子、后鼻镜、间接喉镜、前鼻镜等	5		
	4.检查衣帽整齐,规范戴口罩、帽子、手套	5		
操作 过程	5.检查时体位:患者与检查者相对而坐,两腿各稍向侧方。患者正坐,腰靠检查椅背,上身稍前倾,腰直、头正。检查小儿时可让家长怀抱患儿,两腿将患儿腿部夹紧,一手将头固定于胸前,另一手抱住两上肢和身体	5		
	6.按由外向内,先右鼻腔后左鼻腔的顺序进行检查	5		
	7.观察外鼻有无畸形,皮肤有无肿胀、缺损,色泽是否正常,触诊有无压痛、增厚、变硬,鼻骨有无骨折、移位及骨擦音	5		
	8.鼻前庭检查法,以手指将鼻尖抬起,观察鼻前庭皮肤有无充血、肿胀、皲裂、溃疡、疖肿、隆起及结痂,有无鼻毛脱落等	5		
	9.前鼻镜检查法,左手持前鼻镜,右手扶住受检者头部,通过头部第一、二、三位置,依次检查鼻腔各部	5		
	10.鼻窦检查法,观察各鼻窦局部皮肤有无红肿、隆起,中鼻道及嗅裂有无分泌物、息肉或新生物,眼球有无移位或运动障碍,局部有无叩痛、压痛,骨质吸收或有破坏者可有乒乓球感或实质性感。另外,可行体位引流或上颌窦穿刺冲洗	10		
	11.鼻腔内镜检查适应证:①寻找鼻出血部位,在内镜直视下止血。②寻找脓性分泌物的来源。③早期鼻腔、鼻咽肿瘤的定位和直视下活检。④脑脊液鼻漏的瘘口定位	10		
	12.鼻腔内镜检查方法:①患者取坐位或斜坡卧位,头偏向检查者,常规鼻面部消毒,铺无菌巾。②1%丁卡因麻黄碱棉片做鼻腔黏膜表面麻醉及收缩黏膜血管。③应用内镜从鼻底和(或)下鼻道进镜,从前向后观察下鼻甲前、中、后端,鼻中隔和下鼻道	10		
	13.记录详细,描述准确	5		
综合 评价	14.整个操作过程熟练,动作标准、规范	5		
	15.充分体现人文关怀,关爱患者	5		
	16.15 min 内完成,每超时 1 min 扣 1 分	5		
	17.提问:鼻检查的目的及注意事项	5		

第三节 咽 喉 检 查

一、目的

熟悉咽喉的体格检查;熟练使用专科检查器械;掌握咽喉部疾病的临床表现和体征,对咽喉部疾病做出正确的诊断、治疗。

二、要求

1. 熟练掌握咽喉部检查方法。
2. 熟练掌握专科检查器械的使用方法。
3. 掌握鼻咽镜、间接喉镜、直接喉镜、纤维喉镜检查适应证和使用方法。
4. 掌握扁桃体肥大分度。
5. 操作时态度认真、关心患者、沟通有效,注意动作要轻巧,忌粗暴操作。

三、操作步骤

(一) 口咽检查法

先观察口腔情况,如张口运动,唇、牙龈、舌、口腔黏膜、口底,唾液腺开口等情况,然后用压舌板压舌前2/3处,使舌背低下,观察硬腭、软腭及悬雍垂有无充血、肿胀、不对称、溃疡等,并嘱患者发"啊"声,观察软腭运动情况。检查舌腭弓、咽腭弓、扁桃体,注意其黏膜有无充血和肿胀、扁桃体有无充血、是否肿大及肿大程度、隐窝表面有无伪膜或角化物,并用另一压舌板挤压舌腭弓,观察有无分泌物自隐窝溢出。再检查咽后壁及咽侧索有无充血及淋巴滤泡增生,咽黏膜是否发干,有无脓液或干痂附着。检查时患者必须头正、端坐,避免因头部偏斜所致的咽部不对称。

临床上一般按扁桃体大小将其分为三度:Ⅰ度,扁桃体不超过咽腭弓;Ⅱ度,扁桃体超过咽腭弓游离缘;Ⅲ度,扁桃体接近中线,两侧几乎相触。

(二) 鼻咽检查法

1. 间接鼻咽镜检查(后鼻镜检查) 患者正面坐、头略前倾,将鼻咽镜的镜面加温,并在自己手背触试不烫方可使用。检查者左手用压舌板压下舌背,同时嘱患者用鼻呼吸,右手持鼻咽镜绕过悬雍垂,放置于软腭后下与咽后壁之间,通过镜面进行检查。注意勿碰及咽后壁及舌根,以免因恶心影响检查。部分患者咽反射较敏感,可先以1‰丁卡因喷其咽部行表面麻醉后再检查。检查时需将镜面左右转动和水平移动,以便观察鼻咽全貌。应注意软腭背面、鼻中隔后缘、后鼻孔内各鼻道及鼻甲后部、鼻咽顶壁、咽鼓管咽口、咽鼓管隆突及咽隐窝。应特别注意鼻咽黏膜有无充血、粗糙、出血、溃疡、新生物,以及两侧鼻咽腔是否对称,以早期发现病变。对于咽部过于敏感、检查不能合作者,可用1‰丁卡因行表面麻醉后再检查。对鼻咽部暴露困难者,可用软腭拉钩、细导管、塑料管将软腭拉起检查。

鼻咽部检查另有光导纤维鼻咽镜、电鼻咽镜等检查器械,于鼻腔及鼻咽部黏膜表面麻醉下使用。光导纤维鼻咽镜为一种软性光导纤维检查器,照明充分,可以弯曲,能全面观察鼻咽部,亦可施行活检及摄影。电鼻咽镜有经口、经鼻两种。用经鼻电鼻镜从鼻底伸入鼻咽部,或将经口电鼻镜从口腔伸至软腭后方对鼻咽部进行详细检查。

2. 鼻咽指诊 此法主要用于儿童。患儿应由助手抱好固定。检查者应立于患儿的右后侧,嘱张口后,左手绕过头后,将示指压入左面颊部间,并同时固定其头部,右手示指迅速进入口腔,经软腭后滑入鼻咽部做触诊检查腺样体、肿瘤大小及表面情况,检查动作宜轻柔、迅速,一般不超过3 s,对疑有咽部脓肿者不应用触诊检查。

(三) 间接喉镜检查法

间接喉镜检查(indirect laryngoscopy)是最常用而简便的喉及喉咽部检查法。

检查时,患者端坐,头微前倾,张口、伸舌、用口呼吸,检查者用消毒纱布包住患者舌前端,用拇指与中指将舌轻轻固定于门齿外,示指抵于上列牙齿,此时不可过度用力牵拉以免损伤舌底。右手持经过加温后的间接喉镜沿患者舌背进入,镜面与舌背平行,但不与舌背接触,当镜背抵达悬雍垂时,转镜面成45°,轻轻以镜背向后上推压悬雍垂根部,首先看到的是舌根,其次是舌扁桃体、会厌谷、喉咽后壁、喉咽侧壁、会厌舌面游离缘,前后轻微移动镜面即可见杓状软骨及两侧梨状窝等。然后嘱患者发较长"依"声,使会厌上举,此时可看到会厌喉面、杓会厌襞、杓间区、室带及声带与其闭合情况。正常情况下,发"依"声时,声带内收向中线靠拢,深吸气时,声带分别向两侧外展,此时可通过声门窥见声门下区或部分气管环。应注意此镜面之影像为倒像,与喉部真实解剖位置前后颠倒,但左右侧不变。检查时应注意有无充血、肿胀、增生、溃疡、两侧是否对称,有无声带运动障碍;喉室及声门下区有无肿物,梨状窝有无唾液潴留,构间区有无溃疡或肉芽等。

在正常情况下,喉及喉咽左、右两侧对称,梨状窝无积液,黏膜呈淡红色,声带呈白色条状。发"依"声时,声带内收,深吸气时,声带分别向两侧外展。

间接喉镜检查时,可因舌背高拱、咽反射过于敏感、会厌不能上举等原因,不能暴露喉腔,可对患者加强解释和训练,使其能较好配合,或于咽部喷少量1%丁卡因行表面麻醉后,让患者自己拉舌,检查者左手持喉镜,右手持会厌拉钩或弯喉滴管、弯卷棉子等物,将会厌拉起,暴露喉腔。

(四)直接喉镜检查法

直接喉镜检查法(direct laryngoscopy)借助于患者一定的体位及金属硬管,使口腔和喉腔处于一条直线上,视线可直达喉部进行检查。

(1)适应证:①间接喉镜检查未成功或未能详细检查者。②喉部活组织标本采取。③喉病的治疗,如声带息肉、小的良性肿瘤切除术,喉、气管、食管上端的异物取出,以及喉局部用药。④气管内插管,用于麻醉插管和抢救喉阻塞患者。⑤小儿支气管镜检查时,先用直接喉镜暴露声门,然后导入支气管镜。有严重全身性疾病、体质衰弱及颈椎病患者的不宜进行。遇有严重心脏病及高血压的患者,术前应做详细检查,必要时请专科医生配合进行。

(2)手术器械:用于临床的主要有普通直接喉镜、前联合喉镜、侧开式喉镜。

(3)术前准备:①检查前6 h禁饮食,以免术中呕吐。②术前半小时皮下注射阿托品。③解释手术步骤及配合要点,如勿紧张,肢体松弛,勿挺胸、抬肩或屏气等。④术前应仔细检查器械是否备齐。⑤检查患者门齿有无松动,并取出义齿。

(4)麻醉:幼儿用全麻或不予麻醉,成人一般用1%丁卡因或0.5%利多卡因喷雾或雾化吸入在表面麻醉下进行。

(5)检查方法:①患者取仰卧头高位,肩部靠近手术台缘,全身松弛。小儿要固定四肢。②第一助手坐在患者头右侧,左足踏在梯形木箱上,右手托枕部,左手固定头部,利用大腿的倾斜度调节头位高低,使头部和身体在一条直线上,患者头高于台面10～15 cm,颈向前伸,并随手术操作而活动。③第二助手站在患者左侧,固定其两肩,勿使肩抬起。④嘱患者张口,用纱布保护上唇及上列牙齿,术者左手持镜,沿舌背正中或右侧导入咽部,见会厌于喉镜之上部,使镜管远端指向咽后壁,但不与之接触,继续深入约1 cm,使喉镜尖端置于会厌的喉面下,挑起会厌,左手以平行向上的力量向上提起喉镜,即可暴露喉腔,绝不可以上切牙为支点将喉镜向上撬起,以免牙齿受压脱落。⑤按间接喉镜检查的范围观察喉各部情况。在直接喉镜下声带的色泽较间接喉镜下所见为深,呈粉红色。由于患者所处的方位与检查者一致,因此声带左、右侧位置和间接喉镜下所见方位相反。

(五)纤维喉镜检查法

纤维喉镜(fibrolaryngoscope)是利用光导玻璃纤维的可曲性、纤维光束的亮度强和可向任何方向导光的特点,制成细而软的喉镜,其外径3.2～6 mm,长度300 mm以上,远端可向上弯曲90～130°,向下弯曲60～90°,视角为50°。光源用卤素灯的冷光源。在表面麻醉下进行操作。取坐位,检查者左手握镜柄的操纵体,右手持镜干远端,轻轻送入鼻腔,沿鼻底经鼻咽部进入口咽,在调整远端伸至喉部时,可观察会厌、构会厌臂、室带、声带、前联合、后联合和声门下区,并能窥清直接喉镜下不能检查的部位,如会厌喉面、喉室等处。对颈部有畸形和张口困难者,也能顺利检查。亦可用于年老体弱者。

(六)影像学检查

颈部侧位片、鼻咽或喉造影、CT及MRI等有助于肿瘤、异物的诊断。

(七)实验室检查

血液学常规、免疫球蛋白检查、EB病毒抗体测定等均为重要的辅助检查手段,咽拭子培养或脓肿穿刺培养可为疾病的诊断和治疗提供依据。

咽喉检查的操作规程及评分标准见表23-3。

表 23-3 咽喉检查的操作规程及评分标准

内容	步骤及操作方法	分值（100分）	实际得分	备注
检查前准备	1.详细询问病史,咽痛的情况和声音的改变	5		
	2.光源:具有一定光亮的光源均可利用,以 100 W 亮度为宜,常用灯泡,以附聚光透镜的检查灯为最好	5		
	3.物品准备:喷雾器、直压舌板、角开压舌板、纱布、间接喉镜、直接喉镜等	5		
	4.检查衣帽整齐,规范戴口罩、帽子、手套	5		
操作过程	5.检查时体位:患者与检查者相对而坐,上身稍前倾,腰直、头正。检查小儿时可让家长怀抱患儿,两腿将患儿腿部夹紧,一手将头固定于胸前,另一手抱住两上肢和身体	5		
	6.按由前向后、由上向下的顺序依次进行检查	5		
	7.口咽检查,应先观察口腔情况,然后检查咽部	5		
	8.鼻咽检查:间接鼻咽镜检查应将鼻咽镜的镜面加温,并在自己手背触试不烫方可使用	5		
	9.间接喉镜检查:依次检查舌根、舌扁桃体、会厌谷、喉咽后壁、喉咽侧壁、会厌舌面游离缘,前后轻微移动镜面即可见杓状软骨及两侧梨状窝等处。然后嘱患者发较长"依"声,使会厌上举,此时可看到会厌喉面、杓会厌襞、杓间区、室带及声带与其闭合情况	5		
	10.直接喉镜检查的适应证:①间接喉镜检查未成功或未能详细检查者。②喉部活组织标本采取。③喉病的治疗,如声带息肉、小的良性肿瘤切除术,喉、气管、食管上端的异物取出,以及喉局部用药。④气管内插管,用于麻醉插管和抢救喉阻塞患者。⑤小儿支气管镜检查时,先用直接喉镜暴露声门,然后导入支气管镜	10		
	11.直接喉镜检查的术前准备:①检查前 6 h 禁饮食,以免术中呕吐。②术前半小时皮下注射阿托品。③解释手术步骤及配合要点,如勿紧张,肢体松弛,勿挺胸、抬肩或屏气等。④术前应仔细检查器械是否备齐。⑤检查患者门齿有无松动,并取出假牙	10		
	12.纤维喉镜检查:在表面麻醉下进行操作,可观察会厌、杓会厌臂、室带、声带、前联合、后联合和声门下区,并能窥清直接喉镜下不能检查的部位,如会厌喉面、喉室等处。对颈部有畸形和张口困难者,也能顺利检查。亦可用于年老体弱者	10		
	13.记录详细,描述准确	5		
综合评价	14.整个操作过程熟练,动作标准、规范	5		
	15.充分体现人文关怀,关爱患者	5		
	16.15 min 内完成,每超时 1 min 扣 1 分	5		
	17.提问:咽喉检查的目的及注意事项	5		

（蒲 刚）

第九篇

病例分析

第二十四章

内科常见病病例分析

病 例 一

【病例摘要】 患者,男,68 岁。咳嗽、咳痰 22 年,气短 5 年,加重伴双下肢水肿 5 天。

患者于 22 年前受凉后出现咳嗽、咳黄白色黏痰,无发热及气喘,未给予治疗,持续 3 个多月后好转。以后,每年冬季即出现咳嗽、咳痰,以晨起及夜间睡眠时为重,痰量不多,多呈白色黏痰,偶有发热、黄脓痰。间断服用中药治疗,效果不佳。5 年前,上述症状加重,患者活动后气促。曾数次住院治疗,诊断 COPD,好转后出院。5 天前,患者受凉后出现发热,体温为 38 ℃,痰量增多,为黄色脓痰,口唇发绀,气短加重,休息时也感呼吸困难,且出现双下肢水肿,少尿,为进一步诊治入院。

否认既往高血压、冠心病等病史。吸烟 40 年,每天约 20 支。无毒物、粉尘接触史。家族史无特殊。

查体:T 38.7 ℃,P 108 次/分,R 24 次/分,BP 125/75 mmHg。神志清醒,呼吸急促,唇甲发绀。颈无抵抗,气管居中,颈静脉充盈。胸廓对称,桶状胸,双肺触觉语颤对称减弱,双肺叩诊呈过清音,双肺呼吸音对称减弱,双下肺可闻及湿性啰音。剑突下可见搏动,心界向左扩大,心率 106 次/分,心律齐,心音遥远,肺动脉瓣区第二心音亢进、分裂,$P_2 > A_2$,未闻及病理性杂音。腹部未见明显异常。双下肢凹陷性水肿。生理反射存在,病理反射未引出。

实验室及辅助检查:血常规为血红蛋白 150 g/L,红细胞 4.80×10^{12}/L,白细胞 15.8×10^9/L,分类为中性粒细胞 0.80,淋巴细胞 0.20,血小板 158×10^9/L;尿常规(−)。心电图为电轴 +120°,顺时针转位,$RV_1 + SV_5 \geq 1.05$ mV,肺性 P 波;肺功能检查为 $FEV_1/FVC = 50\%$,$FEV_1 < 50\%$ 预计值。

【要求】

1. 写出诊断及诊断依据。

2. 鉴别诊断。

3. 进一步检查。

4. 治疗原则。

【分析步骤】

1. 诊断与诊断依据。

初步诊断如下。

1)慢性支气管炎(单纯型)急性发作。

2)慢性阻塞性肺疾病。

3)慢性肺源性心脏病(失代偿期)。

诊断依据如下。

1)慢性支气管炎(单纯型)急性发作。

(1)老年男性,慢性咳嗽、咳痰 22 年,每年发作超过 3 个月。长期吸烟史。可排除其他心肺疾病。

(2)本次受凉后症状加重,并出现发热、黄色脓痰症状。

2)慢性阻塞性肺疾病。

(1)慢性支气管炎病史 22 年,5 年前症状加重,患者活动后气促。

(2)体格检查出现肺气肿体征。

(3)肺功能检查提示存在不完全可逆的气流受限。

3)慢性肺源性心脏病(失代偿期)。

(1) 慢性阻塞性肺疾病病史,出现了右心扩大及衰竭的症状和体征。

(2) 心电图提示右心室肥大。

(3) 不符合其他心脏病的诊断。

2．鉴别诊断。

1) 冠心病　多见于中老年人,但冠心病多有心绞痛史及高血压、高血脂等易患因素,以左心衰竭多见。

2) 风湿性心脏病　常有风湿性疾病病史,临床上以二尖瓣及主动脉瓣病变为常见。

3) 扩张性心肌病　多为全心增大,临床上有充血性心力衰竭表现。

3．进一步检查。

1) 超声心动图、X线胸片检查。

2) 动脉血气分析及血清电解质、肝肾功能测定。

3) 痰培养及药敏试验。

4．治疗原则。

1) 改善通气,保证呼吸道通畅。

2) 氧疗　持续低流量吸氧,1～2 L/min,避免吸入的氧浓度过高。

3) 控制感染　联合使用抗生素或以药敏试验结果选用抗生素。

4) 控制右心衰竭　合理使用利尿剂及扩血管药,酌情使用强心剂。

5) 支持及对症治疗。

病　例　二

【病例摘要】　患者,男,32岁,农民。因寒战、高热、咳嗽5天后入院。

患者5天前因淋雨受寒后出现寒战、高热,体温高达40 ℃。咳嗽、咳痰,初为白黏痰,后转为铁锈色且量增多,无胸痛。外院给予口服阿莫西林及止咳、退热药治疗3天,病情未见好转,体温仍波动在39 ℃至40 ℃之间。患病后,患者纳差,睡眠差,大、小便正常,体重无变化。

既往体健,无药物过敏史。个人史和家族史无特殊性。

查体:T 39.6 ℃,P 96次/分,R 22次/分,BP 100/70 mmHg。急性热病容,神志清醒,无皮疹,浅表淋巴结无肿大。巩膜无黄染,咽部未见明显异常,气管居中。右下肺叩诊呈浊音,语颤增强,可闻及湿性啰音。叩诊心界不大,心率96次/分,心律齐,未闻及杂音。腹平软,肝脾未触及。生理反射存在,病理反射未引出。

实验室检查:血常规为Hb 125 g/L,WBC 19×10⁹/L,N 85%;尿常规(一);粪便常规(一)。

【要求】

1．写出诊断及诊断依据。

2．鉴别诊断。

3．进一步检查。

4．治疗原则。

【分析步骤】

1．诊断与诊断依据。

初步诊断为右下肺炎(肺炎球菌性)。其诊断依据如下。

1) 患者于淋雨着凉后急性起病,主要表现为寒战、高热、咳嗽、咳铁锈色痰。

2) 体格检查见右下肺叩诊呈浊音,语颤增强,可闻及湿性啰音。

3) 血常规:白细胞增高,中性粒细胞比例增高。

2．鉴别诊断。

(1) 其他感染性肺炎　①革兰阴性杆菌肺炎常发生于老年,慢性疾病的患者,常为院内感染,痰细菌学培养可证实诊断;②葡萄球菌肺炎,感染中毒症状严重,脓痰或脓血痰,可因败血症而伴有多发迁徙性脓肿,X线检查有助于诊断,痰细菌学培养可证实诊断;③干酪样肺炎,患者常有低热、乏力,痰中可找到结核分枝杆菌。

（2）急性肺脓肿　早期临床表现和肺炎相似，不易鉴别。但随病程进展，咳出大量脓臭痰，X线检查显示脓腔及气液平，可与肺炎相鉴别。

（3）肺癌　多见于中年以上人群，病程长，多无急性感染中毒症状，有时痰中带血丝。血白细胞计数不高，若痰中发现癌细胞有助于诊断。

3．进一步检查

（1）X线胸片检查。

（2）痰培养及药敏试验。

4．治疗原则。

（1）抗菌药物治疗　首选青霉素，对青霉素过敏或耐药者可用氟喹诺酮类或参考药敏试验选择抗生素。

（2）对症支持治疗。

病 例 三

【病例摘要】　患者，女，22岁，因发作性喘憋8年，加重2 h入院。

患者于8年前无明显诱因出现发作性喘憋，呼吸急促，伴大汗、口唇发绀，每次发作持续5～30 min，多于春节发生。于当地医院就诊，诊断为"支气管哮喘"，具体治疗不详，曾口服氨茶碱（量不详），每年仍间断发作5～6次。此次患者受凉后再次发作，出现喘憋、口唇发绀，伴大汗入院。

既往过敏性鼻炎12年，花粉、尘螨等过敏。个人史和家族史无特殊。

查体：T 37 ℃，P 126次/分，R 32次/分，BP 90/65 mmHg。神志清醒，紧张焦虑、大汗、言语不能连贯，端坐位，张口呼吸，口唇发绀。气管居中，胸廓饱满，叩诊双肺呈过清音，呼气时间延长，双肺满布哮鸣音。心界不大，心率126次/分，心律齐，未闻及杂音。腹平软，肝脾未及。双下肢无水肿。生理反射存在，病理反射未引出。

实验室检查：血常规为WBC 12×10⁹/L，N 72%，L 21%，E 7%，PLT 220×10⁹/L，Hb 130 g/L；尿常规（一）；肺功能检查PET为50%预计值。

【要求】

1．写出诊断及诊断依据。

2．鉴别诊断。

3．进一步检查。

4．治疗原则。

【分析步骤】

1．诊断及诊断依据。

1）初步诊断　支气管哮喘急性发作（重度发作）。

2）诊断依据

（1）年轻女性，自幼年反复发作性喘憋，与季节有关。此次患者受凉后再次发作。

（2）查体　胸廓饱满，叩诊双肺呈过清音，呼气时间延长，双肺满布哮鸣音。

（3）有过敏性鼻炎病史。

（4）肺功能检查PET为50%预计值，P 126次/分，R 32次/分，提示为重度发作。

2．鉴别诊断。

（1）心源性哮喘　多见于中老年人，有心脏病史，可咳出粉红色泡沫样痰等。

（2）喘息型慢性支气管炎　多见于老年人，慢性持续、波动性病程，常有肺气肿体征。

3．进一步检查。

（1）动脉血气分析　了解血氧及酸碱平衡状况。

（2）胸部X线检查　排除肺部感染等。

（3）血清电解质及肝肾功能检查。

（4）动态检查肺功能　控制急性发作后评估监测治疗。

（5）病情缓解后可做过敏源皮试。

4．治疗原则。

（1）吸氧。

（2）可静脉应用糖皮质激素。

（3）支气管舒张剂　速效 β_2 肾上腺素受体激动剂。

（4）急性发作控制后综合防治，预防复发。

病　例　四

【病例摘要】　患者，男，35 岁，农民工，因低热伴咳嗽 1 个月来诊。

患者于 1 个月前无明显诱因出现低热，午后明显，体温最高不超过 38 ℃。伴咳嗽，咳少量白色黏痰，无咯血和胸痛。自服多种抗感冒药和止咳药，无明显好转，因工作忙而未去医院治疗。后逐渐出现乏力、夜间盗汗等表现。病后，患者进食和睡眠稍差，体重下降（具体未称重），大小便正常。

既往体健，否认结核和支气管、肺疾病史，无药物过敏史。平时不吸烟，来城里打工半年余，有肺结核接触史。

查体：T 37.6 ℃，P 82 次/分，R 20 次/分，BP 110/75 mmHg。神志清醒，检查配合。全身无皮疹，未触及浅表淋巴结肿大。巩膜无黄染，咽无充血，扁桃体无肿大，气管居中。左上肺触觉语颤稍增强，叩诊呈浊音，可闻及支气管肺泡呼吸音和少量湿性啰音。心脏及腹部检查未见异常。生理反射存在，病理反射未引出。

实验室检查：血常规为 Hb 128 g/L，WBC 9.0×10^9/L，N 70%，L 30%，PLT 138×10^9/L，ESR 35 mm/h；尿常规（－）；粪便常规（－）；PPD 试验（＋）。

【要求】

1．写出诊断及诊断依据。

2．鉴别诊断。

3．进一步检查。

4．治疗原则。

【分析步骤】

1．诊断及诊断依据。

1）初步诊断　左上叶浸润型肺结核。

2）诊断依据

（1）青年男性，外来务工人员。病史中有午后低热、咳嗽、咳少量白色黏痰、乏力、盗汗等结核中毒症状，有结核病接触史。

（2）体格检查见左上肺叩诊稍浊，语颤稍增强，可闻及支气管肺泡呼吸音和湿性啰音。

（3）实验室检查提示血沉增快，PPD 试验（＋）。

2．鉴别诊断。

（1）肺炎球菌肺炎　起病急骤、高热、寒战、咳铁锈色痰，抗生素治疗有效。

（2）肺脓肿　病变多位于肺下叶，咳嗽，有大量脓臭痰，全身中毒症状重。

（3）肺癌　虽有消瘦、乏力，但多见于中老年人，无明显感染中毒表现，常有刺激性咳嗽，痰带血丝，若痰中发现癌细胞有助于诊断。

3．进一步检查。

（1）X 线胸片检查　有助于确定病变的部位、范围和性质，如有无干酪样坏死和空洞形成等。

（2）痰结核杆菌检查　采用直接涂片、集菌法或培养法检查痰中结核杆菌，若阳性不但可肯定诊断，而且说明有传染性。

4. 治疗原则。

（1）抗结核化疗 原则是早期、联用、适量、规律和全程用药。注意肝功能变化。

（2）对症支持治疗。

病 例 五

【病例摘要】 患者，男，60 岁，农民。渐进性劳累后呼吸困难 8 年，加重伴双下肢水肿 1 个月。

患者于 8 年前，一次在田里干活时突感心悸、气短、胸闷，休息约 1 h 稍有缓解。以后自觉体力日渐下降，稍微活动即感气短、胸闷，夜间时有憋醒，无心前区痛。曾在当地医院诊断为"心律失常、房颤"，服药（具体不详）疗效不佳。1 个月前感冒后咳嗽，咳少量白色黏痰，气短明显，不能平卧，尿少，颜面及两下肢水肿，腹胀加重而来院。

既往 20 余年前发现高血压（170/100 mmHg），未经任何治疗。8 年前有阵发心悸、气短发作。无结核、肝病和肾病史，无长期咳嗽、咳痰史；吸烟 40 年，不饮酒。

查体：T 37.1 ℃，P 72 次/分，R 20 次/分，BP 160/96 mmHg，神志清醒，检查合作，半卧位，口唇轻度发绀，巩膜无黄染，颈静脉充盈，气管居中，甲状腺不大；两肺叩诊呈清音，左肺可闻及细湿啰音，心界向两侧扩大，心律不齐，心率 92 次/分，心前区可闻及 3/6 级收缩期吹风样杂音；腹软，肝肋下 2.5 cm，有压痛，肝-颈静脉反流征（＋）脾未触及，移动性浊音（－），肠鸣音减弱；双下肢明显凹陷性水肿。

实验室及辅助检查：血常规为 Hb 129 g/L，WBC 6.7×10⁹/L；尿蛋白（±），比重 1.016，镜检（－），BUN 7.0 mmol/L，Cr 113 μmol/L，肝功能 ALT 52 U/L，TBIL 19.6 μmol/L。

【要求】

1. 写出诊断及诊断依据。

2. 鉴别诊断。

3. 进一步检查。

4. 治疗原则。

【分析步骤】

1. 诊断及诊断依据。

1）初步诊断：

（1）高血压性心脏病：心脏扩大，心房纤颤，心功能Ⅳ级。

（2）高血压病Ⅲ期（2 级，极高危险组）。

（3）肺部感染。

2）诊断依据：

（1）高血压性心脏病 高血压病史 20 余年，未系统治疗；有心功能不全表现；心脏向两侧扩大，心律失常。

（2）高血压病Ⅲ期（2 级，极高危险组） 20 余年高血压病史（BP 170/100 mmHg）；入院体检 BP 160/100 mmHg；伴有心、肾靶器官损害。

（3）肺部感染 咳嗽，发热，左侧肺有细小湿性啰音。

2. 鉴别诊断。

（1）冠心病（心绞痛） 病史中有危险或易患因素，典型心绞痛发作，持续时间短，休息或舌下含服硝酸甘油可迅速缓解，发作时心电图 ST 改变。

（2）扩张性心肌病 表现为心脏扩大、心律失常和充血型心力衰竭时应想到本病，如超声心动图证实有心腔扩大、心脏弥漫性搏动减弱等特异性改变有助于诊断。

（3）风湿性心脏病二尖瓣关闭不全 多见于青年女性，既往有风湿热性疾病史，根据心尖区粗糙收缩期吹风样杂音并有左心房、左心室增大，彩色多普勒超声检查可明确诊断。

3. 进一步检查。

（1）心电图、超声心动图检查。

（2）行 X 线胸片检查,必要时做胸部 CT。

（3）腹部 B 超检查。

（4）血 A/G 及血清电解质检查。

4. 治疗原则。

（1）病因治疗　合理应用降血压药。

（2）心衰治疗　吸氧,利尿、扩血管、强心药。

（3）控制感染。

（4）对症及支持治疗。

病 例 六

【病例摘要】　患者,男,63 岁,劳累后胸骨后疼痛 2 年,加重伴大汗 2 h。

患者 2 年前无明显诱因出现劳累后胸骨后疼痛,被迫停止活动后可缓解。患者于 2 h 前搬重物时突然感到胸骨后疼痛,压榨性,有濒死感。休息与口含硝酸甘油均不能缓解,伴大汗、恶心,呕吐过两次,为胃内容物。大小便正常。

既往无高血压和心绞痛病史,无药物过敏史。吸烟 20 余年,每天 1 包。

查体:T 36.8 ℃,P 100 次/分,R 20 次/分,BP 100/60 mmHg。急性痛苦病容,平卧位,无发绀。颈软,颈静脉无怒张。双肺呼吸音清,未闻及啰音。心界不大,心率 102 次/分,有期前收缩 5～6 次/分,心尖部可闻及第四心音。腹平软,肝、脾未触及。双下肢无水肿。

心电图示:V_1～V_5 ST 段升高,V_1～V_5 QRS 波群呈 Qr 型,T 波倒置和室性早搏。

【要求】

1. 写出诊断及诊断依据。

2. 鉴别诊断。

3. 进一步检查。

4. 治疗原则。

【分析步骤】

1. 诊断及诊断依据。

1）初步诊断:

（1）冠心病（急性前壁心肌梗死）。

（2）室性期前收缩。

（3）心功能一级。

2）诊断依据:

（1）有典型心绞痛史,本次疼痛持续 2 h 不缓解,休息与口含硝酸甘油均无效,有吸烟史（危险因素）。

（2）查体:心率增快,有期前收缩,心尖部有第四心音。

（3）心电图示急性前壁心肌梗死,室性期前收缩。

2. 鉴别诊断。

（1）心绞痛　胸痛程度较轻,持续时间较短,休息或舌下含化硝酸甘油可缓解,发作时无病理性 Q 波,血清心肌标记物浓度无增高。

（2）急性主动脉夹层　发病初始出现剧烈、撕裂样、进行性、下行性（向背、腹、腰或下肢放射）胸痛,两上肢血压和脉搏常有明显差别。心电图无急性心肌梗死表现,二维超声心动图示主动脉根部扩张,壁增厚,可见分离的内膜摆动。

（3）急性心包炎　多见于青壮年,疼痛因深呼吸、咳嗽加重,疼痛常与发热同时出现,起病初期可闻及心包摩擦音。心电图无异常 Q 波,做心脏超声检查基本可确诊。

3. 进一步检查。

（1）继续心电图检查,观察其动态变化。

（2）化验心肌酶谱。

（3）凝血功能检查，以备溶栓抗凝治疗。

（4）化验血脂、血糖、肾功能，行超声心动图检查。

4. 治疗原则。

（1）绝对卧床休息 3～5 天，持续心电监护，进低脂半流质饮食。

（2）溶栓治疗　发病 6 h 内，无出、凝血障碍及溶栓禁忌证，可用尿激酶、链激酶或 t-PA 溶栓治疗；抗凝治疗，溶栓后用肝素静滴，口服阿司匹林。

（3）吸氧。

（4）解除疼痛及其他诊疗：哌替啶或吗啡，静滴硝酸甘油；消除心律失常；利多卡因；有条件和必要时行介入治疗；保持大便通畅。

病　例　七

【病例摘要】　患者，男，62 岁，因反复呼吸困难、水肿 2 年，加重 3 个月入院。

患者于 2 年前上一层楼后出现呼吸困难，伴有端坐呼吸及踝部水肿。此后症状逐渐加重，间断服用氢氯噻嗪（量不详），治疗效果不佳。因阵发性夜间呼吸困难于半年前住院治疗 3 周。近 3 个月患者呼吸困难加重，夜间只能端坐入睡。夜尿 2～3 次，水肿明显加重，体重增加 8 kg。

既往有高血压病史 12 年，用降压零号治疗效果不佳。有糖尿病家族史，患者未控制饮食。

查体：T 36.8 ℃，P 112 次/分，R 30 次/分，BP 160/110 mmHg。体重 79 kg，颈静脉怒张。双肺可闻及湿性啰音和干性啰音。心脏最强搏动点位于第 6 肋间，距胸骨正中线 12 cm，心界向双侧扩大，可闻及舒张早期奔马律。肝大，可触及，肝-颈静脉反流征（＋）。四肢凹陷性水肿。

实验室及辅助检查：血常规正常；血电解质为 Na^+ 130 mmol/L，K^+ 3.2 mol/L，Cl^- 98 mol/L；快速血糖 6.5 mmol/L；BUN 23 mmol/L，血清肌酐 115 μmol/L，谷丙转氨酶 102 U/L。胸片：提示双侧少量胸腔积液，心脏扩大。心电图：左室高电压，未见 ST-T 缺血样改变。超声心动图：测量左室舒张末期内径 60 mm，射血分数为 35%。

【要求】

1. 写出诊断及诊断依据。

2. 鉴别诊断。

3. 进一步检查。

4. 治疗原则。

【分析步骤】

1. 诊断及诊断依据。

1）初步诊断　高血压、高血压性心脏病、全心衰竭（心功能Ⅲ级）。

2）诊断依据：

（1）患者有高血压病史 12 年，未系统诊疗，控制不佳。

（2）存在左心衰的症体及体征　活动后及夜间阵发呼吸困难、端坐呼吸、发绀、心动过速、呼吸急促、双肺部可闻及干性啰音和湿性啰音、左心扩大。

（3）存在右心衰的症体及体征　明显水肿、体重增加、颈静脉怒张、肝大、肝-颈静脉反流征（＋）。

（4）化验及辅助检查　胸片提示双侧少量胸腔积液，心脏扩大；超声心动图测量左室舒张末期内径 60 mm，射血分数为 35%。

2. 鉴别诊断。

（1）慢性肺源性心脏病　多有 COPD 病史多年，有咳嗽、咳痰、喘息症状，秋、冬季加重。临床主要表现为右心衰症状，心电图可见肺性 P 波，超声心动图检查可见右心肥厚或增大表现，肺功能检查有利于诊断。

（2）心包积液　也可以有呼吸困难、端坐呼吸及心界向双侧扩大表现，但心界可随体位的改变而改变,心电图可见肢体低电压,超声心动图检查可以确诊。

(3)慢性肺动脉栓塞　可以有呼吸困难,多由于下肢静脉血栓脱落造成,心电图及超声心动图检查可见右心负荷增加表现,CT 肺血管造影可以基本确诊。

3. 进一步检查。

(1)血气分析　明确有无严重低氧血症。

(2)冠状动脉造影　患者有多个冠心病危险因素,如老年男性、肥胖、高血压病史、糖尿病家族史等,心脏扩大需注意排除缺血性心脏病的可能。

(3)OGTT　明确糖尿病诊断。

4. 诊疗原则。

(1)限制水、盐摄入,监测体重。

(2)纠正心衰　强心药、利尿药(以每日体重降低 0.5～1 kg 为宜)、扩血管药。

(3)抑制肾素血管紧张素系统的药物　ACEI(或 ARB)、醛固酮拮抗剂。

(4)抑制交感系统药物　β受体阻断剂(可暂不使用,先把水肿和心衰症状处理好再用)。

(5)降压药　如血压控制仍不满意可加用其他类型降压药。

病 例 八

【病例摘要】　患者,男,21 岁,学生。因中上腹隐痛不适 4 年就诊。

患者因学习紧张,经常熬夜,饮食不规律,4 年前开始出现间断中上腹部隐痛不适,有时伴反酸、嗳气及腹胀,与季节、进餐及排便无明显关系,休息后可缓解,饮酒后可加重。未予以检查,自认为"胃炎",自服"胃药"(具体不详)治疗,病情时好时坏。发病以来患者体重下降不明显,大、小便正常,没有排过黑色大便。

否认既往有肝炎、结核病史,否认有外伤史。无药物过敏史。吸烟 3 年,约 8 支/天,偶尔饮酒。

查体:T 36.4 ℃,P 68 次/分,R 18 次/分,BP 100/65 mmHg。浅表淋巴结无肿大。心肺未见明显异常。腹软,上腹部有轻压痛,无反跳痛,肝脾不大,胆囊无肿大,Murphy 征(-)。

【要求】

1. 写出诊断及诊断依据。

2. 鉴别诊断。

3. 进一步检查。

4. 治疗原则。

【分析步骤】

1. 诊断及诊断依据。

1)初步诊断　慢性胃炎。

2)诊断依据:

(1)患者为青年男性,经常熬夜,饮食不规律,吸烟史 3 年。

(2)间断中上腹部隐痛不适,有时伴反酸、嗳气及腹胀 4 年。

2. 鉴别诊断。

(1)消化性溃疡　有反复性、周期性、节律性上腹部痛的特点,可有黑便史。

(2)胃食管反流病　以胸骨后不适,反酸、胃灼痛为主要表现,内镜下可见食管下端内膜糜烂或不糜烂,24 h 食管 pH 值测定为阳性。

(3)胆石症　主要表现为右上腹痛,进食油腻性食物可诱发,胆囊可肿大,Murphy 征(+),B 超检查有助于诊断。

(4)胃癌等消化道肿瘤　多见于中老年人,常有相关脏器病变表现,多有消化道出血、贫血、腹部包块、消瘦等症状,病程呈进行性,一般药物不能缓解。可行消化道造影或内镜检查以排除。

3. 进一步检查。

(1)血常规。

（2）大便常规及潜血实验。

（3）胃镜检查及幽门螺杆菌（Hp）检查。

（4）腹部 B 超检查。

（5）必要时行血 PCA 及 IFA 检查,24 h 食管 pH 值测定及食管下端括约肌功能测定。

4. 治疗原则。

（1）减轻压力,消除精神紧张,规律饮食,戒烟、戒酒。

（2）酌情使用抑制胃酸分泌药及胃动力药。

（3）明确反复发作原因,如存在幽门螺杆菌（Hp）感染,应酌情行根治治疗。

病 例 九

【病例摘要】 患者,男,42 岁,司机。间断左上腹痛 6 年,加重 5 天,呕血、黑便 6 h。

患者于 6 年前因饮食不规律出现间断左上腹胀痛,伴反酸,无呕吐,餐后半小时明显,持续 2～3 h,可自行缓解,或服用一些抑制胃酸的药物可缓解。近 5 天来加重,纳差,自服抑制胃酸的药物未见好转。6 h 前突觉左上腹胀、恶心、头晕,先后两次解柏油样便,共约 600 g,并呕吐咖啡样液 1 次,约 400 mL。此后感心悸、头晕、出冷汗。平素大小便正常,睡眠好,自觉近期体重略下降。

既往体健,无手术、外伤和药物过敏史,无烟酒嗜好。由于工作原因经常饮食不规律。

查体:T 37.2 ℃,P 110 次/分,R 23 次/分,BP 90/65 mmHg。神清,面色稍苍白,四肢湿冷,皮肤黏膜无出血点及蜘蛛痣,全身浅表淋巴结未触及肿大。巩膜无黄染。心肺无异常。腹平软,未见腹壁静脉曲张,左上腹部轻压痛,无反跳痛,全腹未触及包块,肝脾未及,胆囊无肿大,Murphy 征（－）,移动性浊音（－）,肠鸣音 10 次/分。双下肢无水肿。

实验室检查:血常规为 Hb 80 g/L,WBC 9.0×10^9/L,分类 N 75%,L 25%,PLT 200×10^9/L;大便隐血（＋＋）。

【要求】

1. 写出诊断及诊断依据。

2. 鉴别诊断。

3. 进一步检查。

4. 治疗原则。

【分析步骤】

1. 诊断及诊断依据。

1）初步诊断:

（1）胃溃疡合并上消化道出血。

（2）失血性贫血。

（3）休克早期。

2）诊断依据:

（1）规律性餐后左上腹痛,服用抑制胃酸的药物可缓解,左上腹部压痛,符合胃溃疡的表现。

（2）呕血,黑便,大便隐血强阳性,是上消化道出血的表现。

（3）面色稍苍白,血红蛋白降低（80 g/L）,提示贫血。

（4）面色稍苍白,四肢湿冷,心跳、呼吸加快,脉压减小,是休克早期的表现。

2. 鉴别诊断。

（1）十二指肠溃疡 可有规律性上腹痛、反酸等表现,但特点是空腹痛,进食后可缓解。

（2）肝硬化、食管胃底静脉曲张破裂出血 也可有呕血和便血,但有肝硬化病史,肝功能检查、腹部 B 超检查等有助于诊断。

（3）胃癌 也可有左上腹疼痛,但无规律性,并有消瘦明显,上腹部可触及包块,纤维胃镜有助于诊断。

（4）急性出血性胃炎　也有呕血和便血，但常有酗酒或服用非甾体抗炎药物史等。

3．进一步检查。

（1）急诊胃镜和黏膜活检　能明确诊断及观察到出血的部位及性质，同时还可进行内镜下止血治疗。

（2）X线钡餐检查（出血停止后）　发现龛影可协助诊断出血的部位和性质。

（3）肝、肾功能检查　有助于排除肝硬化、肾功能衰竭等引起的上消化道出血。

（4）幽门螺杆菌（Hp）检查　可能是引起复发的原因。

4．治疗原则。

（1）一般急救措施　包括卧床休息、监测生命体征，暂禁食等。

（2）积极补充血容量　积极输液，必要时输血。

（3）止血措施　药物止血，内镜下止血，必要时手术治疗。

（4）抗溃疡药物的使用　质子泵抑制剂或 H_2 受体拮抗剂等。

（5）如存在幽门螺杆菌（Hp）感染，应行根治治疗。

病　例　十

【病例摘要】　患者，男，49岁，农民。因乏力、腹胀12年，加重2个月入院。

患者于12年前出现乏力、腹胀、饮食差等表现，曾在外院治疗，诊断为乙型肝炎，治疗不系统，病情经常反复。2个月前无明显诱因出现乏力、纳差、腹胀进行性加重，伴尿少。食欲下降，大便基本2天1次，未见明显黑便。近来精神差，睡眠差。

否认既往疾病史。平素吸烟20支/日，原先经常饮酒，发现患肝炎后饮酒减少。

查体：T 37.2 ℃，P 90 次/分，R 22 次/分，BP 130/90 mmHg，精神差，神志清醒，皮肤湿润，浅表淋巴结未触及肿大。巩膜轻度黄染。右下肺呼吸音消失，心脏未见明显异常。腹膨隆，触软，压痛（－），未见明显包块，肝脾触诊不满意，移动性浊音（＋），肠鸣音3次/分。肛诊见内、外痔。双下肢轻度凹陷性水肿。

实验室及辅助检查：血常规为 WBC $3.46×10^9$/L，Hb 81 g/L，PLT $67×10^9$/L；大便常规为 OB（－）；肝功能为 ALT 60 U/L，AST 32 U/L，TBIL 35.9 mg/dL，DBIL 20.4 mg/dL，ALB 2.06 g/dL，A/G 0.7；HBV-DNA（＋）；肾功能（－）。腹部 B 超检查见肝脏缩小，脾大，腹腔积液。

【要求】

1．写出诊断及诊断依据。

2．鉴别诊断。

3．进一步检查。

4．治疗原则。

【分析步骤】

1．诊断及诊断依据。

1）初步诊断　乙肝后肝硬化失代偿期，门静脉高压、腹腔积液、低清蛋白血症。

2）诊断依据：

（1）乙肝病史12年。

（2）肝功能失代偿与门静脉高压症状及体征。

（3）辅助检查支持。

2．鉴别诊断　主要为腹腔积液鉴别诊断。

（1）心、肾等系统疾病所致腹腔积液　无明显心、肾等疾病史及体征，辅助检查不支持。

（2）结核性腹膜炎所致腹腔积液　无明显发热、盗汗及结核病史，无明显结核性腹膜炎体征。但患者多年营养欠佳，不排除继发可能，需进一步检查以明确。

（3）肿瘤性腹腔积液　若中老年患者，短期内出现腹腔积液，需考虑本病的可能，需进一步检查以排除。

3．进一步检查。

（1）腹腔积液检查　常规及生化检查，腹腔积液 CA 系列、培养等；计算血清-腹腔积液白蛋白梯度

（SAAG）。SAAG≥11 g/L 时为门静脉高压性腹腔积液,病因多为肝硬化、门静脉高压,布-加综合征,心源性腹腔积液、黏液性水肿等。SAAG<11 g/L 时为非门静脉高压性腹腔积液,多为恶性肿瘤性腹腔积液、结核性腹腔积液、胰源性腹腔积液、肾病综合征、自身免疫病性浆膜炎。

（2）PPD 试验。

（3）PTA。

（4）血蛋白电泳。

（5）血 CA 系列。

（6）随访肝功能、血脂等检查。

（7）消化道造影。

（8）消化道内镜。

（9）胸、腹部 CT。

（10）必要时行肝组织活检。

4. 治疗原则。

（1）一般治疗　休息、高热量、高蛋白质(非肝性脑病时)、维生素丰富的易消化饮食,注意最好细软饮食。限制水、钠摄入。

（2）药物治疗　无特效药,明确诊断后,可暂予安体舒通合用呋塞米(速尿),按 5：2 比例服用,以每天体重减少 0.5～1 kg 为宜。

（3）对症处理　放腹腔积液;胸腔积液可暂不抽取。可输注人血白蛋白制品等。

（4）可予护肝治疗。

病 例 十 一

【病例摘要】　患者,男,21 岁,学生。因发热、腹痛、黏液脓血便 2 天来诊。

患者 2 天前与同学在大排档聚餐后出现畏寒、发热,体温 38.8 ℃,伴下腹部阵发性疼痛、腹泻,大便每天 10 余次,为少量黏液脓血便,伴里急后重,无恶心和呕吐。自服扑热息痛片和氟哌酸(量不详),无好转。发病以来进食少,睡眠稍差,体重略有下降,小便正常。

既往体健,无慢性腹痛、腹泻病史,无食物药物过敏史。无传染病疫区接触史。

查体:T 38.8 ℃,P 90 次/分,R 24 次/分,BP 100/70 mmHg。急性病容,全身无皮疹和出血点,浅表淋巴结未触及肿大。巩膜无黄染,咽(一)。心肺未见异常。腹平软,左下腹部压痛,无肌紧张和反跳痛,肝脾肋下未触及,全腹未触及肿块,移动性浊音(一),肠鸣音 8 次/分。

实验室检查:血常规为 Hb 130 g/L,WBC 12×10⁹/L,N 80％,L 20％,PLT 250×10⁹/L;粪便常规见黏液脓血便,WBC 10～30 个/HP,见成堆脓球,RBC 30～40 个/HP;尿常规(一)。

【要求】

1. 写出诊断及诊断依据。

2. 鉴别诊断。

3. 进一步检查。

4. 治疗原则。

【分析步骤】

1. 诊断及诊断依据。

1）初步诊断　急性细菌性痢疾。

2）诊断依据:

（1）不洁饮食后急性起病,发热、下腹痛、黏液脓血便,伴里急后重。

（2）体格检查见急性热病容,发热 38.8 ℃,左下腹部有压痛,肠鸣音活跃。

（3）血白细胞数和中性粒细胞数比例增高,粪便常规见黏液脓血便,成堆脓球,WBC 10～30 个/HP,RBC 30～40 个/HP。

2. 鉴别诊断。

(1) 急性阿米巴痢疾　果酱样大便，血多脓少，粪便查出阿米巴滋养体有助于诊断。

(2) 其他急性肠道细菌感染　最主要的鉴别是从粪便中检出不同的病原体。

3. 进一步检查。

(1) 粪便细菌培养及药敏试验　检出痢疾杆菌可确诊为急性细菌性痢疾。

(2) 粪便找溶组织阿米巴滋养体。

(3) 血液酸碱度及电解质检测。

4. 治疗原则。

(1) 病原治疗　首选氟喹诺酮类药物，并应参照细菌药敏试验结果选择用药。

(2) 对症支持治疗　注意维持水、电解质、酸碱平衡。

病 例 十 二

【病例摘要】　患者，男，16岁，学生。颜面水肿15天，血尿、少尿3天。

患者于15天前晨起发现双眼睑水肿，尿色发红，曾在当地卫生院治疗（治疗情况不详），症状未见好转。3天前，出现尿量进行性减少（具体不详），伴乏力、头痛，有轻度腰酸。无尿频、尿急、尿痛，无关节痛及皮疹。患病以来，患者精神差，常感乏力，饮食睡眠尚可，大便正常，体重增加6 kg。

患者于1个月前咽部不适。既往曾患"气管炎、咽炎"，无肾病史。否认药物过敏史。

查体：T 36.9 ℃，P 78 次/分，R 20 次/分，BP 150/95 mmHg。发育正常，营养中等，重病容，精神差，眼睑水肿，巩膜无黄染。咽稍充血，扁桃体不大，未见脓性分泌物。心肺未见异常。腹平软，肝脾肋下未触及肿大，移动性浊音（—），双肾区无叩击痛，肠鸣音存在。双下肢可见压陷性水肿。

实验室检查：血常规为 Hb 130 g/L，RBC $4.0×10^{12}$/L，网织红细胞 1.4%，WBC $6.8×10^9$/L，N 70%，L 30%，PLT $210×10^9$/L；尿常规为尿蛋白（＋＋），红细胞 20~30 个/HP，WBC 1~2 个/HP；肾功能为 BUN 8.5 mmol/L，肌酐 135 μmol/L，总蛋白 60.9 g/L；血液其他检查为 IgG、IgM、IgA 正常，补体 C_3 0.5 g/L，ASO 800 U/L，乙肝两对半（—）。

【要求】

1. 写出诊断及诊断依据。

2. 鉴别诊断。

3. 进一步检查。

4. 治疗原则。

【分析步骤】

1. 诊断及诊断依据。

1）初步诊断　急性肾小球肾炎。

2）诊断依据：

(1) 患者在发病前有咽部感染史，临床表现有少尿、血尿、眼睑水肿、双下肢凹陷性水肿、血压高等。

(2) 实验室检查提示尿蛋白（＋＋），红细胞 20~30 个/HP，BUN 8.0 mmol/L，补体 C_3 0.5 g/L，ASO 800 U/mL 均支持急性肾小球肾炎的诊断。

2. 鉴别诊断。

(1) 其他病原体感染后急性肾炎　如感染性心内膜炎的致病菌引起的免疫复合物介导性肾炎，其有心脏病症状与体征，感染的全身表现，血培养可有助于鉴别。

(2) IgA 及非 IgA 系膜增殖性肾炎　临床常反复发作，无自愈倾向，最终需依靠肾活检确诊。

(3) 急进性肾小球肾炎　较短时间内即发展为肾功能衰竭，终至尿毒症，肾活检见大部分肾小球形成新月体为特征。

(4) 慢性肾炎急性发作　常贫血、低蛋白血症较明显，肾功能慢性持久性损害，超声检查肾体积缩小等有助于慢性肾炎的诊断。

（5）全身性疾病导致肾脏损害　如系统性红斑狼疮、过敏性紫癜等可导致肾脏损害,但均有其原发病的表现。

3．进一步检查。

（1）血液酸碱度及生化检查。

（2）腹部 B 超检查双肾大小。

（3）必要时行肾活检。

4．治疗原则。

（1）一般治疗　卧床休息,低盐饮食等。

（2）抗感染治疗　避免肾损害药物。

（3）对症治疗　利尿消肿,降压,维持内环境稳定等。

（4）若进展发生急性肾衰时可透析治疗。

病 例 十 三

【病例摘要】　患者,女,32 岁,工人。因间断颜面及下肢水肿 2 年,加重 1 周入院。

患者于 2 年前无明显诱因出现面部水肿,以晨起明显,伴双下肢轻度水肿、尿少、乏力、食欲不振等。曾到外院就诊,测血压(140/95 mmHg),化验尿蛋白(＋)～(＋＋),其他情况不详。间断服过中药,病情时好时差。1 周前患者着凉后咽痛,水肿加重,尿少,尿色较红。无发热、咳嗽,无尿频、尿急和尿痛。进食和睡眠稍差,无恶心和呕吐。发病以来无关节痛和光过敏,大便正常,体重似略有增加(未测量)。

既往体健,无高血压病史和肝、肾疾病史,无药物过敏史。个人史和月经史无特殊,家族中无高血压病患者。

查体:T 36.8 ℃,P 80 次/分,R 18 次/分,BP 160/100 mmHg。神志清醒,精神差,无皮疹,浅表淋巴结未触及肿大。双眼睑水肿,巩膜无黄染,结膜无苍白,咽稍充血,扁桃体不大。心肺未见异常。腹平软,肝脾肋下未触及,移动性浊音(－),双肾区无叩击痛。双下肢凹陷性水肿。

实验室检查:血常规为 Hb 115 g/L,WBC 7.8×10⁹/L,N 72％,L 28％,PLT 240×10⁹/L;尿常规为蛋白质(＋＋),WBC 0～1 个/HP,RBC 10～20 个/HP,颗粒管型 0～1 个/HP,24 h 尿蛋白定量 3.0 g;肾功能为 BUN 8.6 mmol/L,Cr 156 μmol/L;血 ALB 36 g/L。

【要求】

1．写出诊断及诊断依据。

2．鉴别诊断。

3．进一步检查。

4．治疗原则。

【分析步骤】

1．诊断及诊断依据。

1）初步诊断　慢性肾小球肾炎急性加重。

2）诊断依据

（1）间断颜面和下肢水肿及有蛋白尿病史近 2 年,1 周来着凉后加重,尿少、尿色较红,既往无高血压病史。

（2）血压高(160/100 mmHg),颜面和下肢水肿。

（3）实验室检查尿蛋白(＋＋),有镜下血尿和管型尿,有氮质血症。

2．鉴别诊断。

（1）高血压病肾损害　有高血压病史,尿改变轻微(微量至轻度尿蛋白),常同时有高血压病的心、脑等并发症。

（2）继发性肾小球肾炎　如继发于系统性红斑狼疮、过敏性紫癜等,临床应有原发病的表现。

（3）急性肾小球肾炎　前驱感染病史长(1～3 周),而肾炎病程短(不会超过 1 年),有自愈倾向。

3. 进一步检查。

(1) 腹部 B 超检查　可见双肾较正常小,协助诊断。

(2) ANA 谱　以排除全身系统性结缔组织病。

(3) 眼底检查　以明确高血压所致眼底变化。

(4) 肾活检　明确病理类型,判断预后,选择治疗方案。

(5) 检测血液酸碱度及电解质。

4. 治疗原则。

(1) 一般治疗　注意休息,限制盐、蛋白质和磷的摄入量。

(2) 积极控制高血压　首选 ACEI/ARB 类药物。

(3) 减轻水肿　酌情适量应用利尿剂,注意内环境稳定。

(4) 病因治疗　根据临床表现和病理类型决定是否使用糖皮质激素和免疫抑制剂。

(5) 避免肾脏损害的因素　如避免疲劳、预防感染、不使用肾毒性药物等。

病 例 十 四

【病例摘要】　患者,女,24 岁。因发热、尿频、尿急、尿痛 3 天来诊。

患者 3 天前无明显诱因出现发热,体温达 39.3 ℃,伴寒战,同时出现尿频、尿急、尿痛、腰痛,伴下腹部不适。无肉眼血尿及水肿。因怕排尿而不敢多喝水,自服止痛药、消炎药(具体不详),但症状仍不好转而来就诊。发病以来饮食稍差、睡眠尚可,大便正常。

既往体健,无排尿异常病史,无结核病史和结核病接触史,无药物过敏史。个人史和月经史无特殊,半月前结婚。

查体:T 39.5 ℃,P 108 次/分,R 24 次/分,BP 120/80 mmHg。神志清醒,急性病容,无皮疹,浅表淋巴结未触及肿大。颜面及眼睑无水肿,巩膜无黄染,咽部无明显异常。心率 108 次/分,心肺未见其他异常。腹平软,无压痛及反跳痛,肝脾肋下未触及,双肾区叩痛(＋),双下肢无水肿。

实验室检查:血常规为 Hb 125 g/L,WBC $16×10^9$/L,N 85％,L 15％,PLT $230×10^9$/L;尿常规见尿略浑浊,尿蛋白(＋),尿白细胞 15～20 个/HP,尿红细胞 4～7 个/HP,可见脓细胞及白细胞管型。

【要求】

1. 写出诊断及诊断依据。

2. 鉴别诊断。

3. 进一步检查。

4. 治疗原则。

【分析步骤】

1. 诊断及诊断依据。

1) 初步诊断　急性肾盂肾炎。

2) 诊断依据:

(1) 新婚女性,急性起病,发热、寒战,有尿频、尿急、尿痛等尿路刺激症状及腰痛。

(2) 查体双肾区叩痛(＋)。

(3) 实验室检查:血常规,WBC $16×10^9$/L,N 85％,L 15％;尿略浑浊,尿蛋白(＋),尿白细胞 15～20 个/HP,红细胞 4～7 个/HP,可见脓细胞及白细胞管型。

2. 鉴别诊断。

(1) 下尿路感染　多无全身感染性中毒症状及肾区叩击痛,仅有明显尿路刺激症状,化验血白细胞不高,尿中可见白细胞、红细胞,但无白细胞管型。

(2) 慢性肾盂肾炎　既往无排尿异常病史,病史不支持。

(3) 肾结核　常有肾外结核病史,尿路刺激症状更明显,尿培养结核杆菌阳性,一般抗菌药物治疗无效。

（4）尿道综合征 虽有尿路刺激症状，但一般较轻，且无发热、腰痛表现，肾区无叩击痛，多次化验均无真性细菌尿。

3. 进一步检查。

（1）尿细菌学检查及药敏实验。

（2）血培养及药敏实验。

（3）双肾B超检查。

（4）注意观察肾功能变化。

（5）治疗后复查血、尿常规及尿细菌学检查。

4. 治疗原则。

（1）一般治疗 注意休息、多饮水。

（2）应用敏感抗生素治疗。

（3）对症及支持治疗。

病 例 十 五

【病例摘要】 患者，女，32岁，农民。因反复头晕、乏力、面色苍白1年，加重伴心慌1个月来诊。

患者于1年前无明显诱因出现头晕、乏力，伴面色苍白，但能照常劳动，一直未予以治疗。近1个月来症状加重，伴活动后心慌，曾到当地医院就诊，诊断为贫血，给予硫酸亚铁口服（量不详），因患者服后胃难受而未坚持服药。病后进食正常，不挑食，大小便正常，无黑便，尿色无异常，无鼻出血和齿龈出血等症状。睡眠好，体重无明显变化。

既往体健，无胃病史，无药物过敏史。结婚10年，月经初潮13岁，月经周期为28天，经期为5～7天，近2年来月经量多，半年来更加明显。末次月经为半个月前。

查体：T 36.5 ℃，P 100次/分，R 24次/分，BP 120/75 mmHg。神志清醒，贫血病容，皮肤黏膜无出血点，浅表淋巴结未触及肿大。颜面及眼睑无水肿，巩膜无黄染，口唇苍白，咽部无明显异常。心率100次/分，心肺未见其他异常。腹平软，无压痛及反跳痛，肝脾肋下未触及。双下肢无水肿。

实验室检查：Hb 65 g/L，RBC 3.0×10^9/L，MCV 70 fL，MCH 25 pg，WBC 5.3×10^9/L，N 72%，L 28%，PLT 220×10^9/L，网织红细胞1.5%，血清铁7.89 μmol/L；尿蛋白（－），镜检（－），大便潜血（－）。

【要求】

1. 写出诊断及诊断依据。

2. 鉴别诊断。

3. 进一步检查。

4. 治疗原则。

【分析步骤】

1. 诊断及诊断依据。

1）初步诊断：

（1）缺铁性贫血。

（2）月经过多，原因待查。

2）诊断依据：

（1）病史 近2年来月经量增多，为缺铁性贫血常见病因之一。

（2）症状及体征 存在头晕、乏力、面色苍白、贫血病容、口唇苍白等贫血的症状及体征。

（3）实验室检查：Hb 65 g/L，RBC 3.0×10^9/L，MCV 70 fL，MCH 25 pg，符合小细胞低色素性贫血。血清铁检查7.89 μmol/L，血清铁降低。

2. 鉴别诊断。

（1）慢性病贫血 也为小细胞性贫血，常有慢性感染、炎症或肿瘤性疾病，骨髓铁染色可见细胞内铁减少、外铁增多，转铁蛋白饱和度正常或稍高，血清铁蛋白增多。

（2）铁幼粒细胞贫血　也是小细胞低色素性贫血,骨髓中铁粒幼细胞增多,血清铁和铁蛋白均增高,总铁结合力降低。

（3）海洋性贫血　是珠蛋白生成障碍性贫血,也是小细胞低色素性贫血,属遗传性疾病,常有家族史。血红蛋白电泳异常,血清铁、转铁蛋白饱和度及骨髓可染铁均增高。

3. 进一步检查。

（1）骨髓检查及铁染色　骨髓增生正常,但有核红细胞的胞质少,成熟红细胞中心明显淡染,骨髓细胞内、外铁均减少。

（2）血清铁蛋白、总铁结合力、转铁蛋白饱和度　可见血清铁和铁蛋白降低,而总铁结合力升高,因而转铁蛋白饱和度降低。

（3）妇科检查　如子宫 B 超检查,必要时诊刮,以明确月经过多的原因。

4. 治疗原则。

（1）补充铁剂　纠正缺铁性贫血的主要治疗方法,分口服和注射给药两种途径,口服铁剂方便、安全,是治疗本病首选用药途径。

（2）去除病因　治疗引起月经过多的妇科疾病。

病 例 十 六

【病例摘要】　患者,男,36 岁,工人。因反复头晕、乏力伴出血倾向半年,加重 2 周而入院。

患者于半年前无明显诱因开始出现头晕、乏力等症状,间断下肢皮肤有出血点,刷牙时牙龈出血,当时未引起重视,未予以治疗。2 周前上述症状加重。病后无鼻出血及黑便,大小便正常,饮食尚可,无挑食和偏食,无酱油色尿。睡眠尚可,体重无变化。

既往体健,无放射线和毒物接触史,无药物过敏史。

查体:T 36.5 ℃,P 100 次/分,R 22 次/分,BP 120/75 mmHg。神志清醒,贫血病容,双下肢皮肤可见散在出血点,浅表淋巴结未触及肿大。巩膜无黄染,口唇苍白,舌乳头正常,咽部无明显异常。胸骨无压痛,心肺未见异常。腹平软,肝脾肋下未触及。双下肢无水肿。

实验室检查:Hb 55 g/L,RBC 2.6×10^9/L,网织红细胞 0.5%,WBC 3.0×10^9/L,N 30%,L 65%,单核细胞 5%,PLT 60×10^9/L;尿常规(－),大便潜血(－)。

【要求】

1. 写出诊断及诊断依据。

2. 鉴别诊断。

3. 进一步检查。

4. 治疗原则。

【分析步骤】

1. 诊断及诊断依据。

1）初步诊断　慢性再生障碍性贫血可能性大。

2）诊断依据:

（1）病史　头晕、乏力,伴出血倾向半年。

（2）体检　贫血病容,口唇苍白,双下肢散在出血点,肝脾不大。

（3）血象提示三系减少,网织红细胞减少。

2. 鉴别诊断。

（1）阵发性睡眠性血红蛋白尿　除全血细胞减少外,常有反复发作的血红蛋白尿、黄疸和脾大等表现。

（2）骨髓增生异常综合征　常有全血细胞减少,但骨髓象显示增生活跃且有病态造血,骨髓活检有特征性改变。

（3）急性白血病　也有全血细胞减少,但多有脾大或淋巴结肿大,胸骨压痛,骨髓象显示原始细胞或幼稚细胞明显增多等特点。

3．进一步检查。

（1）骨髓象和活检。

（2）骨髓干细胞培养。

（3）糖水试验、酸溶血试验及尿含铁血黄素试验　以排除阵发性睡眠性血红蛋白尿。

（4）肝、肾功能检查　以利于治疗（肝功能异常不能用雄性激素）。

4．治疗原则。

（1）支持及对症治疗　如成分输血、抗感染治疗等。

（2）雄激素　治疗慢性再生障碍性贫血的首选药物，大剂量可刺激骨髓造血干细胞分化增殖。

（3）免疫调节剂　目前治疗重型再生障碍性贫血的主要药物。

（4）改善骨髓微循环药物　改善骨髓微循环，有利于造血干细胞生长。

（5）造血细胞因子　主要用于重型再生障碍性贫血。

（6）造血干细胞移植　主要用于重型再生障碍性贫血和药物治疗不能控制病情进展的患者。

（7）中医中药治疗。

病 例 十 七

【病例摘要】　患者，男，25 岁，发热，咳嗽、乏力 10 天，加重伴牙龈出血 1 周。

患者于 10 天前着凉后出现发热，体温 38.5 ℃，伴全身酸痛，轻度咳嗽，无痰，口服抗感冒药（具体不详）治疗无效。1 周来病情加重，刷牙时牙龈出血并出现鼻出血。病后进食减少，睡眠差，体重无明显变化。

既往体健，无药物过敏史。家族中无类似疾病史。

查体：T 38 ℃，P 96 次/分，R 20 次/分，BP 120/80 mmHg。前胸和下肢皮肤有少许出血点，浅表淋巴结未触及肿大，巩膜无黄染，咽部充血，扁桃体不大，胸骨轻压痛，心率 96 次/分，心律齐，未闻及杂音。肺部叩诊呈清音，右下肺可闻及少许湿性啰音。腹平软，肝脾肋下未触及肿大。双下肢无水肿。

实验室检查：Hb 80 g/L，网织红细胞 0.5％，WBC 5.4×10⁹/L，原幼细胞 25％，PLT 40×10⁹/L，尿常规（－），粪便常规（－）。

【要求】

1．写出诊断及诊断依据。

2．鉴别诊断。

3．进一步检查。

4．治疗原则。

【分析步骤】

1．诊断及诊断依据。

1）初步诊断：

（1）急性白血病。

（2）肺部感染。

2）诊断依据：

（1）急性白血病　急性发病，有发热和出血表现。查体：皮肤出血点，胸骨压痛（＋）。化验：Hb 和 PLT 减少，外周血片见到 25％的原幼细胞。

（2）肺部感染　咳嗽，发热 38 ℃；查体发现右下肺湿性啰音。

2．鉴别诊断。

（1）骨髓增生异常综合征　一般缓慢起病，胸骨无压痛，外周血可有原幼细胞，但不如急性白血病多，骨髓检查有助于鉴别。

（2）再生障碍性贫血　急性型可呈急性起病，但胸骨无压痛，外周血幼稚细胞明显减少，骨髓检查最有助于鉴别。

（3）类白血病反应　有明确的病因，如严重的感染、恶性肿瘤、大出血等；绝大多数仅有血象的变化，很少有骨髓象的明显异常，且血象变化也只限于白细胞系列（排除失血、溶血所致者），一般无贫血和血小板减少；根据骨髓检查，特别是原发病经治疗祛除后，血象变化随之恢复正常以此鉴别。

3．进一步检查。

（1）骨髓穿刺检查及组化染色　有条件者进行 MIC 分型检查，以便确定急性白血病的类型。

（2）X 线胸片　观察肺部感染情况。

（3）腹部 B 超检查　观察肝、脾和腹腔淋巴结有无白血病细胞浸润。

（4）肝、肾功能检查　以备化疗。

（5）痰细菌学检查。

4．治疗原则。

（1）根据细胞类型选择适当的化疗方案进行化疗。

（2）选用敏感抗生素控制肺部感染。

（3）支持对症治疗。

（4）有条件者可考虑骨髓移植。

病 例 十 八

【病例摘要】　患者，女，32 岁。以怕热、多汗、心悸、易激动 3 个月，加重 2 周就诊。

患者 3 个月前无明显诱因出现怕热多汗、心悸、说话多、易怒、失眠等表现。2 周前上述症状加重，出现多食，食量由原来的每天 250 g 增至 500 g 以上，家人发现患者双眼球突出，视物正常。病后大便每日 2～3 次，软便，体重减轻 6 kg，小便正常。

既往体健，无药物过敏史。月经初潮 14 岁，月经周期 28～30 天，经期 4～6 天，近一年闭经。家中无类似患者。

查体：T 37.2 ℃，P 110 次/分，R 26 次/分，BP 130/65 mmHg。发育正常，消瘦，自主体位，皮肤潮湿，浅表淋巴结未触及肿大。眼球突出，闭合障碍，唇无发绀，伸舌有细颤，甲状腺Ⅱ度肿大，质软，无结节，两上极可触及震颤，可闻及血管杂音，无颈静脉怒张。双肺正常，心界不大，心率 110 次/分，心律齐，心尖部可闻及 2/6 级收缩期杂音。腹平软，无压痛，肝脾肋下未触及肿大，无移动性浊音，肠鸣音正常。双手细颤，双下肢无水肿，双侧膝腱、跟腱反射亢进，Babinski 征（－）。

实验室检查：Hb 120 g/L，WBC 7.0×10⁹/L，N 68％，L 32％，PLT 230×10⁹/L；尿常规（－），粪便常规（－）。

【要求】

1．写出诊断及诊断依据。

2．鉴别诊断。

3．进一步检查。

4．治疗原则。

【分析步骤】

1．诊断及诊断依据。

1）初步诊断　Graves 病。

2）诊断依据：

（1）病史中有多食、多汗、怕热、消瘦和眼突及病后未来月经等表现。

（2）查体发现脉压差大、脉率快和眼球突出症，甲状腺弥漫性Ⅱ度增大，质软有震颤和血管杂音，伸舌和双手有细颤。

2．鉴别诊断。

（1）继发甲状腺功能亢进症　均有继发原因和相应化验异常，如碘甲状腺功能亢进症有过量碘摄入史,甲状腺摄^{131}I摄取率低;亚急性甲状腺炎可伴甲状腺功能亢进症,除有病史外,甲状腺摄^{131}I摄取率亦低;TSH甲状腺功能亢进症有垂体TSH瘤或TSH细胞增生,同时有血清TSH升高等。

(2)单纯性甲状腺肿 主要由缺碘引起,可出现甲状腺弥漫性肿大,但临床无甲状腺功能亢进症症状,甲状腺无震颤和血管杂音,基础代谢率正常。

(3)有时需与神经症及更年期综合征鉴别。

3．进一步检查。

(1)血清T$_3$、T$_4$和TSH测定。

(2)甲状腺^{131}I摄取率。

(3)甲状腺相关自身抗体 包括TsAb、TGAb、TPOAb等,有助于诊断和鉴别诊断。

4．治疗原则。

(1)一般治疗 包括休息、加强营养及镇静等。

(2)抗甲状腺药物治疗。

(3)放射性^{131}I治疗或手术治疗 药物治疗不满意时可考虑选用。

病 例 十 九

【病例摘要】 患者,男,50岁。以多食、多饮、体重减轻6个月余,双下肢麻木半个月来就诊。

患者于6个月前无明显诱因逐渐出现食量增加,由原来每天400 g逐渐增至500 g,最多750 g,而患者体重逐渐下降,半年来体重下降5 kg,同时出现烦渴多饮,伴尿量增多及乏力,曾看过中医,诊断不明,服中药(具体不详)1个多月无明显好转。患者一直未化验过血。半个月来出现双下肢麻木,有时呈针刺样疼痛。患病以来精神差,大便正常,小便增多,睡眠尚可。

既往体健,无药物过敏史。个人史与家族史无特殊。

查体:T 36.2 ℃,P 80次/分,R 20次/分,BP 130/80 mmHg。全身无皮疹,浅表淋巴结未触及肿大。巩膜无黄染,双眼晶状体透明无浑浊,甲状腺(—)。心肺未见明显异常。腹平软,肝脾肋下未触及。双下肢无水肿,感觉减退,膝腱反射消失,病理反射未引出。

实验室检查:血常规为Hb 125 g/L,WBC 7.2×10^9/L,N 68%,L 32%,PLT 230×10^9/L;尿常规为尿蛋白(—),尿糖(＋＋＋),镜检(—);空腹血糖11 mmol/L。

【要求】

1．写出诊断及诊断依据。

2．鉴别诊断。

3．进一步检查。

4．治疗原则。

【分析步骤】

1．诊断及诊断依据。

1)初步诊断 2型糖尿病伴糖尿病周围神经病变。

2)诊断依据:

(1)患者为中年,病史中有典型糖尿病症状,即多食、多饮、多尿及消瘦等。起病缓慢及症状相对较轻为2型糖尿病。

(2)尿糖(＋＋＋),空腹血糖11 mmol/L。

(3)患者双下肢麻木,有针刺样疼痛。体检发现双下肢感觉减退,膝腱反射消失,支持糖尿病周围神经病变的诊断。

2．鉴别诊断。

(1)1型糖尿病 发病年龄相对较小,起病快,病情重,易出现酮症等。

(2)甲状腺功能亢进 有多食、消瘦,但常有怕热、突眼,而一般无多尿表现,具有甲状腺肿大伴震颤及血管杂音等容易鉴别。

3. 进一步检查。

(1) 检查血脂,定期监测血糖变化。

(2) 糖化血红蛋白。

(3) 眼底检查　了解其糖尿病眼部并发症的情况。

(4) 肝、肾功能检查　了解其糖尿病肾脏损害的情况。

4. 治疗原则。

(1) 一般治疗　生活规律、适当运动、预防感染等。

(2) 饮食治疗。

(3) 降血糖药物治疗。

病 例 二 十

【病例摘要】　患者,男,62 岁。因突然昏迷 2 h 来诊。

患者于 2 h 前因家庭琐事与家人争吵后突然自觉头痛,随即跌倒在地,继而不省人事,呕吐 1 次,呈喷射性,吐出物为胃内容物,无大小便失禁、抽搐等。被家人急送入院。

既往有高血压病史 10 余年,一直无规律服降压药,血压控制不理想。否认既往类似病史,无脑、心、肾和肝疾病及糖尿病史,无药物过敏史。吸烟 40 年,每天约 20 支。家族史无特殊。

查体:T 36.8 ℃,P 86 次/分,R 24 次/分,BP 200/125 mmHg。中度昏迷,全身无皮疹,浅表淋巴结未触及肿大。巩膜无黄染,两眼向左侧凝视,双侧瞳孔等大等圆,直径 4 mm,对光反射存在。颈无抵抗。心、肺、腹部检查未发现明显异常。双下肢无水肿。右侧鼻唇沟浅,两侧额纹对称,右侧上、下肢肌力下降,肌张力增高,右侧 Babinski 征(+)。

实验室检查:血常规为 Hb 130 g/L,WBC 7.8×10^9/L,N 60%,L 40%,PLT 280×10^9/L;血糖为5.6 mmol/L。

【要求】

1. 写出诊断及诊断依据。

2. 鉴别诊断。

3. 进一步检查。

4. 治疗原则。

【分析步骤】

1. 诊断及诊断依据。

1) 初步诊断:

(1) 脑出血(左侧基底节区)。

(2) 高血压病 3 级,极高危险组。

2) 诊断依据:

(1) 患者为老年,高血压病史 10 余年,血压控制不理想,吸烟 40 年。

(2) 激动后突然头痛、昏迷伴喷射性呕吐。

(3) 体格检查见血压升高达 3 级,两眼向左侧凝视,右侧面部眼裂以下瘫痪,右侧上、下肢肌力下降,肌张力增高,右侧 Babinski 征(+)。

2. 鉴别诊断。

(1) 脑血栓形成　常在安静状态下发病,头痛、呕吐及意识障碍等全脑症状常不明显。头颅 CT 显示低密度病灶,可予以鉴别。

(2) 脑栓塞　突然偏瘫,常有心脏病等栓子来源的病史。颅 CT 显示低密度病灶。

(3) 蛛网膜下腔出血　起病急骤,剧烈头痛、呕吐伴脑膜刺激征阳性,头颅 CT 可予以鉴别。

3. 进一步检查。

(1) 头颅 CT 检查　有助于明确诊断及鉴别诊断,并可明确出血的部位及量。注意复查。

（2）脑脊液检查。

4. 治疗原则。

（1）一般治疗　绝对卧床,维持生命体征,控制血压。预防感染及应激性溃疡等并发症的发生。

（2）急性期治疗　脱水降颅压,维持体液、电解质及酸碱平衡。

（3）有手术适应证的患者可考虑手术清除血肿或减压。

（4）病情稳定后尽早开始康复治疗,并积极进行二级预防。

病例二十一

【病例摘要】　患者,男,70岁。反复左侧肢体麻木、无力3个月,不能活动10 h。

患者于3个月前无明显诱因出现左侧肢体麻木、无力表现。家属自行给予按摩等措施,无明显改善,上述症状时常反复。10 h前患者早晨起床时发现左侧肢体不能活动,感觉减退,家人给予按摩无好转,遂来我院就诊。

既往高血压病史5年,服药控制。否认有脑、肾、肝疾病及糖尿病史,无药物过敏史。

查体:T 36.8 ℃,P 76次/分,R 20次/分,BP 170/90 mmHg。神志清醒,全身无皮疹,浅表淋巴结未触及肿大。巩膜无黄染,双侧瞳孔等大等圆,直径4 mm,对光反射存在,左侧鼻唇沟浅,伸舌偏左,皱眉、皱额、闭眼正常。颈无抵抗。心、肺、腹部检查未发现明显异常。双下肢无水肿。左侧上、下肢肌力0级,左侧Babinski征(＋)。

实验室及辅助检查:血常规检查正常,血糖5.5 mmol/L;头颅CT检查,见右额叶低密度病灶。

【要求】

1. 写出诊断及诊断依据。

2. 鉴别诊断。

3. 进一步检查。

4. 治疗原则。

【分析步骤】

1. 诊断及诊断依据。

1）初步诊断:

（1）脑血栓形成(右侧)。

（2）高血压病2级,高危险组。

2）诊断依据:

（1）患者70岁,反复左侧肢体麻木、无力3个月,既往有高血压病史。10 h前患者早晨起床时发现左侧肢体不能活动,感觉减退。

（2）体格检查见BP 170/90 mmHg,左侧鼻唇沟浅,伸舌偏左,皱眉、皱额、闭眼正常,左侧上、下肢肌力0级,左侧Babinski征(＋)。

（3）头颅CT检查:右大脑半球有低密度病灶。

2. 鉴别诊断。

（1）脑出血　常于活动或激动时突然发病,具有较重的头痛、呕吐、昏迷等全脑症状,头颅CT呈高密度影。

（2）脑栓塞　突然偏瘫,常有心脏病等栓子来源的病史。

（3）颅内占位病变　进行性颅内压增高,以头痛、呕吐、视乳头水肿为主要症状,头颅CT可见占位性病变征象。

3. 进一步检查。

（1）头颅MRI检查。

（2）脑血管造影。

（3）颅脑及颈部血管多普勒超声检查。

（4）脑脊液检查。

4. 治疗原则。

（1）一般治疗　保持生命体征平稳，维持水、电解质平衡，控制血压、血糖，注意防治并发症，如压疮、肺部感染等。

（2）脱水降颅内压。

（3）抗凝和抗血小板聚集治疗。

（4）病情稳定后可尽早开始康复治疗。

病例二十二

【病例摘要】　患者，女，32岁，农民。因意识障碍1 h来诊。

患者于1 h多前因琐事与家人争吵，当家人发现时患者已神志不清，呼之不应，身旁有呕吐物，有大蒜臭味，患者大小便失禁、多汗。送来急诊。

既往体健，无心、脑、肾、肝、糖尿病、精神疾病史，无食物、药物过敏史。月经史、个人史及家族史无特殊。

查体：T 36.2 ℃，P 65次/分，R 30次/分，BP 110/70 mmHg。昏迷，压眶上神经有反应，皮肤湿冷，肌束颤动，浅表淋巴结未触及肿大。巩膜无黄染，双侧瞳孔呈针尖样大小，对光反射弱，口腔流涎。肺叩诊清音，双肺可闻及较多湿性啰音和哮鸣音。心界叩诊不大，心率65次/分，心律齐，未闻及杂音。腹平软，肝脾肋下未触及。双下肢无水肿，病理反射阴性。

实验室检查：血常规为Hb 128 g/L，WBC 7.5×10⁹/L，N 70%，L 30%，PLT 200×10⁹/L。

【要求】

1. 写出诊断及诊断依据。

2. 鉴别诊断。

3. 进一步检查。

4. 治疗原则。

【分析步骤】

1. 诊断及诊断依据。

1）初步诊断　急性有机磷农药中毒。

2）诊断依据：

（1）患者突然起病，表现为神志不清，呕吐物有大蒜臭味、大小便失禁和多汗等症状，符合有机磷农药中毒的特点，且患者无其他引起昏迷的疾病史。

（2）查体发现患者有昏迷、皮肤湿冷、肌束颤动、双侧瞳孔针尖样缩小、口腔流涎、双肺可闻及较多湿性啰音和哮鸣音等毒蕈样、烟碱样表现及中枢神经系统表现。

2. 鉴别诊断。

（1）全身性疾病引起的肝性昏迷、尿毒症昏迷、糖尿病相关昏迷　均应有其相应疾病史和实验室检查异常。

（2）其他毒物急性中毒　如镇静安眠药中毒等，均应有其相应的疾病史及临床特征和实验室检查特点。

（3）急性脑血管疾病　有高血压、动脉硬化或心脏病史，并有相应的神经系统体征，头颅CT有利于诊断。

3. 进一步检查。

（1）血清胆碱酯酶活性测定　可见其活性降低，有利于明确诊断并了解严重程度。

（2）肝肾功能、血糖、血电解质测定、血气分析。

（3）心电图检查。

4. 治疗原则。

（1）洗胃、导泻以清除体内毒物　敌百虫中毒忌用2%碳酸氢钠溶液，对硫磷中毒忌用高锰酸钾溶液。

（2）特效解毒剂　抗胆碱药,应用阿托品;胆碱酯酶复活剂,应用解磷定等。

（3）换血疗法、血液灌流吸附毒物　必要时可考虑使用。

（4）对症支持治疗　包括维持正常心肺功能、保持呼吸道通畅、氧疗、必要时使用呼吸机等。

（符勤怀）

第二十五章

外科常见病病例分析

病 例 一

患者,男,32岁,1日前感脐周不适,渐加重并感腹胀、腹痛,恶心,未吐。于街道诊所诊断为急性胃肠炎后给予口服氟哌酸(4粒)治疗。10余小时前腹痛加重,呈阵发性绞痛,否认向他处放射。再于地段卫生院诊断为急性阑尾炎后予抗感染保守治疗(具体治疗措施及用药不详)。1 h前因症状无缓解遂转至我院。自发病后患者未进食,饮水约500 mL,排小便2次,色黄,总量约450 mL,未解大便亦无自肛门排气。患者曾于5年前因急性阑尾炎住院治疗(具体治疗不详),后又两度因同一诊断住院,治疗同前,否认曾行阑尾切除术。查体:T 36.5 ℃,P 110次/分,R 22次/分,BP 80/60 mmHg。平卧,自主体位,面色苍白,唇舌干燥,胸式呼吸为主。腹膨隆,见肠形。无腹肌紧张,脐周广泛轻压痛,无反跳痛,墨菲征阴性。脐周叩诊广泛鼓音,移动性浊音阴性。肠鸣音:8次/分,闻及气过水声。辅助检查:血常规为红细胞 6.0×10^{12}/L,血红蛋白180 g/L,白细胞 8.0×10^9/L,中性粒细胞0.78,淋巴细胞0.22。立位X线平片示脐下方多处气液平面及部分回肠充气扩张。

1. 给出该患者完整诊断及诊断依据。

2. 详述该患者第一诊断的临床思维过程及诊断依据。

3. 简述该患者治疗要点。

【病例分析】

1. 该患者入院诊断如下:

(1)急性机械性低位单纯性肠梗阻(诊断依据见后)。

(2)等渗性缺水 诊断依据:

病史有导致缺水的病因——肠梗阻,查体见患者唇舌干燥,辅助检查血液浓缩,且休克的原因除缺水外无法解释。

(3)失液性低血容量性休克 病史有导致休克的原因——失液,查体见患者面色苍白,血压较低,尤其是脉压低,脉搏超过100次/分,尿量少于25 mL/h。

2. 该患者第一诊断的临床思维过程及诊断依据如下:

(1)判断是否为肠梗阻 根据患者出现较为典型的痛、胀、闭,以及视诊胸式呼吸为主,腹膨隆,见肠型,脐周广泛压痛,叩诊鼓音,肠鸣音亢进及X线检查等依据,判断患者为肠梗阻。

(2)机械性还是动力性 根据患者既往有多次阑尾炎病史可能导致肠粘连,为机械性肠梗阻最常见的原因,且腹痛性质为阵发性绞痛,肠鸣音亢进可判断为机械性肠梗阻。

(3)单纯性还是绞窄性 患者为阵发性绞痛而非持续性;经过1天后方出现休克,且尚处于代偿与失代偿边缘;无腹膜刺激征及全身中毒症状;无血性呕吐物或排出物;无孤立肿大肠袢等临床表现,判断患者为单纯性梗阻。

(4)高位还是低位梗阻 患者仅恶心,未吐;腹痛在脐周,较剧烈;腹胀明显,根据完全性的肛门排气排便停止以及X线检查所示判断患者为低位肠梗阻。

(5)完全性还是不完全性 从肛门完全停止排气排便,X线检查示肠胀气等判断为完全性梗阻。

(6)梗阻原因 患者因5年内数次阑尾炎,可能多次形成腹膜腔内感染导致肠粘连即为患者梗阻原因。

3. 因患者为单纯性机械性肠梗阻,暂不考虑手术治疗,保守治疗措施如下:

(1)禁饮食,给予胃肠减压。

（2）营养支持治疗。

（3）纠正缺水。

（4）扩容补液抗休克治疗。

（5）预防性使用抗生素。

（6）必要时,给予镇静剂或解痉剂对症处理。

（7）严密观察病情变化。

病 例 二

患者,女,43岁,体重55 kg,2 h前无明显诱因感上腹部不适,感恶心并呕吐数次,非喷射性。呕吐物为暗红色血性液及咖啡渣样物,总量600~800 mL。随即感头昏、乏力、双眼发黑、心慌。患者述5年前因上腹部疼痛于当地医院行胃镜检查后诊断为胃溃疡后,口服雷尼替丁(剂量不详)约2周症状消失后停药。近1个月来因感上腹部烧灼感,口服果胶铋及雷尼替丁150 mg,2次/天。否认肝炎病史。患者近1周来睡眠差,自发病来未进饮食,未排二便。查体:T 36 ℃,P 130 次/分,R 25 次/分,BP 60/40 mmHg。背入病房,平卧位,神志清醒,表情淡漠。面色苍白,唇发绀,皮肤湿冷。腹软,剑突下轻压痛,无反跳痛。肝区无叩痛,移动性浊音阴性。肠鸣音7次/分。辅助检查血常规,红细胞$2.8×10^{12}$/L,血红蛋白80 g/L,白细胞$6.0×10^9$/L,中性粒细胞0.8,淋巴细胞0.20。

1. 如确诊仍困难,患者尚需完善哪些辅助检查？

2. 该患者的诊断是什么？

3. 请简述该患者应考虑手术治疗的依据及手术治疗的术式。

【病例分析】

1. 可使用三腔二囊管、内镜、选择性动脉造影。因考虑出血尚未停止,不使用X线钡餐检查。

2. 该患者入院诊断如下:

（1）上消化道溃疡大出血(或胃、十二指肠溃疡大出血)。

（2）失血性低血容量性休克。

（3）失血性贫血。

3. 该患者考虑手术治疗,拟行胃大部切除术。

上消化道溃疡大出血大多行保守治疗即可止血,但因该患者短时间内大量失血,可能出血来自大血管,保守治疗难以止血,且患者为上消化道溃疡保守治疗过程中发生出血,非手术治疗不易止血,故应采取积极的手术治疗。

病 例 三

患者,男,39岁,6 h前大量饮酒后突感上腹部疼痛,呈持续性绞痛,向腰背部放射,同时伴恶心、呕吐,为胃内容物,非喷射性,未见血性及咖啡渣样物。随后感腹胀。患者自发病后未进饮食,未排大、小便,排气1次。患者既往曾于B超检查中发现胆囊结石,因无症状故未行任何治疗。查体:T 37.5 ℃,P 110 次/分,R 28 次/分,BP 90/60 mmHg。抬入病房,蜷曲位,神志清醒,痛苦病容,面色苍白,唇稍发绀。腹稍膨隆,未见肠型、蠕动波及腹壁静脉曲张,Gray Turner 征及 Cullen 征阴性。腹肌紧张,上腹部触及深压痛及反跳痛,未触及明显包块,墨菲征阴性。叩诊脐周鼓音,肝区无叩痛,移动性浊音阴性。肠鸣音2次/分。

1. 写出完整诊断及诊断依据。

2. 需要进行哪些检查？

3. 简述治疗措施。

【病例分析】

1. 患者入院诊断。

（1）急性水肿性胰腺炎　诊断依据:患者曾有胆囊结石病史,此常为胰腺炎的常见病因,加之有大量饮酒的诱因,腹痛表现为持续性绞痛,向腰背部放射,上腹部深压痛等临床表现判断为胰腺炎,且腹痛及腹膜炎体征局限,无休克或全身中毒症状,故判断为水肿性胰腺炎。

(2) 急性局限性腹膜炎　腹肌紧张,上腹部触及反跳痛。

(3) 胆囊结石病(或症)　B超检查发现胆囊结石病史。

2. 该患者入院需行B超检查、血淀粉酶测定,另需摄立位X线平片以协助明确是否有麻痹性肠梗阻,必要时测血清钙判断预后。

3. 该患者行保守治疗,措施包括:

(1) 禁饮食、胃肠减压。

(2) 营养支持治疗,维持水、电解质、酸碱平衡。

(3) 镇痛、解痉。

(4) 抑制胰酶分泌及使用胰酶抑制剂。

(5) 预防性使用抗生素。

病　例　四

患者,男,42岁,3个月前于剧烈咳嗽或背负重物时出现右侧腹股沟包块,平卧或休息时包块消失。近1个月来常于站立时包块出现并渐进性增大。4 h前患者背负重物时右侧腹股沟出现包块,随后感腹痛、腹胀,平卧休息后包块不能消失,症状无减轻。查体:T 37 ℃,P 85次/分,R 16次/分,BP 100/70 mmHg,右侧腹股沟区见3 cm×4 cm大小包块,未坠入阴囊。腹软,右下腹轻压痛,无反跳痛,肠鸣音8次/分,闻及气过水声。

1. 写出可能之诊断。

2. 患者尚需完善哪些辅助检查?

3. 需与哪些疾病鉴别及鉴别要点如何?

【病例分析】

1. 该患者入院诊断为:

(1) 右侧腹股沟斜疝(嵌顿)。

(2) 急性机械性肠梗阻。

2. 可行B超检查了解包块情况,并行X线检查协助判断肠梗阻。

3. 该患者主要需与腹股沟直疝相鉴别,从患者年龄及疝块嵌顿等可判断是斜疝。

病　例　五

患者,女,36岁,连续工作16 h后于2 h前突发上腹部持续性刀割样剧痛伴恶心、呕吐。查体:T 38.5 ℃,P 120次/分,蜷曲位,面色苍白。腹肌紧张,全腹压痛及反跳痛。

1. 该患者入院后需完善哪些辅助检查?检查结果可能如何?

2. 写出可能的诊断。

3. 患者应采取非手术治疗还是手术治疗?如采取非手术治疗请写出治疗方法,如采取手术治疗请写出可施行的手术术式。

【病例分析】

1. 患者需摄立位X线平片了解是否有膈下游离气体,查血常规了解有无继发感染,行诊断性腹腔穿刺了解腹膜腔积液的性状。

2. 该患者入院诊断如下:

(1) 上消化道溃疡急性穿孔。

(2) 急性弥漫性腹膜炎。

3. 该患者应行手术治疗,拟行胃大部切除术。

病 例 六

患者,女,41岁,半日前无明显诱因感脐周不适伴恶心,无呕吐,症状渐加重变为脐周阵发性绞痛。2 h前疼痛呈持续性并固定于右下腹。患者自发病后排大便2次,色黄质稀,未见脓、血及黏液。查体:T 38 ℃,腹部右侧腹肌紧张,右下腹触及广泛压痛、反跳痛,移动性浊音(一),肠鸣音2次/分。

1. 写出可能之诊断。

2. 此患者还可行哪些检查(实验)?

3. 需完善哪些辅助检查?

【病例分析】

1. 该患者入院诊断如下:

(1)急性化脓性阑尾炎。

(2)急性局限性腹膜炎。

2. 该患者尚需行下列体检:

(1)结肠充气实验,用以明确诊断。

(2)腰大肌试验,用以判断是否为盲肠后位或腹膜后位阑尾。

(3)闭孔内肌实验,用以判断是否为盆位(低位)阑尾。

3. 该患者尚需行如下辅助检查:

(1)血常规,了解白细胞升高数据。

(2)B超或者X线摄片。

(3)必要时可行诊断性腹腔穿刺。

病 例 七

患者,男,48岁,6 h前进食油腻食物后感上腹部阵发性疼痛伴恶心、呕吐,为胃内容物,无血性液,非喷射性。于当地诊所诊断为急性胃肠炎后给予青霉素静脉滴注(剂量不详)。治疗过程中感疼痛加剧呈右上腹阵发性剧烈绞痛并向右肩背部放射,遂转至我院治疗。患者既往有进食油腻食物后上腹部疼痛发生,否认胆囊炎及胆结石病史。发病后未排大便,排小便1次,量约300 mL。查体:T 37.5 ℃,P 90次/分。扶入病房,自主体位,腹平坦,上腹部腹肌紧张,右上腹触及压痛及胆囊肿大,反跳痛阳性,墨菲征阳性,无移动性浊音,肠鸣音6次/分。

1. 写出该患者可能之诊断及诊断依据。

2. 该患者需行哪些辅助检查?

3. 简述该患者可行的治疗方案。

【病例分析】

1. 该患者入院诊断:

(1)急性结石性胆囊炎 诊断依据:有进食油腻食品的诱因,典型的结石嵌顿所致胆绞痛向右肩背部放射;查体体温稍高,墨菲征阳性,考虑不但有结石嵌顿,且有局部感染灶。

(2)急性局限性腹膜炎 诊断依据:上腹部腹肌紧张,右上腹反跳痛阳性。

2. 首选B超检查,可以了解胆囊有无炎症及结石情况,必要时可行胆道造影。

3. 该患者如无禁忌证,辅助检查未发现胆总管或胰腺病变,可选择手术治疗,行胆囊切除术。

病 例 八

患者,男,40岁,因蒸汽锅炉爆炸被高温蒸汽烫伤以"蒸汽烫伤致全身多处红肿水疱2 h"之主诉入院。患者诉稍感口渴,双上肢及躯干腹侧疼痛剧烈。查体:T 37.5 ℃,P 110次/分,R 22次/分,BP

80/60 mmHg,体重 60 kg。神志清醒,精神萎靡,抬入病房,自主体位。面部左侧及颈部左侧各有约手掌大小皮肤红肿,其上散布大小不等水疱;左上肢、躯干腹侧、右手掌侧及右前臂遍布大水疱,部分水疱已破裂,见创底潮红,触之剧痛。

1. 评估患者烧伤面积及烧伤深度。

2. 该患者第 2 个 24 h 的补液总量是多少?

3. 该患者创面处理可进行的项目有哪些?是否需要手术治疗?

【病例分析】

1. 烧伤面积:面部左侧及颈部 2%(手掌法),左上肢 9%,躯干腹侧 13%,右手掌侧 1%,右前臂 3%,共 28%。烧伤深度:所有烧伤部位都基本表现为红肿、水疱、剧痛,为浅Ⅱ度表现。

2. 第 2 个 24 h 的补液量:1/2(烧伤面积×体重×1.5)+2000(生理需要量)=[1/2(28×60×1.5)+2000]=3260 mL。

3. 该患者入院后可行的创面处理如下。

(1) 创面清创,无需彻底清创。

(2) 创面用药,如收敛剂、抑菌剂等保护创面。

(3) 面、颈部及躯干近会阴部可以采用暴露疗法,余部用绷带包扎。

(4) 因创面为浅Ⅱ度,无需植皮。

病 例 九

患者,女,20 岁。诊断为外痔,于利多卡因局麻浸润麻醉下行痔核取出术。

1. 为预防局麻药毒性反应应采取哪些措施?

2. 利多卡因局部浸润麻醉数分钟后患者出现寒战、嗜睡,应如何处理?

3. 继而患者呼之不应,面部及四肢肌肉抽搐、痉挛,应如何处理?

【病例分析】

1. 因会阴部血供丰富,应采取以下措施。

(1) 不可超过限量。

(2) 注药前回抽针筒活塞,确定未误入血管后方可注药。

(3) 麻醉药酌情减量。

(4) 必要时可于麻醉药内加入少量肾上腺素。

(5) 麻醉前给予安定镇静类或催眠药。

2. 立即进行以下处理:

(1) 吸氧。

(2) 静脉注射地西泮或苯巴比妥钠。

3. 发生抽搐和惊厥时立即进行以下处理:

(1) 静脉注射硫喷妥钠。

(2) 仍控制不住可行气管插管,控制呼吸条件下,静脉注射琥珀胆碱。

(3) 监测生命体征,对症处理。

病 例 十

患者,男,30 岁,半月前被铁钉刺伤左足底,当时未做任何处理。3 日前感乏力、咀嚼不便、张口困难并加重。查体:T 38 ℃,BP 140/90 mmHg,神志清醒,精神差,扶入病房。苦笑面容,牙关紧闭,颈项稍强直,无角弓反张。左足内侧见长约 0.5 cm 已愈合瘢痕。瘢痕周边红肿,有轻度压痛。

(1) 写出所有诊断。

(2) 写出该患者可能出现的并发症。

（3）写出该患者的治疗方案。

【病例分析】

1. 入院诊断：破伤风。

2. 该患者可能出现如下并发症：骨折，尿潴留，窒息、呼吸困难、呼吸停止，水、电解质、酸碱平衡紊乱，以及循环系统并发症。

3. 治疗方案如下：

（1）消除毒素来源：清创，局部 TAT 封闭注射。

（2）中和游离毒素：破伤风抗毒素静脉滴注。

（3）控制、解除痉挛：根据病情，使用地西泮、水合氯醛、硫喷妥钠，抽搐严重时可在气管切开呼吸机支持呼吸下，使用肌肉松弛剂，如琥珀胆碱、氯化筒箭毒碱等。

（4）保持呼吸道通畅。

（5）使用抗生素。

（6）支持治疗。

病例十一

患者，女，27 岁。以"反复发作右下腹绞痛 6 个月"之主诉入院。查体：T 36.5 ℃，麦氏点压痛，无肌紧张及反跳痛。行钡剂灌肠等检查后诊断为慢性阑尾炎，后择期行阑尾切除术。手术顺利，术中未污染腹膜腔及切口，术后返回病房抗感染、营养支持治疗。

（1）术后 24 h 后患者诉切口疼痛，难以忍受，应如何处理？

（2）术后 2 天内患者体温稍高，波动于 37～37.8 ℃，是否考虑切口感染及予以特殊处理？

（3）术后 3 天晨患者诉饥饿，已排气，未排大便，查体闻及肠鸣音 5 次/分，可否给予流质饮食？

（4）术中未污染切口，术后第 2 天换药见切口稍红肿，少量血性渗出，无脓性分泌物。第 3 天及第 5 天换药未见切口红肿，无血性、脓性渗出物。该患者切口类型及切口愈合情况应如何记录？

（5）术后 5 天，患者切口无红肿、无渗出，可否拆线？

【病例分析】

1. 可给予杜冷丁或吗啡镇痛。

2. 患者为早期低热，考虑为手术吸收热，不考虑感染，不需特殊处理。

3. 胃肠功能已恢复，可给予适量流质饮食。

4. Ⅱ/甲。

5. 现在不能拆线，必须至第 6 或第 7 天方可拆线。

病例十二

患者，男，19 岁，半小时前被他人用匕首刺伤左胸部后送入本院。患者诉左胸部疼痛剧烈，感到呼吸困难。查体：P 120 次/分，R 30 次/分，BP 80/60 mmHg。扶入病房，面色苍白，唇发绀。左腋前线第 6 肋间隙见一斜行约 1.5 cm 裂伤，随患者呼吸可闻及气流声并见血性液流出。胸部左侧叩诊呈鼓音。听诊呼吸音减弱明显。

1. 该患者初步诊断是什么？此时应立即做出什么处理？

2. 为进一步了解病情，需进行何种辅助检查？

3. 患者入院后行清创缝合伤口、吸氧、补液、抗生素预防感染治疗后，BP 90/60 mmHg，呼吸困难症状逐渐减轻，此时应行何种治疗？

【病例分析】

1. 该患者入院诊断。

（1）左侧开放性气胸。

（2）左胸壁刺伤。

（3）休克。

（4）损伤性血胸。

此时该急救处理使用无菌或清洁物品如凡士林纱布、棉垫等在呼气末封盖创口，然后用胶布或绷带加压包扎固定，使开放性气胸转为闭合性气胸。

2. 该患者需行胸部 X 线检查以确定气胸及肺压缩情况，并初步判断有无血胸。

3. 此时可取左侧锁骨中线第 2 肋间隙行胸膜腔闭式引流术。

病 例 十 三

患者，女，25 岁。诊断为甲状腺功能亢进症，拟行甲状腺大部切除术。

1. 应如何指导患者手术前后口服碘剂？

2. 术前准备完成的指标是什么？

3. 患者术后 16 h 突然出现：T 40 ℃，P 140/分，R 24 次/分，BP 200/90 mmHg。诊断为什么？有哪些处理措施？

【病例分析】

1. 患者术前口服复方碘化钾，3 次/天，第 1 天每次 3 滴，第 2 天每次 4 滴，以此类推，至每次 16 滴维持至手术日。

2. 完成术前准备的指标如下：

（1）脉搏稳定于 90 次/分以内。

（2）基础代谢率（BMR）在＋20％以下。

（3）患者情绪稳定。

（4）患者睡眠质量好，体重增加。

3. 考虑患者此时为甲状腺危象，处理措施如下。

（1）一般对症处理：应用物理方式和药物降温，纠正水、电解质失衡、酸碱平衡紊乱，营养支持治疗，吸氧，对症处理高血压。

（2）阻断甲状腺素合成：首选丙硫氧嘧啶。

（3）抑制甲状腺素释放：复方碘化钾溶液 10 mL 稀释于 10％葡萄糖液 500 mL 中静脉滴注；地塞米松每天 30～50 mg，分次静脉滴注。

（4）降低周围组织对甲状腺素的反应：普萘洛尔加入 5％葡萄糖液静脉滴注或口服。

（刘齐元）

第二十六章

妇产科常见病病例分析

病 例 一

孕妇,26 岁,孕 7 产 0,因停经 8 个多月,阴道流血半小时于 2013 年 9 月 28 日急诊入院。LMP 2013 年 1 月 10 日,未定期产检,孕 4 个月出现胎动,9 月 28 日睡觉时突然醒来发现阴道流血,量为月经量 4 倍,无腹痛急来院就诊。查体:宫高 28 cm,腹围 94 cm,臀先露,未入盆,胎心音 158 次/分,未扪及宫缩。根据上述病史及体查,你认为:

(1) 最可能的诊断是什么?

(2) 该做哪些检查?

(3) 该怎样处理? 写出处理方案。

【病例分析】

(1) 最可能的诊断:①前置胎盘;②宫内妊娠 36 周 5 天,臀位,活胎。

(2) 查体:B 超检查,慎用阴道检查;生化检查,血常规。

(3) 输液备血同时剖宫产术终止妊娠。

病 例 二

孕妇,孕 2 产 1,前年曾做过剖宫产,现孕 36 周,近日感头昏眼花,今晨突起腹痛,持续性,伴少量阴道流血。查体:面色苍白,出冷汗,脉细弱,P 130 次/分,BP 80/40 mmHg,尿蛋白 50 g/L,水肿(++),子宫呈板状,宫底达剑突下,明显压痛,胎心、胎位不清。根据上述病史查体,请写出可能的诊断及处理方案。

【病例分析】

(1) 可能的诊断:①胎盘早期剥离;②重度妊高征;③失血性休克;④失血性贫血。

(2) 其主要处理措施是输液、输血纠正休克同时行剖宫产。

病 例 三

经产妇,5 年前曾行剖宫产 1 次,现孕 37 周,产程中产妇感腹痛剧烈。查体:宫高 34 cm,胎位 LOA,头浮,胎心 152 次/分,宫缩 50 s/2 min,强,子宫体部平脐部位,凹陷,产妇烦躁不安,BP 120/80 mmHg,P 110 次/分。问题:

(1) 该患者可能的诊断是什么?

(2) 应如何处理?

【病例分析】

(1) 孕 2 产 1,妊娠 37 周 LOA,先兆子宫破裂。

(2) 处理:抑制宫缩,立即剖宫产。

病 例 四

某妇,49 岁,绝经 1 年,阴道少许不规则流血就诊。查体:一般情况好,外阴、阴道(一),宫颈中度糜烂,触血,大小、质地正常,子宫妊娠大小约 40 多天。宫颈刮片二次均是阴性,阴道镜下,活检未能确诊。

问题:

(1) 该患者目前考虑诊断是什么?

(2) 如需确诊还应做哪些检查?

【病例分析】

(1) 应考虑诊断子宫内膜癌。

(2) 为确诊可以做:①B 超检查;②分段诊刮。

病 例 五

某妇,38 岁,因下腹痛 2 年加重 7 天,伴腰骶部酸痛,经期疼痛加重。LMP 为 10 天前,经量正常,持续 10 天,月经周期为(7~10)/32 天,经期延长半年。剖宫产术后 2 年,严格工具避孕。查体:T 36.2 ℃,P 80 次/分,BP 110/75 mmHg,下腹软,下腹压痛(+)、无反跳痛和肌紧张,移动性浊音阴性,肠鸣音正常。专科检查:宫颈剧痛(-),子宫前位,大小正常,压痛(+),双侧附件可触及囊性肿物,大小欠清,压痛(+)。

问题:

(1) 该患者应考虑诊断是什么?

(2) 为明确诊断还应做哪些检查?

【病例分析】

(1) 考虑诊断子宫内膜异位症。

(2) 为明确诊断应做:①B 超检查;②腹腔镜检查。

病 例 六

一初孕妇,25 岁,LMP 为 2003 年 5 月 31 日。孕 4 个月左右感胎动,持续活跃至今。1 个月前出现下肢水肿,渐加重,近 1 周出现头痛胸闷而于 2004 年 3 月 25 日入院。查体:BP 170/100 mmHg,P 96 次/分,R 20 次/分,听诊心肺正常,宫高 34 cm,腹围 93 cm,ROT,胎头已入盆,胎心率 123 次/分,可扪及稀弱宫缩,双下肢陷性水肿(++),HB 105 g/L,尿蛋白(++),宫颈评分 5 分。问题:

(1) 入院时的诊断是什么?

(2) 为进一步明确病情,应做哪些检查?

(3) 首选的治疗是什么?

(4) 入院治疗 24 h,患者一般情况好转,头痛胸闷消失。血压波动于 150/90 mmHg 左右,尿蛋白(+),进一步应如何处理?

【病例分析】

(1) 诊断:①宫内妊娠 38 周,ROT,单活胎,先兆临产;②子痫前期。

(2) 需进一步检查:眼底、肝肾功能、血液检查,如测定血细胞比容、血浆黏度、全血黏度、血小板计数、3P 试验,脑血流图,胎儿胎盘功能的检查,胎儿成熟度的检查,血电解质的测定,B 超检查等。

(3) 处理:首选硫酸镁解痉。

(4) 进一步处理:行剖宫产终止妊娠。

(邓小红)

第二十七章 儿科常见病病例分析

病 例 一

（一）病例摘要

患儿：女，10个月。烦躁、哭闹2个月。

患儿近2个月来睡眠不安、烦躁、哭闹、易激惹、出汗多，时有夜惊发作。无发热、咳嗽、呕吐、腹泻。该患儿为足月顺产，出生体重3.2 kg，生后母乳喂养2个月改为混合喂养，5个月后添加蛋黄、米粉，现每天喂少量蔬菜汁、果汁。户外活动少。生后按时预防接种。母孕期无疾病史及下肢抽搐史。

查体：T 36.8 ℃，P 116次/分，R 28次/分，体重8.5 kg。表情淡漠，全身皮肤未见黄染及出血点，头围44 cm，身长70 cm，前囟2.0 cm×2.0 cm，头发稀少，色黄，有枕秃、方颅，未出牙。呼吸平稳，双肺呼吸音清晰，心率110次/分，心律齐，未闻及杂音，腹软，肝右肋下2 cm质软。脾未触及。四肢肌张力低下。

实验室检查：血钙1.86 mmol/L，钙磷乘积25。

要求：请根据以上病例摘要，写出初步诊断及诊断依据（如有两个以上诊断、写出各自的诊断依据）、鉴别诊断，为明确诊断还需做哪些检查并写出治疗原则。

（二）分析及评分标准

维生素D缺乏性佝偻病（活动期）分析及评分标准见表27-1。

表27-1　维生素D缺乏性佝偻病（活动期）分析及评分标准

内　容	步骤及操作方法	分值（100分）	实际得分	备注
初步诊断	维生素D缺乏性佝偻病（活动期）	10		
诊断依据	10个月婴儿、户外活动少	5		
	临床表现（睡眠不安、哭闹、多汗、易激惹、夜惊）	10		
	体检（前囟大、枕秃、方颅、出牙迟）	5		
	血清钙降低	5		
鉴别诊断	其他佝偻病（低血磷、抗维生素D佝偻病、肾性佝偻病）	10		
	软骨营养不良、脑积水	5		
进一步检查	血清磷、碱性磷酸酶	5		
	有条件时查血清25-(OH)-D₃浓度	5		
	甲状旁腺素测定	5		
	拍左腕关节及双下肢X线正位片	5		
	肝、肾功能	5		
治疗原则	一般治疗（加强护理、合理添加辅食、增加户外日照时间）	10		
	应用维生素D制剂、钙剂、维生素（A、B、C等）	10		
	防止骨骼畸形	5		

病 例 二

（一）病例摘要

患儿：女，8个月。发热、腹泻4天，加重2天。

4天前无明显诱因出现发热，体温波动在37.3～38.0 ℃，之后出现腹泻，呈蛋花汤样，3～5次/天，近2天加重，便呈水样、量中等、无腥臭味及脓血，7～8次/天，伴呕吐2次，为胃内容物。精神欠佳，尿量明显减少。该患儿是混合喂养，已添加辅食。平时体健，生后按时预防接种。无家族病史。

查体：T 37.9 ℃，P 110次/分，R 35次/分，体重8 kg。急性病容，精神差，哭时泪少，前囟及眼窝凹陷，口唇干，皮肤弹性差。心肺未闻及异常。腹胀，肠鸣音活跃，肝脾未触及。四肢凉。肌张力正常。

实验室检查：大便镜检可见少量白细胞、脂肪球。

要求：请根据以上病例摘要，写出初步诊断及诊断依据（如有两个以上诊断、写出各自的诊断依据）、鉴别诊断，为明确诊断还需做哪些检查并写出治疗原则。

（二）分析及评分标准

小儿腹泻分析及评分标准见表27-2。

表27-2 小儿腹泻分析及评分标准

内　　容	步骤及操作方法		分值（100分）	实际得分	备注
初步诊断	小儿腹泻		10		
	中度脱水		10		
诊断依据	腹泻	8个月婴儿,起病急	2.5		
		发热,大便次数增多	5		
		腹胀,肠鸣音活跃	5		
		大便性状改变（蛋花汤样、水样便、无腥臭味及脓血）	5		
		实验室检查（大便镜检可见少量白细胞、脂肪球）	5		
	脱水	精神差	2.5		
		皮肤弹性差、尿量明显减少、哭时泪少、口唇干	5		
		前囟、眼窝凹陷	2.5		
鉴别诊断	细菌性腹泻		5		
	急性坏死性肠炎		5		
	生理性腹泻		5		
进一步检查	血常规		2.5		
	便常规、便培养、便检轮状病毒		5		
	血气分析、血清电解质		5		
治疗原则	饮食疗法（继续母乳喂养,暂停辅食）		5		
	液体疗法：口服补液；静脉补液（按中度脱水补液）		5		
	肠道微生态疗法（双歧杆菌、嗜酸乳杆菌）		5		
	肠黏膜保护剂（蒙脱石粉）		2.5		
	慎用抗生素和止泻剂		2.5		

病 例 三

（一）病例摘要

患儿:男,1岁。发热、咳嗽3天,加重1天。

3天前无明显诱因出现发热,伴阵发性咳嗽,初为干咳,逐渐有痰,咳嗽剧烈时伴呕吐。无腹泻,无抽搐。在家自服阿莫西林、小儿退热止咳糖浆效果不明显,昨天咳嗽加重,伴呼吸困难。患儿平时体健,生长发育同正常儿,出生后接计划预防接种。无药物过敏史,无遗传性家族史。

查体:T 38.5 ℃,P 118次/分,R 38次/分。急性病容,面色灰白,精神萎靡,皮肤无皮疹,口、鼻周发绀,鼻翼扇动,咽部充血,三凹征阳性。双肺有痰鸣音及中小湿性啰音。心音有力,心律齐,未闻及杂音。腹稍胀,肝肋下1 cm,质软,无压痛。脾未触及。移动性浊音阴性。双下肢未见水肿。颈无抵抗,病理征阴性。

实验室检查:血常规为白细胞 $18×10^9$/L,中性粒细胞0.76,淋巴细胞0.22,红细胞 $5.3×10^{12}$/L,血红蛋白127 g/L。

要求:请根据以上病例摘要,写出初步诊断、诊断依据(如有两个以上诊断,写出各自的诊断依据)、鉴别诊断,为明确诊断还需做哪些检查并写出治疗原则。

（二）分析及评分标准

支气管肺炎(细菌性)分析及评分标准见表27-3。

表27-3 支气管肺炎(细菌性)分析及评分标准

内 容	步骤及操作方法	分值 (100分)	实际 得分	备注
初步诊断	支气管肺炎(细菌性)	5		
诊断依据	婴儿、起病急	5		
	有咳嗽、咳痰、呼吸困难等呼吸道症状	5		
	有发热、精神萎靡	5		
	口、鼻周发绀,三凹征	10		
	双肺痰鸣音及中小湿性啰音	10		
	白细胞、中性粒细胞增高	5		
鉴别诊断	急性支气管炎	5		
	支气管异物	2.5		
	肺结核	2.5		
进一步检查	胸部X线摄片	10		
	咽拭子培养、痰培养、病毒分离	5		
	血气分析及血清电解质	5		
治疗原则	一般治疗(合理饮食,变换体位,维持水、电解质平衡)	5		
	抗生素治疗(青霉素或头孢菌素类)	10		
	对症治疗(吸氧、祛痰、雾化)	5		
	并发症治疗	5		

病 例 四

(一)病例摘要

患儿:男,11 个月。皮肤、黏膜苍白伴精神不振 4 个月。

近 4 个月患儿母亲发现患儿皮肤苍白,易疲乏,烦躁不安,不爱活动,食欲欠佳,注意力不集中。该患儿是第一胎 34 周早产,出生体重 2100 g。混合喂养,5 个月开始无规律添加米汤、米粉糊,未添加其他辅助食品。生后按时预防接种。家族中无类似患者。

查体:T 37.1 ℃,P 148 次/分,R 45 次/分,体重 5.8 kg,身长 60 cm。神志清醒,精神欠佳,贫血病容,无皮疹和出血点,浅表淋巴结未触及肿大,巩膜无黄染,睑结膜、口唇、甲床苍白,舌面正常。甲状腺不大。双肺呼吸音清,未闻及啰音。心率 148 次/分,心律齐,心前区可闻及 Ⅱ 级收缩期吹风样杂音。腹平软,肝肋下 2 cm。脾肋下 1 cm,质软,未见明显压痛。双下肢无水肿。

实验室检查:血常规为红细胞 3.0×10^{12}/L,血红蛋白 80 g/L,白细胞 11.5×10^9/L。

要求:请根据以上病例摘要,写出初步诊断、诊断依据(如有两个以上诊断,写出各自的诊断依据)、鉴别诊断,为明确诊断还需做哪些检查并写出治疗原则。

(二)分析及评分标准

营养性缺铁性贫血分析及评分标准见表 27-5。

表 27-5 营养性缺铁性贫血分析及评分标准

内　容	步骤及操作方法		分值(100分)	实际得分	备注
初步诊断	营养性缺铁性贫血		10		
诊断依据	早产、低出生体重儿		5		
	有喂养不当史		5		
	临床表现	神经系统(疲乏、烦躁不安、不爱活动、注意力不集中)	5		
		皮肤黏膜(苍白是贫血时的重要表现)	5		
		呼吸循环系统(由于缺血、缺氧,呼吸快、心率快)	10		
		消化系统(食欲欠佳)	5		
鉴别诊断	营养性巨幼红细胞性贫血		5		
	再生障碍性贫血		5		
	血小板减少性紫癜		5		
进一步检查	外周血涂片观察红细胞形态		5		
	骨髓象		5		
	有关铁代谢的生化检测		5		
治疗原则	一般治疗(做好喂养指导,添加含铁丰富且铁吸收率高的辅食)		5		
	去除病因(早产儿生后 2 个月左右开始给予铁剂预防)		10		
	同时补充维生素 C 及 B 族维生素,促进铁的吸收		5		
	铁剂治疗		5		

(张　彤)

第十篇

职业素质

第二十八章 医德医风、沟通能力及人文关怀

第一节 医 德 医 风

医德医风是指执业医师应具有的医学道德风尚。医生是一种特殊的职业,面对的对象是人,人是有思想、有情感的。执业医师的执业行为,将关系到人类的健康利益和宝贵生命。因此,执业医师在执业行为中,不仅要求医疗技术精湛,而且还需要亲切、和蔼、负责任和高尚的医学道德情操。这样才能成为一名德才兼备、救死扶伤、治病救人的医生。

一个医德医风高尚的执业医师,必须接受医学道德教育和进行自我道德修养,并且要求做到以下几点。

1. 要提高医学道德的基本原则:不伤害原则、有利原则、尊重原则和公正原则。要对其认识和理解,并时刻指导自己的执业活动;同时,要提高对医疗卫生保健实践中伦理问题的敏感性及运用基本原则来分析和解决伦理问题,把医疗技术和医学伦理统一起来。

2. 要认真履行国家卫生和计划生育委员会制定的医学道德规范。

(1) 救死扶伤,实行社会主义的人道主义:时刻为患者着想,千方百计为患者解除病痛。

(2) 尊重患者的人格和权利,对待患者,不分民族、性别、职业、地位、财产状况,都应一视同仁。

(3) 文明礼貌服务:举止端庄,语言文明,态度和蔼,同情、关心和体贴患者。

(4) 廉洁奉公:自觉遵纪守法,不以医谋私。

(5) 为患者保守医密,实行保护性医疗,不泄露患者隐私与秘密。

(6) 互学互尊,团结协作,正确处理同行同事间的关系。

(7) 严谨求实,奋发进取,钻研医术,精益求精,不断更新知识,提高技术水平。

3. 要在执业活动中,不断提高履行上述医学道德基本原则和规范的自觉性和责任感,逐渐形成良好的医学道德信念和养成良好的医学道德行为、习惯和风尚。

4. 随着生物医学的进步,医学高技术迅速发展,过去医学未曾涉及的领域而今成了医务人员活动的舞台,现在人们可以操纵基因、精子、卵子、受精卵、胚胎、人体和控制人的行为等。这种增大了的力量可以被正确使用,也可以被滥用,对此应如何控制?而且这种力量的影响可能涉及这一代、下一代以及后几代人,而这一代人的利益和子孙后代的利益发生冲突怎么办?……出现了不少医学道德难题,这些难题不解决,就会影响医学的进一步发展。因此,执业医师应结合自己的专业,增强对本专业中出现的医学道德难题的敏感性,进而去分析和研究解决的办法,以保障或促进医学科学的发展。

第二节 沟 通 能 力

沟通是指人与人以全方位的信息交流以达到人际间建立共识、分享利益并发展人际关系的过程。执业医师在执业活动中,要与其他医务人员、医院管理人员、医院后勤人员,特别是患者及其家属进行沟通。医患沟通使医患双方更好地了解和理解,有利于诊治、护理的进行,进而使医疗质量和服务水平得以提高以及促进患者的康复。由于医学技术的进步,诊疗设备的介入,使医生的诊断、治疗越来越有效,然而医生对这些设备的依赖性也逐渐增强,这样由于在医患之间出现了有形的医疗机器或设备,致使医患双方的思想交流减少,相互之间感情也容易淡漠,即医患关系在一定程度上被物化了,并且医生重视的只是疾病,导

致医患之间的关系僵化。因此,医患沟通可以弥补上述缺陷,也可以消除双方的误会、减轻医患关系紧张以及减少医患矛盾或纠纷,进而有利于建立和谐的医患关系。医患沟通分为语言沟通和非语言沟通两种形式。前者是建立在语言文字的基础上,又分为口头和书面沟通;后者是通过某些媒介和具体行为,又分为肢体语言和行为沟通等。

在医患沟通中,除要求双方要建立在平等、尊重、诚实和互信的基础上外,还要求执业医师做到以下几点。

1. 在语言沟通时,执业医师要使用科学、通俗且易于患者理解的语言;使用亲切、温暖、有礼貌的语言。同时,对那些在诊治中由于疾病缠身,常有不安、焦虑、烦躁、忧虑等不良心理因素的患者使用安慰性语言,使其安心地配合治疗;对那些长期住院、治疗效果不显著而着急、信心不足的患者,要使用鼓励性语言,使其树立战胜疾病的信心等;对那些病情危重而预后不良的患者,要使用保护性语言等。在医患沟通时,执业医师切忌使用简单、生硬、粗俗、模棱两可的语言以及患者难以理解的医学术语等。同时,执业医师还要集中注意力且耐心倾听患者的诉说,不要在沟通时心不在焉或轻易打断患者的诉说,并且在患者情绪激动、语言过激、意识到自身不当时,还能保持理智、得理让人而不与患者发生争执。

2. 在非语言沟通时,执业医师一方面要善于观察患者的非语言信息并消除患者的顾虑。鼓励其用语言表达出来,以便更准确地了解患者真实想法;另一方面执业医师也要注意自己的仪表、仪态、手势、手姿、眼神、情绪、声音和对患者的影响,要通过无声的语言传递对患者的关怀和照顾,使患者增强战胜疾病的信心和力量,而不要因此引起误会而使患者多疑、甚至产生悲观失望心理。

总之,执业医师要加强医患沟通,不断地提高沟通能力和沟通效果,这也是职业素质的重要组成部分和要求。

第三节　人 文 关 怀

"医乃仁术""仁心仁术""医者父母心"等都体现了我国自古以来人文关怀的医学本质。医生本是一个特殊的职业,要求执业医师不但是针对患者的个体,而且要强调患者处在的人文环境和自然环境的重要性;不但要针对患者的本身,而且要关心患者的心理变化,强调其心身的健康。人是有感情的动物,更要具备真挚的情感,要"以人为本",做到尊重他人、同情他人、理解他人、信任他人、礼让他人、宽容他人、支持他人;既要有精湛的技术,更要人文的关怀。

执业医师要对患者实施人文关怀,应该要做到以下几点。

1. 具备一定的医学人文素质,在此基础上逐渐培养医学人文精神的理念和开展医学人文精神的实践及医学人文关怀的实践。为此执业医师要学习和丰富自己的医学人文知识,如医学与哲学、医学伦理学、医学心理学、医学社会学、医学史、医学美学、卫生法学等医学与人文科学相互交融、结合与统一的学科,以提高其医学人文素质。

2. 要树立医学人文精神的理念,即对患者健康和生命权利的敬畏,关爱患者的生命价值,尊重患者的人格和尊严。维护患者的自主性。

3. 要进行医学人文精神的实践即医学人文关怀的实践,具体表现在:

(1) 要改变单纯的生物医学模式,树立生物—心理—社会的整体医学模式,即在医疗卫生保健活动中,既要重视患者的躯体疾病,又要了解和关注患者的心理状态和社会环境。以整体的观点对待疾病和患者,防止局部的、片面的观点。

(2) 在医疗卫生保健服务活动中,要以患者为中心,时刻把患者的健康和生命利益放在首位,当患者的利益需要服从社会利益时也要使患者利益的损失减低到最小限度。

(3) 提供热诚、负责的最优化服务,即执业医师要改变患者求医的观念,要对患者开展热诚、负责的服务;同时,在医疗卫生保健服务中,对患者采取的措施是在当时的医学科学发展水平和客观条件下痛苦最小、耗费最少、效果最好和安全度最高的方案。

(詹国庆)

参考文献

〔1〕 陈文彬,潘祥林.诊断学〔M〕.6 版.北京:人民卫生出版社,2006.

〔2〕 陈孝平,陈义发.外科手术基本操作〔M〕.北京:人民卫生出版社,2007.

〔3〕 邓长生.诊断学〔M〕.5 版.北京:人民卫生出版社,2006.

〔4〕 董文斌,刘景秋.儿科护理学〔M〕.2 版.西安:第四军医大学出版社,2012.

〔5〕 范玲.儿科护理学〔M〕.2 版.北京:人民卫生出版社,2007.

〔6〕 贺银成.2014 国家临床执业及助理医师资格考试·实践技能应试指南〔M〕.北京:北京航空航天大学出版社,2014.

〔7〕 黄志强,金锡御.外科手术学〔M〕.3 版.北京:人民卫生出版社,2005.

〔8〕 梁力建.外科学〔M〕.6 版.北京:人民卫生出版社,2009.

〔9〕 寿延宁,孙明.外科基本操作手册〔M〕.2 版.沈阳:辽宁科学技术出版社,2003.

〔10〕 唐省三,郭毅.临床医学概要〔M〕.北京:人民卫生出版社,2009.

〔11〕 王宏丽,杨智源.临床基本技能实训指导〔M〕.武汉:华中科技大学出版社,2011.

〔12〕 魏革,刘苏君.手术室护理学〔M〕.2 版.北京:人民军医出版社,2005.

〔13〕 魏武,许有华.诊断学〔M〕.7 版.北京:人民卫生出版社,2014.

〔14〕 吴孟超,吴在德.黄家驷外科学〔M〕.7 版.北京:人民卫生出版社,2008.

〔15〕 吴在德,吴肇汉.外科学〔M〕.7 版.北京:人民卫生出版社,2008.

〔16〕 熊盛道.健康评估〔M〕.北京:高等教育出版社,2004.

〔17〕 叶春香.儿科护理〔M〕.2 版.北京:人民卫生出版社,2008.

〔18〕 杨镇.外科实习医师手册〔M〕.4 版.北京:人民卫生出版社,2000.

〔19〕 于洁.儿科学〔M〕.6 版.北京:人民卫生出版社,2009.

〔20〕 张彧.急诊医学〔M〕.北京:人民卫生出版社,2010.

〔21〕 赵小平.诊断学〔M〕.北京:中国中医药出版社,2006.

〔22〕 赵小平.诊断学基础〔M〕.山东:山东科学技术出版社,2008.

〔23〕 张玉兰.儿科护理学〔M〕.3 版.北京:人民卫生出版社,2013.